W0207287

Bäuml Pitschel-Walz

Psychoedukation

bei schizophrenen Erkrankungen

Psychoedukation

bei schizophrenen Erkrankungen

Konsensuspapier der Arbeitsgruppe „Psychoedukation bei schizophrenen Erkrankungen"

Redaktion

Josef Bäuml und Gabi Pitschel-Walz

Autoren

Josef Bäuml
Bernd Behrendt
Matthias Bender
W. Peter Hornung
Maren Jensen
Stefan Klingberg
Ralph Lägel
Hans-Jürgen Luderer
Gabi Pitschel-Walz
Martina Puffe
F.-Michael Sadre Chirazi-Stark
Annette Schaub
Helmut Schönell
Bernhard Sibum
Katarina Stengler-Wenzke
Georg Wiedemann
Günther Wienberg

Mit einem Geleitwort von Gerhard Buchkremer

Mit 15 Abbildungen und 20 Tabellen

Schattauer Stuttgart New York

Die Arbeitsgruppe Psychoeduktaion und dieses Buchprojekt wurden nachhaltig unterstützt von folgenden Unternehmen:

Janssen-Cilag GmbH
Bayer Vital GmbH
Lilly Deutschland GmbH
AstraZeneca GmbH
Sanofi-Synthelabo GmbH

Bibliografische Information der Deutschen Bibliothek
Die Deutsche Bibliothek verzeichnet diese Publikation in der Deutschen Nationalbibliografie; detaillierte bibliografische Daten sind im Internet über <http://dnb.ddb.de> abrufbar.

Besonderer Hinweis:
Die Medizin unterliegt einem fortwährenden Entwicklungsprozess, sodass alle Angaben, insbesondere zu diagnostischen und therapeutischen Verfahren, immer nur dem Wissensstand zum Zeitpunkt der Drucklegung des Buches entsprechen können. Hinsichtlich der angegebenen Empfehlungen zur Therapie und der Auswahl sowie Dosierung von Medikamenten wurde die größtmögliche Sorgfalt beachtet. Gleichwohl werden die Benutzer aufgefordert, die Beipackzettel und Fachinformationen der Hersteller zur Kontrolle heranzuziehen und im Zweifelsfall einen Spezialisten zu konsultieren. Fragliche Unstimmigkeiten sollten bitte im allgemeinen Interesse dem Verlag mitgeteilt werden. Der Benutzer selbst bleibt verantwortlich für jede diagnostische oder therapeutische Applikation, Medikation und Dosierung.

In diesem Buch sind eingetragene Warenzeichen (geschützte Warennamen) nicht besonders kenntlich gemacht. Es kann also aus dem Fehlen eines entsprechenden Hinweises nicht geschlossen werden, dass es sich um einen freien Warennamen handelt.

Das Werk mit allen seinen Teilen ist urheberrechtlich geschützt. Jede Verwertung außerhalb der Bestimmungen des Urheberrechtsgesetzes ist ohne schriftliche Zustimmung des Verlages unzulässig und strafbar. Kein Teil des Werkes darf in irgendeiner Form ohne schriftliche Genehmigung des Verlages reproduziert werden. Das gilt insbesondere für Vervielfältigungen, Übersetzungen, Mikroverfilmungen und die Einspeicherung, Nutzung und Verwertung in elektronischen Systemen, dem Intranet und dem Internet.

1. Nachdruck 2004

© 2003 by Schattauer GmbH, Hölderlinstraße 3, 70174 Stuttgart, Germany
E-Mail: info@schattauer.de
Internet: http://www.schattauer.de
Printed in Germany

Lektorat: Volker Drüke, Essen
Umschlagabbildung: Klaus Reglin: „Wachsendes Bewusstsein", Kunsttherapie der TU München
Umschlaggestaltung: Bernd Burkart
Satz: Satzpunkt Bayreuth GmbH, Bayreuth
Druck und Einband: Druckhaus Köthen GmbH, Köthen
Gedruckt auf chlor- und säurefrei gebleichtem Papier.

ISBN 3-7945-2213-3

Geleitwort

Wenn viele Autoren in einem Konsens Leitlinien für eine bestimmte Therapie oder ein Therapiemanual erstellen wollen, besteht immer die Gefahr, dass durch die Vielzahl der Meinungen und die dadurch bedingte notwendige Kompromissbildung ein unoriginelles Werk entsteht. Es ist ein großes Verdienst der deutschen Arbeitsgruppe „Psychoedukation bei schizophrenen Erkrankungen", dass es gelungen ist, ein wissenschaftlich fundiertes und dennoch für alle Praktiker akzeptables Werk geschaffen zu haben. Es wurde aus der Not eine Tugend gemacht. Der Zwang, den kleinsten gemeinsamen Nenner zu finden, führte zu einem wissenschaftlich anspruchsvollen Werk, das die Kreativität und Originalität der einzelnen Therapeuten herausfordert und integriert. Psychoedukation ist ein höchst lebendiger, dynamischer und interaktiver Prozess zwischen den Gruppenteilnehmern und dem Gruppenleiter. Zur Orientierung schizophrener Patienten ist dabei die Erkennbarkeit einer Struktur äußerst wichtig, um sich nicht zu überfordern. Die äußere Ordnung des psychoedukativen Vorgehens kann der drohenden inneren Desorganisation entgegenwirken.
Psychoedukation ermöglicht es nicht nur dem Patienten, seine Erkrankung besser kennenzulernen, und eigene aktive Bewältigungsfertigkeiten zu erwerben, sondern sie ist auch für die Angehörigen hilfreich. Psychoedukation soll helfen, die erkrankten Familienmitglieder und ihre Angehörigen zu „Experten in eigener Sache" zu machen, das Selbsthilfepotenzial zu fördern und sie für die Stärken und kreativen Seiten in sich zu sensibilisieren. Psychoedukativ arbeiten heißt auch, die Patienten nicht nur als „Betroffene und Getroffene" zu sehen, sondern sie vor allem auch als wehrhafte, souveräne und selbstbewusste Partner wahrzunehmen, die ein Recht darauf haben, mit allen relevanten Informationen über die Erkrankung und die entsprechenden Behandlungsmaßnahmen versorgt zu werden. Dadurch können sie möglichst kompetent ihre eigene Behandlung mitbestimmen.
Den professionellen Helfern soll dieses Buch Mut und Lust machen, sich auf diesen lebendigen und spannenden Dialog bzw. Trialog mit Patienten und Angehörigen einzulassen.
Den Mitgliedern der Arbeitsgruppe wünsche ich viel Erfolg für dieses Buch. Ich hoffe, dass die Arbeitsgruppe auch in Zukunft miteinander kooperiert, damit die laufend neu entwickelten und evaluierten Therapiekonzepte einer breiten Öffentlichkeit vorgetragen werden und die Behandlung schizophrener Menschen stets auf dem neuesten Stand gehalten werden kann.

Gerhard Buchkremer

Vorwort

Zur Entstehung der Arbeitsgruppe Psychoedukation

Dieses Buch widmen wir allen Patienten,
die sich um die Bewältigung ihrer schizophrenen Erkrankung bemühen
und ihren Angehörigen, die sie hierbei unterstützen.

Die nachfolgenden Zeilen sind das Produkt eines subjektiv gefärbten Erinnerungsstreifzugs des hier als Erstautor fungierenden Referenten in Bezug auf die Frage, wie diese Arbeitsgruppe vor nunmehr sechs Jahren ins Leben gerufen worden ist. Vielleicht kann gerade dieser subjektive Zugangsweg deutlich machen, wie – einerseits zufällig und andererseits doch gewissermaßen den historischen Entwicklungen gehorchend – diese Interessengruppe zusammenfand.

Anfang der 80er Jahre weilte Ian Falloon zu einem Vortrag in München, er sprach über verhaltenstherapeutisch orientierte Konzepte bei schizophren erkrankten Patienten. In diesem Kontext wurde der Begriff „Psychoedukation“ von mir erstmals bewusst wahrgenommen. Falloon verstand darunter die professionell angeleitete Durchführung von Patienten- und Angehörigengruppen zur Wissensvermittlung im Rahmen eines übergeordneten psychotherapeutischen Behandlungskonzeptes. Während der anschließenden Diskussion, an der auch Kurt Hahlweg und Matthias Dose teilnahmen, wurde klar, dass dieser Begriff z. T. deckungsgleich war mit dem, was in einzelnen Einrichtungen noch etwas zaghaft, aber immer öfter als „informationszentrierte Gruppen“ angeboten wurde. Es häuften sich damals die vorsichtigen Versuche, Patienten und Angehörige gezielt ins gemeinsame Boot zu holen, um eine möglichst umfassende Langzeittherapie bei schizophrenen Psychosen auf die Beine zu stellen.

Bei genauerer Auseinandersetzung mit der anglo-amerikanischen Psychoedukationsliteratur musste immer wieder mit Verwunderung festgestellt werden, wie gut informiert die Patienten aus dem anglo-amerikanischen Sprachraum waren und welch stabiles Krankheitskonzept und welch gute Compliance sie zu haben schienen. Dort schien es vor allem auch kaum ein Problem zu sein, die Patienten zu einer längerfristigen Behandlung mit Neuroleptika zu gewinnen. Bei allen in den 80er Jahren erschienenen Publikationen von Falloon, Goldstein, Leff, Hogarty, Liberman u.a. kam dem Informationsvermittlungsteil ein relativ bescheidener, ja geradezu nebensächlicher Stellenwert zu. Die Informationsvermittlung schien hierbei dermaßen nebensächlich zu sein, dass dieser Akt fast nicht der Erwähnung wert zu sein schien. Das hatte natürlich zur Folge, dass die „eigentlichen“ Therapien, wie Social-Skills-Training, Problemlöseverfahren und Kommunikationstraining, viel breiter und ausführlicher dargestellt wurden.

Irgendwie schien in Deutschland etwas falsch zu laufen; die Patienten hier wirkten sehr viel „unbeleckter“, weniger vorgebildet, weniger im schulmedizinischen Konzept verankert, „aufmüpfiger“ und „unwilliger“.

Um überhaupt in die Verlegenheit zu kommen, die Patienten in weiterführende Therapieverfahren zu integrieren, war erst einmal eine Basismotivation erforderlich, um sie überhaupt für eine längerfristige Zusammenarbeit auf dem Gebiet der Rezidivprophylaxe zu gewinnen.
Durch Kontakte mit anderen sich auf diesem Gebiet vorantastenden Kollegen wurde bald klar, dass dies kein isoliertes „Münchner Phänomen" zu sein schien. Auch Kollegen aus den nördlichen Breitengraden berichteten von einer sehr ähnlichen Problematik innerhalb der Routineversorgung von schizophren erkrankten Patienten. Hans-Jürgen Luderer konnte Mitte der 80er Jahre nachweisen, dass die schizophren erkrankten Patienten einen erschreckend geringen Kenntnisstand hinsichtlich Diagnose und Medikation besaßen und, was noch alarmierender war, dass die behandelnden Nervenärzte der Aufklärung und Informationsvermittlung nur einen sehr beiläufigen Stellenwert beimaßen.
Die geringere Prägnanz dieser Problematik im Rahmen der anglo-amerikanischen Studien der 80er Jahre dürfte vermutlich auf eine stärkere Selektion von Patienten und Angehörigen im Vorfeld zurückzuführen sein mit einer bereits sehr guten Krankheitseinsicht und Compliance.
Im deutschsprachigen Raum schien es jedenfalls genügend „Leidensgenossen" mit ähnlich frustrierenden Erfahrungen zu geben, sodass die Informationsvermittlung zur Krankheitskonzeptstabilisierung und Compliance-Sicherung als ein anerkanntermaßen gemeinsames wichtiges Anliegen betrachtet wurde. Aus den ersten losen Kontakten entstanden intensiver werdende Bekanntschaften mit den Autoren anderer psychoedukativer Pilotversuche.
Das von Dörner, Egetmeyer und Koenning 1982 publizierte Buch „Freispruch der Familie" sensibilisierte zunächst eine breitere Öffentlichkeit für die Nöte der Angehörigen, ehe das von Katschnig 1984 herausgegebene Werk „Die andere Seite der Schizophrenie" mehr wissenschaftlich orientierte Untersuchungen zur Problematik der Angehörigen einem breiteren Fachpublikum zur Diskussion stellte.
Asmus Finzen hatte mit seinem Buch „Medikamentenbehandlung bei psychischen Störungen" bereits in den frühen 80er Jahren das Laienpublikum zur kritischen Mitarbeit bei der Psychopharmaka-Therapie aufgefordert. F.-M. Sadre Chirazi-Stark begann zu dieser Zeit in Quakenbrück erstmals seine Erfahrungen bei Michael Goldstein in Los Angeles Ende der 70er und Anfang der 80er Jahre in Form von psychoedukativen Ansätzen in die Routinebehandlung umzusetzen. Peter Hornung arbeitete unter der Anleitung von Gerd Buchkremer in Münster zusammen mit Schulze-Mönking und Lewandowski an der wissenschaftlichen Evaluation von Angehörigen-zentrierten Interventionen. Hans-Jürgen Luderer hatte hierzu in Erlangen als einer der ersten unter dem Titel „Schizophrenien" einen Ratgeber für Patienten und Angehörige publiziert. Etwa zur gleichen Zeit war ein ähnlich intendierter Band von Hell und Gestefeld aus Zürich, ebenfalls unter dem Titel „Schizophrenien", auf den Markt gekommen. Hahlweg, Dürr, Müller, Dose und Wiedemann hatten Ende der 80er Jahre eine große verhaltenstherapeutisch orientierte psychoedukative Familienbetreuung für einzelne Familien als Studie konzipiert und damit nachweisen können, dass bei optimaler Betreuung und regelmäßiger Medikation die Rückfallrate im 18-Monats-Zeitraum auf 4 % gesenkt werden kann.

Die in Angehörigenkreisen große Unruhe stiftenden Hypothesen aus der Expressed-Emotion-Forschung wurden 1993 von Schulze-Mönking und, unabhängig davon, auch von Watzl relativiert; beide konnten feststellen, dass das Engagement der Angehörigen einen protektiven Faktor darstellt, dass eine gewisse „Überreaktion der Angehörigen" zu Beginn des Erkrankungsprozesses nahezu physiologisch ist und dass erst bei konstantem high-EE-Klima trotz korrigierender Erfahrungen von einem belastenden Einfluss der Angehörigen gesprochen werden kann.

Eine wichtige Schrittmacherfunktion bei der Zusammenführung von Angehörigen-orientierten Praktikern und Forschern hatten hierbei die von Olbrich aus Mannheim ins Leben gerufenen Symposien „Angehörigen-Arbeit in der Psychiatrie", erstmals ausgerichtet 1986 in Mannheim, die seitdem in zweijährigem Turnus regelmäßig stattfinden, zuletzt im April 2002 in Tübingen unter der Leitung von Gerd Buchkremer und Stefan Klingberg. Hierbei kam es zu einer sukzessiven Zusammenführung aller interessierten Ärzte, Psychologen, Sozialpädagogen und auch des Pflegepersonals, um sich über neueste Konzepte auf diesem Gebiet auszutauschen. Dadurch wurde auch die Planung von psychoedukativen Interventionsstudien stimuliert, die Ende der 80er Jahre vor allem in Münster unter der Federführung von Gerd Buchkremer und am MPI in München von Kurt Hahlweg, Dürr, Dose, Feinstein und Wiedemann Ende der 80er und Anfang der 90er Jahre initiiert wurden. Aus der Münsteraner Studie ging das spätere Therapiemanual „PTS" (Psychoedukatives Training für schizophrene Patienten) von Kieserg und Hornung (1994) und aus der vom MPI initiierten Untersuchung das verhaltenstherapeutisch orientierte Programm „Familienbetreuung schizophrener Patienten" (Hahlweg et al. 1995) hervor; beide Bücher zählen mittlerweile zu den Standardwerken in der Schizophreniebehandlung. Des Weiteren kam es zur multizentrischen Studie in München (TUM, LMU, BKH Haar) unter der Federführung der TUM (Kissling, Bäuml), die unter dem Titel „Psychosen-Informationsprojekt" (PIP-Studie) bekannt wurde. Annette Schaub entwickelte von Bern aus in Kooperation mit Brenner, Böker, Roder und Hodel die ersten Module ihrer „Bewältigungsorientierten Therapie" (BOT), die mittlerweile publikationsreif geworden ist. Zu Beginn der 90er Jahre wurde von Günther Wienberg und Mitarbeitern das psychoedukative Programm „PEGASUS" für Patienten entwickelt.

Bei aller Vielfalt dieser unterschiedlich aufgebauten Konzepte gab es doch viele Gemeinsamkeiten; gemeinsam war vor allem die verbindende Philosophie, das Selbsthilfepotenzial von Patienten und Angehörigen zu wecken, den „Empowerment-Gedanken" zu fördern und die Kooperation zwischen Patienten, Angehörigen und professionellen Helfern zu intensivieren.

Thomas Bock aus Hamburg war ein sehr intensiver Förderer dieses Selbsthilfegedankens, er wollte hierbei weniger einem curricularen Schema folgen, sondern versuchte, sich ganz auf das von Patienten- und Angehörigenseite vorgebrachte Fragenspektrum zu konzentrieren. Der feste Wille, keine „Domestizierung" der Psychose-Erfahrenen und der Angehörigen psychisch Kranker zu initiieren, stellte einen gewissen Gegensatz zu den strukturierten, professionell angeleiteten psychoedukativen Interventionen dar. Von einer übergeordneten Warte aus handelt es sich hier aber lediglich um die Kehrseite der gleichen Medaille, die davon profitiert, individuelles Erfahrungswissen und professionell erarbeitetes Expertenwissen gewinnbringend

miteinander zu verzahnen. In enger Kooperation mit Thomas Bock fungierte hierbei Dorothea Buck als eine Art Gallionsfigur dieses Selbsthilfegedankens.
Diese unterschiedlichen Initiativen stellten eine nicht mehr übersehbare Bereicherung der Behandlungspalette dar. Das aus der PIP-Studie hervorgegangene Ratgeberbuch für Patienten und Angehörige „Psychosen aus dem schizophrenen Formenkreis. Ein Ratgeber für Patienten und Angehörige“ (Bäuml 1994) fand eine überregionale Verbreitung und Zustimmung, sodass psychoedukatives Denken allmählich die psychiatrische Routineversorgung zu infiltrieren begann. Spätestens Mitte der 90er Jahre stellte sich die Frage nach den eigentlichen Grundsäulen der psychoedukativen Interventionen aus Sicht der deutschsprachigen Psychiatrie und den schulenübergreifenden Gemeinsamkeiten sowie den eventuellen Unterschieden, die bei der individuellen Therapieplanung berücksichtigt werden sollten.
Das Vorhaben, die auf diesem Gebiet wissenschaftlich arbeitenden Einrichtungen und Praxen an einen gemeinsamen Tisch zu bringen, war eine gewisse Herausforderung. Wem konnte es grollfrei zugestanden werden, eine sich als ziemlich gleichberechtigt fühlende Expertengruppe zusammenzurufen, ohne dabei zum „Primus inter pares“ zu werden. F.-M. Sadre Chirazi-Stark aus Hamburg, der seit vielen Jahren die trialogisch orientierten sozialpsychiatrischen Tagungen in Hamburg organisiert hatte, besaß in dieser Funktion eine von allen gerne respektierte natürliche Autorität, die ihn dazu prädestinierte, die erste Einladung in enger Kooperation mit den drei weiteren Hauptinitiatoren der psychoedukativen Behandlungsphilosophie – J. Bäuml, W. P. Hornung und H.-J. Luderer – in Angriff zu nehmen. So kam es im November 1996 erstmals zum Treffen der eingangs aufgeführten 13 Zentren. Es war F.-M. Sadre Chirazi-Starks Verdienst, dass durch seine souveräne und gewinnende Art das verbindende und sich dem Behandlungsfortschritt verpflichtet fühlende Verantwortungsgefühl bei weitem überwog, sodass sehr bald ein sehr konstruktives und professionelles Arbeitsklima entstand. Zur Orientierung für den interessierten Leser sollen nachfolgend die einzelnen Treffen chronologisch kurz skizziert werden, um abschätzen zu können, welche Vorarbeiten gelaufen sind, ehe es zur Herausgabe des vorliegenden Konsensusbandes kam.

11/1996:	F.-M. Sadre Chirazi-Stark (Hamburg)
04/1997:	W. P. Hornung (Münster)
01/1998:	J. Bäuml, G. Pitschel-Walz (München)
01/1999:	H.-J. Luderer (Weinsberg)
11/1999:	R. Lägel, M. Puffe (Leipzig)
05/2000:	W. Behrendt (Homburg)
11/2000:	M. Bender (Herborn)
07/2001:	H. Schönell (Düsseldorf)
01/2002:	W. P. Hornung (Bonn)

Besonders erwähnt werden soll hierbei das anfängliche Dabeisein von Frau Dr. Barth-Stopik aus Berlin; als organisierte Vertreterin der Niedergelassenen Nervenärzte wurde durch ihre Mitgliedschaft demonstriert, dass sich Psychoedukation nicht ausschließlich im stationären Bereich abspielt, sondern ein Verfahren ist, das auch ganz selbstverständlich im ambulanten Sektor integriert sein muss.

Diese Treffen wurden dankenswerterweise von einigen Pharma-Unternehmen unterstützt, die antipsychotische Medikamente herstellen und sich deshalb verpflichtet fühlen, jenen Patienten, die ihre Medikamente beziehen, eine möglichst gute Grundlage zu geben, um mit diesen Psychopharmaka selbstbewusst, selbstbestimmt und intelligent umzugehen. Diese Art der Unterstützung von versorgungsbezogener Forschung durch einen großen Pool von Firmen betrachten wir als beispielhaft und sollte auf breiter Basis Schule machen. Die unterstützenden Firmen werden nachfolgend in alphabetischer Reihenfolge genannt: Astra-Zeneca, Bayer, Janssen-CILAG, Lilly, Neuraxpharm, Novartis, Pfizer, Pharmacia & Upjohn, Sanofi-Synthelabo.
Ganz besonderer Dank gilt hierbei auch dem DORIST-Fond mit seiner großzügigen Förderung des Treffens in München ganz allgemein und der psychoedukativen Forschungsaktivitäten an der TU im Besonderen.
Während der mittlerweile neun Arbeitstreffen kam es zur sukzessiven Erarbeitung des hier vorliegenden Konsensusbandes. Bei aller Unterschiedlichkeit der Konzepte dominierte das Bemühen, die Gemeinsamkeiten, das Verbindende, ja den psychoedukativen Bodensatz in Form des kleinsten gemeinsamen Nenners zu erarbeiten, ohne dabei jeweils die eigene Handschrift konturlos zu opfern. Dies hatte oftmals ein abendfüllendes Diskutieren und Ringen um Formulierungen, Redewendungen und Gliederungspunkte zur Folge. Stets war hierbei ein versöhnliches Einlenken, ein kompromissfähiges Aufeinanderzugehen bei gleichzeitiger Respektierung der originären Akzente der einzelnen Mitglieder ein markanter Wesenszug dieser Treffen. So entstand ein sehr ausgefeiltes, redlich erstrittenes und mit viel Herzblut gebackenes Gesamtwerk.
In Kapitel 1 wird das Konsensuspapier, der erklärte Minimalrahmen, also die „Pflichtübung" in Sachen Psychoedukation, dargestellt. In Kapitel 2 werden analog zu den Unterpunkten des Konsensuspapieres die jeweils individuellen Amplifikationen bzw. Vertiefungen der einzelnen Autoren unter deren jeweils spezifischem Blickwinkel als sog. „Kürübung" weiter ausgeführt.
Der Leser mag selbst entscheiden, inwiefern dieses Gesamtwerk als repräsentativ für den jetzigen Stand der psychoedukativen Interventionen im deutschsprachigen Raum gelten kann. Die Autoren sehen darin eine brauchbare Richtschnur für die Alltagsarbeit mit schizophren erkrankten Patienten und deren Angehörige für sämtliche Berufsgruppen. In diesem Sinne wünschen wir dem Werk eine möglichst weite Verbreitung zum Wohle der Patienten, der Angehörigen und auch der Therapeuten. Mit der psychoedukativen Behandlungsphilosophie soll die Erarbeitung eines kooperativen Behandlungsbündnisses erleichtert werden, um das Selbsthilfepotenzial von Patienten und Angehörigen möglichst optimal auszuschöpfen und somit einen wichtigen Schritt in Richtung Autonomie und Lebensqualitätsverbesserung der Betroffenen voranzukommen.
Psychoedukation bleibt hierbei ein sehr dynamischer Prozess, der einer ständigen Weiterentwicklung und Adaption an den aktuellen Versorgungsstandard bedarf. Es ist quasi ein systemimmanenter Anspruch, stets am „Puls der Zeit" zu sein. Psychoedukation muss ein ewig junger und moderner Interventionsansatz bleiben, stets selbstkritisch und flexibel, um sich bei Bedarf auch von mittlerweile überholten „Zöpfen" zu verabschieden, ohne den ehernen Grundsatz der Förderung der Autonomie von Patienten und Angehörigen dabei zu relativieren.

Um diesem Grundsatz treu bleiben zu können, wird es noch vieler weiterer Treffen der Arbeitsgruppe bedürfen, worüber sich der Autor dieser Zeilen schon heute freut. Hierbei sollte es zur Konzeption verschiedener Multicenter-Studien kommen, um die Ergiebigkeit der einzelnen psychoedukativen Konzepte zu vergleichen, individuelle Prädiktoren für die divergierenden Ansätze zu finden und somit unter professioneller Begleitung eine möglichst individuell adaptierte Therapie für die einzelnen Patienten unter Nutzung des stabilisierenden und mutmachenden Effektes von Gruppenerfahrungen zu finden.

Der Autor möchte sich in diesem Zusammenhang für das Vertrauen der gesamten Arbeitsgruppe ganz herzlich bedanken, das ihm mit Überlassung der redaktionellen Verantwortung zusammen mit Gabi Pitschel-Walz entgegengebracht worden ist. Es war uns eine Ehre und eine große Verpflichtung zugleich, das gemeinsam erarbeitete Konsensuspapier mit den individuellen Arbeiten der einzelnen Autoren zu dem hier nun vorliegenden Gesamtwerk zu vereinen.

Bei der Erstellung dieses Buches standen uns viele flinke Hände und kluge Köpfe zur Seite. Neben der freundschaftlichen Kooperationshaltung aller Ko-Autoren möchte ich hier vor allem die hervorragende Zusammenarbeit mit meiner Ko-Redakteurin, Frau Gabi Pitschel-Walz, besonders erwähnen! Danken möchte ich auch meinen beiden Sekretärinnen, Frau Karin Steffens und Frau Angelika Kaiser, die mit unermüdlicher Akribie an der endgültigen Fertigstellung aller Manuskripte mitgewirkt haben.

Die Zusammenarbeit mit den Profis vom Schattauer Verlag war eine Freude, spezieller Dank gilt Herrn Wulf Bertram, Frau Danielle Flemming, Frau Claudia Ganter und Herrn Volker Drüke!

Die beiden redaktionell verantwortlichen Autoren – Josef Bäuml und Gabi Pitschel-Walz – sind davon überzeugt, dass sie bei der Erstellung des Buches sehr von der psychoedukativen Grundidee profitiert haben: So viel Autonomie wie möglich, so viel professionelle Hilfe wie nötig.

In diesem Sinne wünsche ich allen Ko-Autoren, dass dieses Buch eine möglichst große Verbreitung finden möge – zum Wohle von vielen Patienten und Angehörigen.

München, im September 2002

Josef Bäuml
im Namen der drei weiteren Initiatoren
der Arbeitsgruppe Psychoedukation
W. P. Hornung, H.-J. Luderer und
F.-M. Sadre Chirazi-Stark

Autoren

Dr. med. Josef Bäuml
Klinik für Psychiatrie und Psychotherapie der TU München, Klinikum rechts der Isar, Ismaninger Str. 22, 81675 München
J.Baeuml@lrz.tu-muenchen.de

Dr. rer. med. Bernd Behrendt
Universitäts-Nervenklinik – Psychiatrie und Psychotherapie, Kirrberger Straße, 66421 Homburg/Saar
bernd.behrendt@uniklinik-saarland.de

Dr. med. Matthias Bender
Rehbergpark gGmbH, Klinik für Psychiatrie und Psychotherapie Herborn, Austraße 40, 35745 Herborn
Matthias.Bender@rehbergpark.com

Prof. Dr. med. W. Peter Hornung
Rheinische Kliniken Bonn,
Postfach 170169, 53111 Bonn
wp.hornung@lvr.de

Dipl.-Psych. Maren Jensen
Asklepios Westklinikum Hamburg, Abt. f. Psychiatrie u. Psychotherapie, Suurheid 20, 22559 Hamburg
E-Mail: m.jensen@asklepios.com

Dr. phil. Stefan Klingberg
Universitätsklinik für Psychiatrie und Psychotherapie Tübingen, Osianderstr. 24, 72076 Tübingen
stefan.klingberg@med.uni-tuebingen.de

Ralph Lägel, Disease Manager Psychiatrie
Janssen-Cilag GmbH, Raiffeisenstr. 8, 41470 Neuss
rlaegel@jacde.jnj.com

Prof. Dr. med. Hans-Jürgen Luderer
Zentrum für Psychiatrie Weinsberg, Postfach 1280, 74189 Weinsberg
H.Luderer@zfp-weinsberg.de

Dr. rer. biol. hum. Gabi Pitschel-Walz
Klinik für Psychiatrie und Psychotherapie der TU München, Klinikum rechts der Isar, Ismaninger Str. 22, 81675 München
G.Pitschel-Walz@lrz.tu-muenchen.de

Dr. rer. nat. Martina Puffe
Praxis für Psychotherapie, Täubchenweg 83, 04317 Leipzig
Puffe-Martina@t-online.de

Prof. Dr. med. Dr. h.c. F.-Michael Sadre Chirazi-Stark
Asklepios Westklinikum Hamburg, Abt. f. Psychiatrie u. Psychotherapie, Suurheid 20, 22559 Hamburg
m.stark@asklepios.com
http://www.e-gesundheitshaus.de

Dr. phil. Annette Schaub
Klinik für Psychiatrie und Psychotherapie der LMU München, Nussbaumstr. 7, 80336 München
schaub@nk-i.med.uni-muenchen.de

Dr. med. Helmut Schönell
Rheinische Landes- und Hochschulklinik, Bergische Landstr. 2, 40629 Düsseldorf
KN31040@mail.lvr.de

Dr. med. Bernhard Sibum
Westfälisches Zentrum für Psychiatrie und Psychotherapie, Agathastr. 1, 33098 Paderborn
bernhard.sibum@wkp-lwl.org

Dr. med. Katarina Stengler-Wenzke
Klinik für Psychiatrie und Psychotherapie der Universität Leipzig, Johannisallee 20, 04317 Leipzig
Stenglk@medizin.uni-leipzig.de

Priv.-Doz. Dr. med. Georg Wiedemann
Universitätsklinik für Psychiatrie und Psychotherapie Tübingen, Osianderstr. 24, 72076 Tübingen
georg.wiedemann@med.uni-tuebingen.de

Dr. PH Günther Wienberg
v. Bodelschwingh'sche Anstalten, Bethel, Königsweg 1, 33617 Bielefeld
Dr.Wienberg_vBA_Bethel@t-online.de

Inhalt

1 Konsensuspapier zu psychoedukativen Interventionen bei schizophrenen Erkrankungen

Arbeitsgruppe Psychoedukation: J. Bäuml, B. Behrendt, M. Bender, W. P. Hornung, M. Jensen, S. Klingberg, R. Lägel, H.-J. Luderer, G. Pitschel-Walz, M. Puffe, F.-M. Sadre Chirazi-Stark, A. Schaub, H. Schönell, B. Sibum, K. Stengler-Wenzke, G. Wiedemann, G. Wienberg

3 Anhang

1 Konsensuspapier zu psychoedukativen Interventionen bei schizophrenen Erkrankungen

Arbeitsgruppe Psychoedukation: J. Bäuml, B. Behrendt, M. Bender, W. P. Hornung, M. Jensen, S. Klingberg, R. Lägel, H.-J. Luderer, G. Pitschel-Walz, M. Puffe, F.-M. Sadre Chirazi-Stark, A. Schaub, H. Schönell, B. Sibum, K. Stengler-Wenzke, G. Wiedemann, G. Wienberg

Die Arbeitsgruppe „Psychoedukation bei der Behandlung schizophrener Erkrankungen" wurde 1996 ins Leben gerufen, um eine Ist-Analyse der bestehenden Konzepte psychoedukativer Interventionen durchzuführen und sich über akzeptierte Grundsätze der Psychoedukation zu verständigen. Darüber hinausgehende Ziele sind die Weiterentwicklung der einzelnen Konzepte, die Entwicklung von Hilfen zur praktischen Umsetzung und die Planung wissenschaftlicher Untersuchungen. In dieser Arbeitsgruppe sind Mitarbeiter der psychiatrischen Kliniken der TU München, der LMU München, der Universitäten von Marburg, Tübingen, Homburg/Saar, Münster, Leipzig, Düsseldorf, Hamburg sowie der Versorgungskliniken in Bonn, Bielefeld und Weinsberg und eines ambulanten Leipziger Modellprojektes vertreten.
In einer Auftaktveranstaltung in Hamburg (11/96) und bei weiteren acht Treffen in Münster (4/97), München (1/98), Weinsberg (1/99), Leipzig (11/99), Homburg (5/00), Herborn (11/00), Düsseldorf (7/01) und Bonn (1/02) wurden Ziele, organisatorischer Rahmen, Indikationen und Kontraindikationen, strukturelle Ausrichtung, inhaltliche Schwerpunkte, didaktische und psychotherapeutische Vorgehensweisen sowie Forschungsmöglichkeiten diskutiert und eine Standortbestimmung der klinischen Anwendung psychoedukativer Methoden bei der Behandlung der Schizophrenie erarbeitet.
Nachfolgend versuchen die Mitglieder der Arbeitsgruppe Psychoedukation eine Definition von Psychoedukation sowie eine Formulierung ihrer Ziele und Organisationsformen, die dem derzeitigen Konsens entspricht, der seinerseits sich aus dem Vergleich der verschiedenen Konzepte ergibt. Darüber hinaus erfolgt ein Verweis auf die Besonderheiten der einzelnen Vorgehensweisen.

1.1 Definition

Unter dem Begriff der Psychoedukation werden systematische didaktisch-psychotherapeutische Interventionen zusammengefasst, die dazu geeignet sind, Patienten und ihre Angehörigen über die Krankheit und ihre Behandlung zu informieren, das Krankheitsverständnis und den selbstverantwortlichen Umgang mit der Krankheit zu fördern und sie bei der Krankheitsbewältigung zu unterstützen. Die Wurzeln der Psychoedukation liegen in der Verhaltenstherapie, wobei aktuelle Konzepte auch gesprächspsychotherapeutische Elemente in unterschiedlicher Gewichtung enthalten. Im Rahmen einer Psychotherapie bezeichnet Psychoedukation denjenigen Bestandteil der Behandlung, bei dem die aktive Informationsvermittlung, der Austausch von Informationen unter den Betroffenen und die Behandlung allgemeiner Krankheitsaspekte im Vordergrund stehen.

Psychoedukative Konzepte sind bisher im Bereich der Psychiatrie vor allem zur Behandlung der Schizophrenie und der schizoaffektiven Störungen erarbeitet und umgesetzt worden. Die Entwicklung und Umsetzung entsprechender Verfahren bei anderen psychischen Störungen ist wünschenswert.

1.2 Ziele

1.2.1 Ziele für die Arbeit mit Patienten

Übergeordnetes Ziel: Im Vordergrund steht die Förderung des informierten selbstverantwortlichen Umgangs mit der Erkrankung, mit dem Ziel einer Verbesserung des Krankheitsverlaufes.

Folgende **Teilziele** werden für Patienten im Einzelnen angestrebt:

- Verbesserung des Informationsstandes beim Patienten bezüglich der Diagnose „schizophrene Erkrankung" sowie des Verlaufs, der Ursachen und der Behandlungsmöglichkeiten der Erkrankung
- Aufbau eines funktionalen Krankheitskonzeptes
- emotionale Entlastung der Patienten
- Förderung der langfristigen Behandlungsbereitschaft bei den Patienten
- Verbesserung der Fähigkeiten zur Bewältigung von Krisen
- Gewinnen von Sicherheit im Umgang mit der Erkrankung
- Erhöhung der Selbstwirksamkeit

1.2.2 Ziele für die Arbeit mit Angehörigen/ Bezugspersonen

Übergeordnete Ziele: Hierbei steht ebenfalls die Förderung der Kompetenz im Umgang mit den Betroffenen im Vordergrund, mit dem Ziel einer Verbesserung des Krankheitsverlaufes bei den Patienten. Weiterhin soll die Bewältigung von aus der Erkrankung resultierenden Problemen für den persönlichen Lebensbereich verbessert werden.

Als **Teilziele** für Angehörige/Bezugspersonen ergeben sich:

- Verbesserung des Informationsstandes bezüglich der Diagnose „Schizophrenie" sowie des Verlaufs, der Ursachen und der Behandlungsmöglichkeiten der Erkrankung
- Aufbau eines funktionalen Krankheitskonzeptes
- emotionale Entlastung der Angehörigen
- Förderung der langfristigen Kooperationsbereitschaft mit allen an der Behandlung Beteiligten
- Unterstützung der Angehörigen bei der Förderung der Behandlungsbereitschaft bei den Patienten
- Verbesserung der Fähigkeiten zur Bewältigung von Krisen und zur Unterstützung bei Krisen
- Verbesserung des innerfamiliären Umgangs im Hinblick auf die Erkrankung

1.2.3 Ziele für die Professionellen

Übergeordnetes Ziel: Für sich selbst streben die Professionellen die Verbesserung der Behandlungergebnisse an, d.h. die Verbesserung des kurzfristigen und vor allem des langfristigen Krankheitsverlaufs der Patienten durch die Förderung der Selbstkompetenz von Patienten und Angehörigen.

Dabei ergeben sich für die Professionellen folgende **Teilziele**:

- bessere Wahrnehmung der subjektiven Nöte und Bedürfnisse von Patienten und Angehörigen
- Sensibilisierung für die therapieunabhängigen Ressourcen von Patienten und Angehörigen
- Aufbau eines partnerschaftlichen Behandlungsbündnisses
- Ökonomisierung der Informationsvermittlung
- systematische Nutzung des protektiven Potenzials der Angehörigen
- Kennenlernen der trialogischen Perspektive
- Perspektivenerweiterung hinsichtlich verschiedener Erlebens- und Bewältigungsmöglichkeiten von schizophrenen Psychosen

1.3 Indikation/Voraussetzungen bzw. Kontraindikation

1.3.1 Teilnehmer an Patientengruppen

Teilnehmer sind Patienten mit der gesicherten Diagnose einer Erkrankung aus dem schizophrenen Formenkreis, d. h. inkl. schizoaffektiver Psychosen, Erstmanifestationen und rezidivierender Erkrankten.
Die Patienten müssen „gruppenfähig" sein, worunter zu verstehen ist, dass sie zumindest 30 Minuten lang teilnehmen und sich auch auf die Gruppeninhalte konzentrieren können. Dies orientiert sich in der Regel an dem Ausmaß der formalen Denkstörung, der psychomotorischen Unruhe und einer eventuellen maniformen Symptomatik. Hierbei sind die Belastungen sowohl für die Betroffenen selbst als auch für die Gruppe zu berücksichtigen. Insbesondere muss die potenzielle Auswirkung auf das depressive suizidale Erleben berücksichtigt werden.
Kontraindikationen sollten sehr restriktiv gestellt werden, vielmehr sollte eine Adaption des Konzeptes an die Besonderheiten der Patienten stattfinden. Mangelnde Krankheitseinsicht, Wahnerleben oder eine andere produktiv psychotische Symptomatik wie Halluzinationen und Ich-Störungen sind ebensowenig Kontraindikationen wie eine Residual- und Minussymptomatik.
Mangelnde Sprachkenntnisse oder kognitive Leistungseinbußen sollen nur dann die Teilnahme limitieren, wenn befürchtet werden muss, dass die Teilnahme zu problematischen Missverständnissen oder Insuffizienzgefühlen führen könnte.

1.3.2 Teilnehmer an Angehörigengruppen

Die Personengruppe umfasst Familienangehörige (z. B. Eltern, Kinder, Partner, Geschwister) und andere relevante Bezugspersonen (z. B. Freunde, Betreuer, Laienhelfer). Die Patienten müssen über die Einladung ihrer Angehörigen zur Gruppe informiert sein, ein Einverständnis des Patienten zur Gruppenteilnahme ist wünschenswert. Insbesondere bei patientenzentrierten Angehörigengruppen, wie z. B. im Rahmen eines bifokalen Ansatzes, ist das Einverständnis der Patienten zur persönlichen Einladung ihrer Angehörigen erforderlich (da die Einladung in eine diagnosenspezifische Gruppe eine indirekte Preisgabe der Diagnose darstellen könnte).
Bei der Einbeziehung der Angehörigen sind die Rechtsvorschriften der ärztlichen Schweigepflicht selbstverständlich zu berücksichtigen (s. Kap. 1.12).

1.4 Organisatorischer Rahmen

Die meisten Zentren führen die Psychoedukation unter folgenden Rahmenbedingungen durch, die auch als organisatorische Qualitätskriterien gelten können:

- curriculärer Charakter
- Einbindung in die psychiatrisch-psychologische Behandlung
- Durchführung im stationären, teilstationären und/oder ambulanten Setting
- störungsspezifisch
- Vorgehen in geschlossenen, halb offenen oder offenen Gruppen, wobei geschlossene Gruppen wünschenswert sind, halb offene und offene Gruppen aber der Versorgungsrealität mehr Rechnung tragen
- bifokaler Ansatz
- Leitung und Ko-Leitung mit definierten Voraussetzungen
- Freiwilligkeit der Teilnahme
- Gruppenstärke bis 10 Patienten/15 Angehörige
- Dauer der Einzelsitzung ca. 45–90 Minuten für Patienten, ca. 90 Minuten für Angehörige
- Dauer des Gesamtprogrammes: 8–16 Sitzungen für Patienten oder Angehörige
- Frequenz der Sitzungen: 1- bis 3-mal wöchentlich bei Patienten, alle 2 bis 3 Wochen bei Angehörigen
- regelmäßige Supervision

1.5 Struktur und Inhalte

Ausgehend von der individuellen Erfahrung der einzelnen Gruppenmitglieder und unter Respektierung ihrer subjektiven Krankheitskonzepte werden psychoedukative Gruppen durch folgende Elemente strukturiert:

- das Erarbeiten von Informationen über die Krankheit selbst und die derzeitigen Behandlungsmöglichkeiten (in Form von allgemeinem Hintergrundwissen und praktischem Handlungswissen zur Förderung des individuellen Selbstmanagements unter salutogenetischer Perspektive)
- die emotionale Entlastung, d.h. Hilfestellung bei der seelischen Verarbeitung der Erkrankung

Basierend auf dem Vulnerabilitäts-Stress-Bewältigungs-Modell mit genetischen, biologischen und psychosozialen Bedingungsfaktoren der schizophrenen Verletzlichkeit, wird über die Erkrankung aufgeklärt und damit ein funktionelles Krankheitskonzept erarbeitet, in das alle gängigen Therapiekonzepte integriert werden können. Im Einzelnen werden folgende Themen bearbeitet.

1.5.1 Allgemeines Hintergrundwissen

Symptomatik und Krankheitsbegriff

- Diagnose
- Prodromalphase
- Frühwarnzeichen
- Plussymptomatik
- Minussymptomatik
- postpsychotische Depression/dysphorische Reaktion
- persistierende Symptomatik

Ursachen und Krankheitskonzept

- Vulnerabilitäts-Stress-Bewältigungs-Modell
- Informationsverarbeitung und Neurotransmitterstoffwechsel
- Dopamin-Hypothese
- Bedeutung des Familienklimas
- Risikofaktoren, insbesondere Drogen

Epidemiologie und Verlauf

- soziodemographische Daten
- Erkrankungshäufigkeit
- Verlaufsformen
- Prognose

Therapie: Akut- und Langzeitbehandlung

- Pharmakotherapie
- Nebenwirkungen
- Umgang mit Nebenwirkungen
- psychotherapeutische Maßnahmen
- soziotherapeutische Maßnahmen
- Rezidivprophylaxe
- sonstige Behandlungsmaßnahmen

- Rehabilitationsmaßnahmen
- rechtliche Aspekte

1.5.2 Praktisches Handlungswissen

- Auslösungsfaktoren
- persönliche Frühwarnzeichen
- individuelle Bewältigungsstrategien und Rückfallvorbeugung
- Notfall- und Krisenpläne
- Stärkung gesunder Anteile des Patienten
- Erarbeitung von Bewältigungsstrategien
- Erarbeitung von realistischen Therapie- und Rehabilitationszielen
- Vermeidung von Über- bzw. Unterstimulation
- Förderung der Selbstakzeptanz
- Optimierung der medikamentösen Behandlungsmöglichkeiten

1.5.3 Zentrale emotionale Themen

Die beiden vorausgehenden Kapitel „Allgemeines Hintergrundwissen" (1.5.1) und „Praktisches Handlungswissen" (1.5.2) besitzen für Patienten und Angehörigengruppen eine ähnlich wichtige Bedeutung.

Durch die weitgehend konforme Abhandlung dieser beiden Bereiche soll ein vergleichbarer Wissensstand geschaffen werden, damit alle Beteiligten im besten Sinne des Wortes „die gleiche Sprache" sprechen können. Die gemeinsame Informationsbasis soll davor schützen, ein vorhandenes Kompetenzgefälle konfliktträchtig werden zu lassen.

Der emotionale Themenkomplex jedoch muss sehr viel differenzierter abgehandelt werden; in Patientengruppen sollen diese Bereiche bei entsprechender Aktualisierung während des Gruppenprozesses nicht ausgeklammert werden, im Gegenteil. Durch das behutsame Aufgreifen dieser Themen soll den Patienten signalisiert werden, dass die aus der Erkrankung erwachsenden emotionalen Belastungen von Therapeuten wahrgenommen und nachempfunden werden können. Um jedoch der spezifischen Vulnerabilität der Patienten während der akut- und postakuten Phase Rechnung zu tragen, müssen überfordernde Affektaktualisierungen selbstverständlich vermieden werden. Derartige Themen müssen der gezielten Bearbeitung im Rahmen einer entsprechend modifizierten Einzeltherapie vorbehalten bleiben.

In Angehörigengruppen sollte jedoch die Bearbeitung dieser zentralen emotionalen Themen gezielt in Gang gesetzt werden. Dadurch soll den Angehörigen im Kreise von Schicksalsgenossen die entlastende Erfahrung ermöglicht werden, dass auch an-

dere Familien ähnliche Probleme besitzen und dass Überforderungs- und Resignationsgefühle nicht Zeichen der eigenen Unzulänglichkeit, sondern die oft zwangsläufige Folge dieser schweren Erkrankung ihres Familienangehörigen sind.
Aber auch hierbei muss selbstverständlich darauf geachtet werden, dass die Teilnehmer durch Fokussierung dieser Probleme nicht überfordert und destabilisiert werden.
Generell sollte darauf geachtet werden, dass entsprechend belastete Teilnehmer – Patienten wie Angehörige – während der Gruppen dafür sensibilisiert und motiviert werden, sich einer entsprechend adaptierten längerfristigen Psychotherapie zu unterziehen, die im Rahmen der psychoedukativen Gruppen nicht geleistet werden kann. Psychoedukation kann kein Ersatz für eine entsprechend indizierte Einzelpsychotherapie sein.
Emotionale Themen in Patienten- und Angehörigengruppen sind:
- subjektives Erleben der psychotischen Symptome
- Schamgefühle
- Angst vor Stigmatisierung
- Enttäuschung
- Schuldgefühle
- Resignation
- Hoffnungslosigkeit
- Suizidalität
- Sinnfrage
- Neidgefühle
- Hader mit dem Schicksal
- Verleugnung
- subjektiv positiv erlebte Aspekte psychotischen Erlebens
- Spannungsfeld zwischen Idealisierung und Pathologisierung der Psychose

Diese Themenliste gilt in unterschiedlicher Gewichtung für Patienten und Angehörigengruppen. Darüber hinaus spielen folgende Themen besonders bei Angehörigen eine herausragende Rolle.
Emotionale Themen in Angehörigengruppen sind:
- „mad-bad“-Dilemma
- eigene Abgrenzung, das Recht auf eigene Lebensgestaltung
- Entlastung von Schuld- und Schamgefühlen
- protektive Funktion des Familienklimas
- „aggressive Gefühle“ den Patienten gegenüber
- Erfahrungsaustausch untereinander
- Relativierung der vermeintlichen Einmaligkeit des persönlichen Schicksals

1.6 Didaktisches und psychotherapeutisches Vorgehen

1.6.1 Ablauf der Sitzungen

Jede Sitzung wird von einem Therapeuten[1] und einem oder mehreren Ko-Therapeuten geleitet und läuft nach einem vorher festgelegten Muster ab. Sie beginnt mit einer Eröffnungsrunde: Der Therapeut begrüßt die Teilnehmer und spricht sie auf eventuell offene Fragen aus der vorhergehenden Sitzung an. Bei offenen Gruppen ist es erforderlich, die neuen Teilnehmer zu begrüßen und ihnen in wenigen Worten Sinn und Zweck der Gruppe darzulegen.

Anschließend wird das Thema der aktuellen Sitzung erarbeitet. Dabei werden die Teilnehmer zunächst aufgefordert, über ihre Krankheits- und Behandlungserfahrungen sowie ihre Einstellungen, Meinungen und subjektiven Konzepte in Bezug auf das Thema zu berichten. Therapeut und Ko-Therapeuten fassen dann die Beiträge der Teilnehmer zusammen und strukturieren sie.

Alternativ besteht die Möglichkeit, ein bestimmtes Thema zunächst didaktisch darzustellen, die Teilnehmer anschließend auf ihre Einstellungen, Meinungen und subjektiven Konzepte anzusprechen und sie zu eigenen Beiträgen zu ermutigen.

Die Reihenfolge dieser Elemente – didaktische Zusammenfassung und Beiträge der Teilnehmer – kann von Sitzung zu Sitzung wechseln. In jedem Fall ist es die Aufgabe der Therapeuten, die Darstellung der Sachinhalte zeitlich zu begrenzen. Hilfreich sind die Ermutigung zum Nachfragen und die Aufforderung zum Wiederholen der erarbeiteten Inhalte, wobei besonders gut informierte Patienten eine Modellfunktion einnehmen können.

Zur Erarbeitung der Themen kommen unterschiedliche Medien zum Einsatz: Flipchart, Overhead-Projektor, Informations- und Arbeitsblätter, Broschüren sowie Hinweise auf Bücher für Patienten und Angehörige.

Im Anschluss an die Erarbeitung der Themen können Therapeut und Ko-Therapeuten die Beiträge der Teilnehmer weiter bearbeiten und vertiefen.

Die Sitzung endet mit einem kurzen Feedback der Teilnehmer.

---

[1] Aus Gründen der Verständlichkeit wurde auf eine streng geschlechtsneutrale Formulierung verzichtet. Mit Therapeuten sind selbstverständlich auch Therapeutinnen, mit Patienten auch Patientinnen gemeint.

1.6.2 Psychotherapeutische Verfahrensweisen und Techniken

In den Sitzungen kommen viele psychotherapeutische Verfahrensweisen und Techniken zum Einsatz.

- Verhaltenstherapeutische[2] und gesprächspsychotherapeutische[3] Grundprinzipien bilden die Basis des psychotherapeutischen Vorgehens.
- Die Therapeuten nehmen in Bezug auf Freundlichkeit, Toleranz und Offenheit, aber auch hinsichtlich ihrer Fähigkeiten, die Gedanken und Emotionen der Teilnehmer wahrzunehmen, zu benennen und zu strukturieren, eine Modellfunktion ein.
- Kognitive Techniken (Selbstkontrolltechniken, Problemlösungsverfahren, kognitive Analyse, Herausarbeiten dysfunktionaler Annahmen) helfen den Teilnehmern, ihr Erleben und Verhalten zu erkennen und zu strukturieren.
- Übungen dienen der Festigung der erarbeiteten Inhalte. Sinnvoll ist es, auch außerhalb der Gruppensitzungen übende Elemente wie z. B. Abholung der Medikamente und Vorbereitung der Medikamenteneinnahme im Stationszimmer in die Behandlung einzubeziehen.
- Beispielhaftes Benennen typischer Erlebnis- und Bewältigungsweisen durch die Therapeuten erleichtert den Teilnehmern den Zugang zur Auseinandersetzung mit emotionalen Aspekten der Krankheit.

1.7 Qualifikation von Gruppenleitern

1.7.1 Vorbemerkungen

Psychoedukative Interventionen basieren bisher auf einer eklektisch-pragmatischen Kombination von therapeutischen Elementen unterschiedlicher Psychotherapierichtungen. Auch wenn die theoretische und praktische Ausrichtung der Verhaltenstherapie am nächsten steht, ist die endgültige Einordnung der psychoedukativen Therapiemaßnahmen in das klassische Psychotherapieschulenmuster (Grawe et al. 1994) noch nicht erfolgt.

---

[2] Strukturierendes Vorgehen, systematische soziale Verstärkung fast aller Äußerungen, aktives Zuhören, Zulassen von Gesprächspausen, Schaffen einer wohlwollenden, angstfreien Atmosphäre

[3] Kongruenz, nicht an Bedingungen geknüpfte Wertschätzung, einfühlendes Verstehen

Die Autoren dieses Konsensuspapiers gehen davon aus, dass Psychoedukation das adäquate Grundmuster psychiatrisch-psychotherapeutischen Behandelns bei schizophren Erkrankten sowohl in der Akutphase als auch während der langjährigen Rezidivprophylaxe darstellt. Nach Meinung der Autoren hat Psychoedukation deshalb den Rang einer spezifischen psychotherapeutischen Interventionsform bei schizophrenen Patienten im Rahmen eines therapeutischen Gesamtkonzeptes.
Ausgehend von dieser Sichtweise werden für die Qualifikation von den Gruppenleitern eine Reihe von Kriterien vorgeschlagen, die sehr pragmatisch orientiert sind. Damit soll der aktuellen Behandlungssituation Rechnung getragen werden, dass psychoedukative Gruppen derzeit in den Kliniken meist von jüngeren Kollegen durchgeführt werden, deren Gemeinsamkeit weniger in einer spezifischen Psychotherapieausbildung als vielmehr in der Identifizierung mit dem der Psychoedukation zugrunde liegenden Krankheits- und Behandlungsmodell besteht.

1.7.2 Persönliche Voraussetzungen der Gruppenleiter

Die für jegliche Form von ärztlicher und/oder psychotherapeutischer Tätigkeit unerlässliche humanistische Grundhaltung stellt auch hier eine conditio sine qua non dar. Darüber hinaus wird erwartet, dass sich psychoedukativ arbeitende Therapeuten grundsätzlich mit dem Prinzip des kooperativen Behandlungsstils identifizieren können. Das heißt: Nicht das autoritär geprägte Arzt-Patienten-Verhältnis stellt den Regelfall dar, sondern vielmehr die Bereitschaft zu einer fairen Behandlungspartnerschaft mit den Patienten. Dabei stellt der respektvolle Umgang mit von der klassischen Schulmedizin abweichenden Meinungen ein zentrales Element dar, um auch Zugang zu jenen Patienten zu bekommen, die wenig Krankheitseinsicht zeigen. Die Therapeuten sollten einerseits die Rolle eines Dolmetschers einnehmen, der den Betroffenen die Sichtweise der Professionellen laiengerecht nahe bringt, und sie sollten andererseits die Fähigkeit besitzen, sich auf die subjektiven Krankheitskonzepte und individuellen Coping-Stile einzustellen und diese in die Gruppentherapiegespräche konstruktiv einzubauen.
Dafür ist pädagogisch-didaktisches Interesse und Geschick von Vorteil.

1.7.3 Berufsgruppen

Psychoedukative Gruppen als psychotherapeutische Interventionen werden in der Regel von psychiatrisch-psychotherapeutisch tätigen Ärzten und/oder Psychologen geleitet.
Als Ko-Leiter kommen prinzipiell alle anderen Berufsgruppen infrage. Insbesondere Sozialarbeiter/Sozialpädagogen mit ihrem Fachwissen hinsichtlich sozialtherapeutischer Aspekte und ihrer Vertrautheit mit den praktischen Lebensnöten der Patienten sind hierzu speziell prädisponiert. Gleichermaßen gilt dies auch für Mitglieder des Pflegepersonals, die aus ihrer täglichen Begegnung mit den Patienten und auch den Angehörigen oft am besten über deren Unsicherheiten, Ängste und Verletztheiten Bescheid wissen.
Generell erscheint es sehr wünschenswert, möglichst alle Berufsgruppen in die Durchführung mit einzubeziehen, um durch das Vertrautwerden mit diesem Vorgehen die Entwicklung eines institutionsübergreifenden Krankheitskonzeptes zu fördern.

1.7.4 Beruflicher Erfahrungshintergrund

Die Leiter von psychoedukativen Gruppen müssen neben umfassenden theoretischen Kenntnissen über die schizophrenen Erkrankungen und ihre Behandlungsmöglichkeiten vor allem über eine fundierte Erfahrung im Umgang mit schizophren erkrankten Patienten selbst verfügen. Dies schließt insbesondere praktische Erfahrungen sowohl in der medikamentösen Therapie als auch in der psychiatrisch/psychotherapeutischen Behandlung der Patienten mit ein. Der praktische Erfahrungshorizont sollte wenigstens eine einjährige stationäre bzw. teilstationäre Tätigkeit in einer psychiatrischen Klinik umfassen.

1.7.5 Psychotherapeutische Basisfertigkeiten

Wie in dem Kapitel „Psychotherapeutische Verfahrensweisen und Techniken" (Kap. 1.6.2) bereits beschrieben, stellen psychoedukative Interventionen keine schulenspezifische Maßnahme dar. Im Gegenteil, durch die Fokussierung auf das funktionelle Krankheitskonzept stellen psychoedukative Behandlungsansätze gleichsam ein verbindendes Dach dar, unter dem sich unterschiedliche Behandlungsrichtungen ergänzend zusammenführen lassen. Jeder erfahrene Gruppenleiter hat seine eigenen psychotherapeutischen Präferenzen und entwickelt seinen eigenen Stil für die Durchführung psychoedukativer Gruppensitzungen. Zu Beginn ihrer psychoedukativen Tätigkeit sollten Gruppenleiter zumindest über psychotherapeutische Grundfertigkeiten

verfügen. Dazu gehört die allgemeine Fähigkeit zur nondirektiven Gesprächsführung im Sinne einer gesprächspsychotherapeutischen Basiskompetenz mit empathischem, wertschätzendem und selbstkongruentem Verhalten. Darüber hinaus sollten die Grundprinzipien der Gruppenführung sowie die wesentlichen verhaltenstherapeutischen Techniken wie Verstärkung, Strukturierung, Motivationsförderung, kognitive Umstrukturierung und systematisches Problemlösen bekannt sein.
Eine psychotherapeutische Ausbildung in Verhaltenstherapie und/oder Gesprächspsychotherapie wäre ideal.

1.7.6 Theoretische Kenntnisse zur Psychoedukation

Neben der Durcharbeitung einiger Standardarbeiten über psychoedukative Maßnahmen (Bäuml 1994; Bäuml et al. 1996b; Behrendt 2001a; 2001b; Kieserg u. Hornung 1994; Luderer 1998; Pitschel-Walz 1997; Schaub et al. 1996a; 1996b; Schaub 1997; 1998; Stark 1998; Wienberg 1997) wird die Teilnahme an einem psychoedukativen Workshop als unerlässlich betrachtet. Nachfolgende Autoren bieten derzeit ein- bis mehrtägige Workshops und Seminare in Kleingruppen an. Bei Interesse empfiehlt sich die direkte Kontaktaufnahme mit den Autoren:

- J. Bäuml, G. Pitschel-Walz: Einführungsworkshop, Vertiefungskurse: „Psychoedukative Gruppen bei schizophrenen Psychosen für Patienten und Angehörige“
- A. Schaub: „Bewältigungsorientierte Therapie (BOT) für Menschen mit schizophrenen und schizoaffektiven Erkrankungen in Verbindung mit Angehörigenarbeit“; Einführungs- und Vertiefungskurse
- G. Wienberg: Theorieseminar, Praxistraining, Supervision: „Psychoedukative Gruppenarbeit mit schizophren und schizoaffektiv Erkrankten PEGASUS“
- W. P. Hornung: „Psychoedukative Gruppenarbeit in der Schizophreniebehandlung. Einführungs- und Vertiefungskurse im Rahmen der integrativen Schizophrenietherapie“ (IST Krausz/Hamburg)
- H. Schönell: „Psychoedukation in der stationären Regelversorgung – Praxisseminar“
- H.-J. Luderer: „Psychoedukation – Einführungsseminar“
- B. Behrendt: „Meine persönlichen Warnsignale – Einführungsseminare in ein psychoedukatives Gruppenprogramm zur Rezidivprophylaxe bei schizophrener und schizoaffektiver Erkrankung“
- K. Stengler-Wenzke: „Psychoedukation für schizophrene Patienten und deren Angehörige“ (im Gruppensetting)
- M. Bender: „Workshop zur Einführung in die bifokalen psychoedukativen Interventionen in der stationären Behandlung schizophren Erkrankter“

1.7.7 Praktische Ausbildung

Idealerweise sollte die Einführung in die psychoedukative Gruppenarbeit in enger Supervision durch bereits erfahrene Kollegen erfolgen.
Nach Aneignung der bereits eingangs skizzierten theoretischen Kenntnisse sollte sich der praktische Kompetenzerwerb in vier Stufen vollziehen:

- Teilnahme als Ko-Leiter bei einem erfahrenen psychoedukativen Gruppenleiter (hierbei Übernahme der Protokollführung, Bearbeitung der Rating-Skalen etc.)
- eine eigene Gruppe leiten, während ein erfahrener Kollege als Ko-Leiter fungiert (Dieser gibt jeweils differenzierte Rückmeldung über das Leiterverhalten, bei Bedarf kann er dann auch während der Gruppe direkt intervenieren.)
- Durchführung einer eigenen Gruppe, als Ko-Leiter nimmt ein unerfahrener Therapeut teil (Nach jeder zweiten bis vierten Gruppe erfolgt jeweils ein ausführliches Supervisionsgespräch mit einem erfahrenen Kollegen.)
- selbstständige und allein verantwortliche Gruppenleitung mit Einarbeitung neuer interessierter Kollegen; regelmäßige Kontakte zu anderen Gruppenleitern; Teilnahme an psychoedukativen Fort- und Weiterbildungsveranstaltungen

1.7.8 Weiterbildung und Ausblick

Mittelfristig ist die Erarbeitung eines Ausbildungscurriculums mit genauer Vorgabe der theoretischen Anforderungen und klaren Definition des praktischen Ausbildungsteils geplant. Hierzu ist die Errichtung einer eigenen Sektion im Rahmen des Referates für Psychotherapie unter dem Dach der Deutschen Gesellschaft für Psychiatrie, Psychotherapie und Nervenheilkunde (DGPPN) geplant.
In den Weiterbildungsplänen von Fachärzten für Psychiatrie und Psychotherapie sowie von psychologischen Psychotherapeuten sollten psychoedukative Behandlungselemente grundsätzlich fest verankert sein. Die Teilnahme an 15 bis 20 Sitzungen als Leiter und Ko-Leiter, jeweils getrennt für Patienten und Angehörige, muss grundsätzlich für alle Weiterbildungsteilnehmer vorausgesetzt werden.
Langfristig sollten psychoedukative Gruppen als spezifisches Behandlungselement in der Schizophrenietherapie möglichst breit gefächert zum Einsatz kommen.

1.8 Implementierung

Zunächst gilt es zu eruieren, welche psychoedukativen Interventionen in der Institution schon Anwendung finden oder gefunden haben, wo sozusagen bereits eine psychotherapeutisch-psychoedukative Kultur besteht. Ausgehend von diesem Psychoedukations-Staging, kann es gelingen, schon diesbezüglich erfahrene und interessierte Mitarbeiter für einen gemeinsamen systematischen Anlauf zu gewinnen. Ein solches Vorgehen soll aber insbesondere vermeiden, schon bestehende Strukturen und Erfahrungen zu übersehen und damit gegebenenfalls Konkurrenzgefühle zu aktivieren oder Kränkungen zu induzieren.

Sollte noch keine „Psychoedukationskultur" bestehen, kann die Implementierung psychoedukativer Patienten- und Angehörigengruppen in einer Klinik zu Beginn von einer „Keimzelle" einzelner Gruppen auf einer Station oder Ambulanz ausgehen oder dort als Gesamtkonzept eingeführt werden. In jedem Fall bedarf es interessierter und engagierter Mitarbeiter, die innerhalb der Klinik die ersten Schritte tun und Überzeugungsarbeit leisten, um Unterstützung und Zustimmung auf allen Ebenen zu erreichen. Ein neues Konzept kann nur dann langfristig Anwendung finden, wenn Klinikleitung, Kollegen und Pflegepersonal hinter der Intervention stehen.

Die ärztliche und pflegerische Kliniks- bzw. Abteilungsleitung sollte über das Konzept, die Inhalte, die notwendigen Investitionen und die kurzfristigen und langfristigen Vorteile (finanzieller Art, Motivation der Mitarbeiter, Zuwachs an Kompetenz, Patientenzufriedenheit, guter Ruf der Klinik etc.) informiert und darüber eingebunden werden, z. B. auch über die Teilnahme an Informations- und Fortbildungsveranstaltungen.

Eingangs sollten folgende Fragen beantwortet werden:

- Gibt es geeignete Gruppenleiter aus verschiedenen Berufsgruppen, Ko-Leiter und Supervisionsmöglichkeiten?
- Gibt es genügend geeignete bzw. interessierte Patienten und Angehörige?
- Ist ein geeigneter Raum vorhanden?
- Ist die Anreise von Angehörigen bzw. Patienten zumutbar?
- Ist eine ausreichende Zahl von Sitzungen möglich?
- Werden die Gruppen innerhalb der Klinik unterstützt? Von wem und wo?

1.8.1 Einbindung des gesamten Teams

Das gesamte Team der Arbeitseinheit sollte in den Grundzügen des psychoedukativen Konzeptes geschult werden, weil die in der eigentlichen Gruppe vermittelten Inhalte dem Stationsalltag entsprechend umgesetzt und geübt werden müssen, um eine bessere Generalisierung im Alltag (Trainingsfeld Station) zu erreichen. Empfehlenswert

hierfür ist die Hospitation von Stationsmitarbeitern an den laufenden Gruppen. Dies bewirkt gleichzeitig einen wünschenswerten Fortbildungseffekt.
Sowohl Erst- als auch Auffrischschulungen können z. B. in Form von auswärtigen Fortbildungsveranstaltungen oder durch Einladung von externen Referenten attraktiv gestaltet werden (s. Kap. 1.7).

1.8.2 Stationäres Setting

Hausinterne Koordination der Gruppenarbeit

- mündliche und schriftliche Informationen der Ärzte, Diplom-Psychologen, der Vertreter des Pflegepersonals oder anderer Berufsgruppen über die geplanten Projekte (Dabei ist wichtig, deutlich zu machen, dass die psychoedukativen Gruppen als wichtigen Inhalt haben, die Therapiemotivation der Patienten zu erhöhen, d.h. sie sind kein konkurrierendes Angebot z. B. zur Ergotherapie oder Sozialarbeit. Die psychoedukativen Gruppen informieren die Patienten auch über die anderen Therapiemöglichkeiten und erleichtern somit den Zugang zu diesen Angeboten durch eine Erhöhung der Eigenverantwortlichkeit.)
- Aufnahme von Erläuterungen über die PE-Gruppen in die Patiententherapieinformation
- feste Gruppenzeiten und Integration in den (stationären) Therapieplan
- Aushang über Angehörigengruppen
- Information der Patienten über Angehörigengruppen
- Weitergabe von Handzetteln an Angehörige bei Besuchen in der Klinik (Einverständnis der Patienten mit der Diagnosemitteilung an die Angehörigen erforderlich)
- schriftliche Einladung von Angehörigen (Einverständnis der Patienten wünschenswert)

Einbinden der Gruppenarbeit in ein therapeutisches Gesamtkonzept

- gezielte Integration der psychoedukativen Inhalte in die Behandlungsroutine der Patienten (von der Station bis zum niedergelassenen Nerven- oder Hausarzt)
- Ausgabe von Medikamenteninformationsblättern, Broschüren und Aufklärungsmaterialien an alle Patienten, die den Inhalt erfassen können
- Empfehlung von Büchern (Literaturliste, Anlegen einer Patientenbibliothek)
- gezielte Rückkoppelung bzw. Feedback aus der Gruppenarbeit (z. B. durch direktes Ansprechen in den Visiten etc.)
- Erwähnung der psychoedukativen Arbeit in der Dokumentation, insbesondere auch im Arztbrief

- Die Leitung und Qualitätssicherung der Gruppenarbeit sollte durch psychotherapeutisch erfahrene Ärzte und/oder Psychologen erfolgen.

Motivierung der Mitarbeiter

- Präsentation von Erfahrungsdaten und Evaluationsergebnissen: Die Erfassung auch von einfachen Erfolgsdaten dient der Motivierung der Beteiligten zur Gewinnung von weiteren Mitarbeitern und einer breiteren Unterstützung für dieses Konzept. Die Frage nach inhaltlichen Vorbehalten im Team und in den Leitungsebenen sollte immer wieder offen diskutiert werden.
- Regelmäßige Reflexion der Arbeit in den Abteilungen, in denen die psychoedukativen Maßnahmen implementiert wurden; z. B. Veränderung des Stationsklimas, kompetenterer Umgang mit Patientenproblemen, Umsetzen des Empfindlichkeits-/Belastungsansatzes auch im Stationsalltag, Vor- und Nachteile aus Sicht des Teams im Umgang mit den mündigeren Patienten; gezielte Identifizierungen von hemmenden und fördernden Faktoren etc.

1.8.3 Ambulantes Setting

Hier sind bei einem genügend großen Patientenstamm psychoedukative Behandlungsprogramme gut zu realisieren. Eine psychiatrische Fachambulanz sollte dieses Angebot vorhalten. Auch kleinere komplementäre Einrichtungen können sich durch Zusammenarbeit oder Vernetzung dieses Angebot erschließen.
In den **Institutsambulanzen und Polikliniken** können PE-Gruppen im Rahmen des pauschal vergüteten ärztlich-psychologischen Leistungskataloges durchgeführt werden.
Für die Motivierung der Mitarbeiter und die Koordination der Gruppenarbeit gelten analog die Ausführungen zu dem stationären Setting. Sowohl hinsichtlich der Mitarbeiter und Patienten als auch vor allem der Angehörigen sind eine Fortführung und Vernetzung der stationären mit ambulanten Gruppenangeboten wünschenswert.
Neue Strukturen, die geeignet sind, ein speziell auf Psychoedukation ausgerichtetes ambulantes Angebot zu schaffen, sind ebenso denkbar. Das in Leipzig und Saarbrücken durchgeführte Modellprojekt „Integrierte Schizophreniebehandlung“ erprobte in einem eigens geschaffenen Therapiezentrum die **ambulante Psychoedukation** für Patienten von niedergelassenen bzw. in gemeindepsychiatrischen Ambulanzen tätigen Fachärzten sowie für Angehörige/Bezugspersonen dieser Patienten (s. hierzu auch Kap. 2.13 in diesem Band). Es stieß auf große Resonanz bei Ärzten und Teilnehmern. Eine Weiterführung der psychoedukativen Arbeit in diesem organisatorischen Rahmen über die Modellphase hinaus und eine Erweiterung des Angebotes auf andere psychiatrische Störungsbilder wären wünschenswert gewesen, scheiterten aber an der fehlenden Finanzierung.

Für den **niedergelassenen Vertragsarzt** oder **psychologischen Psychotherapeuten** ergeben sich derzeit nur eingeschränkte Möglichkeiten zur Abrechnung und damit zur Realisierung psychoedukativer Angebote, was einen nicht unerheblichen hemmenden Faktor in der berufspolitischen Verankerung darstellt (s. hierzu auch Kap. 1.13).

Folgende Varianten sind derzeit möglich, aber nicht zuletzt auch aus Wirtschaftlichkeitserwägungen kaum praktiziert:

- Im Rahmen der psychiatrischen Grundversorgung könnte über die Ziffer 827 EBM bei Patientengruppen (drei bis acht Personen) abgerechnet werden, eine adäquate Möglichkeit für Angehörige ist nicht vorhanden.
- Eine Abrechnung psychoedukativer Gruppen als verhaltenstherapeutische Leistung ist derzeit nur möglich, wenn eine Zulassung zur Verhaltenstherapie in Form einer Gruppenbehandlung vorliegt.

Im Rahmen einer Kurztherapie stehen neben den fünf probatorischen Sitzungen 25 Stunden (à 50 Minuten) zur Verfügung, die sich z.B. in zwölf Gruppentherapiestunden für den Patienten und sechs Doppelstunden (à 100 Minuten) für Bezugspersonen/Angehörige und eine Zusatzstunde aufgliedern ließen. Für die Einleitung der Therapie in dieser Form gilt pro Patient ein Antragsverfahren mit Begutachtung, sofern für den Therapeuten keine Befreiung gilt (s. hierzu Gebührenordnung für Ärzte, Stand: 1. 5. 2001). Vor Beginn der Therapie ist ein ärztlicher Konsiliarbericht einzuholen. Die Einführung eines adäquaten Honorarmodells ist für die Implementierung der psychoedukativen Gruppenarbeit im ambulanten Bereich ein wesentlicher Faktor.

1.9 Forschung und Qualitätssicherung

1.9.1 Stand der Forschung

Seit der Einführung des Begriffs „Psychoeducation" für therapeutische Interventionen in der Psychiatrie und insbesondere in der Schizophreniebehandlung Anfang der 80er Jahre (Anderson et al. 1981) wurde in diesem Bereich intensiv geforscht. Durch die sehr breite Verwendung des Psychoedukationsbegriffs (vgl. hierzu auch Kap. 2.10 in diesem Band) beziehen sich die vorliegenden Forschungsarbeiten auch auf das gesamte Spektrum von kurzen informationszentrierten Einzelinterventionen bis hin zu umfassenden Familieninterventionen. Bei der Literaturdurchsicht ist zu berücksichtigen, dass die amerikanischen Studien zum „Social-Skills-Training" Bausteine beinhalten, die in der hiesigen Diskussion als Psychoedukation bezeichnet werden

(Medication-Management Module, Liberman 1986; Symptom-Management, Liberman 1988). Ebenso umfassen Studien zur psychoedukativen Familienbetreuung nach Falloon (Falloon et al. 1984) einen Behandlungsabschnitt „Psychoedukation", in dessen Anschluss verhaltenstherapeutische Kommunikations- und Problemlösetrainings durchgeführt werden. Die Wirksamkeit der rein psychoedukativen Einzelbestandteile ist daher manchmal nicht eindeutig zu bestimmen.

In einer Review-Arbeit, die sich mit allen vorliegenden psychosozialen Behandlungsansätzen bei schizophrenen Patienten beschäftigt, fassen Penn und Mueser (1996) den Forschungsstand folgendermaßen zusammen: Social-Skills-Trainings scheinen vor allem in differenzierteren Verhaltensmaßnahmen Ergebnisse zu bewirken, weniger jedoch hinsichtlich der psychopathologischen Symptomatik oder des Krankheitsverlaufs (Bustillo et al. 2001). Durch Wunderlich et al. (1996) wurde der Einfluss psychosozialer Interventionsmethoden bei schizophrenen Störungen im Vergleich zu Kontrollgruppen ohne psychosoziale Therapie überprüft. Es ergab sich eine signifikante Überlegenheit der Therapieformen mit einem psychosozialen Bestandteil. Die untersuchten psychosozialen Therapiemethoden waren dabei sehr breit angelegt: von Verhaltenstherapie über Gesprächstherapie bis zur Familientherapie. Die kognitiven Therapiemethoden schnitten besonders günstig ab. Eine Meta-Analyse von Mojtabai et al. (1997) zeigt, dass psychosoziale Interventionen durchschnittlich zu einer Reduktion von 20% der Rückfallrate beitragen. Auch Huxley et al. (2000) bestätigen in ihrem Übersichtsartikel die positiven Effekte der psychosozialen Therapieverfahren, insbesondere der familientherapeutischen Interventionen.

Klare Hinweise auf gute Wirksamkeit bezüglich der Beeinflussung des Krankheitsverlaufs liegen vor allem für das Konzept der kognitiv-behavioralen Familienbetreuung vor (Deutsches Manual von Hahlweg et al. 1995). Dies kommt in einer Meta-Analyse über streng ausgewählte Familieninterventionsstudien (Mari u. Streiner 1994; 1996; Pharoah et al. 1999) zum Ausdruck sowie in den Übersichtsarbeiten von Dixon et al. (2000) und Barbato und d'Avanzo (2000). Von Pitschel-Walz et al. (2001) liegt eine Meta-Analyse zu den Effekten der Einbeziehung von Angehörigen vor. Sie untersuchten 25 Studien, in denen Interventionsprogramme evaluiert wurden, die darauf abzielen, die Angehörigen schizophren Erkrankter zu informieren und ihren Umgang mit der Erkrankung zu erleichtern. Die meta-analytische Auswertung ergab, dass die Rückfallrate der Patienten um 20 Prozentpunkte reduziert werden kann, wenn man die Angehörigen in die Behandlung mit einbezieht. Interventionsprogramme, die sich über mehr als drei Monate erstrecken, erwiesen sich in der Meta-Analyse den Kurzinterventionen deutlich überlegen. Das bedeutet, dass sehr kurzfristige Maßnahmen für Angehörige, wie eine einmalige Informationsveranstaltung, nicht ausreichen, um den Krankheitsverlauf der Patienten mit schizophrenen Psychosen nachhaltig positiv zu beeinflussen.

Die Durchführung psychoedukativer Interventionen wird von den Autoren aller Studien als wesentlich angesehen. In den meisten Studien ist Psychoedukation ein Bestandteil der überprüften psychosozialen Therapie. Es ist allerdings immer noch eine offene Frage, ob Psychoedukation allein schon für eine deutliche Verbesserung des Verlaufs ausreicht. In der Münchner PIP-Studie (Bäuml et al. 1996a; 1996b) mit 236 Teilnehmern konnte nachgewiesen werden, dass die Rehospitalisierungsrate von Pa-

tienten, die mit ihren Angehörigen an acht psychoedukativen Sitzungen teilgenommen hatten, signifikant verringert werden konnte im Vergleich zu Kontrollpatienten, die die Standardbehandlung ohne Psychoedukation erhalten hatten (stationäre Wiederaufnahmerate nach einem Jahr: Interventionsgruppe 21%, Kontrollgruppe 38%; nach zwei Jahren: Interventionsgruppe 41%, Kontrollgruppe 58%). Für eine Teilstichprobe liegen auch Ergebnisse einer 7-Jahres-Katamnese vor. Nach sieben Jahren betrug die Rehospitalisierungsrate in der Interventionsgruppe 54%, in der Kontrollgruppe 88%. Auch bei der Anzahl der Wiederaufnahmen pro Patient ergab sich nach sieben Jahren ein signifikanter Unterschied zwischen den Gruppen (1,5 stationäre Wiederaufnahmen in der Interventions- und 2,9 in der Kontrollgruppe). Die Anzahl der zwischenzeitlich in einem Krankenhaus verbrachten Tage betrug nach sieben Jahren pro Interventionspatient im Schnitt 75 Tage, bei den Kontrollpatienten waren es 225 Tage (Bäuml et al., im Druck). Diese Studie ist bislang die einzige, die Langzeiteffekte einer relativ kurzfristigen psychoedukativen Intervention im Sinne der Reduktion der Rückfallrate gezeigt hat. Als wesentlich für den Erfolg werden bei dieser Studie die parallel zu den Patientengruppen durchgeführten psychoedukativen Angehörigengruppen gesehen. In der Studie von Buchkremer et al. mit insgesamt 191 Teilnehmern (Buchkremer et al. 1997; Hornung et al. 1999a) war Psychoedukation allein nicht ausreichend. Signifikante Effekte waren hier erst durch die Kombination von Psychoedukation, Kognitiver Therapie und Angehörigenarbeit zu beobachten.
Die Studie von Herz et al. (2000) referiert die Ergebnisse eines umfassenden Behandlungsprogramms zur Rezidivprophylaxe. Durch Kombination von Psychoedukation, Angehörigenarbeit, Problemlösegruppe und Krisenmanagement wurde eine signifikant niedrigere Rezidivrate als in der supportiv behandelten Gruppe erzielt. Psychoedukation allein wurde hier nicht geprüft.
Die meisten Studien untersuchten nicht nur die Rückfallrate, obwohl dies oft als Hauptzielkriterium gewählt wurde. Weitere Kriterien waren:

- krankheitsbezogenes Wissen der Patienten bzw. der Angehörigen (Bäuml et al. 1996a; Barrowclough et al. 1987; Berkowitz et al. 1984; 1990; Birchwood et al. 1992; Canive et al. 1993; Cazzullo et al. 1989; Cozolino et al. 1988; Goldman u. Quinn 1988; Goulet et al. 1993; McGill et al. 1983; Merinder et al. 1999; Pakenham u. Dadds 1987; Pitschel-Walz 1997; Schaub et al. 1998a; 1998b; Schaub 2002)
- Compliance bzw. Medikationsverhalten der Patienten (Bäuml et al. 1996a; Boczkowski et al. 1985; Hornung et al. 1998; Kelly u. Scott 1990; Klingberg et al. 1996; Seltzer et al. 1980)
- Lebensqualität (Atkinson et al. 1996; Zastowny et al. 1992)
- Behandlungszufriedenheit (Merinder et al. 2000; Schaub 2002; im Druck)
- „Expressed Emotions“ (Pitschel-Walz et al. 1995; Wiedemann 2000)
- stationäre Behandlungstage (Bäuml et al. 1996b)
- Kosten (Pitschel-Walz u. Engel 1997)

Die meisten Studien berichten von günstigen Effekten hinsichtlich dieser Zielkriterien. Nach einer Literaturübersicht zur Wirksamkeit von psychoedukativen Interven-

tionen bei schizophrenen Patienten (Merinder 2000) gilt eine Verbesserung des Wissens und der Compliance als unbestritten.
Zusammenfassend kann eine prinzipielle Wirksamkeit psychoedukativer Ansätze im Sinne der Verbesserung des Krankheitsverlaufs als gesichert gelten. Dies kommt auch darin zum Ausdruck, dass aktuelle Behandlungsleitlinien für die Therapie schizophrener Patienten Psychoedukation als Behandlungselement ausdrücklich empfehlen (American Psychiatric Association 1997; Deutsche Gesellschaft für Psychiatrie und Psychotherapie 1998). Die Bemühungen um eine zunehmende Verbreitung dieser Verfahren in der klinischen Praxis sind daher nicht nur gerechtfertigt, sondern zur Optimierung der Behandlung unerlässlich.

1.9.2 Offene Forschungsfragen

Vor dem Hintergrund der wachsenden Zahl an Hinweisen für die Wirksamkeit psychoedukativer Verfahren ist es umso wichtiger, differenzierende Fragestellungen in künftigen Studien aufzugreifen und zu bearbeiten. Bei kritischer Wertung der vorliegenden empirischen Evidenz besteht weiterer Forschungsbedarf, vor allem bei folgenden Fragestellungen.

Wirksame Bestandteile

Die spezifische Art und der optimale Umgang einer psychoedukativen Intervention können bislang aufgrund mangelnder empirischer Evidenz nicht sicher beurteilt und geplant werden. Insbesondere die Frage, ob ein informationszentrierter psychoedukativer Behandlungsbestandteil zur Gewährleistung der Rezidivprophylaxe ausreicht, sollte künftig geklärt werden. Weitere Fragen sind:

- Sind die Effekte allein auf die Verbesserung der Medikamenten-Compliance zurückzuführen?
- Welche Rolle spielt die Einbeziehung der Angehörigen?
- Wie beeinflusst das Therapeutenverhalten das Therapieergebnis?
- Welche Rolle spielt die Selbstwirksamkeitserwartung der Patienten?

Diese und weitere Aspekte müssten im Sinne einer differenziellen Therapie-Wirksamkeitsforschung geprüft werden.

Erweiterung der Zielkriterien

Bezüglich der Zielkriterien wird international die Verwendung der Wiederaufnahme als Rückfallkriterium kritisiert. Hier spielen viele unkontrollierbare Einflüsse eine Rolle. Stattdessen wird die hochfrequente Erfassung der psychopathologischen

Symptomatik im Katamnesezeitraum gefordert. Darüber hinaus wird unter dem Paradigma der „Effectiveness"-Forschung gefordert, auch alltagsrelevante und das soziale Funktionsniveau berücksichtigende Maße zu erfassen und als Hauptzielkriterium von Studien vorzusehen. Ein weiteres wesentliches Problem ist die Beeinflussung der Negativsymptomatik. Hier müssen therapeutische Strategien differenziert erarbeitet werden und in Studien in Bezug auf Reduktion der Symptomatik geprüft werden.

Wirksamkeit für spezifizierte Subgruppen

Die Stichproben der bisherigen Studien umfassen zumeist chronische Patienten und Mehrfacherkrankte. Demgegenüber wurden Ersterkrankte bislang noch kaum als eigenständige Gruppe berücksichtigt, obwohl hier wesentliche Unterschiede bestehen können. In dieser Phase finden entscheidende Adaptionsprozesse des Patienten und seiner Familie statt, auf die in besonderer Weise einzugehen ist. Auch vonseiten der Verlaufsprädiktoren bestehen hier andere Verhältnisse. „Expressed Emotions" erlauben bei Ersterkrankten im Gegensatz zu Mehrfacherkrankten noch keine Prädiktion (Butzlaff u. Hooley 1998). Stichprobendifferenzierungen sind also dringend erforderlich. Obwohl Untersuchungen zeigen, dass der Einbezug der Angehörigen die Effektivität deutlich steigert, bleibt zudem die Frage, welche Strategien bei den Patienten, die keine Angehörigen haben, hilfreich sind. Weitere zu untersuchende Subgruppen wären z. B. Patienten ohne Krankheitseinsicht, Patienten mit hoher Negativsymptomatik, Patienten mit therapieresistenter Positivsymptomatik, Kinder bzw. Jugendliche als Erkrankte oder Patienten mit bereits schizophren erkrankten Angehörigen. Zu nennen sind auch die aktuell intensiven Bemühungen im Rahmen der Primärprophylaxe der Schizophrenie im Zusammenhang mit der Frage, was ein psychoedukativer Ansatz bei Risikopatienten, die noch nicht manifest erkrankt sind, leisten kann.

Prädiktion des Therapieverlaufs

Die Prädiktion des Verlaufs schizophrener Erkrankungen ist ein intensiv bearbeitetes Feld (Doering et al. 1998). Weniger untersucht ist jedoch die Frage der Prädiktion des Therapieverlaufs und des Outcomes unter spezifischen therapeutischen Bedingungen. In Bezug auf die Durchführung von therapeutischen Kombinationsbehandlungen (z. B. Pharmakotherapie plus Psychoedukation plus kognitive Verhaltenstherapie plus Angehörigenarbeit) ergeben sich noch eine Reihe potenziell bedeutsamer Fragestellungen, die für die differenzielle Zuweisung von Patienten eine wichtige Rolle spielen könnten.

1.9.3 Qualitätssicherung

Die bisherigen Ausführungen beziehen sich auf den engeren Forschungskontext. Für die therapeutische Praxis ist der Aspekt der Qualitätssicherung wesentlich und wird zunehmend eingefordert. In der Tabelle 1-1 werden Instrumente und Erhebungen genannt, die bei psychoedukativen Interventionen im Sinne einer Qualitätssicherung und Basisevaluation durchgeführt und erfasst werden sollten. Während der routinemäßigen Durchführung der psychoedukativen Interventionen wäre es wünschenswert, eine fortlaufende Dokumentation der Inanspruchnahme und der Effekte vorzunehmen. Für die Durchführung größerer kontrollierter wissenschaftlicher Studien wären selbstverständlich weitere Instrumente in Abhängigkeit von den zu prüfenden Fragestellungen einzubeziehen.
Eine solche Qualitätssicherung ist insbesondere bei und während der Implementierung von psychoedukativen Gruppen sinnvoll, um eine adäquate Umsetzung des Konzepts in der jeweiligen Institution zu gewährleisten.

Tab. 1-1 Fragebögen und Erhebungsinstrumente bei psychoedukativen Interventionen bei Qualitätssicherung und Basisevaluation

Variable	Messzeitpunkt		
	prä	post	Katamnese
Beschreibung der Patienten soziodemographische Daten, Diagnose, Daten zur Krankheitsgeschichte, Medikation, soziale Situation, Vorerfahrungen mit Psychotherapie, Gruppen etc.	X		
Beschreibung der Angehörigen soziodemographische Daten, Beziehung zum Patienten, Kontakthäufigkeit zum Patienten, Vorerfahrungen mit Psychotherapie, Gruppen etc.	X		
soziales Funktionsniveau: GAS	X	X	X
Psychopathologie: PANSS/BPRS	X	X	X
Einschätzung der Medikamenten-Compliance	X	X	X
Wissensfragebogen (Patienten und Angehörige)	X	X	
Feedback-Fragebogen zum Gruppenverlauf		X	
Anwesenheitsliste (Patienten und Angehörige)	fortlaufend		
Follow-up-Fragebogen nach 12 Monaten und/ oder später; Informationsquellen, Rehospitalisierungen, Dropouts, aktuelle Behandlung, suizidale Handlungen, soziale Situation etc.			X

1.10 Öffentlichkeitsarbeit

Eine gute Öffentlichkeitsarbeit ist nicht nur wichtig, um das Angebot als solches bekannt zu machen, sondern kann gleichzeitig benutzt werden, um im Sinne der Entmystifizierung und damit Entstigmatisierung der schizophrenen Erkrankung zu wirken. Öffentlichkeitsarbeit teilt sich also in zwei Bereiche.

1.10.1 Bekanntmachung von konkreten psychoedukativen Angeboten

Hier bietet es sich an, einen Informationsflyer, der eine kurze inhaltliche Beschreibung der Psychoedukationsgruppen enthält, zu erstellen. Angaben zur Zielgruppe (stationäre Patienten, ambulante Patienten, Angehörige, gemischte Gruppen aus Patienten mit ihren Angehörigen etc.) werden ergänzt durch Informationen zum Ablaufplan, Zeitpunkt und Ort des ersten Treffens und, sofern vorgesehen, zu der Höhe des Eigenbeitrages. Diese Flyer müssen dann auf breiter Basis mit der Bitte um Auslegung bzw. Aushang gestreut werden. Zielgruppen wären z. B. Betroffene und Angehörige/Bezugspersonen sowie deren Vereine und Verbände, Psychiater und Nervenärzte, Allgemeinmediziner, psychologische Psychotherapeuten und deren lokale Standesorganisationen, kassenärztliche Vereinigung und Landesärztekammern, dann alle komplementären Einrichtungen, psychosozialen Dienste und Kirchengemeinden im Versorgungsbereich, durchaus auch Kostenträger wie lokale Krankenkassenbüros und Kommunal- und Landeseinrichtungen, die gesundheitspolitische Verantwortung tragen.
Anzeigen bzw. Kurzhinweise können in der lokalen Presse, Broschüren der Landesärztekammern, in Pfarrbriefen, in Selbsthilfepublikationen und anderen lokalen Printmedien geschaltet werden.

1.10.2 Informationen über Psychoedukation an sich

Der Einflussfaktor mit der wohl ungünstigsten Auswirkung auf den Krankheitsverlauf einer psychischen Erkrankung ist die Hemmschwelle, sich direkt und unvoreingenommen an Fachbehandler für psychische Erkrankungen zu wenden. Diese Hemmschwelle ließe sich verringern durch entsprechende Informationen, dass selbstver-

ständlich etwas getan werden kann, um die psychische Gesundheit wiederzuerlangen. Insbesondere bei psychotischen Erkrankungen ist die Angst vor einem desaströsen Erkrankungsverlauf weit verbreitet.
Hier kann die Information über das Psychoedukationsangebot eine Hilfestellung leisten, um deutlich zu machen, dass mittlerweile sehr gute und erprobte Verfahren zur Verfügung stehen, den Krankheitsverlauf einer psychotischen Erkrankung auch wissenschaftlich nachgewiesenermaßen günstig zu beeinflussen. Entsprechend aufbereitete Informationen können den Medienvertretern zugänglich gemacht werden. Die Installierung einer Psychoedukationsgruppe kann als Anlass genommen werden, die lokalen Print- und Rundfunkmedien anzuregen, darüber zu berichten. Wichtig dabei ist es, diese Informationen mediengerecht aufzubereiten, denn Redakteure haben selten die Zeit und das Engagement, sich bei der Fülle der täglich zu verarbeitenden Informationen in dieses Thema einzuarbeiten. Hilfreich sind z.B. sehr persönlich gehaltene Falldarstellungen, die den Lesern die positive Wirkung der psychoedukativen Wissensvermittlung mit Stärkung der Selbstständigkeit im Umgang mit der Erkrankung verdeutlichen. Weitere Möglichkeiten, die Allgemeinheit zu informieren, sind Vortragsangebote zu diesem Thema in Schulen und Kirchenkreisen, Workshops und Arbeitstagungen, um auch Kolleginnen und Kollegen aus anderen therapeutischen Berufen auf den neuesten Wissensstand zu bringen.
Als neues Medium, das eine rapide steigende Zugriffsrate verzeichnet, kristallisiert sich das Internet heraus. Die lokale Einrichtung, die Psychoedukation anbietet, kann eine Website aufbauen. Schon bestehende Internetseiten, die Informationen zu diesem Thema oder Links zu entsprechenden Seiten anbieten, sind z. B.:

- http://www.psychiatrie-aktuell.de
- http://www.kompetenznetz-schizophrenie.de
- http://www.psychiatrie.de
- http://www.bpe.berlinet.de
- http://www.lichtblick99.de
- http://www.e-gesundheitshaus.de

Die Nutzerzahl nimmt rasant zu, u.a. vielleicht auch deshalb, weil der Zugriff auf Informationen im Netz anonym erfolgen kann und sich die Interessierten nicht der potenziellen Stigmatisierung durch Preisgabe ihrer Identität aussetzen müssen.

1.11 Selbsthilfebewegungen

Selbsthilfe heißt, außerhalb des professionellen Hilfesystems Unterstützung von Mitbetroffenen zu erfahren. Die in unserer Gesellschaft immer noch stattfindende Stigmatisierung und Ausgrenzung des Andersseins – und das ist Psychisch-Kranksein im Besonderen – führt zu Angst, Verunsicherung und zur Vermeidung sozialer Kontakte, letztlich zu sozialer Isolation. Psychisch Kranke erfahren untereinander Verständnis, Akzeptanz und Toleranz für die Abweichung ihres Denkens und Handelns von der so genannten Norm. Darüber hinaus können sie ganz spezifische Strategien und Ressourcen entwickeln, die sich aus ihrer ureigensten Krankheits- und Psychiatrie-Erfahrung ergeben. Das kann das professionelle System niemals leisten.

Historisch begann Selbsthilfe wohl mit den Anfängen der traditionellen Familienpflege, wie sie bis heute in Belgien, in den Niederlanden, in Amerika und Kanada erhalten geblieben ist oder weiterentwickelt wurde. **Familienpflege** als Alternative zu institutionellen Behandlungen und als traditioneller Selbsthilfe-Ansatz geht auf erste familiäre Versorgungsstrukturen bis in das Jahr 1200, und zwar auf das Dorf Geel in Belgien zurück. Während in einigen, vorwiegend europäischen Ländern Familienpflege nach wie vor zum psychiatrischen Versorgungsbereich gehört, hat sie sich in Deutschland nicht durchsetzen können. Hier findet Selbsthilfe unter psychisch Kranken und deren Angehörigen zwar meist experteninduziert und -mitgestaltet, aber auch ohne Expertenhilfe statt. Angehörigen- wie auch Betroffenen-Selbsthilfe-Initiativen sind auf Bundesebene organisiert. Das entspricht auch den internationalen Selbsthilfe-Organisationsstrukturen.

Angehörige von psychisch Kranken haben einen schweren Weg und lange Zeit ohne adäquate Unterstützung durch die Psychiatrie gehen müssen, ehe sie in den 60er und 70er Jahren weltweit organisiert und gestärkt mit ihren ganz spezifischen Sorgen und Nöten an die Öffentlichkeit treten konnten.

Entsprechend der unterschiedlichen gesellschaftlichen Bedingungen entstanden in Großbritannien, Frankreich, Italien, Österreich, den USA, Deutschland und anderen Ländern in den 70er und 80er Jahren z. T. große, einflussreiche Angehörigeninitiativen.

Eine der ersten Angehörigenzusammenschlüsse fand mit der Gründung der „Union Nationale des Amis et Familles de Malades Mentaux“ (UNAFAM) in Frankreich 1963 statt.

Ähnlich wie in Frankreich die ersten Impulse von sich ohnmächtig und hilflos erlebenden Angehörigen schizophren Erkrankter ausgingen, so erfolgten auch in Großbritannien die ersten Schritte 1970 zur Gründung der „National Schizophrenia Fellowship“ (NSF) durch engagierte Väter und Mütter schizophrener Kinder. In Großbritannien konnten schließlich österreichische Psychiater Erfahrungen mit der NSF sammeln, die sie gemeinsam mit Angehörigen psychisch Kranker 1978 mit der Gründung der „Hilfe für Angehörige psychisch Erkrankter“ (HPE) in Österreich aktiv umsetzten. Mächtige Angehörigeninitiativen entstanden schließlich mit der Gründung der „Associazone per la Riforma dell’Assistenza Psichiatrica – A.R.A.P.“ in Italien und der „National Alliance for the Mentally Ill“ (NAMI) 1980 in den USA. Erst 1985 waren in Deutschland vereinzelte Bemühungen von Angehörigen schizophren Erkrankter so weit gediehen, dass sich der „Bundesverband der Angehörigen psychisch Kranker e.V. Bonn“ (BApK) gründen konnte.

Die „European Federation of Family Associations of People with Mental Illness“ (EUFAMI) besteht seit 1990 und vereint in sich Mitglieds-Organisationen von Österreich, Belgien, Dänemark, Finnland, Frankreich, Deutschland, Griechenland, Großbritannien, Irland, Italien, der Niederlande, Rumänien, Russland, Spanien,

Schweden und der Schweiz. Die „World Schizophrenia Fellowship" (WSF) ist die größte weltweite Betroffenen- und Angehörigeninitiative von schizophren Erkrankten, in der auch eine enge Zusammenarbeit mit Professionellen stattfindet.
Betroffenen-Selbsthilfe-Bewegungen gab es schon sehr frühzeitig. Im Jahr 1935 schlossen sich in den Vereinigten Staaten die Anonymen Alkoholiker (AA) zusammen, solche AA-Gruppen entstanden dagegen in Deutschland erst nach dem Zweiten Weltkrieg. Erst 1982 wurde die „Deutsche Arbeitsgemeinschaft Selbsthilfegruppen" (DAG SHG) gegründet, die 1984 ihr Projekt NAKOS („Nationale Kontakt- und Informationsstelle zur Anregung und Unterstützung von Selbsthilfegruppen") eröffnete. Wichtige Impulse zum Aufbau von örtlichen Betroffenen-Selbsthilfegruppen gingen von dem 1992 gegründeten „Bundesverband Psychiatrie-Erfahrener e.V." (BPE) aus. Neben der Organisation auf Bundesebene gibt es heute in fast allen Bundesländern entsprechende lokale Vertretungen. Davon wird im Vertiefungskapitel (vgl. dazu Kap. 2.18) ausführlich zu berichten sein.
„Empowerment" ist mittlerweile zu einem modernen Begriff geworden. Darunter versteht man die „Selbstbefähigung und die Stärkung der Eigenmacht" (Knuf u. Seibert 2001) von Psychiatrie-Erfahrenen. Letztlich sollen damit erhöhte Einflussmöglichkeiten von Psychiatrie-Betroffenen im psychiatrischen Versorgungsbereich beschrieben werden. Das kennzeichnet einen gemeinsamen Prozess zwischen Betroffenen, Angehörigen und Professionellen: Was die einen an „Power" bekommen, erwerben, sich erkämpfen wollen und sollen, müssen die anderen an Macht abgeben, teilen, loslassen können. Eine Entwicklung, die spannungsreich ist und sensibel vorangetrieben werden sollte. Dazu können die Professionellen entscheidend beitragen – nicht zuletzt durch Umdenken in den althergebrachten psychiatrischen Kategorien, die allzu oft von einseitigen Behandlungskonzepten bestimmt werden.
Psychoedukation für Patienten mit schizophrenen Erkrankungen und deren Angehörige kann hier eine Art „Brückenfunktion" zwischen zwei Welten darstellen: der der Psychose-Erfahrenen und Nicht-Professionellen auf der einen Seite und der der Professionellen und Nicht-Psychose-Erfahrenen auf der anderen Seite.

1.12 Rechtliche Aspekte

Rechtsnormen sind für die Psychoedukation in doppelter Hinsicht bedeutsam. Auf der einen Seite ist es sinnvoll, für Patienten und Angehörige wichtige Rechtsfragen im Rahmen der Psychoedukation anzusprechen. Hierzu gehören z. B. die rechtlichen Möglichkeiten der Behandlung gegen den Willen der Betroffenen und Fragen der Fahrtauglichkeit. Auf der anderen Seite sind auch bei der Organisation und Durchführung psychoedukativer Einzelgespräche und Gruppentherapien Rechtsvorschriften zu beachten. Diese stehen in erster Linie in Zusammenhang mit der Aufklärungspflicht und der Schweigepflicht.

1.12.1 Rechtsfragen als Inhalte der Psychoedukation

Psychisch Kranke, die im Rahmen ihrer Krankheit sich selbst oder andere gefährden, können aufgrund der **Unterbringungsgesetze der einzelnen Bundesländer** gegen ihren Willen untergebracht werden. Diese Unterbringung stellt einen schweren Eingriff in die Freiheit des jeweiligen Patienten dar, besonders dann, wenn zu Beginn der Behandlung Zwangsmaßnahmen wie z. B. Fixierungen erforderlich sind.

Da sich Patienten, die gerichtlich untergebracht werden, in der Regel nicht als krank oder behandlungsbedürftig erleben, ist es zum Zeitpunkt der Unterbringung meist nicht möglich, ihnen die Gründe für die Unterbringung oder gar die Zwangsmaßnahmen plausibel zu machen.

Umso wichtiger ist es, dieses Thema wieder aufzugreifen, wenn die Akutsymptomatik weitgehend abgeklungen ist. Psychoedukative Gruppen bilden ein geeignetes Forum, um die gesetzlichen Grundlagen der Behandlung gegen den Willen der Patienten darzulegen und die Erinnerung an Unterbringung und etwaige Zwangsmaßnahmen aufzuarbeiten.

Angehörige erleben Unterbringungsverfahren meist völlig anders. Vor der tatsächlichen Unterbringung haben sie in der Regel mehrfach erfolglos Versuche unternommen, die Patienten zu einer Behandlung zu bewegen oder andere Personen wie Ärzte oder die Polizei zu Hilfe zu rufen. Aus diesen Gründen verlaufen Gespräche über die Behandlung gegen den Willen der Patienten in Patienten- und Angehörigengruppen völlig unterschiedlich. Die typische Frage in Patientengruppen lautet: „War denn das überhaupt nötig?“, während die Angehörigen in der Regel fragen: „Warum ist nicht schon viel früher etwas geschehen?“

Die Freiheit Schizophreniekranker kann aber auch aufgrund des **Betreuungsrechts** eingeschränkt werden. Hierbei stehen allerdings nicht Fragen der akuten Selbst- oder Fremdgefährdung, sondern das wohlverstandene Interesse der Patienten im Vordergrund. Aus diesem Grund werden Maßnahmen nach dem Betreuungsgesetz von den Patienten als weniger einschneidend erlebt als Maßnahmen nach den Unterbringungsgesetzen.

In psychoedukativen Gruppen empfiehlt es sich, auf die gesetzlichen Grundlagen einzugehen und den Patienten den Grundgedanken der Unterstützung durch die Betreuer nahe zu bringen. Die Ermittlung des individuellen Hilfebedarfs der einzelnen Patienten ist Aufgabe von Einzelgesprächen.

Auch in Fragen der **Fahrtauglichkeit** sind Patienten und Angehörige oft nicht einer Meinung. Viele akut Schizophreniekranke sehen ihre Fahrtauglichkeit, besonders zu Beginn ihrer Erkrankung, als völlig unbeeinträchtigt an. Eltern dagegen berichten in Angehörigengruppen immer wieder über ihre Ängste, wenn sich ihr Sohn oder ihre Tochter während der akuten Krankheit ans Steuer setzt.

Aus diesem Grund ist es empfehlenswert, in Patienten- und Angehörigengruppen die Richtlinien zur Beurteilung der Fahrtauglichkeit zu erläutern, die Patienten aufzufordern, ihre Fahrtauglichkeit selbst kritisch einzuschätzen (bzw. im Zweifelsfall von geeigneten Stellen objektivieren zu lassen) und mit den Angehörigen Möglichkeiten zu erarbeiten, bei fehlender Fahrtauglichkeit das Auto fahren zu lassen.

1.12.2 Rechtsfragen in Zusammenhang mit der Organisation und Durchführung psychoedukativer Einzel- und Gruppentherapien

Bei der Organisation und Durchführung psychoedukativer Einzel- und Gruppentherapien sind vor allem Aufklärungspflicht, Schweigepflicht und Dokumentationspflicht zu beachten.

Die **Aufklärungspflicht** ergibt sich aus Art. 2 des Grundgesetzes, in dem die Freiheit der persönlichen Entscheidung festgeschrieben ist. Ein Arzt darf einen Patienten in aller Regel nur dann behandeln, wenn der Patient mit der Behandlung einverstanden ist. Ein ärztlicher Eingriff ohne Einwilligung des Patienten erfüllt – von Ausnahmen abgesehen – den Straftatbestand der Körperverletzung. Ein Patient kann jedoch nur dann wirksam in eine medizinische Maßnahme einwilligen, wenn er die Folgen der Durchführung oder der Unterlassung dieser Maßnahme abschätzen kann. Ärzte müssen ihren Patienten aus diesem Grund zu allen medizinischen Fragen, die deren Krankheit betreffen, Auskunft geben. Diese Pflicht gilt vor allem für diagnostische oder therapeutische Maßnahmen, die ein gewisses Risiko mit sich bringen, wie z. B. die Therapie mit Psychopharmaka oder die Elektrokrampftherapie.

Psychoedukation kann insofern z. T. als Erfüllung der ärztlichen Aufklärungspflicht gesehen werden. Die Patienten sollen durch psychoedukative Einzel- und Gruppentherapien in die Lage versetzt werden, sich selbstverantwortlich für oder gegen eine Behandlung zu entscheiden oder zwischen verschiedenen Behandlungsalternativen zu wählen. Die Risiken einer Behandlung dürfen dabei nicht verschwiegen oder heruntergespielt werden, selbst wenn dadurch die Compliance mancher Patienten sinken sollte.

Die Aufklärung unterliegt – wie alle wesentlichen Inhalte der Untersuchung und Behandlung – der **Dokumentationspflicht**. Dies gilt insbesondere für mögliche Nebenwirkungen einer geplanten Behandlung. Als Dokumentationshilfe bieten sich Aufklärungsbögen an (s. Kap. 2.19, S. 271).

Die **Schweigepflicht** ist eines der wichtigsten ethischen Gebote des ärztlichen Standes und ein wesentlicher Bestandteil der Berufsordnung für die deutschen Ärzte. Darüber hinaus ist sie durch den § 203 StGB festgelegt, der die Weitergabe von Geheimnissen untersagt, die Ärzte, aber auch andere Geheimnisträger im Rahmen ihrer beruflichen Tätigkeit in Erfahrung gebracht haben (s. hierzu Kap. 2.19, S. 271ff.).

Die Schweigepflicht gilt auch gegenüber den Angehörigen eines Patienten. In der Regel bereitet es keine Probleme, die Zustimmung eines Patienten zu einem offenen

Gespräch mit den Angehörigen zu erhalten. Wenn in besonders gelagerten Einzelfällen die Patienten dies nicht wünschen, ist allerdings zu beachten, dass der § 203 StGB nur die Weitergabe von Geheimnissen verbietet, nicht aber die Kontaktaufnahme als solche oder ein Gespräch über Tatsachen, die den Angehörigen bereits bekannt sind (s. Kap. 2.19, S. 272).
Die Mitteilung der Diagnose an Angehörige kann jedoch – insbesondere bei ersterkrankten Patienten – ein Geheimnis im Sinne des § 203 StGB sein. Aus diesem Grund ist die persönliche Einladung der Angehörigen zu einer diagnosespezifischen Angehörigengruppe dann von der Zustimmung eines Patienten abhängig, wenn die Angehörigen die Schizophrenie-Diagnose noch nicht kennen.
Angehörigengruppen können ohne Beachtung weiterer Formalitäten durch Ankündigung in der lokalen Presse, Aushang in der Klinik und durch ausliegende Handzettel bekannt gemacht werden. Auf diese Weise wird über ein bestehendes Angebot informiert, ohne dass damit die Weitergabe eines schützenswerten persönlichen Geheimnisses verbunden wäre. Unproblematisch ist auch ein Vorgehen, bei dem Patienten gebeten werden, persönliche Einladungsschreiben an ihre Angehörigen weiterzureichen.

1.13 Abrechnungsmöglichkeiten

Die folgenden Abrechnungsmöglichkeiten stellen lediglich indirekte Finanzierungswege dar, eine eigentliche Abrechnungsziffer für psychoedukative Maßnahmen gibt es bisher noch nicht (Gebührenordnung für Ärzte, Stand: 1. 5. 2001). Um die Implementierung psychoedukativen Arbeitens vor allem im ambulanten und komplementären Bereich zu fördern, müssen in naher Zukunft intensive Anstrengungen von den Berufsorganisationen und Fachgesellschaften unternommen werden, um die Honorierung derartiger Leistungen zu sichern. Insbesondere die für dieses Buch verantwortlich zeichnende Arbeitsgruppe hat es sich zum Ziel gesetzt, diesen Prozess nachhaltig zu unterstützen.
Vorerst wird es von der Kreativität und dem Engagement einzelner Therapeuten abhängen, psychoedukative Elemente im Rahmen der allgemeinen psychiatrischen bzw. psychotherapeutischen Arbeit zu verwirklichen.

1.13.1 Stationärer Bereich

- bisher keine Einzelabrechnung möglich
- Integration in psychiatrisch-psychotherapeutisches Gesamtbudget

1.13.2 Ambulanter/komplementärer Bereich

Tab. 1-2 Abrechnungsmöglichkeiten im ambulanten/komplementären Bereich

	Abrechnungsziffer
Patienten	
Patienten-/Anamnesegespräch	820 (1-mal im Quartal)
kurze Einzelgespräche	821/822
ausführliche Einzelgespräche (> 30 Min.)	822/823
VT-Einzelsitzungen (5 probatorisch)	870
VT-Einzelsitzungen nach Antragstellung (25 weitere Termine)	881
VT-Gruppensitzungen (3–8 Patienten)	
psychiatrische Gruppe	827
Angehörige	
Kriseninterventionsziffern (Patient + Angehörige)	21
Angehörigen-Beratung	19 (1-mal im Quartal)
IGEL-Leistungen	Inrechnungstellung von Beratungsgesprächen, diese können von Angehörigen auf individueller Basis bei der KK eingereicht werden

Institutsambulanzen

- Einzelvergütung von Angehörigengesprächen in größerem Kontext
- abrechenbar im Rahmen der „sozialpsychiatrischen Grundversorgung“

1.14 Literatur und Medien für Laien

Im Folgenden werden Ratgeberbücher, Erfahrungsberichte von Betroffenen, Bücher zur Angehörigenarbeit, Videos und Filme sowie Internetseiten aufgelistet, die im Rahmen psychoedukativer Interventionen Patienten und Angehörigen empfohlen werden können. Die Liste erhebt keinen Anspruch auf Vollständigkeit. Sie hat sich aus den praktischen Erfahrungen der in der Arbeitsgruppe beteiligten Professionellen und aus der Rückmeldung von Patienten und Angehörigen ergeben.

1.14.1 Ratgeber

Arieti S. Schizophrenie, Ursachen, Verlauf, Therapie, Hilfen für Betroffene. 5. Aufl. München: Piper Verlag 1997.

Bäuml J. Psychosen aus dem schizophrenen Formenkreis – Ein Ratgeber für Patienten und Angehörige. Berlin: Springer-Verlag 1994.

Beitler H. Beitler H. Psychose und Partnerschaft. Bonn: Psychiatrie-Verlag 2000.

Bondy B. Was ist Schizophrenie? Ursachen, Verlauf, Behandlung. 2. Aufl. München: C.H. Beck 1997.

Brill KE. Psychisch Kranke im Recht. Ein Wegweiser. 2. Aufl. Bonn: Psychiatrie-Verlag 1999.

Dietz A, Pörksen N, Voelzke W (Hrsg). Behandlungsvereinbarungen. Vertrauensbildende Maßnahmen in der Akutpsychiatrie. Bonn: Psychiatrie-Verlag 1998.

Finzen A. Schizophrenie. Die Krankheit verstehen. 4., akt. Aufl. Bonn: Psychiatrie-Verlag 2000.

Finzen A. Schizophrenie. Die Krankheit behandeln. Bonn: Psychiatrie-Verlag 2001.

Häfner H. Das Rätsel Schizophrenie. Eine Krankheit wird entschlüsselt. München: C. H. Beck 2000.

Hell D, Fischer-Gestefeld M. Schizophrenien. Orientierungshilfen für Betroffene. Berlin: Springer-Verlag 1993.

Knuf A, Gartelmann A. Bevor die Stimmen wieder kommen. Vorsorge und Selbsthilfe bei psychotischen Krisen. Bonn: Psychiatrie-Verlag 1997.

Luderer HJ. Schizophrenie: Mit der Krankheit umgehen lernen. Stuttgart: Georg Thieme Verlag 1998.

Stark FM. Psychosen – Psychotische Störungen erkennen, behandeln und bewältigen. München: Mosaik Verlag 1998.

Sadre Chirazi-Stark FM, Esterer I, Bremer F (Hrsg). Wege aus dem Wahnsinn. Therapien bei psychischen Erkrankungen. 3. Aufl. Bonn: Psychiatrie-Verlag 2002.

1.14.2 Erfahrungsberichte von Betroffenen

Bock T, Deranders JE, Esterer I. Stimmenreich. Mitteilungen über den Wahnsinn. 5. Aufl. Bonn: Psychiatrie-Verlag 1996.
Romme M, Escher S. Stimmenhörer. Stimmenhören akzeptieren. Bonn: Psychiatrie-Verlag 1997.
Schiller L, Bennet A. Wahnsinn im Kopf. Mein Weg durch die Hölle der Schizophrenie. Bergisch Gladbach: Gustav Lübbe Verlag 1995.
Stark FM, Bremer F, Esterer I (Hrsg). Ich bin doch nicht verrückt. Erste Konfrontation mit psychischer Krise und Erkrankung. 2. Aufl. Bonn: Psychiatrie-Verlag 2000.

1.14.3 Bücher zur Angehörigenarbeit

Anstadt S. Alle meine Freunde sind verrückt. Aus dem Leben eines schizophrenen Jungen. Bericht einer Mutter. München: Piper Verlag 1992.
Bundesverband der Angehörigen psychisch Kranker e.V. (Hrsg). Mit psychisch Kranken leben. Rat und Hilfe für Angehörige. Bonn: Psychiatrie-Verlag 2001.
Deger-Erlenmaier H, Titze E, Walter KH (Hrsg). Jetzt will ich's wissen. Rat und Hilfe für Angehörige psychisch Kranker. 2. Aufl. Bonn: Psychiatrie-Verlag 1997.
Dachverband Psychosozialer Hilfsvereinigungen e.V. (Hrsg). Familien helfen sich selbst. Ein Leitfaden für Angehörige psychisch Kranker. Neuaufl. Bonn: Bundesverband der Angehörigen psychisch Kranker e.V. 1997.
Deger-Erlenmaier H. Wenn nichts mehr ist, wie es war ... Angehörige psychisch Kranker bewältigen ihr Leben. 2. Aufl. Bonn: Psychiatrie-Verlag 1992.
Dörner K, Egetmeyer A, Koenning K (Hrsg). Freispruch der Familie. Neuaufl. Bonn: Psychiatrie-Verlag 1995.
Hattebier E. Reifeprüfung. Eine Familie lebt mit psychischer Erkrankung. Bonn: Psychiatrie-Verlag 1999.
Mattejat F, Lisofsky B. Nicht von schlechten Eltern. Kinder psychisch Kranker. 2. Aufl. Bonn: Psychiatrie-Verlag 2000.

1.14.4 Videos und Filme

Einige Verfasser psychoedukativer Programme für schizophren/schizoaffektiv Erkrankte haben ergänzend zu ihrem schriftlichen Material Videofilme erstellt. Diese lassen sich differenzieren in Versionen für Therapeuten (z. B. Bäuml et al. 1996c; 1996d), in denen eine Anleitung zur Durchführung des Programms gegeben wird, und in Filme für Patienten bzw. Angehörige, in denen in laiengerechter Form ergänzende Informationen über die Erkrankung vermittelt werden.

Zum Beispiel veröffentlichten Böhmer et al. (1993) ergänzend zur Therapeutenversion des „Frühsymptom-Managements" auch eine ca. 22-minütige Version für Betroffene und ihre Angehörigen.
Manz (1999) erstellte eine Videofassung eines fiktiven Arzt-Patienten-Angehörigen-Gesprächs, in dem die wichtigsten Informationen über Ätiologie, Symptomatik, Therapie und Prognose schizophrener Erkrankungen enthalten sind.
Am 31. 1. 2002 kam der mehrfach ausgezeichnete Film „Das weiße Rauschen" von Hans Weingartner in die Kinos. Dieser Film zeigt sehr anschaulich die Erfahrungen eines an Schizophrenie erkrankten jungen Menschen. Die realistische Darstellung, filmtechnisch glänzend umgesetzt, beeindruckt Betroffene, Angehörige, Professionelle und Psychiatrie-Unerfahrene gleichermaßen. Kritiker würdigten den Film als ein „flammendes Plädoyer gegen die Stigmatisierung von Schizophrenie und ihren Opfern". Für Angehörige ist er eindeutig zu empfehlen. Da der Film Situationen aus der akuten Erkrankung sehr plastisch darstellt, kann er für manche Betroffene sehr belastend wirken und sollte daher nur angesehen werden, wenn sie sich stabil genug fühlen und eventuell eine Gesprächsmöglichkeit danach besteht.

1.14.5 Internet-Adressen

Informationen für Betroffene, Angehörige und Professionelle bieten folgende Internetseiten (Stand: März 2002):

- http://www.bpe.berlinet.de (Informationen des Bundesverbandes der Psychiatrie-Erfahrenen e.V.)
- http://www.eufami.org (Internetseite der EUFAMI [European Federation of Family Associations of People with Mental Illness] mit Informationen, Umfragen und Chatroom für Betroffene und Angehörige)
- http://www.kompetenznetz-schizophrenie.de (Informationen über das Kompetenznetzwerk Schizophrenie und die darin eingebundenen Forschungsprojekte des Bundesministeriums für Bildung und Forschung sowie der in diesem Rahmen erstellten praxisrelevanten Informationen für Betroffene und Angehörige)
- http://www.psychiatrie.de (gemeinsame Seite des Bundesverbandes der Angehörigen psychisch Kranker e.V. [BapK], des Bundesverbandes der Psychiatrie-Erfahrenen e.V, des Dachverbandes Psychosozialer Hilfsvereine, der Deutschen Gesellschaft für Soziale Psychiatrie und des Psychiatrie-Verlags)
- http://www.psychiatrie-aktuell.de (Informationsportal mit Unterstützung vom Berufsverband der Nervenärzte [BVDN], vom Bundesverband der Angehörigen psychisch Kranker [BapK], der Janssen-Cilag GmbH [Neuss], der Medcon Health Content AG [Köln], Rechtsanwaltskanzlei Sträter [Bonn], des Schattauer Verlages [Stuttgart] und des Urban & Fischer Verlages [München])

Über die angegebenen Internetseiten können auch weitere hilfreiche Seiten (z. B. private Seiten, Seiten regionaler Selbsthilfegruppen, Gesundheits- und Beratungsdienste), Literaturhinweise oder Filmtipps gefunden werden.

2 Vertiefungskapitel
zum Konsensuspapier über psychoedukative Interventionen bei schizophrenen Erkrankungen

2.1 Zur Geschichte der Psychoedukation

Vertiefungskapitel zu 1.1 Definition

J. Bäuml, G. Pitschel-Walz

2.1.1 Einleitung

Psychoedukation ist aus psychiatriehistorischer Sicht die notwendige Antwort auf die Zunahme der verschiedenen therapeutischen Methoden, die dem einzelnen Patienten heutzutage zwangsläufig mehr Entscheidungskompetenz und Mitwirkungsfähigkeit abverlangen, zumal das früher nahezu rund um die Uhr zur Verfügung stehende mikrosoziale Netz einer lebenslang vorhandenen Großfamilie in dieser Form kaum noch existiert.

Letztere Entwicklung hat zwangsläufig zur Entstehung des Empowerment-Gedankens beigetragen, um das Individuum zu stärken und seine Mitwirkungsbereitschaft und -fähigkeit zu fördern, um so das Überleben in einer mehr und mehr zur Vereinzelung neigenden Gesellschaft zu ermöglichen. Eine sich in ihre Einzelpersonen aufspaltende Gesellschaft braucht notwendigerweise wehrhaftere und überlebensfähigere Individuen, um die Fürsorgelast für schwächere Mitglieder, die früher vom Großfamilienverband gemäß dem Subsidiaritätsprinzip übernommen worden wäre, nicht ins Unermessliche anwachsen zu lassen.

Ein gründliches Basis-Know-how über die Erkrankung und die erforderlichen Behandlungsmöglichkeiten ist auch deshalb wichtiger denn je, da innerhalb der zunehmend größer werdenden Angebotsvielfalt der Überblick und damit die Fähigkeit zur gezielten Auswahl immer schwieriger wird.

Früher, zu Zeiten der nahezu ausschließlich kustodial-verwahrenden Psychiatrie, war es entscheidend, die patriarchalistisch-autoritäre Pflege möglichst human umzusetzen, um die von einer chronischen psychischen Erkrankung betroffenen Menschen bei der geduldigen Akzeptanz ihres Schicksals zu unterstützen. Die Kunst der Therapie bestand vor allem darin, den Menschen die Brisanz und Tragweite ihrer Erkrankung soweit als möglich zu verschleiern, um nicht Verzweiflung und Resignation angesichts einer therapeutischen Perspektivlosigkeit und einer sozial entmutigenden Langzeitprognose aufkommen zu lassen.

Auch wenn die psychiatrisch-psychotherapeutischen Disziplinen von einer wirklich kausalen Therapie der schizophrenen Erkrankungen noch immer weit entfernt sind, so hat sich der früher übliche Fatalismus doch deutlich verändert, sodass ein Wandel von der passiv-rezeptiven hin zur aktiv-kreativen Therapiehaltung festgestellt werden kann. Verantwortlich hierfür ist in erster Linie die deutliche Erweiterung der zur Verfügung stehenden therapeutischen Palette (Möller et al. 2000; Heinrich 1990). Durch die intelligente Kombination von psychopharmakotherapeutischen, psychotherapeutischen und psychosozialen Therapieverfahren kann bei ca. 80% der schizophren Erkrankten eine zumindest ausreichende Symptomsuppression erreicht werden, sodass den Betroffenen ein weitgehend selbstständiges und von anderen unabhängiges Leben möglich wird. Dieses Vorgehen ist aber nur dann von Erfolg gekrönt, wenn das Selbsthilfepotenzial der Betroffenen im Sinne der Empowerment-Philosophie (Knuf u. Seibert 2001) adäquat gestärkt und einbezogen wird.

2.1.2 Professionalisierung der psychodidaktischen Wissensvermittlung

Das auf diesem Hintergrund sich entwickelnde psychoedukative Vorgehen stellt aus konservativ-professioneller Sicht zunächst einen scheinbaren Bruch mit dem tradierten autoritär-persuasiven Vorgehen der schulmedizinisch orientierten Therapeuten dar.
Denn die autoritätstiftenden Elemente für eine Profession beruhen darauf, dass sich das Ansehen einer Berufsgruppe in der Gesellschaft direkt proportional verhält zum Differenzierungsgrad eines fachspezifischen Vokabulars und eines fachspezifischen Verhaltenskodexes. Das heißt, je weniger transparent und je weniger leicht nachvollziehbar eine Wissenschaft wirkt, umso „ehrfurchtsgebietender" wirkt sie für das Laienpublikum (Richter 2002).
Wenn also die „Unverstehbarkeit" einer Disziplin ein wichtiges statusstabilisierendes Moment darstellt – und das allgemein hohe Ansehen von somatischer Medizin, Jurisprudenz, Ingenieurwissenschaften etc. bestätigen diese Hypothese –, dann unterminiert Psychoedukation geradezu das Sozialprestige ihrer Vertreter. Denn der Versuch, das eigene Tun und den eigenen Wissensvorsprung abzubauen zugunsten eines partnerschaftlich orientierten Therapiebündnisses (Böker 1992), bringt scheinbar den professionellen Wissensvorsprung in Gefahr. Deshalb ist in diesem Zusammenhang die Klarstellung wichtig, dass durch das psychoedukative Vorgehen keiner Banalisierung der komplexen psychiatrischen Behandlungsstrategien das Wort geredet werden soll. Im Gegenteil, durch Psychoedukation soll es ganz explizit zur Professionalisierung der Kunst der psychodidaktischen Wissensvermittlung bei gleichzeitiger Stärkung der therapeutischen Beziehung kommen mit ökonomischer Nutzung des Selbsthilfepotenzials von Patienten und Angehörigen.

2.1.3 Historische Entwicklung der psychoedukativen Interventionen

Im Grunde genommen, enthalten alle Formen des intensiv psychiatrisch-psychotherapeutischen Vorgehens psychoedukative Elemente, sodass Psychoedukation als erfahrungsgeleitete Kondensierung eines sich in der Praxis bewährten psychiatrischen Vorgehens bezeichnet werden könnte.

Vor knapp 200 Jahren, als die große Gründungswelle von psychiatrischen Hospitälern im ersten Drittel des 19. Jahrhunderts begann, stand die kustodial-verwahrende Psychiatrie in der Hochzeit ihrer Blüte. Mangels spezifischer Interventionsmöglichkeiten war keine auch nur annähernd kausale Therapie der großen psychischen Erkrankungen möglich. Lediglich milieutherapeutische und – zu Beginn des 20. Jahrhunderts – auch ergo- und arbeitstherapeutische Verfahren standen zur Verfügung, um die durch die Erkrankung nicht gänzlich paralysierten Ressourcen der Betroffenen zu aktivieren. Das dominierende Rüstzeug der Psychiater bestand hauptsächlich in karitativ-pädagogischen Ansätzen, um durch Persuasion und erzieherische Einflussnahme die Patienten zu einer moralisch vorbildlichen Lebensführung zu motivieren, da man sich dadurch einen positiven Einfluss auf die Gesundung der Patienten erhoffte (Müller 1998).

Mit dem Aufkommen invasiverer Behandlungsmethoden, wie z. B. der Fiebertherapie (Wagner-Jauregg, um 1917) und der Kardiazolschockmethode zur pharmakotherapeutischen Auslösung von epileptischen Anfällen, oder, ab 1937, durch Einführung der Elektrokrampftherapie (Cerletti und Bini 1938), später dann durch die Durchführung der von Sakel initiierten Insulinkoma-Therapieversuche (Müller 1936) kam es zu einem allmählichen Wandel von der passiv-rezeptiven zur zumindest aktiv-rezeptiven Therapie in der Psychiatrie.

Die Patienten mussten damals überzeugt werden, dass diese zweifelsohne nicht risikoarmen neuen Behandlungsverfahren trotzdem dem tatenlosen Dahinleiden gegenüber vorgezogen werden sollten.

Durch diese sich aus einer moralischen Verpflichtung den Patienten gegenüber ergebende Umstimmungsnotwendigkeit fand zwangsläufig erstmals eine Auseinandersetzung mit den Patienten über die unterschiedlichen Behandlungswege statt. Seit Einführung der Neuroleptika 1952 und der Antidepressiva um 1959 mit den dramatischen Auswirkungen auf die Verweildauer entstand zunächst eine nahezu euphorische Aufbruchstimmung unter vielen Psychiatern. Dieser Begeisterung folgte aber bald eine gewisse Ernüchterung – zum einen durch die sich einstellenden Nebenwirkungen auch dieser modernen Behandlungsmethoden, zum anderen durch die bald offenkundig werdende Therapieresistenz bei chronisch Kranken. Die mit der besseren Behandelbarkeit einhergehenden Entlassungen nach oft jahrelanger Hospitalisierung ließen zudem eine ganz neue therapeutische Herausforderung entstehen. Die Patienten mussten überzeugt werden, dass das nun bevorstehende Leben in der Gemeinde wertvoller und attraktiver sei als der reizarme Verbleib in den gewohnten Anstalten (Häfner 2000).

Parallel zu dieser Entwicklung entstand eine mehr politisch motivierte Gegenbewegung zur bisher tradierten Form der Psychiatrie. Die Infragestellung psychiatrischer Diagnosen in toto als Artefakt eines sich repressiv gebärdenden Staates gegenüber den sich den konventionellen Normen nicht unterwerfenden Mitgliedern der Gesellschaft führte neben der Ablehnung der Psychiatrie als Institution auch zur Ablehnung der Psychopharmaka-Therapie.
Durch diese Entwicklung, dass die Patienten einerseits dank einer fortschrittlichen Therapie mit besseren Behandlungserfolgen rechnen konnten und andererseits aber aufgrund einer ideologisch gefärbten Skepsis diese gleichen Patienten zögerten, sich dieser Therapie spontan anzuvertrauen, waren die Therapeuten gezwungen, z. T. stärker als früher, sich den Zweifeln der Betroffenen argumentativ entgegenzustellen.
Durch die beharrliche Motivation der Patienten mit zweiseitiger Informationsvermittlung (Hoffmann 1993) und dem Vertrautmachen mit den potenziellen Vorteilen einer somatischen Therapie entwickelten sich zwangsläufig erste psychoedukative Gesprächsansätze mit dem Ziel, den Betroffenen die Ratio der geplanten therapeutischen Maßnahmen verstehbar und begreiflich zu machen. Dies war eine zwingende Voraussetzung dafür, mit den Patienten einen „informed consent" herstellen zu können.
Die bahnbrechenden Erfolge der neuroleptischen Medikation bei schizophrenen Patienten, die vor allem in den USA zu einer plötzlichen Umkehr der seit etwa 1900 kontinuierlich ansteigenden Bettenzahl in psychiatrischen Kliniken von zunächst 200 000 auf etwa 600 000 um 1950 geführt hatten, überzeugten die psychiatrisch Tätigen nachhaltig. Da aber auch in den USA die Medikation kein Selbstläufer war und vermutlich durch Gewahrwerden von Nebenwirkungen allmähliche Skepsis aufkam, wurden dort in den 70er Jahren des letzten Jahrhunderts die ersten psychoedukativen Behandlungsmodule entwickelt.
Anderson verwendete 1980 erstmals den Begriff „psychoeducation"; damit war die Kombination von nicht-persuasiv orientierter Aufklärung der Patienten über die Krankheit und die Medikation gemeint, in Verbindung mit Social-Skills-Training, Problemlöse-Training und Angehörigenberatung zur Erarbeitung von basalen Kommunikationsfertigkeiten.
Hierbei setzte ein Paradigmen-Wandel ein, der bis heute das therapeutische Handeln in der Psychiatrie bestimmt und weiter bestimmen wird. Ziel des psychoedukativ orientierten Vorgehens war die Stärkung der Autonomiekräfte auf Patientenseite durch Sensibilisierung für die potenziellen Entfaltungsmöglichkeiten bei Nutzung der neuen Therapieoptionen sowohl auf medikamentöser wie auch auf psychotherapeutischer Seite.
Durch die direkte Beeinflussung des Krankheitsverlaufes, die Reduktion der Verhaltensauffälligkeiten und der sich daraus ergebenden Verkürzung der stationären Behandlungsdauer wurde die Entlassung der Patienten ins häusliche Umfeld zu einer alltäglichen Herausforderung der professionellen Helfer. Da die komplette Vollremission der Patienten auch unter den neuen Behandlungsbedingungen eher die Ausnahme und eine anhaltende Restsymptomatik (Bach 1995) eher die Regel war, kam der Belastbarkeit der Angehörigen und deren Geschick, mit den Handicaps der Pa-

tienten möglichst stressfrei zurechtzukommen, eine entscheidende prognostische Bedeutung für die Survivalrate der Patienten im häuslichen Umfeld zu. Somit war die parallele Einbeziehung der Angehörigen in die psychoedukativen Maßnahmen in Form von bifokalen bzw. bilateralen Konzepten die sich zwangsläufig ergebende Konsequenz. Liberman et al. (1988) versuchten durch die Entwicklung bedürfnisadaptierter Behandlungsmodule dem individuell unterschiedlichen Betreuungsbedarf der Patienten Rechnung zu tragen.
Folgende Module fanden weitgehende Verbreitung:

- Medikamenten-Training
- Symptom-Management
- Kommunikations-Training
- soziales Kompetenztraining
- Integration in die Gemeinde
- Freizeit und Erholung
- Ausbildung
- Körperpflege, Ernährung
- Lebensgewohnheiten

Brenner (1990) sowie Hahlweg et al. (1995) übersetzten die von Liberman (1988) bzw. Falloon et al. (1984) entwickelten Konzepte ins Deutsche und führten sie in modifizierter Form in Deutschland ein. Nachdem es sich hier weiterhin um relativ spezifische und mit großem therapeutischen Aufwand verbundene Behandlungskonzepte handelte, entstand der Wunsch nach Entwicklung von modifizierten Programmen, die relativ kurz, eng umschrieben und in überschaubarem zeitlichen Rahmen auf die wesentlichen Elemente fokussierten, um im Rahmen der Routinetherapie eine Chance zur praktischen Umsetzung zu erhalten.
Auf diesem Boden entstanden vor allem gegen Ende der 80er und in den 90er Jahren zahlreiche psychoedukative Ansätze im deutschsprachigen Raum, die nachfolgend erwähnt werden sollen:

Hell, Fischer-Gestefeldt (1993). Schizophrenien. Orientierungshilfen für Betroffene.

Buchkremer, Lewandowski, Schulze-Mönking (1986). Angehörigenbetreuung bei schizophrenen Patienten.

Finzen (2000). Schizophrenie – Die Krankheit verstehen.

Kieserg, Hornung (1994). Psychoedukatives Training für schizophrene Patienten.

Bäuml (1994). Psychosen aus dem schizophrenen Formenkreis.

Luderer (1998). Schizophrenie. Mit der Krankheit umgehen lernen.

Wienberg (1997). Schizophrenie zum Thema machen. Psychoedukative Gruppenarbeit mit schizophrenen und schizoaffektiven Menschen.

Stark (1998). Psychosen – Psychotische Störungen erkennen, behandeln und bewältigen.

Behrendt (2001a; 2001b). Meine persönlichen Warnsignale.

2.1.4 Ausblick

Vermutlich gibt es noch sehr viel mehr Autoren und sehr viel mehr Ansätze in dieser Richtung, die in dieser knapp gehaltenen Übersichtsarbeit nicht alle erwähnt werden können. Dies stellt keine Minderachtung dieser therapeutischen Bemühungen anderer Autoren dar, es ist lediglich Ausdruck der zwischenzeitlich eingetretenen Vielfalt an derartigen Ansätzen, die nicht mehr ohne weiteres überblickt und abgebildet werden kann.

So sehr diese Zunahme an psychoedukativ arbeitenden Autoren zu begrüßen ist, so kompliziert und schwierig ist es geworden, einen gemeinsamen Nenner und eine klare Abstimmung der unterschiedlichen Konzepte zu erreichen. Aus Sicht der Betroffenen und deren Angehörigen ist es nämlich sehr verwirrend und irritierend, wenn aus professioneller Feder einander teilweise widersprechende oder nicht als kompatibel empfundene Ratschläge und Meinungen publiziert werden.

Um dieser psychoedukativen Vielfalt einen gewissen Rahmen zu geben, um sie diskussionfähig und diskussionswürdig zu machen und um die gemeinsamen verbindenden Elemente herauszuarbeiten, wurde 1996 die Arbeitsgruppe für psychoedukative Interventionen bei schizophrenen Patienten ins Leben gerufen.

Das hier vorliegende Konsensusbuch ist der Extrakt dieser Arbeitsgruppe, der Werdegang der Gruppe als solcher ist im Vorwort dieses Buchs genauer beschrieben.

Es bleibt zu hoffen, dass diese psychoedukative Aufbruchstimmung anhält, dass die verbindenden Elemente – Transparenz der Wissensvermittlung zur Steigerung der Selbstkompetenz der Patienten bei gleichzeitiger Nutzung des Selbsthilfepotenzials von Patienten und sozialem Umfeld – weiter verfeinert und elaboriert werden. Als Fernziel ist denkbar, dass es viele abgestufte psychoedukative Kurz- und Langzeitprogramme geben wird, die den unterschiedlichen Krankheitsgraden und Genesungsstilen der Patienten gerecht werden. Letztlich soll es dadurch zu einer möglichst optimalen Unterstützung des Empowerment-Potenzials der betroffenen Patienten und ihrer Familien kommen. Psychiatrisch-psychotherapeutisches Arbeiten sollte in Zukunft auf diesem Standard aufbauen, die sich daraus ableitenden Verbesserungen in Kombination mit der weiteren Fortentwicklung von neuen, nebenwirkungsärmeren Psychopharmaka sollten für die nächsten Jahrzehnte in der psychiatrischen Versorgungslandschaft bestimmend werden.

2.2 Kooperative Pharmakotherapie und Mitbestimmungsaspekte im Rahmen psychoedukativer Interventionen

Vertiefungskapitel zu 1.2 Ziele

W. P. Hornung

2.2.1 Einleitung

Bezug zum Konsensuspapier

Wie bereits in Kapitel 1.2 des Konsensuspapiers ausgeführt, verfolgen psychoedukative Interventionen unterschiedliche Ziele (im Detail sind sie in dem erwähnten Kapitel nachzulesen).
In dem von uns im Rahmen einer prospektiv angelegten psychoedukativ-psychotherapeutischen Interventionsstudie konzipierten „Psychoedukativen Training für schizophrene Patienten" (PTS, Kieserg u. Hornung 1994) spielten die nachfolgend genannten übergeordneten Therapieziele eine besondere Rolle (Hornung et al. 1996).

- Verbesserung des Wissens über die schizophrene Erkrankung und ihre Behandlungsmöglichkeiten
- Schärfung der Wahrnehmung von Früherkennungszeichen drohender Krankheitsepisoden
- Verbesserung des kooperativen Medikationsverhaltens bei der neuroleptischen Rezidivprophylaxe
- Verbesserung konkreter Strategien zur Bewältigung drohender psychotischer Krisen
- Verhütung von Krankheitsrezidiven

Im Mittelpunkt unseres Interesses stand dabei vor allem, das Medikationsverhalten der Patienten zu erfassen und zu optimieren. Insbesondere legten wir großen Wert auf die Konstitution oder auch auf eine Verbesserung des so genannten **kooperativen Medikationsverhaltens**. Mit dem Angebot unseres Psychoedukativen Trainings sollten die Patienten in die Lage versetzt werden, eigenständiger und mitbestimmender mit ihrer ambulanten Medikation umzugehen. (Warum dies in so besonderem Maße betont wurde und was darunter zu verstehen ist, soll weiter unten erläutert werden.

Dabei werden auch einzelne nomenklatorische und terminologische Besonderheiten diskutiert werden.)

In den folgenden Ausführungen wird zunächst eine Definition kooperativer Pharmakotherapie geliefert (vgl. hierzu auch Hornung 1998). Dann wird über einige inhaltliche Besonderheiten des von uns entwickelten Psychoedukativen Trainings für schizophrene Patienten berichtet. Weiter werden einzelne Ergebnisse zu einem Forschungsschwerpunkt dargestellt, der als Teilprojekt im Rahmen des oben erwähnten wissenschaftlichen Interventionsprogramms evaluiert wurde. Dabei wird konkret beschrieben, welche besondere Formen von Medikationsverhalten bei den schizophrenen Patienten zu beobachten waren, die im Rahmen unserer Interventionsstudie untersucht und behandelt wurden. Schließlich wird dargestellt, wie sich der Umgang der Patienten mit ihrer rezidivprophylaktischen Medikation nach der psychoedukativen Intervention verändert hat. Anschließend werden die wesentlichen Befunde diskutiert. (Es gilt zu beachten, dass nachstehend nur die Ergebnisse referiert werden, die sich unmittelbar auf das beobachtbare und beschreibbare Medikationsverhalten beziehen. Alle anderen Zielkriterien der untersuchten psychoedukativen Intervention sind andernorts publiziert.)

Kooperative Pharmakotherapie: Literaturüberblick und Versuch einer Definition

Zu diesem wichtigen Behandlungsschwerpunkt sei zunächst Folgendes vorausgeschickt: Ein Großteil von Patienten mit zur Chronifizierung neigenden Erkrankungen, die wiederum zu langfristiger Medikamenteneinnahme zwingen, nehmen ihre Medikamente nicht immer regelmäßig ein. Diese sog. mangelhafte Compliance findet sich bei rund 50 bis 60% aller Patienten, nahezu unabhängig von der Diagnose. Das heißt, psychisch Kranke, insbesondere schizophrene Patienten, stellen dabei keineswegs eine irgendwie besonders geartete negative Ausnahme gegenüber körperlich Kranken dar.

Unregelmäßige oder nicht mit dem verordnenden Arzt abgesprochene, also eigenständig modifizierte Medikamenteneinnahme bedeutet jedoch keinesfalls immer Ablehnung der medikamentösen Behandlung generell. Es gibt im Gegenteil unterschiedliche Zwischenstufen des Umgangs mit der Medikation, die von uneingeschränkter, nicht hinterfragender Akzeptanz der Medikamente (sog. Over-Compliance) bis zu kompletter Ablehnung (Non-Compliance) reichen. Im Rahmen unserer Untersuchung versuchten wir, das Medikationsverhalten der Patienten schematisch einzuteilen. Dabei können sich beispielsweise folgende Prägnanztypen beschreiben lassen:

Als eine (extreme) Variante des Medikationsverhaltens von Patienten beobachteten wir die ausschließlich **passive Kooperation** im Zusammenhang mit der medikamentösen Behandlung, also das einfache Befolgen der ärztlichen Verordnungen.

Der andere Pol stellt die **Selbstmedikation** dar. Hierunter wird im deutschen Sprachgebrauch „das eigenverantwortliche Behandeln von körperlichen Krankheitsfolgen oder Befindensstörungen durch den Patienten (...) mit industriell hergestellten, nicht rezeptpflichtigen Arzneimitteln“ (Jork 1988) verstanden. Die angloamerikanische Literatur fasst darunter hingegen die vom Patienten eigenverantwortete Einnahme oder selbst initiierte Dosismodifikation der **vom Arzt verschriebenen Pharmaka** (McEwen 1979).

Im vorliegenden Zusammenhang soll der englischen Semantik gefolgt werden. Im Rahmen unserer Überlegungen wollen wir diejenige Selbstmedikation als „patientmodifizierte Medikation“ (Hornung et al. 1993) bezeichnen, die eine vom Patienten eigenverantwortete und absichtliche Dosisänderung (in Form einer Dosisreduktion, einer Dosissteigerung oder des vollständigen Absetzens) ärztlicherseits verordneter Medikamente ohne vorherige Rücksprache mit dem Arzt darstellt. Sie beinhaltet den Versuch, sich selbstbestimmt im Umgang mit den Medikamenten zu verhalten.

Neben diesen selbst verantworteten Handlungsformen finden wir aber auch ein stärkeres Miteinander zwischen Arzt und Patient bei der Pharmakotherapie. Die sog. kooperative Pharmakotherapie bedeutet zunächst nichts anderes als die Zusammenarbeit (zwischen Patient und Arzt) in Fragen und in Ausübung pharmakologischer Behandlungsmaßnahmen. (Der Terminus entstand in Anlehnung an die Formel „kooperative Psychotherapie“ von Fiedler [1981], mit der „die Entwicklung einer reziproken Kommunikation“ [Strauß 1981] gemeint ist.)

Innerhalb der medikamentösen Behandlung geht es dabei in erster Linie um einen weitgehend selbstbestimmten Umgang des Patienten mit den vom Arzt verordneten Medikamenten; „weitgehend selbstbestimmt“ insofern, als der Kontakt zum Arzt, das Gespräch über die Medikamente und der mit dem Arzt abgesprochene Behandlungsrahmen dabei stets Bestand haben sollen. Die Absprache mit dem Psychiater, der ständige Bezug auf die mit ihm gemeinsam überlegten Modifikationen der medikamentösen Verordnung sind per definitionem Grundlage für eine solcherart verstandene kooperative Pharmakotherapie. (Darin liegt auch der entscheidende Unterschied zur bereits beschriebenen patientmodifizierten Medikation.)

Kooperative Pharmakotherapie ist demnach ein aktiver, aber mit dem Arzt abgestimmter Umgang mit der Medikation. Sie kann sich in unterschiedlichen so genannten kooperativen Modi darstellen.

Zur Beschreibung dieses kooperativen Medikationsverhaltens haben wir folgende Unterscheidungen getroffen:

- nachträglich vom Arzt gebilligte Dosismodifikation
- Verordnungsänderung auf Patientenwunsch
- kodeterminierte Medikation

Die drei Modi werden im Folgenden eingehender definiert.

Die nachträglich vom Arzt gebilligte Dosismodifikation

Die Festschreibung dieses Kooperationsmodus geht von der Beobachtung aus, dass in manchen Fällen eine patientmodifizierte Medikation nicht nur aus Sicht des Patienten, sondern auch nach Meinung des behandelnden Arztes richtig und hilfreich war.

Weintraub (1976) bezeichnete diese vom Patienten vorgenommenen Dosisänderungen treffenderweise als „intelligent noncompliance“ und machte damit darauf aufmerksam, dass nicht jede Abweichung von der ärztlich vorgegebenen Verordnung als negativ oder schädlich anzusehen ist. Deshalb muss auch nicht jede Unregelmäßigkeit bei der Medikamenteneinnahme vom Arzt missbilligt werden.
In der Praxis mag es nicht selten vorkommen, dass diese Dosismodifikation dann in die nächste ärztliche Verordnung übernommen und somit fortgeschrieben wird.
Von zentraler Bedeutung für diesen Kooperationsmodus ist, dass bei einem ausreichenden Vertrauensverhältnis in der Therapie der Patient seinen Arzt über eine selbst vorgenommene Dosismodifikation informiert und diese im Nachhinein vom Arzt gutgeheißen wird. Dieses nachträgliche Abstimmen rechtfertigt einerseits, dass dieses Medikationsverhalten von der ausschließlichen patientmodifizierten Medikation abgegrenzt wird. (Letztere beinhaltet definitionsgemäß, dass sich der Patient vor oder nach Dosismodifikationen nicht mit seinem Arzt berät.) Andererseits kann es damit bereits der kooperativen Pharmakotherapie zugeordnet werden, auch wenn es noch recht weit entfernt ist von einer „echten“ aktiven Zusammenarbeit zwischen Patient und Arzt.
Somit ist eine nachträglich vom Arzt gebilligte Dosismodifikation dann anzunehmen, wenn ein Patient die Dosis des vom Arzt verordneten Medikaments ursprünglich aus eigener Initiative modifizierte, sich hinterher jedoch mit seinem Arzt beriet und dessen nachträgliches Einverständnis erhielt.
Eine weitere Möglichkeit, wie sich die Zusammenarbeit zwischen Arzt und Patient bei der medikamentösen Behandlung gestalten kann, betrifft die Einflussnahme des Patienten auf die ärztlichen Verordnungen.

Die Verordnungsänderung auf Patientenwunsch

Dieser Kooperationsmodus hat damit zu tun, dass Ärzte gerne das verschreiben, was die Patienten von ihnen wünschen („on-demand prescription“, vgl. hierzu Grahame-Smith 1975; McEwen 1979). Sodann versuchen Patienten im Gespräch mit unterschiedlichen Mitteln den Arzt darauf hinzuweisen, dass sie mit der aktuellen Medikation unzufrieden sind und eine Veränderung der Verordnung wünschen.
Darauf wies Hayes-Bautista (1976) hin. Er arbeitete anhand seines empirischen Materials einzelne Interaktionsstile heraus, wie Patienten den Arzt diesbezüglich zu überzeugen versuchen („convincing tactics“). Diese Taktiken können von der vorsichtigen Frage („leading question“) bis zur unmissverständlichen Forderung („demand“) reichen. Wird mit verbalen Mitteln nicht das Gewünschte erreicht, gehen die Patienten nicht selten zum aktiven Handeln, eben der oben beschriebenen patientmodifizierten Medikation über, oder sie wechseln den Arzt.
In diesem Kooperationsmodus verdeutlicht sich demnach das aktive Verhalten eines Patienten seinem Arzt gegenüber. Er bringt seine Wünsche gezielt ein und handelt mit dem Arzt eine konkrete Verordnungsänderung aus.
Eine Verordnungsänderung auf Patientenwunsch beinhaltet demgemäß, dass sich ein Patient im Gespräch mit dem Arzt mit Erfolg darum bemüht, dass die Verordnung

seiner Medikation vom Arzt geändert wird. Die Änderung kann sich auf die Dosis des aktuellen Medikaments, auf die Neuverordnung einer anderen Applikationsform bzw. eines neuen Präparates oder auf das Absetzen des bisherigen Medikaments beziehen.
Nimmt der Patient noch mehr und direkter an den Entscheidungen teil, die mit der Medikation zusammenhängen, und wird er von seinem Arzt ganz konkret an der medikamentösen Behandlung beteiligt, kann von der eigentlichen Mitbestimmung innerhalb der Pharmakotherapie gesprochen werden. Wir sprechen dann vom Kooperationsmodus der kodeterminierten Medikation.

Kodeterminierte Medikation

Sie ist anzunehmen, wenn ein Patient (evtl. zusätzlich zu einer unveränderlichen Basismenge eines Neuroleptikums) „innerhalb der vom Psychiater mit ihm vereinbarten Grenzen selbst die Dosierung seiner oralen oder intramuskulär applizierten Medikation“ bestimmt (Hornung et al. 1990; Buchkremer u. Hornung 1992). Der Terminus soll für die von Patient und Arzt gemeinsam abgestimmte und vorgeplante Dosismodifikation stehen. Er wird anstelle des Begriffs „Medikamentenmitbestimmung“ (Buchkremer et al. 1988; Gudermann 1981) eingeführt; er definiert, anders als dieser, ein fest umrissenes Medikationsverhalten.
Vergleichbares beschrieben Hansell und Willis (1977), die eine bedarfsgerechte Medikation in einer „Selbstregulationsgruppe“ anstrebten. Die Autoren berichteten lediglich kasuistisch über ihr Therapiekonzept und führten nicht weiter aus, wie sich diese Art der Mitbestimmung bei der Medikation im Einzelnen darstellen kann. (Interessant ist, dass während einer retrospektiven 15-jährigen Beobachtungszeit nur rund 10 % aller ambulanten Patienten an dieser Gruppe teilnahmen.)
Dieser Kooperationsmodus wird nur bei einer vertrauensvollen Zusammenarbeit zwischen Arzt und Patient möglich. Beide müssen sich explizit absprechen, was die einzuhaltenden Dosisgrenzen angeht. Konkret festgehalten werden muss auch, in welchen Situationen der Patient von den ihm zugestandenen Dosismodifikationen Gebrauch macht. Aus diesen Gründen kann in solchen Fällen von einer wahrhaften Mitbestimmung gesprochen werden.
Folglich ist vom Vorliegen kodeterminierter Medikation dann auszugehen, wenn ein Patient selbstständig nach Bedarf die Dosis seines vom Arzt verordneten Medikaments modifiziert, den Bedarfsfall und die einzuhaltenden Dosisober- und -untergrenzen aber zuvor mit seinem Arzt abgesprochen hat.

2.2.2 Zur Veränderung des Medikationsverhaltens schizophren Erkrankter nach einem Psychoedukativen Training

Methodik

Die Patienten

Bei den 148 in die vorliegende Auswertung aufgenommenen Patienten handelte es sich um 54 Frauen (36,5%) und 94 Männer (63,5%). Sie waren im Mittel 32,6 (SD ± 7,1) Jahre alt, im Minimum 20, maximal 51 Jahre.

Krankheitsverlauf und Behandlung

Es handelte sich um eine Gruppe vorwiegend chronisch kranker Patienten mit im Mittel bereits zahlreichen stationären Behandlungen (s. Tab. 2-1).
Bezüglich der aktuellen Behandlungssituation wurde u. a. erfasst, welche Personen oder Institutionen den Patienten in erster Linie als therapeutische Ansprechpartner galten. Überwiegend waren dies niedergelassene Ärzte und Behandler in den Ambulanzen bzw. der Poliklinik.
Die meisten Patienten (82%) nahmen dabei regelmäßige Termine war, nur 9% gelegentliche. Weitere 9% machten keine Angaben zu ihrer Konsultationsfrequenz (s. Tab. 2-2).
Alle Patienten sollten gemäß den Einschlusskriterien rezidivprophylaktisch mit Neuroleptika behandelt werden. Allerdings konnten vier Patienten anlässlich der Befragung nicht angeben, welches Präparat sie aktuell in welcher Dosis verordnet bekamen. Diejenigen, bei welchen die erforderlichen Informationen vorlagen (n = 144), erhielten überwiegend (69 Patienten = 47,9%) ausschließlich orale Neuroleptika (bei zwei bestand eine kurze Einnahmepause); etwa ein Fünftel (33 Patienten = 22,9%) bekam Neuroleptika nur in Depotform; und etwas mehr als ein Viertel (42 Patienten = 29,2%) erhielt eine Kombination aus oralen Neuroleptika und Depotgaben.

Tab. 2-1 Bisheriger Krankheitsverlauf der untersuchten Patienten (n = 148)

Verlaufsmerkmale	MW	± SD	min.	max.
Ersterkrankungsalter (Jahre)	23,2	± 6,0	19	48
Krankheitsdauer vor Untersuchung (Jahre)	10,1	± 5,8	2	33
Hospitalisierungen vor Studienbeginn	6,7	± 4,9	0	21

Tab. 2-2 Aktuelle Behandlungssituation der untersuchten Patienten

Behandlungssituation	n	(%)
Nervenarzt	70	(47,3)
Ambulanz/Poliklinik	32	(21,6)
Hausarzt	10	(6,8)
andere	2	(1,4)
keine/unbekannt	34	(22,9)

Die mittlere tägliche Neuroleptikadosis betrug in Chlorpromazin-(CPZ)-Äquivalenten 390,0 (SD ± 357,4) mit einem Medianwert von 288. Die große Streubreite in den Werten zeigt, dass einzelne Patienten ausgesprochen niedrig dosiert waren, andere hingegen erhielten Höchstdosen.

Einzelne dieser zuletzt genannten Patienten müssen sich zum Untersuchungszeitpunkt gerade in einer (sich anbahnenden oder auch zu Ende gehenden) akuten schizophrenen Welle befunden haben, sodass sie von ihren behandelnden Ärzten (noch) entsprechende Mengen von Neuroleptika erhielten. Bei anderen kann es sich dabei möglicherweise auch um (symptomsuppressive) Erhaltungsdosen gehandelt haben. Die besonders niedrigen Tagesdosen können Ausdruck eines nach langjähriger Neuroleptikagabe vorsichtigen Ausschleichens oder einer Umstellung auf ein anderes Präparat sein.

Die Verordnungs-Compliance wurde vom Untersucher bei rund 82 % der Patienten als gut beurteilt.

Psychopathologischer Befund

Dass einzelne Patienten zum Zeitpunkt der Untersuchung deutliche Symptome ihrer schizophrenen Erkrankung zeigten, psychopathologisch sogar stark gestört waren, bildet sich auch in den eingesetzten Psychopathologie-Skalen ab. Im Durchschnitt allerdings waren die Patienten hinsichtlich ihrer psychopathologischen Symptomatik nur eher mittelgradig beeinträchtigt, was als Ausdruck weitgehender Remission und des chronifizierten Krankheitsverlaufs gewertet werden kann. Gleiches gilt für die Tatsache, dass besonders Denkstörungen, Konzentrationsstörungen und depressiv-apathische Symptome im Vordergrund des psychopathologischen Bildes standen (s. Tab. 2-3).

Soziale Situation

Die meisten Patienten lebten ohne festen Lebenspartner: 81,1 % waren ledig, 4% lebten in Trennung, nur 14,9% in einer festen Partnerschaft.

Ihre soziale Schichtzugehörigkeit wurde in Anlehnung an die Kriterien von Kleining und Moore (1968) eingeschätzt. Für die Untersuchung von chronisch kranken Schizophrenen wurden folgende Modifikationen festgelegt: Arbeitslosigkeit und Beschäf-

Tab. 2-3 Psychopathologische Merkmale der untersuchten Patienten (MW = Mittelwert; SD = Standardabweichung; AMDP = Arbeitsgemeinschaft für Methodik und Dokumentation in der Psychiatrie; BPRS = Brief Psychiatric Rating Scale; SANS = Scale for the Assessment of Negative Symptoms; GAS = Gesamtscore Global Assessment Scale)

	MW	± SD	Quartile
AMDP-Gesamtscore	12,8	± 9,6	6/10/18
paranoid-halluzinatorischer Score	0,99	± 2,2	0/0/1
apathischer Score	3,3	± 2,9	1/3/5
depressiver Score	2,4	± 2,7	0/2/4
Denkstörungs-Score	2,4	± 2,4	1/2/4
BPRS-Gesamtscore	31,0	± 9,1	24/29/36
SANS-Gesamtscore	6,0	± 4,7	2/5/9
GAS-Score	57,4	± 11,7	50/56/65

tigung im Rahmen einer Arbeitstherapie von mehr als zwei Jahren Dauer führte zur Einordnung in die Kategorie „untere Unterschicht"; bei einer Arbeitslosigkeit von weniger als zwei Jahren galt die letzte Tätigkeit als Grundlage der Beurteilung; bei Studenten zählte die Sozialschicht der Eltern.

Damit ergaben sich folgende Zuordnungen: 56,8% gehörten der Unterschicht, 41,2% der Mittelschicht und 2,0% der Oberschicht an. Damit gehörte die Mehrheit der Patienten der Unterschicht an, ein Effekt, der bei diesen vorwiegend chronisch Kranken aufgrund von Langzeitarbeitslosigkeit und sozialem Abstieg zu erwarten war.

Hinsichtlich des Bildungsstands wurde der jeweils höchste erreichte Schulabschluss erfasst. Demnach hatten 8,8% einen Abschluss in einer (Fach-)Hochschule, 31,1% eines Gymnasiums, 50,6% einer Hauptschule, und 9,5% waren ohne Schulabschluss bzw. machten keine Angaben hierzu.

2.2.3 Das Psychoedukative Training für Patienten mit einer schizophrenen Erkrankung

Rahmenbedingungen

Das Psychoedukative Training ist ein halbstandardisiertes psychoedukatives Therapieprogramm für Gruppen von vier bis sechs schizophrenen Patienten. Die Patienten sollten sich mit der Indikation für eine neuroleptische Rezidivprophylaxe in ambulanter psychiatrischer Behandlung befinden. Diese wurde unabhängig von der Gruppenleitung von einem niedergelassenen Psychiater, der auch die Verantwortung für die neuroleptische Medikation hatte, weitergeführt. Jede Gruppe sollte nach Möglichkeit, zumindest aber in der Anfangsphase, von zwei Therapeuten (Psychiater und Psychologe) geleitet werden. Das gesamte Programm umfasste im Rahmen der wissenschaftlichen Evaluation zehn Sitzungen mit einer Dauer von jeweils 90 Minuten, unterbrochen von einer kurzen Pause. Die ersten fünf Sitzungen fanden im Wochenabstand statt, danach wurden die restlichen fünf Treffen alle 14 Tage angeboten. Jede Gruppensitzung begann mit einem „Blitzlicht", in welchem jeder Patient über seine aktuelle Befindlichkeit und gegebenenfalls vorhandene Besonderheiten oder Störungen sprechen konnte. Am Ende jeder Sitzung stand ein ebenso gestaltetes „Abschlussblitzlicht".

Das Psychoedukative Training wurde im Rahmen der Therapiestudie in den Räumen der einzelnen an der Studie beteiligten psychiatrischen Institutionen durchgeführt. Sieben Gruppen wurden in Münster (Psychiatrische Klinik der Universität und Westfälische Klinik für Psychiatrie) abgehalten, zwei in Ibbenbüren (Dependance der Westfälischen Klinik für Psychiatrie Lengerich), vier im Niedersächsischen Landeskrankenhaus in Osnabrück, zwei in der Psychiatrischen Abteilung des St. Vinzenz-Hospitals in Rhede, zwei im Westfälischen Zentrum für Psychiatrie in Herten und drei in den Westfälischen Kliniken für Psychiatrie in Dortmund.

Therapieinhalte und Ablauf der Sitzungen

Die Inhalte der einzelnen Sitzungen bauen aufeinander auf, waren aber so gestaltet, dass Wiederholungen möglich sind und sich im praktischen Therapieablauf fließende Übergänge ergeben können. Theoretische Ausführungen, Anweisungen zum praktischen Umsetzen des Erfahrenen und inhaltliche Rückmeldungen überschneiden sich besonders in der zweiten Hälfte des Therapieprogramms, sodass ein dynamischer Prozess von Wechselbeziehungen zwischen theoretischen und praktischen Therapieelementen entstehen kann.

Aus didaktischen Gründen hat sich die Darstellung von vier voneinander getrennten Trainingsblöcken bewährt, nach welcher auch im Folgenden vorgegangen wird. Es soll jedoch betont werden, dass damit kein starres Schema vorgegeben werden soll, von dem in der Praxis nicht abgewichen werden dürfte.

Informationsphase

Sie umfasste die ersten drei Sitzungen, konnte aber auch auf eine weitere Gruppensitzung ausgedehnt werden.

Was die Patienten anlässlich ihrer gegenseitigen Vorstellung in der ersten Sitzung über sich, ihre Erkrankung, ihre Erfahrungen mit der schizophrenen Psychose und ihre Einstellungen zur Krankheit und Behandlung mitteilten, wurde in den folgenden Gruppenstunden aufgegriffen und im Einzelnen durchgesprochen. Auch wurden die

bereits im Konsensuspapier ausgeführten Fragenkomplexe aufgegriffen und möglichst umfassend beantwortet. (Auf eine wiederholte Darstellung soll an dieser Stelle verzichtet werden.)
Wichtig erschien uns, in Bezug auf die Behandlungsmöglichkeiten ein mehrdimensionales Vorgehen und dessen Vorteile vorzustellen und zu erläutern. Besonders ausführlich wurde über die neuroleptische Behandlung, aber auch deren Beschränkungen informiert. Die Wirkweise der Neuroleptika erörterten wir am Synapsenmodell. Breiten Raum nahmen die Informationen über die Nebenwirkungen der Medikamente und deren Behandlung bzw. Verhütung ein. Dabei wurde auch auf das Risiko von Spätdyskinesien eingegangen.
Die Erfahrung zeigt, dass dieser Teil des Psychoedukativen Trainings von den Patienten mit großem Interesse aufgenommen wird. Die meisten waren zwar bereits beispielsweise über die Diagnose ihrer Erkrankung aufgeklärt, in der Regel jedoch nach Auffassung der Patienten nicht so, wie sie es sich wünschten. Obwohl chronisch krank, kannten etliche die Bezeichnung für ihre Krankheit nicht genau, viele wussten auch über die Wertigkeit der Medikamentennebenwirkungen nichts zu sagen. Überraschend war, dass in den Gruppen ohne größere Probleme über die Diagnose „Schizophrenie“ gesprochen werden konnte; in keinem Fall kam es deshalb zum Therapieabbruch oder zu sonstigen kritischen Situationen. Ähnlich reagierten die Patienten in der Regel auch auf die Aufklärung über die neuroleptikabedingten tardiven Dyskinesien, die in manchen Gruppen sogar von den Teilnehmern selbst angesprochen wurden.

Phase zur Erfassung des Medikationsverhaltens

Diese Therapiephase umfasste einen Teil der dritten, die gesamte vierte und einen Teil der fünften Sitzung. Ihre Ziele bestanden darin, möglichst genau zu erfassen, wie die Gruppenteilnehmer in der letzten Zeit mit ihren Neuroleptika umgingen, d. h., wie sie sie einnahmen und wie weit sie gegebenenfalls von den ärztlichen Verordnungen abwichen. Das Gleiche sollte für die weiter zurückliegende Vergangenheit herausgearbeitet werden. Aus der Summe der Erfahrungen sollte möglichst für jeden einzelnen Patienten eine individuell optimale Medikation bestimmt werden.
Daher wurde ungefähr gegen Ende der dritten Sitzung ein Dokumentationsbogen („Medikationsbogen“) eingeführt, auf dem die Patienten wochenweise ihre verordnete Medikation, die Einnahmebedingungen (externe Gegebenheiten, innere Befindlichkeit) sowie evtl. von der Verordnung abweichendes Verhalten aufzeichnen sollten. Diese kontinuierliche Beobachtung des Medikationsverhaltens (baseline) wurde regelmäßig ausgewertet und innerhalb der Gruppe diskutiert. Sie diente dazu, sich über Erfahrungen mit Dosisreduktionen, Dosissteigerungen bzw. allgemein mit Dosismodifikationen auszutauschen. Insbesondere wurde dem Befinden der Patienten zu den Zeitpunkten der Medikamenteneinnahme nachgegangen, wobei im Zusammenhang damit auch auf Änderungen der Befindlichkeit geachtet wurde („Befindlichkeitskurve“). Damit konnten gegebenenfalls Hinweise auf Unzulänglichkeiten und Nachbesserungsmöglichkeiten bei der Verordnung gewonnen werden.

In manchen Fällen konnte anhand des Medikamentenbogens eine unregelmäßige Einnahmepraxis aufscheinen. Mit diesen Patienten war dann zu überlegen, woher diese Unregelmäßigkeiten kamen und ob und wie sie geändert werden konnten. Hilfreich waren dabei spezielle verhaltenstherapeutische Techniken wie Stimuluskontrolle, Selbstkontrolle, Selbstverbalisation, Verstärkereinsatz etc.
Sodann wurden frühere Erfahrungen der Patienten mit eigenständigen Dosismodifikationen systematisiert und schriftlich festgehalten. Mit diesem Schritt konnten langfristige Verhaltenskonsequenzen erfasst und im Gegensatz zu kurzfristigen Effekten von Dosismodifikationen erläutert werden. Vor allem wurde herausgearbeitet, wie aus Sicht der Patienten eine optimale bedarfsgerechte Medikation (und insbesondere Dosierung) aussehen könnte. Für jeden Einzelnen wurden Vor- und Nachteile von Änderungen der aktuellen Medikation erörtert und Möglichkeiten aufgezeigt, in welchen weiteren Schritten Modifikationen angestrebt werden können.
Eine optimale Dosisanpassung konnte für einzelne Patienten auch bedeuten, kodeterminierte Medikation zu praktizieren. Demjenigen, der mit einer gewissen subjektiven und objektiven Zuverlässigkeit verantwortungsbewusst mit seinen Neuroleptika umgeht bzw. umgegangen ist, kann dieses Therapieziel näher gebracht werden. Es wurde deshalb ganz besonders ausführlich beschrieben und in seinen Einzelheiten dargestellt. Es wurde über Voraussetzungen, Chancen und Grenzen dieses Modus von kooperativer Pharmakotherapie gesprochen. An dieser Stelle wurden bereits erste Hinweise auf die praktische Umsetzbarkeit gegeben, um in der letzten Phase des Trainings gegebenenfalls das Erfahrene in Handeln umzusetzen.
In dieser Phase ergab sich bei den Patienten eine Abkehr von der vorwiegend passiven Informationsaufnahme. Stattdessen mussten die Gruppenteilnehmer so genannte therapeutische „Hausaufgaben" erfüllen. Sie wurden aufgefordert, möglichst offen und ehrlich über ihr Medikationsverhalten zu referieren. Nur wenige Patienten kamen dieser Aufforderung nicht nach. Bewährt hat sich im Gegenteil der unvoreingenommene Austausch von Erfahrungen zwischen den betroffenen „Psychiatrie-Erfahrenen". Mancher musste zu besserer Verordnungs-Compliance angehalten werden. Nicht wenige Patienten aber hielten fast übertrieben an ihren bisherigen Verordnungen fest und hatten Mühe, sich Vorschlägen zu mehr aktiver Mitverantwortung in der Pharmakotherapie zu öffnen. – Bezüglich der Befindlichkeitskurve ist zu erwähnen, dass sie selbst von Patienten mit einer durchgängigen Depotmedikation erstellt werden konnte, die dadurch vereinzelt Änderungen des Befindens in der Zeit vor und nach der Depotgabe aufdeckten.

Phase zur Früherkennung drohender Rezidive

In dieser Phase des Psychoedukativen Trainings, die ungefähr die Sitzungen 5 (teilweise) bis 7 umfasst, sollten die Patienten lernen, Anzeichen beginnender oder drohender schizophrener Rezidive frühzeitig zu erkennen und rechtzeitig adäquat darauf zu reagieren. Das war deshalb wichtig, weil im Falle alternativen Medikationsverhaltens, wie z. B. der kodeterminierten Medikation, das Risiko schizophrener Rezi-

dive gegebenenfalls erhöht werden kann und die Patienten auf diese Situationen vorbereitet sein mussten.
Teilweise parallel zu den Inhalten der vorigen Phase ging es hierbei, wiederum ausgehend von den individuellen Erfahrungen der Patienten, zunächst um das Erkennen von „typischen" Frühsymptomen. Sie wurden als mögliche Signale für ein drohendes Rezidiv definiert. Für jeden Patienten wurde eine individuelle Frühsymptomliste erstellt und die einzuleitenden rückfallverhütenden Handlungsstrategien konkretisiert. Als effektive Strategie wurde insbesondere ein rasches Reagieren mit einer Erhöhung der Neuroleptikadosis vorgeschlagen. Unter Berücksichtigung der systematisch registrierten Erfahrungen mit der Medikamenteneinnahme und den Erfahrungen aus der Vergangenheit wurden danach Handlungsstrategien in Bezug auf eine langfristige kooperative Pharmakotherapie erarbeitet. Während in der zweiten Phase mehr theoretisch und z. T. auch nur kursorisch Alternativen zu „starren" Verordnungsschemata aufgezeigt wurden, wurden nun explizit, wo denkbar und möglich, für jeden einzelnen Gruppenteilnehmer Ansätze zu neuen Medikationsstrategien ausgewählt. Es wurde vorgeschlagen, dass jeder Patient auf der Basis seines nun erweiterten Wissens und der Selbstbeobachtung einen konkreten Rahmen der Dosisänderung oder der kooperativen Pharmakotherapie mit seinem Arzt besprechen sollte. Damit sollte bereits zur nächsten Phase des Psychoedukativen Trainings übergeleitet werden.

Übungs- und Umsetzungsphase

Die letzten drei (bis vier) Sitzungen des Trainings waren in erster Linie dem praktischen Umsetzen der inzwischen erarbeiteten individuellen Therapieziele gewidmet. Sodann wurde für jeden Patienten ein Notfallplan ausgearbeitet, der helfen sollte, beginnende schizophrene Krisen mit vorwiegend externer, institutionalisierter Hilfe besser zu überwinden.
Durchgängig muss bei diesen Verhaltensänderungen bedacht werden, dass die bereits bestehende ambulante Behandlung nicht beeinträchtigt wird. So wurde stets betont, dass die aus den Gruppentreffen stammenden Empfehlungen mit dem behandelnden Arzt abgesprochen werden, um nicht als „Konkurrenzbehandlung" die bisherige Rezidivprophylaxe zu stören.
Ein weiterer wichtiger Inhalt dieser Therapiephase bestand in der Erarbeitung eines individuellen Krisenplans. Insbesondere wurde dabei eine mögliche Mitarbeit von Angehörigen oder anderen Bezugspersonen im Umgang mit der Psychose und in Bezug auf die Früherkennung von drohenden Rezidiven erörtert. Der Krisenplan soll ganz konkrete Informationen darüber enthalten, in welcher Situation ein Patient fremde (therapeutische) Unterstützung braucht, wie diese aussehen sollte und wie er sie anfordern bzw. erreichen kann. Dabei wurden gezielt institutionelle Hilfsmöglichkeiten (Psychiater, psychosoziale Einrichtungen, Ambulanz etc.) erfasst und nach Erreichbarkeit und Wichtigkeit geordnet.
Der fließende Übergang zwischen der dritten und der vierten Phase brachte es mit sich, dass praktische Übungen nicht ausschließlich während des Zeitraums der letzten Therapiephase durchgeführt wurden. Die Schwierigkeiten beim Transfer in die Praxis

zeigten sich aber auch in diesen Wochen des Psychoedukativen Trainings. Konkrete Verhaltensänderungen waren nur bei einigen wenigen Patienten zu beobachten. Mehr Zeit wurde daher darauf verwandt, die Rolle von Bezugspersonen bei der Rezidivprophylaxe zu beleuchten, geeignete Ansprechpartner ausfindig zu machen und deren Einbeziehung in den Gruppensitzungen vorzubereiten. Für die Patienten von Bedeutung war auch das schriftliche Aufstellen eines Krisenplans, der als Handwerkszeug für den Umgang mit zukünftigen psychotischen Krisen sehr positiv aufgenommen wurde.

2.2.4 Untersuchungsgang

Die vorliegend beschriebene Untersuchung zum Kooperations- und Medikationsverhalten schizophrener Patienten war eingebettet in die vom Bundesministerium für Forschung und Technologie geförderte prospektive Interventionsstudie „Kombination von psychoedukativem Medikamententraining, kognitiver Psychotherapie und Bezugspersonenberatung zur Rückfallprophylaxe bei schizophrenen Patienten“ (Buchkremer 1990). Sie wurde als gesonderte Fragestellung evaluiert.

Die BMFT-Gesamtstudie hatte zum Ziel, zu überprüfen, ob durch ein kombiniertes therapeutisches Angebot von Psychoedukativem Training, kognitiver Psychotherapie und Bezugspersonenberatung die Zahl chronisch schizophrener Patienten mit stationären Wiederaufnahmen im Ein-Jahres-Zeitraum nach Therapieende reduziert werden kann.

Zur Überprüfung dieser Hauptfragestellung wurden die in die Studie aufgenommenen Patienten in einer balancierten Randomisierung den einzelnen Therapiearmen bzw. der Kontrollbedingung zugeteilt.

Die therapeutischen Angebote beinhalteten zum einen die Teilnahme am zehn Sitzungen umfassenden Psychoedukativen Training mit anschließenden 15 Treffen in einer Freizeitgruppe, zum anderen die Teilnahme am Psychoedukativen Training mit nachfolgend 15 Sitzungen kognitiver Psychotherapie. Die Patienten der Kontrollbedingung erhielten 25 Gruppentreffen in einer Freizeitgruppe, welche die unspezifischen Effekte eines Gruppenangebots, aber keine spezifischen psychotherapeutischen Wirkungen haben durfte und lediglich regelmäßige Freizeitaktivitäten beinhaltete. Bei der Hälfte der Patienten aus den Therapiebedingungen wurde deren Angehörigen eine Bezugspersonenberatung angeboten. Diese stand auch den nicht mit den Patienten verwandten Laienhelfern offen, die als Ersatz für fehlende Angehörige im Studienverlauf gewonnen werden sollten.

Für die hier behandelten Fragen ist besonders zu berücksichtigen, dass die Patienten während des Verlaufs der Untersuchung in ihrer bisherigen ambulanten psychiatrischen Behandlung verbleiben sollten. Auf sie konnte, wenn überhaupt, durch die Gruppentherapie nur indirekt Einfluss genommen werden. Die ambulante Behandlung wurde von den Patienten frei bzw. in Abstimmung mit dem behandelnden Arzt gewählt. Das umfasste auch die Festlegung der Konsultationsfrequenz sowie die Wahl und die Dosierung der für die Rezidivprophylaxe benötigten Neuroleptika.

Die empirischen Daten wurden durch die Untersuchung einer Ausgangspopulation von 148 chronisch schizophrenen Patienten gewonnen. Diese Patienten entstammten der Stichprobe von 191 Patienten, die zu Beginn der oben skizzierten BMFT-Gesamtstudie rekrutiert wurde.
Die Fragen aus dem **ersten Ergebnisteil** werden anhand einer Querschnittsuntersuchung zu beantworten versucht. Auf der Basis einer eingehenden Befragung kann somit das Kooperationsverhalten von nicht spezifisch behandelten Schizophrenen wiedergegeben werden. Das war bei 64 Patienten möglich. Sie waren entweder der Kontrollbedingung (n = 43) zugeteilt oder hatten in vernachlässigbarem Umfang (weniger als 3-mal) am Psychoedukativen Training teilgenommen (n = 21).
Im **zweiten Ergebnisteil** wird analog das Kooperationsverhalten von Patienten mit Teilnahme am Psychoedukativen Training beschrieben. Hierin wurden die Patienten mit einem Besuch von mindestens drei psychoedukativen Gruppensitzungen eingeschlossen (n = 84).

Ergebnisse

Das Medikationsverhalten der Patienten ohne Teilnahme am PTS

Welches Verhalten aufseiten der schizophrenen Patienten lässt sich nun, entsprechend den o. a. Vorgaben, in Bezug auf den Umgang mit der rezidivprophylaktischen Medikation im Einzelnen beobachten?

Patientmodifizierte Medikation

Ein Viertel der Untersuchten nahm seine Neuroleptika nicht so regelmäßig ein, wie es der ärztlichen Verordnung gemäß angezeigt gewesen wäre. Zwölf Patienten (18,8%) setzten sogar schon einmal von sich aus die Neuroleptika vollständig ab. Sie gingen darüber hinaus aber auch noch anders mit ihren Medikamenten um, indem sie deren Dosis in Eigenitiative und ohne vorherige Rücksprache mit ihrem Arzt steigerten und/oder reduzierten. Dies wird definitionsgemäß mit patientmodifizierter Medikation umschrieben.

Formen patientmodifizierter Medikation: Bezieht man die bereits erwähnten zwölf Patienten, die Erfahrungen mit dem Absetzen ihrer Neuroleptika hatten, mit ein, veränderten von den 64 untersuchten Patienten insgesamt 25 (39,1%) während des erfassten Zeitraums mindestens 1-mal die ärztlich verordnete neuroleptische Dosis.
Das Absetzen der Medikamente war dabei noch nicht einmal am häufigsten, sondern nur bei zwölf (48%) der modifizierenden Patienten zu erkennen. Etwas mehr, nämlich 13 Patienten (52% der Modifizierer), hielten ihre Medikation zwar bei, veränderten sie aber in der Dosis. Drei sind reine Dosissteigerer, sieben reine Dosisreduzierer, drei haben die Dosis einmal gesteigert und ein anderes Mal reduziert.

Variables Modifikationsverhalten bei ein und demselben Patienten findet sich gar nicht so selten, nämlich bei neun Patienten (36% aller Modifizierer). Fünf Patienten berichteten, neben dem Absetzen, auch über Erfahrungen mit Dosissteigerung und -reduktion, einer sogar mit allen drei Modifikationsarten (die übrig bleibenden drei Kranken sind die bereits genannten mit Steigerung und Reduktion).

Kooperative Pharmakotherapie

Einige Patienten modifizierten nicht nur in Eigeninitiative die Dosis der ihnen verordneten Neuroleptika, sondern machten das so überzeugend, dass dieses Medikationsverhalten sogar von ihrem Arzt im Nachhinein gebilligt wurde. Dieser Umstand kann mit nachträglich vom Arzt gebilligter Dosismodifikation bezeichnet werden. Sie wurde bei fünf Patienten mit patientmodifizierter Medikation (20% der Modifizierer = 7,8% aller Untersuchten) gefunden. Einschränkend muss erwähnt werden, dass lediglich acht Patienten mit patientmodifizierter Medikation (32% der Modifizierer = 12,5% aller Untersuchten) überhaupt mit ihrem Arzt über ihre selbstständigen Dosismodifikationen gesprochen hatten.
Damit ist dieser Modus kooperativer Pharmakotherapie bei den ambulant behandelten schizophrenen Patienten sehr selten zu sehen. Im Einzelnen stellt er sich folgendermaßen dar: Bei einem Patienten war der Arzt mit einer Dosisreduktion, bei zwei mit dem Absetzen der Medikation im Nachhinein einverstanden. Ein Patient bekam eine Dosissteigerung und ein weiterer Patient sowohl eine Dosissteigerung als auch eine Reduktion der Dosis legitimiert.

Verordnungsänderung auf Patientenwunsch

Sodann gibt es für die Patienten mehrere Möglichkeiten, sich in den Entscheidungsprozess bei der Verordnung ihrer Medikamente einzuschalten. Eine besteht darin, sich im Gespräch mit dem Arzt aktiv dafür einzusetzen, dass er die erforderliche Medikation nach ihren Wünschen ausrichtet. Demgemäß wurden die Patienten befragt, ob und aus welchen Gründen die Verordnung ihrer Neuroleptika im zurückliegenden Jahr geändert wurde. (Auch hier waren pro Patienten mehrere Antwortmöglichkeiten vorgegeben.)
Bei 33 Patienten (51,6% der Untersuchten) wurde im erfassten Zeitraum wenigstens 1-mal die Verordnung bei einem der Neuroleptika vom Arzt geändert, d. h. die Dosis des bisherigen Medikaments gesteigert oder reduziert oder das eine Präparat ab- und ein anderes angesetzt. (Es handelte sich um insgesamt 64 Änderungen der medikamentösen Verordnungen, da bei einem Patienten auch mehrere vorkommen konnten.)
Bei 17 Patienten (mit insgesamt 26 Änderungsvorgängen) hatte der Wunsch der Patienten mit dazu beigetragen. Auf alle untersuchten Patienten bezogen, sind das lediglich 26,6%; in Bezug auf die 33 Patienten mit Verordnungsänderungen überhaupt immerhin 51,5%.
Drei Patienten hatten je 1-mal das Absetzen eines Neuroleptikums erwirkt, sieben (unter anderem) eine Dosissteigerung in acht Fällen und zwölf 14-mal (neben Dosissteigerungen) auch eine Dosisreduktion. Nur ein Patient setzte sich (mit Erfolg) für die Verordnung eines neuen/anderen Medikaments ein. (Bei einzelnen Patienten gab es mehrere Verordnungsänderungen gleichzeitig oder nacheinander).

Allerdings ist festzuhalten, dass jeweils mehr Patienten eine Verordnungsänderung mit ihrem Arzt besprachen, als diese letztlich auch erreichten. Wie oft Verordnungsänderungen mit dem Arzt durchgesprochen wurden, wurde ebenfalls im Rahmen des Interviews gefragt. 15 hatten demnach mit ihrem Arzt Dosissteigerungen durchgesprochen, die bei nur sieben (46,7%) tatsächlich durchgeführt wurden. Eine Reduktion der Dosis war von 16 Patienten besprochen worden, was immerhin bei zwölf von ihnen (75%) vom Arzt auch so umgesetzt wurde. Und sechs wünschten ein Absetzen eines oder mehrerer ihrer Medikamente, was drei (50%) schließlich erreichten.

Dass ein Absetzen der Medikamente so selten gelang, ist nicht weiter verwunderlich. Erstaunlich ist, dass Dosissteigerungen so viel öfter überlegt als wirklich vorgenommen wurden. Vielleicht waren die Patienten in den Augen der Ärzte zu vorsichtig, sodass eine Dosissteigerung gar nicht erforderlich schien. Möglicherweise hängt diese Diskrepanz (ebenso wie die bei den beiden anderen Modifikationsarten) auch damit zusammen, dass die Patienten ihre Vorstellungen nicht mit dem nötigen Nachdruck vertraten. Darauf wird in der Diskussion einzugehen sein.

Die Reduktion der Neuroleptikadosis nimmt eine besondere Stellung ein. Zum einen ist sie knapp die häufigste von allen 64 im Berichtszeitraum vom Arzt vorgenommenen Verordnungsänderungen. Zum anderen wurden auf Patientenwunsch gerade Dosisreduktionen vorgenommen, Neuverordnungen von Neuroleptika dagegen nahezu überhaupt nicht.

Das zeigt, dass Verordnungsänderungen auf Patientenwunsch relativ (aber nicht signifikant) häufiger auf eine Dosisreduktion hinauslaufen. Das ist angesichts der relativen Dauer ihrer Erkrankung und der damit verbundenen neuroleptischen Rezidivprophylaxe nicht nur verständlich, sondern inhaltlich auch gut zu begründen.

Kodeterminierte Medikation

Bei zehn Patienten (15,6%) lässt sich feststellen, dass sie die Dosis ihrer Neuroleptika in gewissen Grenzen modifizierten, nachdem sie die oberen und unteren Grenzen der Dosierungsbereiche vorher mit ihrem Arzt abgesprochen hatten (kodeterminierte Medikation). Bei sieben Patienten galt die Absprache mit dem Arzt bzgl. einer Steigerung und gegebenenfalls einer Reduktion der Dosis, nur drei hatten ausschließlich eine Dosissteigerung festgelegt. Keiner hatte lediglich eine mögliche Dosisreduktion mit seinem Arzt vereinbart. Damit stellt sich gewissermaßen eine gegensinnige Tendenz im Vergleich zu den Verordnungsänderungen auf Patientenwunsch dar. Während sich diese vorwiegend um Dosisreduktionen drehten, ging es bei der kodeterminierten Medikation in erster Linie um Dosissteigerungen. Das folgt auch aus der detaillierten Analyse des zeitlichen Ablaufs kodeterminierter Medikation. Danach steigerten die Patienten die neuroleptische Dosis immer zuerst, bevor sie die Medikamentenmenge wieder reduzierten, nie in umgekehrter Reihenfolge. Neun Patienten erhielten dabei eine neuroleptische Medikation, die aus zwei Komponenten bestand: aus einer fixen Basismedikation, deren Dosis im Wesentlichen unverändert blieb, und zusätzlich aus einem (oral verabreichten) Neuroleptikum, dessen Dosis der Patient selbst je nach seiner jeweiligen Befindlichkeit dosieren konnte.

Veränderung des Medikationsverhaltens durch Teilnahme am PTS

Wie bereits die Patienten ohne PTS modifizierten auch einige Patienten mit PTS selbstständig und ohne vorherige Rücksprache mit ihrem Arzt die Dosis ihrer Neuroleptika. Im Einzelnen sah die patientmodifizierte Medikation folgendermaßen aus.

Patientmodifizierte Medikation

32 Patienten, das sind 38,1% der Patienten mit PTS, zeigten im untersuchten einjährigen Zeitraum wenigstens 1-mal patientmodifizierte Medikation, wenn man das selbstständige Absetzen eines oder mehrerer Medikamente mit dazuzählt.
Bei weniger als der Hälfte der modifizierenden Patienten, nämlich bei 13 Patienten (40,6%), war Absetzen überhaupt zu beobachten. Der größte Teil (19 Patienten = 59,4%) nahm seine Medikamente ununterbrochen ein, modifizierte dabei aber deren Dosis. Neun sind reine Dosissteigerer, acht reine Reduzierer, zwei steigerten 1-mal die Dosis und reduzierten sie wieder.
Nur acht Patienten (25% der Modifizierer) zeigten ein variables Modifikationsverhalten. Zwei von ihnen setzten zwar die Medikamente 1-mal ganz ab, steigerten aber auch 1-mal die Dosis, drei weitere reduzierten sie neben dem Absetzen. Ein Patient berichtete über Erfahrungen mit allen drei Modifikationsarten.

Kooperative Pharmakotherapie

Ob sich schizophrene Patienten während der Teilnahme am Psychoedukativen Training wirklich kooperativer bei der Pharmakotherapie verhielten, sollte u. a. die detaillierte Analyse ihres Medikationsverhaltens aufzeigen. Analog zum Vorgehen bei den Patienten ohne PTS wurden die unterschiedlichen Modi kooperativer Pharmakotherapie wieder im Einzelnen untersucht.

Nachträglich vom Arzt gebilligte Dosismodifikation: Wie den Patienten ohne PTS gelang es auch den Patienten mit PTS selten, eine in Eigeninitiative vorgenommene Dosismodifikation im Nachhinein von ihrem Arzt gutgeheißen zu bekommen.
So praktizierten nur sieben Patienten mit PTS (8,3%), das entspricht 21,9% der 32 Modifizierer, eine nachträglich vom Arzt gebilligte Dosismodifikation. Lediglich elf Patienten, das sind 13,1% aller Untersuchten oder 34,4% der Modifizierer, hatten überhaupt mit ihrem Arzt über ihre selbstständigen Dosismodifikationen gesprochen, was eine Voraussetzung für das ärztliche Einverständnis ist. Die korrespondierenden Zahlen bei den Patienten ohne PTS lauten fünf (7,8% aller Patienten = 20% der Modifizierer) bzw. acht (12,5% aller Patienten = 32% der Modifizierer).
Bei zwei Patienten handelte es sich dabei ausschließlich um eine Dosissteigerung, bei drei nur um eine Dosisreduktion. Einem Patienten gelang es, das Absetzen von Neuroleptika vom Arzt gestattet zu bekommen, und einem eine Dosisreduktion und ein Absetzen.
Offensichtlich stehen die Patienten im Falle von patientmodifizierter Medikation doch zu wenig im Kontakt mit ihrem Arzt, als dass sie einschätzen könnten, was er an Dosismodifikation gerade empfehlen würde. Diese Form von Kooperation bleibt relativ einseitig und stellt eben kein echtes Zusammenarbeiten dar.

Verordnungsänderung auf Patientenwunsch: Zunächst wurde überprüft, bei wie vielen Patienten mit PTS die Neuroleptikaverordnungen im einjährigen Beobachtungszeitraum überhaupt geändert wurden. Das war bei insgesamt 51 Patienten (60,7%) der Fall. Der Wunsch der Patienten nach einer Verordnungsänderung war bei 33 Patienten maßgeblich, das sind 39,3% der Patienten mit PTS oder 64,7% der Patienten mit Verordnungsänderungen. Falls überhaupt Änderungen der medikamentösen Verordnung erwogen wurden, setzten sich die Patienten mit PTS somit häufiger, wenn auch nicht signifikant, als die Patienten ohne PTS durch. Dort waren es 17 Patienten (26,6% aller Patienten oder 51,5% derjenigen mit Verordnungsänderungen).
Die meisten (nämlich 20) Patienten hatten sich 23-mal (u. a.) für eine Dosisreduktion erfolgreich eingesetzt, 13 (auch) für Dosissteigerungen. Immerhin zehn Patienten gelang es 11-mal, ihren Arzt zum Absetzen eines Neuroleptikums zu bewegen. Zwei Patienten bemühten sich mit Erfolg, dass ihnen ihr Arzt ein neues/anderes Neuroleptikum verordnete. Von den Patienten ohne PTS hatte Letzteres nur einer, die übrigen Dosismodifikationen vergleichbar viele erreicht. (Patienten mit PTS waren zudem quantitativ, aber nicht signifikant, aktiver. In der Summe gab es 49 Verordnungsänderungen auf Patientenwunsch gegenüber lediglich 26 bei den Patienten ohne PTS, pro Patient also 0,6 bzw. 0,4.)
Die Effektivität des Einsatzes der Patienten lässt sich indirekt erkennen. So sprachen 18 Patienten eine Veränderung der Verordnung im Sinne einer Dosissteigerung durch, 13 von diesen (72,2%) erreichten dieses Ziel. Hinsichtlich ihres Wunsches nach Dosisreduktionen waren 20 von 27 (74,1%) erfolgreich und beim Absetzen der Medikamente sogar zehn von elf (90,9%). Bei den Patienten ohne PTS liegen diese Zahlen bei 46,7%, 75% und 50% (vgl. S. 59f.).
Diese Verhältniszahlen sprechen für den Einsatz der Patienten mit PTS und ihr Vermögen, ihren Bedarf an Neuroleptika einzuschätzen, besonders, was das Absetzen von Neuroleptika angeht. Die Wünsche der Patienten ohne PTS waren diesbezüglich seltener von ihrem Arzt respektiert worden (s. o.).
Dass den Patienten mit PTS das Absetzen von Neuroleptika besonders wichtig war, zeigt ein Blick auf die einzelnen Formen der Verordnungsänderungen auf Patientenwunsch. Wie berichtet, kamen diese 49-mal vor. Dass der behandelnde Arzt überhaupt die medikamentösen Verordnungen änderte, ereignete sich bei den Patienten mit PTS 90-mal. Dabei gab es Dosissteigerungen, Dosisreduktionen und Neuverordnungen von Neuroleptika ungefähr so häufig wie bei den Patienten ohne PTS. Als Ausdruck einer intensiveren Absprache zwischen Patient und Arzt wurden Neuroleptika auf Patientenwunsch hin 11-mal (22,4%) abgesetzt, und damit deutlich häufiger als bei den Patienten ohne PTS (3-mal = 11,5 %).

Kodeterminierte Medikation: Die Fähigkeit der Patienten, die Notwendigkeit und gegebenenfalls auch die Dosierungshöhe ihrer neuroleptischen Medikation einschätzen und in Absprache mit ihrem Psychiater modifizieren zu können, sollte durch das Psychoedukative Training verbessert werden. Dieses Therapieziel sollte möglichst schon während der Behandlungsphase erreicht werden.
Tatsächlich übten parallel zur psychoedukativen Behandlung 17 Patienten (20,2%) eine kodeterminierte Medikation aus. Das sind für den gleichen Zeitraum wenig mehr

als bei den Patienten ohne PTS (15,6%). Zehn Patienten besprachen mit ihrem Arzt eine Steigerung der neuroleptischen Dosis in bestimmten Grenzen. Bei zwei Patienten ging es nur um eine Dosisreduktion im Bedarfsfall. Und fünf Patienten verabredeten mit ihrem Arzt, falls nötig, Dosissteigerungen und -reduktionen selbstständig vornehmen zu können.
Wie im Rahmen einer so definierten kodeterminierten Medikation üblich, bestand die neuroleptische Medikation in der Regel (bei zehn Patienten) aus einer fest verordneten Basismedikation und einem variabel dosierbaren Medikament; bei acht Patienten waren das ein Depot- und ein orales Neuroleptikum, bei zwei Patienten ausschließlich orale Neuroleptika. Sieben Patienten hatten sogar die Möglichkeit, das einzige ihnen verordnete orale Medikament in der Dosis zu modifizieren.
Diese Patienten hatten, ebenso wie die anderen, gewisse Ober- und Untergrenzen der Dosierung vorher mit ihrem Arzt festgelegt. Der dadurch entstandene Dosisspielraum lag zwischen 10 und 267 CPZ-Einheiten. Die Patienten mit PT hatten somit die gleichen Dosierungsfreiheiten wie die Patienten ohne PT. Auch in Bezug auf die hierfür eingesetzten Neuroleptika gab es keine relevanten Unterschiede.
Im Gegensatz zu den Patienten ohne PTS nutzten aber nicht alle Patienten mit PTS diesen Dosierungsspielraum vollständig aus. Drei blieben um 50 bis 150 CPZ-Einheiten unterhalb der mit dem Arzt ausgemachten Höchstgrenze.
Im Vergleich zu den Patienten ohne PTS übten diejenigen mit PTS eine kodeterminierte Medikation über längere Zeiträume hinweg aus. Acht Patienten praktizierten kodeterminierte Medikation zwar nur für die Dauer von einer Woche bis zu einem Monat, neun hingegen zwischen einem Monat und einem Jahr lang. Bei den Patienten ohne PTS war das insgesamt nur 4-mal der Fall. Hier kann ein therapeutischer Effekt als ursächlich angenommen werden.
Fragt man diese Patienten, ob sie sich zukünftig kodeterminierte Medikation zutrauten, erhält man ein anderes Meinungsbild als bei den Patienten ohne PTS. 41 Patienten mit PTS (48,8%) trauten sich zu, in Zukunft die Dosis ihrer Neuroleptika selbstständig und nach Bedarf festzulegen, obwohl nur 17 damit Erfahrung hatten. Bei den Patienten ohne PTS waren das 26 (40,6%). 31 (36,9%), das sind signifikant mehr als bei den Patienten ohne PTS (16 Patienten = 25%), trauten sich das nicht zu. Weitere zwölf Patienten (14,3%) waren sich dessen nicht sicher bzw. blieben die Antwort auf diese Frage schuldig – gegenüber 22 (34,4%) bei den Patienten ohne PTS (chi^2-Test: $chi^2 = 8{,}5$; DF = 2; $p < 0{,}05$).
Patienten mit PTS scheinen folglich vorsichtiger im Umgang mit den Neuroleptika geworden zu sein, bezogen hingegen eine eindeutigere Stellung. (Dennoch gab es auch unter ihnen etliche, die ihre Fähigkeiten, z. B. in Bezug auf eine kodeterminierte Medikation, nicht auf entsprechende Erfahrungen gründen konnten und sich deshalb möglicherweise zu viel zumuten würden.)

2.2.5 Zusammenfassung und Ausblick

Bei den von uns untersuchten 148 ambulant behandelten Patienten findet sich bei fast 40% eine patientmodifizierte Medikation. Diese bestand aber keineswegs nur aus dem Absetzen der Neuroleptika, sondern, häufiger noch, aus differenziertem und oft gut begründetem Steigern oder Reduzieren der Dosis. Weil die meisten Patienten nicht nur Dosissteigerungen und -reduktionen, sondern auch das vollständige Absetzen überwiegend positiv bewerteten, muss eine umfassende Aufklärung gerade die zu erwartenden negativen Konsequenzen dieses Verhaltens besonders hervorheben.

Kooperative Pharmakotherapie im engeren Sinne lässt sich relativ selten feststellen. Eine nachträglich vom Arzt gebilligte Dosismodifikation erzielten nur fünf Patienten. Das hängt sicher mit der geringen Bereitschaft der Patienten zusammen, mit ihrem Arzt über eigenständige Dosismodifikationen zu sprechen (etwa ein Drittel der Modifizierer), vielleicht aber auch damit, dass sie die Neuroleptika reduziert bzw. ganz abgesetzt hatten.

Noch am häufigsten finden sich Verordnungsänderungen auf Patientenwunsch (bei 17 Patienten), überwiegend in Form von Dosisreduktionen, die für die Patienten am häufigsten zu erreichen waren.

Dosissteigerungen wurden von den Patienten nicht selten gewünscht, aber erst dann tatsächlich vorgenommen, wenn sie in vorheriger Absprache mit dem Arzt selbst die Entscheidungsmöglichkeiten dazu hatten. Das ergibt sich aus der Praxis der kodeterminierten Medikation, von der insgesamt zehn Patienten berichteten. Sie bedeutete stets eine Steigerung der Tagesdosis (in bestimmten vorher abgesprochenen Grenzen).

Ein mitbestimmtes Handeln im Rahmen der medikamentösen Behandlung ist demnach möglich, wird aber nur in bescheidenem Umfang wirklich realisiert. Wenn es gelingt, sind die Erfahrungen damit positiv. Das legt ein häufigeres Umsetzen von kooperativer Pharmakotherapie in der Praxis nahe.

Bei der Behandlungsplanung darf jedoch nicht unbedacht vorgegangen werden. Die Ergebnisse der Befragung zeigen, dass sich zahlreiche Patienten, nämlich rund 41%, eine kodeterminierte Medikation zutrauten, ohne Erfahrungen damit zu haben. Bei anderen fehlte die Übereinstimmung mit dem behandelnden Arzt, z. B. im Hinblick auf selbstständiges Absetzen von Neuroleptika.

Somit muss stets, ausgehend von den individuellen Erfahrungen der Patienten, genau überprüft werden, wie viel Kooperation jedem Einzelnen abzuverlangen bzw. zuzutrauen ist. Erst dann kann eine kooperative Pharmakotherapie für schizophrene Patienten in größerem Umfang und ohne größeres Risiko, aber mit durchaus positiven Effekten für die Rückfallprophylaxe erreicht werden.

Um unmittelbare Effekte unseres Psychoedukativen Trainings auf das Medikationsverhalten zu überprüfen, untersuchten wir das Kooperationsverhalten der 84 Patienten, die an mindestens drei psychoedukativen Gruppensitzungen teilnahmen, retrospektiv während ihrer Zeit der Teilnahme am PTS. Sie waren hinsichtlich einzelner soziodemographischer, krankheits- und verlaufsbezogener Kriterien mit den

Patienten ohne Psychoedukatives Training (PTS) vergleichbar und wurden in gleicher Weise wie diese neuroleptisch behandelt.
Die Teilnahme am PTS wirkte sich, wie bereits unmittelbar nach dieser Maßnahme feststellbar war, in mehrfacher Hinsicht günstig aus. Die Unterschiede zu den Patienten ohne Teilnahme am Training sind aber oftmals (auch wegen der zu kleinen Fallzahlen) zu gering, um sich in jedem Fall statistisch absichern zu lassen.
Die Patienten wurden aufmerksamer (z. B. indem sie Nebenwirkungen signifikant häufiger registrierten und über einzelne positive Medikamenteneffekte signifikant mehr Bescheid wussten), offener (z. B. indem sie häufiger mit ihrem Arzt über ihre Medikationswünsche sprachen, eher ihre persönliche Ansicht zu Behandlungsfragen äußerten oder freier über Einnahmeprobleme berichteten) und, wie erwartet, zufriedener (z. B. mit ihrem Wissen über die Neuroleptika, und indem sie die Unterstützung durch ihre Neuroleptika häufiger sehr positiv bewerteten oder sich in ihren Erfahrungen und Erwartungen vom Arzt öfter respektiert sahen). Sie waren aber auch vorsichtiger bzw. zurückhaltender als die Patienten ohne PTS-Teilnahme (z. B. indem sie sich einen eigenständigen Umgang mit den Medikamenten öfter nicht zutrauten) und zeigten in der Krankheitskonzeptskala ein mehr allgemeine Bewertungen widerspiegelndes, deutlich geringeres Medikamenten- und Arztvertrauen.
Änderungen im Medikationsverhalten von Patienten mit PTS finden sich zu diesem Zeitpunkt nur ansatzweise. Patientmodifizierte Medikation und die meisten Modi kooperativer Pharmakotherapie sind nahezu so häufig wie bei den Patienten ohne PTS. Im Detail jedoch fallen zum Positiven geänderte Haltungen und Verhaltensweisen auf. Patienten mit PTS bewerteten ihre Erfahrungen mit patientmodifizierter Medikation positiver, erreichten etwas häufiger Verordnungsänderungen auf Patientenwunsch und konnten häufiger weitere gute Gründe dafür aufführen. Sie praktizierten kodeterminierte Medikation im Einzelfall länger als Patienten ohne PTS. Erwähnenswert ist weiterhin, dass die behandelnden Ärzte überwiegend die Eigenständigkeit ihrer Patienten bei der Medikation befürworteten und eine Mitbestimmung bei der Dosisfestlegung begrüßten.
Zusammenfassend kann man die Ergebnisse dahingehend interpretieren, dass ein kurzfristiger Einfluss des Psychoedukativen Trainings auf das Medikationsverhalten und die damit in Verbindung stehenden Haltungen der Patienten in einzelnen Aspekten festzustellen ist. Allerdings lässt sich eine durchgreifende Veränderung des Umgangs der Patienten mit ihren Medikamenten während der Teilnahme an der psychoedukativen Intervention offensichtlich nicht erzielen.
Bei der langfristigen Behandlung schizophrener Patienten ist es im Sinne einer Kooperation bei der Psychopharmakotherapie unbedingt geboten, die Patienten als aktive Mitgestalter in die Therapie mit einzubeziehen. Aus unseren Ergebnissen ist abzuleiten, dass die meisten Patienten bereits Erfahrung im eigenverantwortlichen Umgang mit den Neuroleptika haben. Diese Erfahrungen lassen sich nutzen, indem sie im Rahmen psychoedukativer Maßnahmen Eingang in die Behandlung erhalten. Allerdings können psychoedukative Interventionen allein nur in geringem Umfang dazu beitragen, mehr Mitbestimmung bei der Psychopharmakotherapie zu verwirklichen. Deshalb gilt es wohl auch, die niedergelassenen Psychiater vom Sinn kooperativer Pharmakotherapie zu überzeugen, damit die Patienten im ambulanten Behandlungs-

feld auch praktische Unterstützung für diese Therapieziele erfahren. Hilfreich könnte gegebenenfalls auch ein intensiveres Einbeziehen der Angehörigen der Patienten sein. Wenn alle diejenigen, die an der psychiatrischen Behandlung schizophrener Patienten beteiligt sind, in diesem Sinne die Therapieziele Kooperation und Mitbestimmung beherzigen und aktiv verfolgen, werden eine größere Behandlungszufriedenheit, eine bessere medikamentöse Compliance und letztlich eine effektivere Rückfallprophylaxe in der Schizophreniebehandlung das Ergebnis sein.

2.3 Psychoedukation bei stationären Akutpatienten

Vertiefungskapitel zu 1.3 Indikation/Voraussetzungen bzw. Kontraindikation

H. Schönell

2.3.1 Einleitung

Die psychiatrische Klinik spielt in der Behandlung von Patienten mit schizophrenen Psychosen auch heute noch eine bedeutsame Rolle. Nach u. U. mehrjährigem, schleichendem Krankheitsverlauf in der initialen Phase führt das Auftreten einer akuten Symptomatik häufig dazu, dass eine Notaufnahme in der Klinik die erste medizinische Behandlung darstellt (Längle u. Mayenberger 2000) und somit Diagnosestellung, Diagnosemitteilung und Einleitung der Behandlung der psychiatrischen Klinik obliegen, während bei der Mehrzahl anderer psychischer Störungen Diagnostik und Therapie bereits ambulant durchgeführt wurden und eine stationäre Einweisung einvernehmlich erst bei persistierender Symptomatik erfolgt. Die Zusammenarbeit zwischen Therapeuten und Patienten ist demgegenüber bei schizophrenen Patienten durch eine hohe Rate unfreiwilliger Aufnahmen erschwert und verschärft sich zusätzlich dadurch, dass schizophrene Patienten von Fixierungen und Isolierungen auch heute noch überproportional häufig betroffen sind (Bastiaan et al. 1998; Benayat-Guggenbühler et al. 1998). Somit sind psychoedukative Interventionen in der Akuttherapie gegenüber teilstationären oder ambulanten Programmen einerseits durch verschiedene Faktoren erschwert, andererseits wegen der besonderen Bedeutung der Klinik in der initialen Phase und im weiteren Krankheitsverlauf umso mehr notwendig, ungeachtet der ohnehin problematischen Finanzierung in der ambulanten Langzeitbehandlung. Nach wie vor fühlen sich jedoch gerade schizophrene Patienten nach einer Klinikbehandlung in einem Drittel der Fälle nur unzureichend aufgeklärt (Wetterling u. Tessmann 2000).

2.3.2 Anforderungen an psychoedukative Interventionen in der Akutphase

Die besonderen Aspekte der Psychoedukation in der stationären Akutbehandlung ergeben sich aus der Symptomentwicklung und sozialen Situation vor der Einweisung und den initialen Therapiebedingungen (s. Tab. 2-4). Patienten erleben zu Beginn der akuten Psychose oder eines Rezidivs existenzielle Entfremdungsgefühle mit Verlust der Kontrolle über Denk- und Wahrnehmungsprozesse und sind häufig durch ein Scheitern in sozialen Rollen betroffen (Möller u. Husby 2000). Die stationäre Aufnahme selbst kann sich dann als Fortsetzung der Fremdbestimmung darstellen, der mit Misstrauen und offener Abwehr begegnet wird. Selbst bei grundsätzlicher Akzeptanz eines psychiatrischen Störungsbildes leiden die Patienten häufig nicht nur unter Stigmatisierung durch andere, sondern auch unter eigenen Vorurteilen gegenüber der Psychiatrie oder bestimmten Erkrankungen und Therapieverfahren (Bechter 1993).

Nicht zu unterschätzen sind hier auch die Einflüsse von Mitpatienten auf die Behandlungswahrnehmung. Hinsichtlich der Behandlung kann die Akutsituation bedingen, dass die Aufklärung nach der Behandlungseinleitung stattfinden muss und bis dahin bereits aufgetretene Nebenwirkungen die Compliance beeinträchtigen.

Erstaunlicherweise identifizieren krankheitsuneinsichtige Patienten psychotische Symptome bei anderen (präsentiert als Fallvignetten) ebenso wie krankheitseinsichtige, sodass mangelnde Krankheitseinsicht nicht auf einen allgemeinen Mangel an Symptomwahrnehmung und -zuordnung zurückgeführt werden kann, sondern als komplexer Zusammenhang von subjektivem Evidenzerleben, Abwehrstrategie und kognitiven Beeinträchtigungen zu sehen ist (Böker 1999). Auf diese verschiedenen Faktoren muss bei der Psychoedukation in der Akutphase Rücksicht genommen werden.

Tab. 2-4 Aspekte der Behandlungssituation in der Akutphase

- Es liegt kein oder ein idiosynkratisches Krankheitskonzept vor.
- Die Behandlung wird selbst als Bedrohung erlebt.
- Krankheitssymptome und etwaige Zwangsmaßnahmen (bei den Betroffenen selbst oder Mitpatienten) stellen unmittelbare Traumata dar.
- Kranksein muss aufgrund von Vorurteilen abgewehrt werden.
- Wahn und Halluzinationen werden noch mit unmittelbarer Evidenz erlebt.
- Denk- und Konzentrationsstörungen beeinträchtigen konzeptuelle Prozesse.
- Nebenwirkungen der Pharmakotherapie sind ausgeprägt vorhanden.
- Der Sinn psychosozialer Therapien wird noch nicht verstanden.
- Die biografische Kontinuität ist unterbrochen.
- Die Betroffenen sind in bedeutsamen sozialen Anforderungen beeinträchtigt oder gescheitert.

2.3.3 Durchführung

Die ausführlich manualisierten psychoedukativen Verfahren im deutschen Sprachraum beziehen sich auf teilstationäre oder ambulante Patienten (z. B. Behrendt 2001a; Kieserg u. Hornung 1994; Wienberg et al. 1997). Die (geschlossenen) Gruppensitzungen dauern jeweils 60–90 Minuten über 12–15 Treffen in wöchentlichem oder längerem Rhythmus. Eine Zwischenstellung nimmt die Münchner PIP-Studie ein, bei der von acht Sitzungen die ersten vier in wöchentlichem Abstand in der Klinik, die nachfolgenden Sitzungen in vierwöchentlichem Abstand ambulant durchgeführt wurden (Bäuml et al. 1996). Über ausschließlich stationäre Psychoedukation liegen einzelne Veröffentlichungen vor: Stark (1992) beschrieb ein Kurzinterventionsprogramm von vier Sitzungen, die auf einer offenen Station stattfanden. Hornung et al. (2000) führten zwölf einstündige Gruppensitzungen innerhalb von sechs Wochen durch, begleitet von je sechs Gruppensitzungen eines Kompetenz- und eines Konzentrationstrainings. Picca und Fischer (2000) arbeiteten ein aus sechs Modulen bestehendes stationäres Programm für eine offene Gruppe mit variablem Einstieg aus. Bei vorzeitiger Entlassung konnten die Patienten die letzten Gruppenstunden auch ambulant wahrnehmen. Hietel-Weniger und Brücher (1996) führten nach Abklingen der Akutsymptomatik einen Gruppenunterricht 2-mal wöchentlich über acht Wochen durch.

In der eigenen Klinik wurde ein achtstündiges Programm in vier thematischen Blöcken mit zwei wöchentlichen Sitzungen und offenem Einstieg zu Beginn jeder Woche implementiert. Teilnehmer sind Patienten offener Stationen und einer Tagesklinik, die Gruppe wird stationsübergreifend für alle Patienten mit schizophrenen und schizoaffektiven Störungen angeboten.

Beim Vergleich der genannten Konzepte findet sich eine Reihe von Gemeinsamkeiten: Die Gruppen sind überwiegend informationszentriert – im Gegensatz zu den zusätzlich bewältigungsorientierten längeren ambulanten Verfahren. (Eine Übersicht über die behandelten Themen in der Düsseldorfer Klinik findet sich in der Tabelle 2-5.) Zur Durchführung eignen sich offene Stationen oder Tageskliniken. Die Dauer des gesamten Zyklus sollte mit einer Regelbehandlungsdauer von 4 bis 6 Wochen kompatibel sein, was durch eine offene Gruppe mit variablem Einstieg in einem modularen Konzept erleichtert wird. Angesichts der Motivationsschwelle einiger Patienten ist hinsichtlich der Implementierung zu beachten, dass die Gruppe selbstverständlicher Teil des Behandlungsprogramms der (Spezial-)Station ist und das Pflegepersonal möglichst integriert wird, um die Patienten bei der Teilnahme zu unterstützen.

Auch in Visiten und Einzelgesprächen sollte auf die Gruppe und ihre Inhalte Bezug genommen werden, um die Wichtigkeit der Gruppenteilnahme zu betonen.

Hinsichtlich der Frequenz sollten die Gruppen mindestens wöchentlich stattfinden und eine Länge von einer Zeitstunde nicht überschreiten. In der eigenen Klinik hat sich eine Frequenz von 2-mal wöchentlich als sinnvoll erwiesen, da bei geringerer Frequenz die Inhalte vorheriger Gruppensitzungen schneller in Vergessenheit gerieten und der Aufbau einer kontinuierlichen therapeutischen Beziehung zwischen dem Gruppenleiter und der (offenen) Gruppe bei häufiger Frequenz leichter gelang.

Tab. 2-5 Themenübersicht stationärer Psychoedukation

- Themenbereich I
  - 1. Stunde: Krankheitsbegriff und Symptom
  - 2. Stunde: Epidemiologie und Verlauf
- Themenbereich II
  - 3. Stunde: Krankheitsursachen und -auslöser
  - 4. Stunde: bio-psycho-soziales Krankheitskonzept
- Themenbereich III
  - 5. Stunde: Pharmakotherapie: Neuroleptika
  - 6. Stunde: Pharmakotherapie: sonstige Psychopharmaka
- Themenbereich IV
  - 7. Stunde: Psychotherapie und Soziotherapie
  - 8. Stunde: Konsequenzen für die Lebensführung

2.3.4 Voraussetzungen für die Teilnahme

Wie in dem Konsensuskapitel (Kap. 1.3.1) formuliert, bestehen kaum Kontraindikationen für die Gruppenteilnahme. In einer eigenen Praktikabilitätsuntersuchung konnten von 96 Patienten kurz nach der Aufnahme auf eine offene Station lediglich drei wegen mangelnder Sprachkenntnisse nicht in die Gruppentherapie aufgenommen werden, vier wegen Minderbegabung (IQ < 91 nach MWT-B), 13 wegen krankheitsbedingter Einschränkungen und sieben wegen einer nur kurzfristigen Behandlungszeit. Somit können mehr als 75% der Patienten in der Regelversorgung an psychoedukativen Gruppen in der beschriebenen Form teilnehmen. Die psychopathologischen Schwellenkriterien für die krankheitsbedingte Zurückstellung von der psychoedukativen Gruppe orientierten sich an einem Score von mehr als 3 in den Merkmalen P2, N6, G8, G14 und G16 der Positiv- und Negativ-Syndrom-Skala (PANSS, s. Tab. 2-6). Unter den beschriebenen Bedingungen brachen nur vier Teilnehmer die stationäre Behandlung bzw. die Gruppenteilnahme vorzeitig ab. Wenngleich auch im Einzelfall Patienten von einer geschlossenen Station an der Gruppe teilnahmen, haben wir bisher auf die Einbeziehung von untergebrachten Patienten weitgehend verzichtet.

Auch in der Untersuchung von Hornung et al. (2000) wiesen die Patienten zu Beginn im Mittel einen BPRS-Score von 45,6 ± 8,7 als Hinweis auf eine noch deutliche psychopathologische Beeinträchtigung auf.

Das Ausmaß der Krankheitseinsicht stellt kein limitierendes Kriterium für die Gruppenteilnahme dar, da diese durch die Gruppe erst erreicht werden soll. Ambivalenten Patienten haben wir oft mit Erfolg geraten, sich zunächst die in der Gruppe behandelten Themen anzuhören, um dann selbst zu entscheiden, ob sie sich dieser Thematik nahe fühlten oder nicht. Nach wenigen Gruppenstunden berichteten die Patienten

Tab. 2-6 Psychopathologische Schwellenkriterien (jeweils Schweregrad ≥ 4)

P2: Formale Denkstörungen	Kann Gedankengänge fokussieren, wenn die Zusammenhänge kurz und strukturiert sind, wird aber weitschweifig und belanglos, wenn es sich um komplexere Zusammenhänge handelt oder wenn minimaler Druck besteht.
N6: Mangel an Spontaneität und Flüssigkeit der Sprache	Dem Interview fehlt der freie Fluss; es erscheint holprig und stockend. Häufig sind führende Fragen notwendig, um hinreichende Antworten zu erhalten und mit dem Gespräch fortfahren zu können.
G8: Unkooperatives Verhalten	Gelegentliche glatte Weigerung, sich normalen sozialen Anforderungen zu fügen, wie etwa sein eigenes Bett zu machen, beim angesetzten Programm mitzumachen etc. Der Patient nimmt eventuell eine feindselige, abwehrende oder negative Haltung ein, kann aber zur Vernunft gebracht werden.
G14: Mangelnde Impulskontrolle	Der Patient wird bei der kleinsten Provokation ärgerlich oder beleidigend. Er kann gelegentlich drohen oder destruktiv sein, oder es kommt zu ein oder zwei Episoden mit physischer Konfrontation.
G16: Aktives soziales Vermeidungsverhalten	Der Patient besucht widerwillig alle oder die meisten sozialen Aktivitäten, muss aber eventuell dazu überredet werden, oder er entfernt sich vorzeitig aus Angst, Misstrauen oder Feindseligkeit.

dann, dass sie sich in der beschriebenen Symptomatik oder den auslösenden Faktoren wiederfänden. Lediglich die Verbindung von mangelnder Krankheitseinsicht mit einer manischen Symptomatik oder einem der beschriebenen Schwellenkriterien wirkte sich beeinträchtigend auf den Gruppenablauf aus.

2.3.5 Effekte

Psychoedukation im stationären Setting ist nicht nur eine notwendige Begleittherapie zur Aufklärung neuroleptisch behandelter schizophrener Patienten (Motlova 2000), sondern ermöglicht Veränderungen im Krankheitskonzept und Wissen über die Erkrankung, die sich positiv auf die Krankheitsakzeptanz und Selbstwirksamkeitserwartung der Betroffenen auswirken. Übereinstimmend zeigen die Untersuchungen von Hornung et al. (2000) und eigene Daten, dass sich trotz der intensiven Aufklärung über Nebenwirkungen der neuroleptischen Therapie das Medikamentenvertrauen bessert und insbesondere Negativerwartung und idiosynkratische Annahmen abnehmen (gemessen mit der KK-Skala, Linden et al. 1988). Somit fühlen sich die Betroffenen nicht mehr als hilflose Opfer übermächtiger Kräfte, sondern können selbst Verantwortung in der Therapie übernehmen. Selbst behandlungserfahrene Patienten mit mehrjähriger Krankheitsdauer und einer Vielzahl stationärer Aufenthalte berichten oft, dass die erworbenen Kenntnisse über das Krankheitsbild und der Austausch mit Mitpatienten darüber eine deutliche Entlastung im Umgang mit der Erkrankung bewirken. Zu den subjektiven Wirkungen auf die Lebensqualität gehört auch, dass Betroffene Frühwarnsymptome besser identifizieren können und bei Rezidiven sicherer mit dem Vorhandensein von Symptomen umgehen (Kilian et al. 2001b). Diese für ambulante Gruppenprogramme untersuchten Effekte werden auch von Patienten in der stationären Psychoedukation berichtet.

Hinsichtlich der Krankheitseinsicht vermag Psychoedukation im stationären Setting, ebenso wie für ambulante Interventionen belegt, dem Motivationsverlust entgegenzuwirken, der sich ansonsten mit fortschreitender Distanz vom Erleben der akuten psychotischen Krise einstellt.

2.3.6 Besonderheiten der Interventionen im Stundenverlauf

Entsprechend der besonderen Situation der Patienten in der stationären Behandlung gestalten sich auch einige Inhalte und therapeutischen Strategien im Gruppenzyklus. Allgemein empfiehlt es sich, aufgrund der erwartbaren kognitiven Störungen der Patienten, das Stundenthema langsam unter Verwendung von Tafel oder Flipchart zu entwickeln. Im Zweifelsfall ist es besser, weniger Informationen erfahrbar zu vermitteln als einen Themenkatalog abzuarbeiten, dessen Rezeption unklar bleibt.

Aufgrund der Akuität der noch vorhandenen Symptomatik und (im Fall offener Gruppen) der sich ständig verändernden Gruppenzusammensetzung kommt es nicht selten vor, dass entweder alle Patienten schweigen oder dass mehrere Nachbargespräche gleichzeitig stattfinden und Unruhe verbreiten. Im letzteren Fall hilft eine ordnende Bemerkung, gegebenenfalls unter Verweis auf das gerade an der Tafel entwickelte

Thema. Im ersteren Fall stellt das informative Ansprechen des inneren Erlebens (s. auch Kap. 2.12 in diesem Band) eine Hilfe für den Gruppenleiter dar, den Gesprächsfluss und die aktive Beteiligung wieder in Gang zu bringen.

Hinsichtlich einzelner Themenbereiche sind ebenfalls Spezifika der Akutphase zu berücksichtigen. Bei der Besprechung der Symptomatik empfiehlt es sich, deutlich zwischen schizophrenietypischen Merkmalen und unspezifischen Symptomen in der Prodromal- und Remissionsphase zu unterscheiden und letztere auch als reaktiv oder unabhängig zu akzeptieren, damit sich die Betroffenen nicht darauf eingeengt fühlen müssen, dass alle Ausdrucksformen psychischen Erlebens als Schizophreniesymptom aufgefasst werden. Insbesondere der Angst als Untergrund der psychotischen Krise kommt hier eine besondere Bedeutung zu. Leichter ist es in der Akutphase dagegen, über Denkstörungen zu sprechen, da diese von den Betroffen teilweise noch unmittelbar erlebt werden und nicht in der retrospektiven Wahrnehmung als „Vergesslichkeit" kategorisiert werden.

Naturgemäß kann die Besprechung des Langzeitverlaufs Ängste vor einer schlechten Prognose auslösen, hier zeigt sich aber wiederum deutlich eine Überlegenheit der Gruppensituation vor der Einzelaufklärung, da auch von positiven Erfahrungen von Mitpatienten und dem Gefühl, nicht alleine mit der Erkrankung dazustehen, profitiert wird.

Bei der Thematisierung der Ursachen und Auslöser ist darauf zu achten, den Vulnerabilitätsbegriff nicht als leere Metapher einer spezifischen „Empfindlichkeit" im Raume stehen zu lassen, sondern sowohl genetische als auch prä- und postnatale Einflussfaktoren konkret zu benennen. Letzlich ist es für Patienten hinsichtlich des Gefälles von Expertenwissen und Betroffenenwahrnehmung auch entlastend, zur Kenntnis zu nehmen, dass auch die Experten die wahre(n) Ursache(n) der Erkrankung und eine kausale Therapie noch nicht kennen.

Die Medikation findet häufig eine Fülle von Nennungen der Nebenwirkungen, als eher zäh erweist sich die Besprechung der positiven Wirkungen der Neuroleptika, die vom Gruppenleiter dann aktiv gestaltet werden muss, um die Notwendigkeit der Medikation auch vertreten zu können.

Die Behandlung in der Klinik umfasst von kognitiven Trainingsverfahren über die Ergotherapie bis hin zu Stationsversammlungen und „Kulturnachmittagen" eine Reihe spezifischer und unspezifischer Behandlungsstrategien, die den Betroffenen im Rahmen des Gesamtbehandlungsplans verdeutlicht werden müssen. Zur Akzeptanz der Klinikbehandlung und rehabilitativer Bemühungen hat die Beprechung dieser Behandlungselemente in der Akutphase einen ebenso großen Stellenwert wie die Thematisierung der Rückfallprophylaxe und des Krisenmanagements im häuslichen Umfeld.

Bei parallel stattfindenden Angehörigengruppen in der Akutphase erliegen die Angehörigen oft der Versuchung, spezifische Behandlungsstrategien ihrer erkrankten Angehörigen zu thematisieren, und müssen immer wieder darauf verwiesen werden, dass diese Gruppe für die Angehörigen da ist und ihrem eigenen Erleben, Schuldgefühlen wie auch Ärger und Ängsten, Rechnung tragen soll.

2.4 Motivierung zur Teilnahme an psychoedukativen Angehörigengruppen

Vertiefungskapitel zu 1.4 Organisatorischer Rahmen

G. Pitschel-Walz

2.4.1 Einleitung

Bezug zum Konsensuspapier

Psychoedukative Konzepte richteten sich von Anfang an nicht nur an die Betroffenen selbst, sondern in besonderem Maße auch an deren mitbetroffene Familienmitglieder. Wie in Kapitel 1.2 des Konsensuspapiers beschrieben, zielt die psychoedukative Arbeit mit Angehörigen darauf ab, die Angehörigen von schizophren Erkrankten als informierte „Ko-Therapeuten“ zu gewinnen, die den Lebensweg der Patienten begleiten, die ihnen – wenn nötig – Schutz und Unterstützung bieten und die in Krisenzeiten kompetent eingreifen können. Es bietet sich dadurch die Chance zu einem besseren Krankheitverlauf der Patienten. Aber auch die Angehörigen selbst sollen von der Teilnahme an einer psychoedukativen Gruppe profitieren. Sie erhalten die gewünschten Informationen, die Gruppe trägt zu ihrer emotionalen Entlastung und Stabilisierung bei und hilft ihnen dabei, Probleme, die im Zusammenhang mit der Erkrankung entstehen können, besser zu bewältigen. Ziel der psychotherapeutischen Interventionen im Rahmen der psychoedukativen Angehörigengruppen ist es, die selbstkompetenten Verhaltensweisen der Angehörigen zu fördern, ihr Bedürfnis nach Abgrenzung und Selbstschutz zu unterstützen, um sie vor Verausgabung und Überforderung zu bewahren und damit ihr Unterstützungspotenzial zu erhalten.
Trotz der in wissenschaftlichen Studien nachgewiesenen positiven Effekte psychoedukativer Familieninterventionen werden in der Praxis einerseits noch zu wenig psychoedukative Angehörigengruppen angeboten, und andererseits besteht das Problem, dass Angehörige die von professionell Tätigen angebotenen psychoedukativen Gruppen oft nicht in Anspruch nehmen.
Woran liegt das? Was hilft bei der Implementierung psychoedukativer Angehörigengruppen? Wie kann die Inanspruchnahme erhöht werden? Diesen Fragen soll im Folgenden nachgegangen werden.

Literaturübersicht

Gibt es einen Bedarf für psychoedukative Angehörigengruppen?

In den 70er Jahren wandten sich Creer und Wing (1984) den Angehörigen von Patienten mit einer Schizophrenie und ihren Problemen zu. Im Jahre 1973 führten sie in England Interviews mit 80 Angehörigen durch. Die Befragung sollte darüber Aufschluss geben, welche Hilfen die Angehörigen benötigen, damit sie und die Patienten eine verbesserte Lebensqualität erreichen können. Aufgrund der Befragung kamen die Autoren u.a. zu dem Schluss, dass es an Informations- und Beratungsmöglichkeiten für Angehörige mangele. Informationsbedarf bestehe im Hinblick auf die Diagnose, den Verlauf der Erkrankung, die Medikamente, das Erkennen von Frühsymptomen und auf das Verhalten bei akuten Krisen. Befragungen in den 90er Jahren (Mueser et al. 1992; Titze 1993; Winefield u. Harvey 1994; Katschnig et al. 1997; Barrowclough et al. 1999; Dixon et al. 1999) bestätigen, dass die Informationslage der Angehörigen von schizophren Erkrankten immer noch unbefriedigend zu sein scheint. In der großen amerikanischen Feldstudie von Dixon et al. (1999) wurde ermittelt, dass nur ein knappes Drittel der Angehörigen von den Professionellen Informationen über die Erkrankung erhalten hatten und nur 8% in den Genuss eines systematischen Informationsprogramms gekommen waren. In einer Umfrage bei Angehörigen von psychisch Kranken in Österreich (Katschnig et al. 1997), an der sich 262 Personen beteiligten, gaben 93% der Teilnehmer „mehr Information für Angehörige" als sehr wichtigen/wichtigen Verbesserungswunsch an, 86% äußerten den Wunsch nach vermehrtem Kontakt zwischen Therapeuten und Angehörigen. Nur 13% der Befragten sahen sich durch Fachleute sehr ausführlich informiert; 37% waren nur wenig, 18% überhaupt nicht informiert worden. In Deutschland führten Angermeyer et al. (1997) eine postalische Befragung einer Zufallsstichprobe der Mitglieder des Bundesverbandes der Angehörigen psychisch Kranker e.V. durch (n = 557). Auf die Frage hin, welche Probleme mit Mitarbeitern psychosozialer Einrichtungen bestünden, wurde Mangel an Information an erster Stelle genannt. Von den Befragten wünschten sich 66% mehr Information über den Umgang mit den Erkrankten und 60% mehr Information über die Krankheit selbst.

Neben dem immer wieder erklärten Wunsch nach mehr Information machen auch die Untersuchungen über die Belastungen von Angehörigen deutlich, dass ein Bedarf für psychoedukative Angehörigengruppen besteht.

Lange Zeit gab es wenig Fachleute in der Psychiatrie, die die Belastungen der Angehörigen als solche überhaupt wahrgenommen und zugleich als ihre Aufgabe betrachtet haben. Mit der Entwicklung der Neuroleptika und der damit verbundenen Möglichkeit, Menschen mit einer schizophrenen Psychose weitgehend ambulant zu behandeln und sie in die Gesellschaft zu integrieren, waren die Angehörigen vermehrt gefordert, zumal der Großteil der Patienten in ihre Herkunftsfamilien entlassen wurde oder zumindest in Krisenzeiten zu ihnen zurückkehrte. Doch nicht alle Familien waren dieser Aufgabe gewachsen. Der Soziologe Brown und seine Mitarbeiter stellten fest, dass es bei der Frage, ob der Patient sehr schnell wieder stationär aufgenommen werden muss, sehr darauf ankommt, wie eine Familie auf den Erkrankten reagiert, d. h., ob sie mit Wärme, Verständnis und Gelassenheit oder aber mit Feindseligkeit oder übermäßigem Fürsorgeverhalten auf den Patienten zugeht (Brown et al. 1962; Brown u. Rutter 1966). Die daraufhin einsetzende Expressed-Emotion-Forschung (EE) konnte in vielen Studien weltweit die Bedeutung der emotionalen Familienatmosphäre für den Krankheitsverlauf bei schizophrenen Psychosen empirisch nachweisen (Kavanagh 1992; Bebbington u. Kuipers 1994; Butzlaff u. Hooley 1998; Klingberg u. Buchkremer 1998). Danach ergab sich eine höhere Rückfallrate bei den Patienten, die nach einem Klinikaufenthalt in eine Familienatmosphäre entlassen wurden, die durch eine übermäßig kritische oder feindselige Haltung oder auch emotionales Überengagement dem Patienten gegenüber gekennzeichnet war. Für das sog. high-EE-Verhalten wurde ein Informationsdefizit der Angehörigen mitverantwortlich gemacht, und ihr Verhalten wurde als hilflose Reaktion auf eine extrem belastende Situation gesehen.

Als Antwort auf diese Entwicklung wurde dann in den 80er Jahren die Erforschung der Angehörigenbelastung vorangetrieben, es wurden dafür unterschiedliche Messinstrumente entwickelt (Schene et al. 1994) und Angehörigen-Interventionen zur Verbesserung des Informationsstandes und der Familieninteraktion sowie zur Belastungsreduktion kreiert (Pitschel-Walz u. Engel 1997).

In Anlehnung an Hoenig und Hamilton (1966), die als erste die Belastungen der Angehörigen durch eine schizophrene Erkrankung eines Familienmitglieds untersucht hatten, wurde bei den weiteren Forschungsarbeiten über Angehörigenbelastung eine Differenzierung zwischen objektiven und subjektiven Belastungsfaktoren vorgenommen. Unter objektive Belastungen werden die zeitliche Beanspruchung durch regelmäßige Leistungen der Angehörigen für die Patienten im Alltag, die finanzielle Belastung durch Aufkommen für den Lebensunterhalt der Patienten, gesundheitliche Probleme, Beeinträchtigungen des sozialen Lebens sowie Diskriminierung durch die Umwelt gefasst. Subjektive Belastungen betreffen eher die Gefühlsebene. Dazu gehören vor allem Verunsicherung, Angst oder auch Wut bei problematischem Patientenverhalten, Schuldgefühle, die durch eigene Anschuldigung oder durch Anschuldigungen von außen zustande kommen, Enttäuschung über das Nicht-Erreichen ehemals gesetzter Lebensziele, Angst vor einem erneuten Rückfall und Angst vor der Zukunft.

In der Zusammenschau der Forschungsergebnisse ergibt sich bei etwa 60–80% der Angehörigen eine mäßige bis große Belastung durch die Erkrankung eines Familienmitglieds (Bindl 2002). Obwohl eine psychiatrische Erkrankung in der Familie fast immer mit größeren finanziellen Einbußen einhergeht, scheinen die gesundheitlichen und emotionalen Belastungen schwerer zu wiegen. In der Untersuchung von Katschnig et al. (1997) rangierte bei einer vorgegebenen Liste von elf Belastungsbereichen die Angst vor der Zukunft gemeinsam mit gesundheitlichen Beeinträchtigungen an erster Stelle (79%), gefolgt von der Angst vor einem erneuten Rückfall, die 78% der Befragten beeinträchtigte. In der Befragung von Angermeyer et al. (1997) wurden „negative Auswirkungen auf die eigene Gesundheit“ mit 87% am häufigsten genannt.

Bevor sich die Professionellen den Angehörigen zugewandt hatten, schlossen sich Angehörige psychisch Kranker zu Selbsthilfegruppen und -organisationen zusammen, um einerseits als Lobby für die psychisch Kranken zu wirken und andererseits für sich selbst Entlastungsmöglichkeiten zu schaffen (Katschnig u. Konieczna 1989). Später wurde dann auch von den Professionellen dieses Bedürfnis aufgegriffen und mit den psychoedukativen Angehörigengruppen ein Forum geschaffen, wo die Belastungen der Angehörigen einmal ausführlich zur Sprache kommen können, die Leistungen der Angehörigen entsprechend gewürdigt werden und die Angehörigen Energie tanken können, um den objektiven Belastungen besser standhalten und die subjektiven Belastungen besser bewältigen zu können.

Wie hilfreich sind Angehörigen-Interventionen?

Interventionsstudien mehrerer Forschergruppen konnten zeigen, dass die Einbeziehung der Angehörigen in die Behandlung schizophrener Psychosen, sei es in Form von Familientherapie mit psychoedukativen Anteilen, sei es in Form von psychoedukativen Angehörigengruppen, sich positiv auf den weiteren Krankheitsverlauf der Patienten auswirkt. Die in den Studien evaluierten Interventionsprogramme erreichten – kombiniert mit neuroleptischer Rückfallschutzbehandlung – in der Regel eine signifikante Reduktion der Rückfallraten im Vergleich zu einer rein neuroleptischen Behandlung der Patienten (Pitschel-Walz et al. 2001). Dadurch, dass die Angehörigen über die Erkrankung besser informiert werden, sie mehr Kompetenzen im Umgang mit sich und den erkrankten Angehörigen erwerben, wird offensichtlich das soziale Umfeld des Patienten so verändert, dass auf diesem Wege etwaige Rückfälle, die zu einer stationären Aufnahme führen, verhindert oder zumindest hinausgezögert werden können. Auch dass die Angehörigen selbst profitieren, konnte in einigen Studien belegt werden. So wurde ein signifikanter Zuwachs an krankheitsbezogenem Wissen (Pitschel-Walz 1997) und eine Reduktion von Angst, Belastung und Stress durch Angehörigen-Interventionen nachgewiesen (Abramowitz u. Coursey 1989; McCreadie et al. 1991; Schneider et al. 1991; Birchwood et al. 1992; Scherrmann et al. 1992). In zwei Studien wurde gezeigt, dass durch eine familientherapeutische Intervention das high-EE-Verhalten bei Angehörigen signifikant reduziert werden kann (Hogarty u. Anderson 1986; Tarrier et al. 1988). Doane et al. (1986) sowie Wiedemann (1995) wiesen nach, dass in den betreuten Familien die angestrebten Veränderungen im Kommunikationsverhalten eintraten. Besonders bei den Angehörigen stiegen bei Familiendiskussionen problemlösebezogene Äußerungen an, während kritisches Verhalten abnahm. Ein konstruktives Umgehen mit Konflikten innerhalb der Familie senkt den Stresspegel sowohl bei den Patienten als auch bei den Angehörigen und trägt dadurch zu einer Stabilisierung der Patienten und zu einer erhöhten Lebensqualität der gesamten Familie bei.

Fragt man Angehörige, die an einer Angehörigen-Intervention teilgenommen haben, dahingehend, was sie als besonders hilfreich empfunden haben, wird vor allem das vermittelte Wissen über die Erkrankung genannt (McCreadie et al. 1991; Budd u. Hughes 1997). In der Münchner PIP-Studie (Bäuml et al. 1996a) wurden die Ange-

hörigen nach dem Besuch einer psychoedukativen Angehörigengruppe in einem Feedback-Fragebogen um ihre Rückmeldung gebeten. Der Fragebogen enthielt sowohl offene als auch geschlossene Fragen. 86% der Teilnehmer fanden sich zum Thema „Psychose" sehr gut oder gut informiert und fast alle (99%) empfanden die Gruppe als hilfreich. Die Antworten auf die offene Frage, was ihnen an der Gruppe besonders gefallen habe, bezogen sich zu etwa gleichen Teilen auf die Informationsvermittlung (41%) und auf die emotional entlastenden Faktoren der psychoedukativen Angehörigengruppe (43%). 6% der Teilnehmer gaben an, ihnen habe „alles" gefallen. Die übrigen Teilnehmer (10%) machten dazu keine Angaben (s. Tab. 2-7).
Die Befürchtung, die Patienten könnten etwas dagegen haben, dass ihre Angehörigen in ihrer Abwesenheit etwas über ihre Krankheit erfahren und sich mit anderen austauschen, bestätigte sich nicht. Jene Patienten der Münchner PIP-Studie, die selbst auch an psychoedukativen Gruppen teilnehmen konnten, erlebten die Teilnahme ihrer Familienmitglieder an den psychoedukativen Angehörigengruppen zu 91% als „hilfreich" bzw. „sehr hilfreich" (Bäuml et al. 1999). Der Besuch der psychoedukativen Gruppen wirkte sich auch positiv auf das Familienklima aus. Sowohl unmittelbar nach Besuch der Gruppen als auch etwa sechs Monate danach lag der Anteil der Patienten, die mit dem Familienklima „zufrieden" oder „sehr zufrieden" waren, mit 93% bzw. 90% signifikant höher als bei den Kontrollfamilien (69% bzw. 66%, Fisher's exact test, $p < .01$), die aufgrund der Randomisierung in die Kontrollgruppe zu keinen psychoedukativen Gruppen eingeladen worden waren.

Tab. 2-7 „Was hat Ihnen besonders gefallen?" (PIP-Studie München, n = 68)

alles	6%
emotionale Entlastung	43%
Gruppe allgemein (Kontakt zu anderen Betroffenen)	
Gruppenatmosphäre (Offenheit, Toleranz etc.)	
über eigene Probleme und Ängste reden können	
Faktoren der Therapeut-Teilnehmer-Beziehung (Empathie, Kooperation etc.)	
Information	41%
Information allgemein	
Didaktik (Strukturiertheit; klare, anschauliche Information)	
Information über Ursachen der Erkrankung	
Information über medikamentöse Behandlung	
Information über Krankheitskonzept	
keine Angabe	10%

Nehmen die Angehörigen die Angebote der professionell Tätigen wahr?

Obwohl es ausreichend belegt ist, dass Angehörige wie Patienten von Familien- bzw. Angehörigen-Interventionen profitieren und bisher keine Hinweise für unerwünschte Wirkungen vorliegen, gibt es eine Reihe von Angehörigen, die eine Teilnahme ablehnen oder nach kurzfristigem Besuch die Maßnahme abbrechen. Smith und Birchwood (1990) gaben auf der Grundlage von sechs Familieninterventionsstudien eine Ablehnrate von 7 bis 21% und eine Abbrecherrate von 7 bis 26% an.
McCreadie et al. (1991), die ein ganzes Maßnahmenpaket für die Familien schizophren Erkrankter angeboten hatten, bestehend aus Informationsseminaren, Angehörigengruppen und regelmäßigen Familienbesuchen, mussten feststellen, dass etwa die Hälfte der infrage kommenden Familien nicht bereit war, an der Intervention teilzunehmen. Von den Angehörigen, die einer Teilnahme zugestimmt hatten, besuchten 45% weder die Informationsseminare noch die Sitzungen der Angehörigengruppen. Die hohen Ablehn- und Abbrecherraten in dieser Studie hängen sicherlich auch damit zusammen, dass Angehörige von ambulant behandelten Patienten angesprochen wurden und daher kein akuter Bedarf nach Unterstützung bestand (Tarrier 1991; Leff et al. 1991) und außerdem die Angehörigen-Interventionen während des Tages stattfanden, was die Teilnahme aus praktischen Gründen einschränkte.
Montero et al. (1999), die in Spanien eine komparative Familieninterventionsstudie unter naturalistischen Bedingungen durchführten, hatten aufgrund des hohen Rekrutierungsengagements der Mitarbeiter wenig Angehörige, die eine Teilnahme an den Programmen ablehnten (8%). Jedoch war der Anteil von Angehörigen, die trotz Zustimmung keine einzige oder nur wenige Sitzungen besuchten, mit 40% auch hier relativ hoch. In der differenzierten Auswertung zeigte sich, dass verhaltenstherapeutisch orientierte Familientherapie, die bei den einzelnen Familien zu Hause durchgeführt wird, im Vergleich zu Angehörigengruppen, die in einer psychiatrischen Einrichtung stattfinden, zwar eine größere Chance bietet, dass Familien eine begonnene Intervention auch abschließen, dass aber die Nichtinanspruchnahme bei beiden Interventionsformen ein vergleichbares Problem darstellt.
Im Rahmen der Münchner PIP-Studie (Pitschel-Walz 1997; Bäuml et al. 1999) wurde in den drei beteiligten Kliniken ein Screening (n = 2279) von allen im Zeitraum von zwei Jahren aufgenommenen Patienten mit einer Erkrankung aus dem schizophrenen Formenkreis durchgeführt. Rund ein Drittel der Patienten (32%) konnte nicht für die Studie rekrutiert werden, da sie keinen Angehörigen oder keinen regelmäßigen Kontakt zu Angehörigen hatten. Bei einem geringen Anteil der Patienten (0,5%) scheiterte die Studienteilnahme wegen Ablehnung der Angehörigen. Von den 122 Angehörigen der Interventionsgruppe, denen die Teilnahme an acht psychoedukativen Gruppensitzungen angeboten worden war, nahmen 52% regelmäßig (mindestens 4-mal) teil. Etwa ein Drittel (34%) erschien nie, obwohl sie der Gruppenteilnahme zugestimmt hatten. Der Rest (14%) besuchte ein bis drei Gruppensitzungen.
Unter Studienbedingungen wird offensichtlich das aufgezeigt und dokumentiert, was in der alltäglichen Arbeit unter Routinebedingungen immer wieder festgestellt wird.

Wie Teilnehmer (Ärzte, Psychologen, Sozialpädagogen, Pflegekräfte) an psychoedukativen Fortbildungs-Workshops (Leitung: Bäuml, Pitschel-Walz; s. Kap. 1.6) immer wieder berichten, werden Angehörigengruppen mancherorts nicht im gewünschten Ausmaß angenommen, sodass es häufig zu einer Streichung des Angebots kommt.

Welche Gründe sind für mangelnde Inanspruchnahme verantwortlich?

Kickbusch (1981) beschrieb in ihrem Buch über die Bewältigung chronischer Krankheit in der Familie den Konflikt, dass sich die Familien einerseits professionelle Hilfe wünschten, aber andererseits das Hilfesuchen schon als Eingeständnis des familialen Versagens empfunden wird. Das kann in besonderem Maße auf die Familien schizophren Erkrankter zutreffen. Die psychologischen Konzepte zur Schizophreniegenese der 50er Jahre, wie z. B. die Theorie der „schizophrenogenen Mutter" (Fromm-Reichmann 1948), die „Double-bind"-Theorie (Bateson et al. 1956), die Theorie der „ehelichen Asymmetrie/Spaltung" (Lidz et al. 1957) oder die Theorie von Wynne et al. (1958), welche die Entstehung einer schizophrenen Erkrankung durch „Anomalien familiärer Kommunikation" erklärte, führten mit dazu, dass sich Angehörige den Professionellen entzogen, da sie sich vor diskriminierenden Äußerungen und offenen oder unterschwelligen Schuldzuweisungen schützen wollten. Auch wenn sich diese Theorien als wissenschaftlich nicht haltbar erwiesen haben, blieb die damit verbundene Vorstellung von den Eltern als Verursacher der Schizophrenie in der Öffentlichkeit wie in den Köpfen mancher Fachleute noch lange bestehen, bestimmte die Atmosphäre in den psychiatrischen Einrichtungen und verhinderte eine fruchtbare Zusammenarbeit mit den Angehörigen.
Des Weiteren stellte Kickbusch (1981) heraus, dass die Hilfesysteme insbesondere dann nicht in Anspruch genommen werden, wenn das Problem selbst gesellschaftlich stigmatisiert wird. Das trifft wiederum besonders auf Menschen mit einer schizophrenen Psychose und ihre Familien zu. Die mit der Diagnose „Schizophrenie" verbundenen Vorurteile führen oft zu gesellschaftlicher Stigmatisierung und Diskriminierung mit den Folgen der sozialen Benachteiligung und Ausgrenzung der Betroffenen. Aber auch die Angehörigen werden mit gesellschaftlicher Diskriminierung und Ausgrenzung konfrontiert (Angermeyer et al. 1997; Phelan et al. 1998). In der schon erwähnten Befragung von Angermeyer et al. (1997) berichtete rund ein Drittel über Diskriminierung durch die Umwelt. Der scheinbare Widerspruch zwischen immer wieder festgestelltem Informationsbedarf von Angehörigen schizophren Erkrankter und mangelnder Inanspruchnahme von Angeboten kann so als zwei Seiten einer Medaille begriffen werden.
Die Angst vor Diskriminierung muss sicherlich als Grund für die mangelnde Teilnahme an Angehörigengruppen in Betracht gezogen werden. Außerhalb der Anonymität einer Großstadt – in ländlichen Gebieten oder Kleinstädten – bedarf es Mut und Selbstbewusstsein, sich als Angehöriger eines schizophren Erkrankten zu „outen". Das setzt voraus, dass die Angehörigen die Erkrankung akzeptiert haben und

bereit sind, sich aktiv mit ihrer Situation auseinander zu setzen. Die erstmalige Konfrontation mit der Diagnose „Schizophrenie“ setzt jedoch bei vielen Familien erst einmal Verdrängungsmechanismen in Gang, um die vermeintliche Katastrophe abzuwehren. Mit viel Energie wird nach außen das Bild einer heilen Familie dargestellt, werden die Schwierigkeiten des Erkrankten geleugnet bzw. als Persönlichkeitsvariante missgedeutet und in der Folge auch angebotene Hilfen verweigert. Durch die Art der Diagnosenvermittlung (behutsames Ansprechen und Normalisieren der Verdrängungsmechanismen, Ansprechen der Chancen für einen positiven Krankheitsverlauf) könnte jedoch durchaus Einfluss auf die Teilnahmebereitschaft von Angehörigen genommen werden.
Basierend auf den Erfahrungen der verschiedenen Familieninterventionsstudien bei Schizophrenie, gibt Tarrier (1991) einen Überblick, welche Faktoren für die Teilnahmebereitschaft von Angehörigen insgesamt in Betracht gezogen werden müssen. Er orientiert sich dabei an den fünf Kategorien, die Meichenbaum und Turk (1987) allgemein für die Teilnahme an psychosozialen Interventionen aufgestellt haben. Demnach spielen die Persönlichkeit des Angehörigen, die Form der angebotenen Intervention, die Art und das Stadium der Erkrankung, die Beziehung zwischen Mitarbeitern der Einrichtung und Angehörigen sowie die Art und Qualität der Standardbehandlung eine Rolle für die Bereitschaft von Angehörigen, Angebote der professionell Tätigen anzunehmen.
In Deutschland beschäftigten sich Bezzel und von Langsdorff (1998) als Erste empirisch mit der Teilnahmebereitschaft an Angehörigengruppen und ihren möglichen Determinanten. Dazu entwickelten sie einen Fragebogen, bestehend aus 65 Items mit den fünf Dimensionen „pragmatische Gründe“, „Bedarfseinschätzung“, „Konzept der Angehörigengruppe“ „emotionale Aspekte“ und „Interesse an psychologischer Behandlung“. Sie befragten Angehörige von Patienten des Bezirksklinikums Regensburg mit der Diagnose einer Psychose aus dem schizophrenen Formenkreis. Die Auswertung beruht auf den Angaben von 79 Angehörigen (Fragebogen-Rücklaufquote: 20%). Knapp die Hälfte dieser Angehörigen (n = 37,47%) hatte zumindest an einem Treffen einer Angehörigengruppe der Klinik oder einer anderen Einrichtung teilgenommen. Von den erhobenen soziodemographischen Daten erwiesen sich die Weite des Anfahrtswegs und der Bildungsstand der Angehörigen als Determinanten der Teilnahmebereitschaft. Die Teilnahmebereitschaft steigt demnach mit dem Ausbildungsgrad der Angehörigen und sinkt mit steigender Entfernung vom Veranstaltungsort. Ein höherer Ausbildungsgrad ging wiederum mit mehr Interesse an psychologischen Themen und weniger emotionalen Vorbehalten (Angst, Unsicherheit, Scham, Scheu vor Psychiatrie) einher. Je mehr Erfahrungen mit Angehörigengruppen vorlagen, desto höher wurde der Bedarf eingeschätzt.
Teilnehmer von Angehörigengruppen gaben zumeist den erwarteten oder erlebten Nutzen einer Teilnahme als Motiv an (Gespräche mit anderen Betroffenen führen, viel Neues lernen, über eigene Probleme sprechen können). Entsprechend den Determinanten für die Teilnahmebereitschaft lagen bei ihnen weniger pragmatische oder emotionale Hinderungsgründe vor, dagegen herrschte großes Interesse an psychologischen Themen und psychologischer Behandlung.

Für die Nichtteilnehmer spielten häufig pragmatische Gründe (mit einer Teilnahme verbundener Aufwand, Berufstätigkeit, Terminschwierigkeiten) eine Rolle. Weitere Gründe für die Nichtinanspruchnahme lagen in der Konzeption des Angebots (stationsfremde Gruppenleitung, Gruppensetting, ohne Teilnahme des Patienten). Darüber hinaus gab über die Hälfte der Angehörigen (54%), die bisher noch keine Angehörigengruppe besucht hatten, an, Angst vor zusätzlicher Belastung durch die Berichte anderer Angehöriger zu haben. Als weiterer Grund für die Nichtteilnahme wurde von 49% der Nichtteilnehmer die unzureichende Weitergabe von Informationen über die Angehörigengruppen durch Klinikmitarbeiter genannt.
Die Autorinnen folgern aus ihren Ergebnissen, dass die Mitarbeiter psychiatrischer Einrichtungen noch sehr viel dazu beitragen können, um die Inanspruchnahme von Angehörigengruppen zu erhöhen, indem sie zum einen das Angebot besser bekannt machen und zum anderen durch direkte Motivationsarbeit emotionale Vorbehalte verstärkt ausräumen helfen.

2.4.2 Strategien zur Erhöhung der Inanspruchnahme von psychoedukativen Angehörigengruppen

Damit die positiven Effekte von Angehörigen-Interventionen wirksam werden können, muss alles daran gesetzt werden, dass alle infrage kommenden Angehörigen auch in den Genuss derartiger Angebote kommen können. Dazu gehört, dass von professioneller Seite die Angebote besser bekannt gemacht werden, überhaupt mehr Angehörigenarbeit betrieben wird und dass die Angebote so auf die Bedürfnisse der Angehörigen abgestimmt werden, dass sie von den Betroffenen auch angenommen werden.

Wie kann eine Reduktion der Ablehnungsquote erreicht werden?

Form der Intervention

Wie bei Tarrier (1991) beschrieben, spielt die Form der angebotenen Intervention dabei eine Rolle, ob sie von den Angehörigen angenommen wird. Im Bereich der Schizophreniebehandlung sind – wie ganz allgemein in der Prävention – niederschwellige Angebote gefragt. Die psychoedukative Angehörigengruppe scheint ein ideales Basisangebot für Familienangehörige von schizophren Erkrankten zu sein. Jedoch sollte beachtet werden, dass das Informationsbedürfnis der Angehörigen an erster Stelle steht und bei der Einladung zur Gruppe auch dieser Aspekt besonders herausgestellt werden sollte. Die emotionale Funktion der Gruppe ist durchaus wichtig, aber für einige Angehörige, die bisher keine oder nur schlechte Erfahrungen mit Gruppen gesammelt haben, kann sie Angst machen und dazu führen, dass sie vorschnell ein für sie potenziell hilfreiches Angebot ablehnen. So ergab eine Untersuchung bei den Angehörigen der Münchner PIP-Studie (Bäuml et al. 1999), dass zu Beginn der psychoedukativen Gruppen psychokathartisch orientierte Elemente nur von etwa der Hälfte der Teilnehmer gewünscht wurden, während hierzu befragte Therapeuten diese Punkte fast zu 90% für wichtig hielten. Nach den Gruppen erhöhten sich die Zustimmungsraten bei den Angehörigen auf ca. 60–70%. Informationszentrierte Themen wie „Ursachen", „Medikation" oder „Umgangshilfen" wurden vor und nach dem Gruppenbesuch von allen Teilnehmern hoch geschätzt. Das heißt, vor allem zu Beginn dürfen die Angehörigen in ihrem Informationsbedürfnis nicht enttäuscht werden, da sonst eine Ablehnung des Angebots oder ein vorzeitiger Abbruch des Gruppenbesuchs droht. Durch Fokussierung auf die Informationsvermittlung kann dieser Problematik wirksam begegnet werden (Hell 1987; Bäuml et al. 1997; Klingberg u. Buchkremer 1998; Wiedemann u. Buchkremer 1996). Im Verlauf der Gruppe kann dann – in Abhängigkeit von den jeweiligen Teilnehmern – auf die emotionalen Themen eingegangen bzw. eine optimale Verzahnung von Informationsthemen und emotionalen Themen hergestellt werden.

Für einige Angehörige – besonders für Angehörige von chronisch psychisch Kranken – ist es wichtig, einer Angehörigengruppe auf Selbsthilfebasis anzugehören. Diese Gruppen sind langfristig ausgelegt und dienen vor allem der gegenseitigen emotionalen und praktischen Unterstützung (vgl. Kap. 2.18).

Die Angehörigengruppen, die von Professionellen angeboten werden, sollten dagegen ein fest umrissenes Programm mit überschaubarer Sitzungszahl haben. Auch bei einer Angehörigengruppe als Dauerangebot mit offenem Teilnehmerkreis sollte darauf geachtet werden, dass die wichtigsten Informationsinhalte nicht zu kurz kommen und turnusmäßig abgehandelt werden. Damit kann verhindert werden, dass die Gruppen sich „tot laufen", weil die Teilnehmer das „ewige Jammern" nicht ertragen können und daher fernbleiben oder neue Teilnehmer abgeschreckt werden bzw. frustrierte Gruppenleiter aufgrund von Burn-out nicht mehr die nötigen positiven Impulse geben können, die viele Angehörige von den Professionellen erwarten.

In der Regel ist es besser – sowohl für die Patienten als auch für die Angehörigen –, separate Gruppen zu besuchen. In parallelen Gruppen kann mehr auf die spezifischen Bedürfnisse und Erfordernisse der Patienten bzw. der Angehörigen eingegangen werden. Besonders die Angehörigen brauchen einen Ort, wo sie sich aussprechen können, ohne dass sie gleichzeitig auf die Vulnerabilität ihrer kranken Angehörigen Rücksicht nehmen müssen. In einer relativ kurzen Intervention wie dem psychoedukativen Programm wäre auch nicht der Raum für die Bearbeitung aufkommender familiendynamischer Probleme. In einem eher therapeutischen Setting würde dann die intendierte Informationsvermittlung eher in den Hintergrund geraten. Bei Familien mit größerem Unterstützungsbedarf können jedoch familientherapeutische Sitzungen im Anschluss an die psychoedukativen Gruppen sehr hilfreich sein.

Jedoch liegen auch einige positive Erfahrungen mit dem Multi-family-Ansatz vor (McFarlane et al. 1993; 1995a; 1995b). Dabei nehmen mehrere Familien – die Pa-

tienten wie deren Angehörige – an einer psychoedukativen Familienintervention gleichzeitig teil. So wird versucht, auf ökonomische Weise das Präventionspotenzial der Familien zu nutzen. Die amerikanischen Studien zeigten recht gute Ergebnisse, auch hinsichtlich der Inanspruchnahme und Dropout-Rate. Im deutschsprachigen Raum haben Berger et al. (1997; s.a. Friedrich et al. 2001) ein psychoedukatives Mehrfamilien-Programm entwickelt, das nach ersten Ergebnissen besonders von Patienten mit Partnern gut angenommen wurde. Bevor hier Empfehlungen ausgesprochen werden können, müssten jedoch noch weitere Studienergebnisse und Erfahrungen mit der Umsetzung in die Praxis vorliegen.
Erfahrungsgemäß ist bei Angehörigen das Interesse an Information und Unterstützung und damit auch an psychoedukativen Angehörigengruppen dann besonders groß, wenn ihre Familienmitglieder akut krank sind. Es ist daher sinnvoll, diese Gruppen vorrangig im stationären oder teilstationären Setting anzubieten. Verschiedene Projekte haben jedoch mittlerweile gezeigt, dass auch Angehörige von ambulant behandelten Patienten zu erreichen sind und von den Gruppen profitieren können (vgl. Kap. 1.8.2 und 1.8.3).

Verankerung der psychoedukativen Angehörigengruppen

Wichtige Voraussetzung für die Motivierung von Angehörigen zur Teilnahme an einer psychoedukativen Gruppe sind ganz allgemein ein angehörigenfreundliches Klima innerhalb der Einrichtung und das Vorhandensein von engagierten Kollegen, die sich mit dem psychoedukativen Konzept identifizieren können (s. Tab. 2-8).
Auch heute noch bilden Theorien wie die von der „schizophrenogenen Mutter" das Hintergrundwissen mancher professionell Tätigen. Wenn diese davon ausgehen, dass die Angehörigen den wesentlichen Anteil am Ausbruch einer schizophrenen Psychose haben (s. dazu Bäuml et al. 1999), wird das auch ihren Umgangsstil mit den Angehörigen beeinflussen. Es ist daher notwendig, immer wieder Fortbildungsveranstaltungen zu organisieren, in denen die neuesten Forschungsergebnisse und der hohe Stellenwert der Angehörigenarbeit vermittelt und dadurch auch Interessenten für die Leitung von psychoedukativen Angehörigengruppen geworben werden.
Nur wenn Leitung und Mitarbeiter einer Einrichtung von der Notwendigkeit von Angehörigengruppen überzeugt sind, werden derartige Angebote auch langfristig eine Chance haben und Teilnehmer zu gewinnen sein. Um eine langfristige Etablierung zu gewährleisten, muss die Notwendigkeit der Gruppen immer wieder zum Thema gemacht werden. Im klinischen Alltag, wo der Patient und seine Behandlung im Vordergrund stehen, geraten die Belange der Angehörigen und auch ihr enormes Hilfepotenzial schnell in Vergessenheit (s. Tab. 2-9).

Zeitpunkt der Gruppensitzungen

Für Angehörigengruppen sind wöchentliche, 14-tägliche oder monatliche Intervalle möglich. Die Gruppensitzungen für Angehörige sollten am frühen Abend durchge-

Goldene Regeln im Umgang mit Angehörigen (modifiziert nach Bäuml et al., im Druck) **Tab. 2-8**

- **angehörigenfreundliche Hinweisschilder in der Klinik** („Wir freuen uns auf ihren Besuch in der Zeit von 14 bis 21 Uhr", und nicht: „Besuchsverbot von 8 bis 14 Uhr"; Einladungen zur Angehörigengruppe gut sichtbar im Eingangsbereich der Klinik anbringen)
- **Angehörige wahrnehmen** (Blickkontakt aufnehmen bei Begegnungen; auf Angehörige aktiv zugehen; Angehörige per Handschlag begrüßen)
- **unvoreingenommen zuhören** (subjektive Sichtweise der Krankheit schildern lassen; bei Gesprächswünschen der Angehörigen zuvorkommend reagieren; Angehörige nicht nur als Anamneselieferant betrachten)
- **Belastungen der Angehörigen würdigen** (Stigmatisierungsängste; Schuldgefühle; reale Härten durch Erkrankung; Überforderungsgefühle)
- **kritische Äußerungen funktional interpretieren** (als Folge von Missverständnissen hinsichtlich Diagnostik und Therapie; als Zeichen eines mangelnden Krankheitskonzepts; als Ausdruck der Angst vor Chronifizierung; als Ausdruck allgemeiner Hilflosigkeit; exponierte Kritik als Zeichen eines besonderen Engagements für den Patienten)
- **Aktivitäten von Angehörigen konsequent verstärken** (persönlichen Dank für Betreuungsübernahme während Wochenendbeurlaubungen; Teilnahme an Angehörigengruppe respektvoll hervorheben; Aufrechterhaltung von Partnerbeziehung würdigen)
- **Schweigepflicht pragmatisch handhaben** (Patienten motivieren, zumindest ein gemeinsames Gespräch mit den Angehörigen zuzulassen; kein fadenscheiniger Rückzug auf Paragraphen bei Angehörigen, die oft die Hauptlast der Betreuung übernehmen müssen; Angehörigen Rederecht einräumen)
- **Angehörige zum Beitritt bei einer Selbsthilfeorganisation motivieren** (Lobbyfunktion für Patienten; Aussprachemöglichkeiten im Kreise von Schicksalsgenossen; Offensive statt Defensive)
- **taktvoll humane Vermittlung von spezifischen Hilfen für Angehörige mit Spektrumsproblematik** (Vier-Augen-Gespräch anbieten; Beiziehung anderer Familienangehöriger; Hilfestellung bei Weiterleitung in eine Behandlung)

Maßnahmen zur Verankerung psychoedukativer Angehörigengruppen (modifiziert nach Bäuml et al. 1999) **Tab. 2-9**

- Fortbildungsveranstaltungen über Psychoedukation organisieren bzw. den Besuch externer Veranstaltungen unterstützen
- entsprechende Literatur bereitstellen
- Supervisionsmöglichkeiten für Gruppenleiter schaffen
- Erfahrungsaustausch von Gruppenleitern untereinander ermöglichen
- Gruppenleiter für ihr Engagement verstärken (Freizeitausgleich, Überstundenvergütung, regelmäßige Thematisierung bei Klinikkonferenzen etc.)
- Notwendigkeit von Angehörigenarbeit laufend zum Thema machen
- Kontakte zu Angehörigenselbsthilfegruppen pflegen

führt werden, sodass auch Berufstätige das Angebot wahrnehmen können. Manche Angehörige, besonders die Älteren, scheuen die Dunkelheit. Ihnen kommt deshalb auch ein Termin in den frühen Abendstunden entgegen.
Die Sitzungen sollten möglichst zu festen Terminen stattfinden (z. B. Angehörigengruppe: montags, 17.30–19.00 Uhr). Feste Termine tragen zum Bekanntheitsgrad des Angebots bei; sie erleichtern die Mundpropaganda unter den Betroffenen sowie die Vermittlung durch die Mitarbeiter der Einrichtung.

Erreichbarkeit

Es muss darauf geachtet werden, dass für die Teilnehmer die Anfahrtszeiten nicht zu lang werden, da sonst die Teilnahmemotivation deutlich schwindet. Der Veranstaltungsort sollte mit öffentlichen Verkehrsmitteln gut zu erreichen sein; für Autofahrer sollten ausreichend Parkmöglichkeiten in unmittelbarer Nähe zur Verfügung stehen. Je nach Veranstalter kommen Räume in Kliniken, Tageskliniken, Rehaeinrichtungen, sozialpsychiatrischen Diensten, Praxen niedergelassener Psychiater und Nervenärzte oder auch „neutrale" Orte wie die örtliche Volkshochschule oder Seminarräume der Universität etc. infrage. Ein passender Raum (ruhig, ausreichend groß), der eine angenehme Atmosphäre ermöglichen sollte, muss für die Sitzungen gefunden werden.
Um bei einem großen Versorgungsgebiet lange Anfahrtswege zu vermeiden, sind dezentral organisierte Angebote zu erwägen. Eine weitere Alternative wäre die Veranstaltung von psychoedukativen Angehörigen-Workshops. Vielen Angehörigen, die einen mehrfachen Besuch von psychoedukativen Sitzungen wegen der Anreise scheuen, würde ein einmaliges Angebot, das sich dann über mehrere Stunden erstreckt, entgegenkommen.
In manchen Situationen sind auch Hausbesuche bei einzelnen Familien mit psychoedukativem Schwerpunkt (s. Leff et al. 1989) eine mögliche Alternative.

Einladungsmodus

Um sicherzustellen, dass so viele Angehörige wie möglich an den Gruppen teilnehmen, muss immer wieder schriftlich wie mündlich darauf aufmerksam gemacht werden (Informationsblätter für Angehörige, Anschläge im Eingangsbereich der Kliniken und auch auf den Stationen, persönliche Einladung etc.). Es sollte bekannt gemacht werden, wann und wo psychoedukative Sitzungen stattfinden, was das Ziel jeder einzelnen Sitzung ist und wer dafür infrage kommt. Um den Organisationsaufwand möglichst gering zu halten, ist es hilfreich, wenn die jeweilige Einrichtung für sich einen zuständigen Koordinator für psychoedukative Gruppen benennt, der auch eine gewisse Einladungsroutine herstellt (standardisierter Anmeldevorgang; Vorrat an Informationsblättern; Einbeziehung neuer Mitarbeiter etc.).
Finden die Angehörigengruppen in einer Klinik statt, sollten alle Stationsmitarbeiter infrage kommende Patienten und deren Angehörige persönlich motivieren, an den

psychoedukativen Sitzungen teilzunehmen. Die direkt mit Angehörigen im Kontakt stehenden Mitarbeiter (Pflegepersonal, behandelnder Arzt, Sozialpädagogen etc.) sollten dabei besonders auf die Angehörigen zugehen, die von sich aus wenig Interesse an derartigen Angeboten zeigen bzw. Ängste oder Zweifel äußern. Viele dieser Angehörigen haben eine große Ablehnungsangst und befürchten, von den Professionellen insgeheim für den Ausbruch der Erkrankung verantwortlich gemacht zu werden. Entsprechend reserviert und zurückhaltend reagieren sie zunächst auf die Einladung zu den Gruppen. Durch geduldiges und empathisches Eingehen auf ihre Bedenken und durch die Klarstellung, dass es sich um informationszentrierte Gruppen handelt, kann die Teilnahme in aller Regel erreicht werden. Durch Einräumen einer Bedenkzeit mit erneuter Ansprache auf den Gruppenbesuch und/oder durch das Anbieten einer „Probesitzung" kann den Bedürfnissen besonders zögerlicher Angehörigen Rechnung getragen werden.

Wie kann Teilnehmerschwund in den Gruppen verhindert werden?

In den meisten Gruppen gibt es Teilnehmer, die nach einer gewissen Zeit der Gruppe fernbleiben, ohne der Gruppe Bescheid zu sagen oder irgendwelche Gründe zu nennen. Die übrigen Teilnehmer sind oft irritiert, wenn andere ohne Entschuldigung wegbleiben. Diese Teilnehmer können dazu angeregt werden, mit den Ferngebliebenen Kontakt aufzunehmen. Manchmal können potenzielle Aussteiger durch eine Kontaktaufnahme anderer Gruppenmitglieder in die Gruppe zurückgeholt werden.
Aber auch die Gruppenleiter können durch ihr Verhalten und durch spezielle Maßnahmen dazu beitragen, dass die Gruppenmitglieder möglichst viele der vorgesehenen Termine wahrnehmen (s. Tab. 2-10).

Auf Gruppenzusammensetzung achten

In der Regel sind **diagnosespezifische** Angehörigengruppen zu bevorzugen. Dadurch kann sichergestellt werden, dass alle relevanten Informationsinhalte zum Thema

Strategien zur Verhinderung von Teilnehmerschwund **Tab. 2-10**

- auf Gruppenzusammensetzung achten
- zu Beginn alle Gruppentermine mit allen Teilnehmern abklären und evtl. Ersatztermine anbieten
- regelmäßig die Teilnehmer nach ihren Wünschen fragen und sie auch bei der Programmgestaltung berücksichtigen
- keinen Zwang zur Selbstöffnung ausüben
- Außenseiter unterstützen und integrieren
- bei Aggression zwischen Gruppenmitgliedern eingreifen

„Psychosen aus dem schizophrenen Formenkreis“ in dem zeitlich relativ befristeten psychoedukativen Programm auch untergebracht werden können. Auch der spezifischen Belastungssituation Angehöriger schizophren Erkrankter kann besser Rechnung getragen werden. Gestützt wird diese Herangehensweise durch die Ergebnisse der Meta-Analyse von Pitschel-Walz et al. (2001), in der sich eine tendenziell höhere Wirksamkeit bei Programmen ergab, die sich exklusiv an die Angehörigen schizophren Erkrankter richteten.

Bei Alter, Geschlecht, Bildungshintergrund der Angehörigen und Krankheitsdauer ihrer betroffenen Angehörigen ist eine **Mischung** durchaus möglich und auch erwünscht. Unterschiedliche Perspektiven und Erfahrungen bereichern die Gruppe und können einen Perspektivenwechsel und auch Verhaltensänderungen einleiten.

Bei Angehörigen von ersterkrankten Patienten muss jedoch in den ersten Treffen sorgfältig darauf geachtet werden, dass sie nicht durch zu fatalistische Äußerungen von den Verwandten länger erkrankter Patienten übermäßig schockiert und frustriert werden, sodass sie den weiteren Treffen fernbleiben. Im Bedarfsfall sollten zusätzlich stützende Einzelgespräche angeboten werden.

In manchen Interventionsstudien zum EE-Konzept wurden nur die Familien, die als „high-EE“ eingestuft worden waren, einer Intervention zugeführt. Begründet wurde dieses Vorgehen mit dem besonderen Bedarf dieser Zielgruppe. Unter Praxisbedingungen hat es sich bewährt, alle Angehörigen – **unabhängig von ihrem EE-Status** – zu den Angehörigengruppen einzuladen. Diese Vorgehensweise bietet neben praktischen Erwägungen (die routinemäßige Durchführung des „Camberwell Family Interviews“ wäre sehr aufwändig) den Vorteil, dass Angehörige, die von sich aus positive Coping-Strategien zeigen und daher vielleicht als „low-EE“ einzuschätzen sind, den anderen Angehörigen Vorbild beim Umgang mit der Erkrankung und den Erkrankten sein können.

Geschlossene Gruppen, also Gruppen mit festem Teilnehmerkreis, sind zu bevorzugen. Dadurch kann eine bessere Gruppenkohäsion entstehen, die im Laufe der Sitzungen beachtliche therapeutische Effekte entwickeln kann (Vertrauen, Solidaritätsgefühl, Schicksalsgemeinschaft, gegenseitige Unterstützung, Kontakte untereinander fördern, Beziehungen über das Gruppenende hinaus ermöglichen etc.). Auch wenn vieles für geschlossene Gruppen spricht, ist es manchmal notwendig und auch sinnvoll, die Gruppe offen zu führen (z. B. um Angehörigen neu aufgenommener Patienten rasch eine Gruppenteilnahme zu ermöglichen).

Zu Beginn alle Gruppentermine mit allen Teilnehmern abklären und evtl. Ersatztermine anbieten

Spätestens beim ersten Gruppentreffen sollten den Teilnehmern die geplanten Termine mit Themenvorschlägen vorliegen. Gleich zu Beginn sollte eruiert werden, ob alle Teilnehmer die vorgesehenen Termine wahrnehmen können. Auf Änderungswünsche hinsichtlich Uhrzeit, Wochentag, Datum etc. sollte flexibel reagiert und bei unterschiedlichen Bedürfnissen ein Kompromiss herbeigeführt werden.

Es sollte darauf hingewiesen werden, dass zu Anfang jeder Sitzung die wichtigsten Informationsinhalte des letzten Treffens wiederholt werden, sodass auch die Teilnehmer alles Wesentliche erfahren, die trotz aller Bemühungen an manchen Gruppentreffen nicht teilnehmen können. Des Weiteren kann schriftliches Material angeboten werden, die Kontaktaufnahme zu anderen Teilnehmern (Eintragen in Adress-/Telefonliste) angeregt werden, damit die Teilnehmer untereinander die versäumten Infomationen weitergeben können. Durch all diese Maßnahmen – wie auch durch die Aufforderung, dass Teilnehmer absagen sollten, wenn sie einmal kurzfristig nicht kommen können (bei Gruppenleitung oder anderen Teilnehmern) – wird deutlich gemacht, dass Angehörige bei den Professionellen willkommen sind und Wert auf die Teilnahme jedes Einzelnen gelegt wird.

Regelmäßig die Teilnehmer nach ihren Wünschen fragen und sie auch bei der Programmgestaltung berücksichtigen

Bei der ersten Sitzung sollte die Frage nach den Erwartungen der Teilnehmer an die Gruppe routinemäßig vorgesehen sein. So können die Gruppenleiter die Teilnehmer da abholen, wo sie stehen, und das folgende Programm auf deren Bedürfnisse zuschneiden. Weitere Gelegenheit, die Befindlichkeit und die Wünsche der Teilnehmer zu erfahren, bieten die Eröffnungsrunde zu Beginn sowie Feedback- oder Blitzlichtrunden am Ende jeder Sitzung. Hier können die Teilnehmer gezielt aufgefordert werden, Fragen, Diskussionsthemen oder Probleme in die Gruppe einzubringen, die sie speziell interessieren oder aktuell stark beschäftigen. Auch zur Kritik an Inhalten oder Ablauf der Gruppe sowie zu Veränderungsvorschlägen sollten die Teilnehmer regelmäßig ermuntert werden. Es versteht sich von selbst, dass die Gruppenleiter die vorgetragenen Wünsche der Teilnehmer dann auch entsprechend berücksichtigen.

Die Orientierung an den Bedürfnissen der Teilnehmer bedeutet jedoch nicht, dass ständig von einem Thema zum anderen gesprungen wird (im Sinne einer Frage-Antwort-Stunde). Die Gruppenleiter als Moderatoren haben die Aufgabe, die eingebrachten Themen zu bündeln, zu strukturieren und zu einem geeigneten Zeitpunkt dann angemessen zu bearbeiten. Sitzungen, in denen viele verschiedene Fragen zwar angerissen, aber keine ausführlich besprochen bzw. beantwortet werden, werden häufig als unbefriedigend erlebt und bergen die Gefahr, dass manche Teilnehmer zum nächsten Mal nicht mehr erscheinen. Ein „Kaffeeklatsch-Charakter“ sollte daher bei psychoedukativen Angehörigengruppen vermieden werden.

Die Gruppenleiter haben also die schwierige Aufgabe, gleichzeitig flexibel auf die Bedürfnisse der Teilnehmer einzugehen und dabei trotzdem die wichtigsten Informationsinhalte zu vermitteln.

Keinen Zwang zur Selbstöffnung ausüben

Die Gestaltung des Gruppenraums hat sicherlich Einfluss darauf, ob die Angehörigen die Möglichkeit ergreifen, die Gruppe für sich und ihre emotionale Entlastung zu

nutzen. Ein Stuhlkreis, mit Tischen in der Mitte, ist zu empfehlen, da dadurch die Teilnahmeängste bei Angehörigen ganz erheblich vermindert werden. Tische und Flipchart/Tafel im Raum vermitteln eine gewisse Arbeitsatmosphäre und verstärken somit den gewünschten Informationscharakter der Veranstaltung. Die Anordnung der Stühle im Kreis erleichtert auf der anderen Seite die Kontaktaufnahme und Interaktion der Teilnehmer untereinander, was wiederum die Gruppenkohäsion fördert und besser das Erlebnis der „Schicksalsgemeinschaft" zulässt.
Besonders effektiv und hilfreich sind psychoedukative Gruppen, wenn die Informationsinhalte interaktiv erarbeitet werden und ein Austausch zwischen den Teilnehmern stattfindet. Alle Teilnehmer sollten daher motiviert werden, sich in der Gruppe zu äußern! Die Gruppenleiter sollten aber damit rechnen, dass manche Teilnehmer länger brauchen, bis sie sich an die Gruppensituation gewöhnt haben, oder dass es sehr stille Teilnehmer gibt, die dennoch von der Gruppe profitieren. Die Gruppenleiter sollten keinen Druck auf die Teilnehmer ausüben, ihre Gefühlswelt offen zu legen bzw. sollten gegebenenfalls ihr Verständnis dafür ausdrücken, dass Teilnehmer manchmal nicht über ihre Gefühle, Erfahrungen, Probleme etc. sprechen wollen (z. B.: „Es ist ganz in Ordnung, wenn Sie im Moment nicht darüber reden wollen. Ich kann mir vorstellen, dass es nicht leicht fällt, über derartige Erfahrungen zu sprechen ...")

Außenseiter unterstützen und integrieren

In manchen Gruppen gibt es Teilnehmer, die aufgrund ihrer Einstellungen, ihres Verhaltens, ihrer Bildung, ihrer sozialen Situation etc. eine Außenseiterposition einnehmen. Die Leiter der psychoedukativen Gruppen haben die Aufgabe, auch diese Teilnehmer in die Gruppe zu integrieren. Das gelingt, indem z. B. das gemeinsame Interesse der Gruppe immer wieder betont wird („Trotz verschiedener Ansichten, die hier in der Gruppe bestehen, sehe ich eine große Gemeinsamkeit, nämlich Ihr Bemühen um das Wohlergehen der Patienten. Und das ist einer der wichtigsten Voraussetzungen für einen positiven Krankheitsverlauf") und positive Beiträge des Außenseiters besonders hervorgehoben und verstärkt werden (z. B.: „Herr X hat uns auf einen sehr wichtigen Punkt hingewiesen. Er sagte uns ...").

Bei Aggression zwischen Gruppenmitgliedern eingreifen

Feindseligkeit und Aggression sollten innerhalb der Gruppe unbedingt vermieden werden! Treten Aggressionen dennoch auf, ist es die Aufgabe der Gruppenleiter, einzugreifen und die attackierten Personen in Schutz zu nehmen. Es sollte lobend hervorgehoben werden, dass alle Gruppenmitglieder durch ihre Teilnahme an der Gruppe Interesse und Engagement zeigen und jeder sein Bestes versucht. Zur Stützung von attackierten Personen können deren persönliche Stärken betont werden („Es ist bewundernswert, mit wie viel Energie Sie sich für Ihre Tochter einsetzen!").

Es versteht sich von selbst, dass die Gruppenleiter selbst auch keine direkte oder unterschwellige Feindseligkeit („Bei so einer Mutter *kann* man ja nur schizophren werden!") gegenüber einem Gruppenmitglied zeigen sollten.
Auch gilt zu bedenken, dass im familiären Umfeld von schizophrenen Erkrankungen mit einer generellen Rate von 30% Spektrumserkrankungen (Ertl-Gehrke u. Bondy 1992) zu rechnen ist. Das heißt, bei jedem dritten Elternpaar wird sich zumindest ein Elternteil mit einer ebenfalls erhöhten Vulnerabilität gegenüber psychiatrischen Erkrankungen (schizophrene Erkrankungen, affektive Erkrankungen, Persönlichkeitsstörungen, Suchterkrankungen) arrangieren müssen. Es ist verständlich, dass die oft damit einhergehende erhöhte Empfindsamkeit gerade in Zeiten verstärkten Stresses, vor allem während der Akuterkrankung eines Familienmitgliedes, diesen Menschen zum Problem werden kann. Auf Überreaktionen innerhalb der Gruppe (übermäßiger Rededrang, Angriffe auf Gruppenleiter oder andere Teilnehmer etc.) sollte mit Verständnis, Ruhe, Gelassenheit und Versachlichung reagiert werden; die Zurechtweisung oder Beschämung dieser Menschen verbietet sich von selbst. Damit der Gruppenrahmen nicht gesprengt und die Gruppe durch die speziellen Bedürfnisse Einzelner nicht überstrapaziert wird, sollten die Gruppenleiter in zusätzlichen Einzelgesprächen die jeweilige Problematik zu klären versuchen und evtl. eine Beratung über die weiteren zur Verfügung stehenden Unterstützungs- und Therapiemöglichkeiten anbieten („Ich finde es gut, dass Sie Ihrem Ärger Luft gemacht haben. Wie wir anfangs schon gesagt haben, sollen Sie hier in der Gruppe Gelegenheit haben, all Ihre Kritik, Ihren Ärger und Ihre Beschwerden loszuwerden ... Jetzt würde ich gerne – wenn es Ihnen Recht ist – auf unser heutiges Thema zu sprechen kommen. Wenn Sie wollen, können wir uns aber gerne nach der Gruppensitzung nochmal ausgiebig über Ihr Anliegen unterhalten, vor allem auch darüber, wie wir Sie von professioneller Seite in dieser speziellen Situation weiter unterstützen könnten").
Es wäre ganz einfach, schwierige Teilnehmer aus der Gruppe rauszudrängen. Ziel sollte es aber sein, möglichst allen Angehörigen die Chance zu geben, von der psychoedukativen Gruppe zu profitieren, und oft sind es gerade die schwierigen Teilnehmer, die die Gruppe besonders brauchen.

2.4.3 Schlussfolgerungen

Wie gezeigt, gibt es einen deutlichen Bedarf für psychoedukative Angehörigengruppen. Es sind jedoch organisatorische und atmosphärische Verbesserungen nötig, damit noch mehr Angehörige in den Genuss dieser Gruppen kommen bzw. sie in Anspruch nehmen können. Die Professionellen müssen vermehrt dafür sorgen, dass in den psychiatrischen Einrichtungen ein angehörigenfreundliches Klima geschaffen wird und kontinuierlich Angebote – differenziert nach den jeweiligen Bedürfnissen der Angehörigen und dem Krankheitszustand des Patienten – vorgehalten bzw. vermittelt werden. Das Angebotsspektrum sollte neben den psychoedukativen Gruppen für Angehörige als Basisintervention die Empfehlung von geeigneten Infobroschüren, Ratgeberbüchern, Videos, Internet-Seiten sowie die Vermittlung von längerfristigen psychotherapeutischen Hilfen (Familientherapie einzeln oder mit mehreren Familien zusammen; Einzelpsychotherapie), sozialen Diensten in der Gemeinde (sozialpsychiatrischer Dienst, Krisenzentrum, Bürgerhelfer etc.) oder Selbsthilfegruppen umfassen.

> „Der erste Wunsch der Angehörigen ist, anerkannt und nicht beschuldigt zu werden; der zweite ist, Information und Unterstützung zu erhalten; und der dritte und letzte Wunsch ist, dass den Familien und den Betroffenen selbst die verschiedenen Hilfsmöglichkeiten kontinuierlich und zuverlässig zur Verfügung gestellt werden, die sie im Verlauf benötigen." (Übs. d. A.)

So formulierte Judy Weleminsky (1991) von der National Schizophrenia Fellowship in Großbritannien die Wünsche der Betroffenen an die Professionellen, und auch elf Jahre danach sollte dies Programm für alle in der Psychiatrie Tätigen sein.

2.5 Diagnosemitteilung

Vertiefungskapitel zu 1.5 Struktur und Inhalte

H.-J. Luderer

2.5.1 Einleitung

Die Bedeutung der Diagnosemitteilung

Die Mitteilung der Diagnose ist der erste Schritt zu einer Kommunikation über die Krankheit eines Patienten. Insofern bildet das Gespräch über die Diagnose die Grundlage für weiter gehende Informationen. Das Erfassen, Akzeptieren und Bewältigen einer Krankheit setzt die Kenntnis einer Krankheitsbezeichnung voraus.

Einstellung der Ärzte zur Diagnosemitteilung

Die Frage, ob und wie Psychiater im Gespräch mit ihren Patienten die Diagnose zur Sprache bringen, war bisher nur selten Thema empirischer Untersuchungen. Die wenigen zur Verfügung stehenden Daten sprechen für eine eher begrenzte Mitteilsamkeit, insbesondere gegenüber Schizophreniekranken.
Luderer und Loskarn (1988) befragten 90 Ärzte in sechs verschiedenen Kliniken. Alle befürworteten eine umfassende Aufklärung bei Patienten mit Suchtkrankheiten und depressiven Störungen. 66% meinten, mit Schizophreniekranken solle man in ähnlicher Weise verfahren. Die genaue Diagnose wollten dagegen nur 21% der Ärzte mitteilen.
Die Zurückhaltung vieler Ärzte bei der Mitteilung die Schizophreniediagnose scheint von Land zu Land unterschiedlich zu sein. McDonald-Scott et al. (1992) legten 166 Psychiatern in Japan und Nordamerika sechs Fallvignetten vor und fragten, ob sie bereit wären, den betreffenden Patienten über die gestellte Diagnose zu informieren. Patienten mit Panikstörungen wurden von den meisten japanischen (97%) und nordamerikanischen (98%) Ärzten über ihre Diagnose aufgeklärt, und auch bei Patienten mit affektiven Störungen lagen die Zahlen bei über 90%. Schizophreniekranke erfuhren nur von 7% der japanischen und 53% der nordamerikanischen Ärzte spontan ihre Diagnose. 23% der japanischen und 28% der nordamerikanischen Ärzte waren bereit, den zutreffenden Namen der Krankheit auf Nachfrage mitzuteilen. Die von den japanischen Ärzten besonders häufig verwendeten Ersatzbezeichnungen waren „psychogene Reaktion“ (33%), „Neurose“ (28%) oder „Neurasthenie“ (11%).
Die besondere Zurückhaltung der japanischen Ärzte wurde von den Autoren durch eine paternalistische Haltung japanischer Ärzte erklärt, die in der japanischen Tradition verwurzelt ist und zur Zeit der Untersuchung nur in Ansätzen hinterfragt wurde.

Kenntnis der Diagnose bei Schizophreniekranken

Um die Kenntnisse psychisch Kranker in Bezug auf ihre Diagnose war es in der Vergangenheit häufig nicht sehr günstig bestellt. Huber et al. (1979) verfolgten den Lebensweg von 504 Patienten mit Schizophrenien, die zwischen 1945 und 1959 stationär behandelt worden waren. Nur 137 von 443 persönlich nachuntersuchten Patienten (31%) kannten die bei ihnen gestellte Diagnose („Schizophrenie") oder eine korrekte Ersatzbezeichnung („Psychose"). Nur 61 frühere Patienten stimmten dieser Diagnose zu, 76 hielten sie für falsch.

Zöllner und Döpp (1979) befragten 127 vorwiegend chronisch psychisch Kranke, bei denen die Diagnose einer Schizophrenie (n = 93) oder einer affektiven Psychose (n = 34) gestellt worden war. 75 Patienten (59%) nannten eine hinreichend zutreffende Krankheitsbezeichnung.

Böcker (1996) legte 340 Patienten unmittelbar vor der Entlassung aus stationärer Behandlung einen Selbstbeurteilungsfragebogen vor. 209 Patienten beantworteten die Frage nach der bei ihnen gestellten Diagnose. Bei 59% dieser Antworten wurden vage, unspezifische Bezeichnungen oder unzutreffende Diagnosen genannt, nur 25% der Antworten stand ungefähr im Einklang mit der Krankenblattdiagnose.

2.5.2 Eigene Untersuchungen

Fragestellung und Methoden

Ziel der hier dargestellten Untersuchungen war es, das Informationsverhalten von Ärzten oder in die unmittelbare Behandlung Schizophreniekranker integrierten Psychologen zu erfassen und die Frage zu beantworten, was sich diesbezüglich in den verhangenen Jahren verändert hat.

Daten hierüber können – wie bei den Arbeiten von McDonald-Scott et al. (1992) und Luderer und Loskarn (1988) – über Angaben der Therapeuten zu ihren Informationsgewohnheiten erhoben werden. Untersuchungen dieser Art erfassen die Einstellung der Befragten, spiegeln allerdings das tatsächliche Informationsverhalten bei einzelnen Patienten nur eingeschränkt wider. Eine weitere Möglichkeit ist die Befragung von Therapeuten im Hinblick auf die Information einzelner Patienten.

Aus diesem Grund wurde die Befragung von Luderer und Loskarn (1988) wiederholt. Hierzu wurden von März 1995 bis Februar 1996 insgesamt 154 Ärzte aus insgesamt sieben psychiatrischen Kliniken und 23 niedergelassene Psychiater befragt. Drei Störungsbilder – Schizophrenie, rezidivierende depressive Störung und Alkoholabhängigkeit – wurden in Fallvignetten geschildert. In einem Fragebogen wurden soziodemographische Daten und Daten zu Ausbildungsstand und Informationsgewohnheiten bei jedem einzelnen Störungsbild erhoben, wobei die Ärzte bei Schizophreniekranken gebeten wurden, ihr Verhalten bei ersterkrankten und mehrfacherkrankten Patienten getrennt zu beschreiben. Die Befragung erfolgte anonym. Bei der Auswertung wurden

die 1995/1996 erhobenen Daten mit denjenigen aus der 1985 durchgeführten Untersuchung von Luderer und Loskarn (1988) verglichen.
In einer Serie von weiteren Untersuchungen wurden Patienten der Psychiatrischen Klinik der Universität Erlangen-Nürnberg und ihre behandelnden Ärzte kurz vor der geplanten Entlassung der Patienten aus der stationären Behandlung nach Diagnosemitteilung und Diagnosekenntnis befragt. Die einzelnen Befragungen wurden 1985, 1989 und 1994/1995 durchgeführt. Diese Daten wurden personenbezogen erhoben und nach Zuordnung von Patienten- und Arztfragebogen anonym ausgewertet. Ergebnisse der Einzelbefragungen wurden teilweise an anderer Stelle publiziert (Luderer 1989a; Luderer u. Böcker 1993; Luderer et al. 1993).
Dateneingabe und Auswertung erfolgten bei allen Untersuchungen mithilfe des SPSS-Programmpakets.

Ergebnisse

Die Einstellung zur Diagnosemitteilung bei Schizophreniekranken

Zunächst eine Beschreibung der Stichprobe: Die befragten Ärzte waren im Median 35 Jahre alt und fünf Jahre in der Psychiatrie tätig. Von den 154 Klinikärzten waren 30 in leitender Stellung tätig. 52 Ärzte (30%) verfügten über eine abgeschlossene Psychotherapie-Ausbildung. Im Vergleich zu der Stichprobe von Luderer und Loskarn (1988) waren die 1995/96 befragen Ärzte erfahrener (p = .0045) und psychotherapeutisch besser qualifiziert (p = .0000).
Die ausführliche Aufklärung Schizophreniekranker wurde bei ersterkrankten Patienten von 155 (88%), bei mehrfacherkrankten von 165 (93%) befürwortet (p = .0409). 1985 – bei dieser Untersuchung wurde nicht zwischen ersterkrankten und mehrfacherkrankten Patienten unterschieden – hatten lediglich 59 Ärzte (66%) diese Frage bejaht (p = .0065 bei Ersterkrankten, p = .0006 bei Mehrfacherkrankten).
Bei der mitzuteilenden Diagnose bevorzugten viele Ärzte die Bezeichnung „Psychose“. Bei mehrfacherkrankten Patienten waren sie eher bereit, den Patienten die Krankenblattdiagnose „Schizophrenie“ mitzuteilen (p = .0000, Wilcoxon). Hinsichtlich

Tab. 2-11 Einstellung zur Diagnosemitteilung: mitgeteilte Diagnose (E = ersterkrankte Patienten; M = mehrfacherkrankte Patienten; Unterschiede zwischen 1985 und 1995: E = .1876, M = .0004 [Kruskal-Wallis])

Jahr der Befragung	1985 (alle Patienten)	1995 (E)	1995 (M)
Schizophrenie	19 (21%)	31 (18%)	62 (35%)
Psychose	44 (49%)	122 (69%)	100 (57%)
andere/keine Diagnose	23 (26%)	24 (14%)	15 (10%)

der 1985 erhobenen Daten ergaben sich lediglich beim Vergleich mit der mitgeteilten Diagnose bei mehrfacherkrankten Patienten Unterschiede (s. Tab. 2-11).
Zusammenfassend scheint sich die Einstellung zur Information Schizophreniekranker zwischen 1985 und 1995 geändert zu haben. Die häufigere Befürwortung einer ausführlichen Aufklärung schlägt sich allerdings nicht unbedingt in einer häufigeren Nennung der Krankenblattdiagnose nieder.

Diagnosemitteilung und Diagnosekenntnis

1985 waren nur 43%, 1989 gar nur 28% der Ärzte bereit, ihre Patienten mit dem Wort „Schizophrenie" zu konfrontieren. 1994/95 hatte sich die Einstellung bei diesen Ärzten völlig geändert: 90% von ihnen hatten keine Schwierigkeiten mit dieser Krankheitsbezeichnung (s. Tab. 2-12).
Die Diagnosekenntnis der schizophreniekranken Patienten änderte sich dementsprechend. Die Anzahl der Patienten, die die Frage nach dem Namen ihrer Krankheit mit „Schizophrenie" beantworteten, stieg zwischen 1985 und 1994/95 von 30% auf 61% (s. Tab. 2-13).

Tab. 2-12 Diagnosemitteilung der behandelnden Ärzte bei schizophreniekranken Patienten (Unterschiede zwischen 1985 und 1995: $p < .0001$ [chi^2])

Jahr der Befragung	1985	1989	1992	1995
Schizophrenie	15 (43%)	14 (28%)	26 (47%)	98 (90%)
Psychose	6 (17%)	27 (53%)	26 (47%)	11 (10%)
andere/keine Diagnose	14 (40%)	10 (20%)	3 (5%)	0 (0 %)

Tab. 2-13 Diagnosekenntnis bei schizophreniekranken Patienten im Verlauf von 10 Jahren (Unterschiede zwischen 1985 und 1995: $p < .001$ [chi^2])

Jahr der Befragung	1985	1989	1992	1995
Schizophrenie	10 (30%)	12 (23%)	26 (47%)	67 (61%)
Psychose	8 (24%)	20 (39%)	11 (20%)	28 (26%)
andere/keine Diagnose	15 (45%)	19 (37%)	18 (33%)	12 (11%)

Diskussion der Ergebnisse

Das Informationverhalten in der Psychiatrie tätiger Ärzte wurde zwischen 1985 und 1996 mit zwei verschiedenen Methoden untersucht. Zum einen wurden die grundsätzliche Befürwortung ausführlicher Informationsvermittlung bei Schizophreniekranken und die generellen Infomationsgewohnheiten im Rahmen zweier Einstellungsuntersuchungen erfasst. An der Befragung im Jahr 1985 nahmen 90 Ärzte teil, an der Befragung in den Jahren 1995/96 bestand die Stichprobe aus 177 Probanden.

Zwischen 1985 und 1995/96 erhöhte sich die generelle Befürwortung der Ärzte zur Information Schizophreniekranker signifikant. Diese Veränderung wirkte sich aber nicht auf die Bereitschaft zur Mitteilung der Krankenblattdiagnose nieder. Die meisten der befragten Ärzte vermieden die Krankheitsbezeichnung „Schizophrenie“, insbesondere bei ersterkrankten Patienten. Es ist anzunehmen, dass die Gründe für die Vermeidung dieses Wortes in der Befürchtung liegen, die Patienten mit einer stigmabehafteten Bezeichnung zu verletzen.

Die Befragung der Patienten der Psychiatrischen Klinik der Universität Erlangen-Nürnberg und ihrer behandelnden Ärzte kurz vor der geplanten Entlassung der Patienten aus der stationären Behandlung kam zu anderen Ergebnissen. Diese Ärzte hatten zwischen 1989 und 1992 ihre Zurückhaltung bei der Verwendung der Krankheitsbezeichnung „Schizophrenie“ aufgegeben. Gleichzeitig änderte sich auch der Umgang der Patienten mit ihrer Diagnose.

Diese Entwicklung steht in engem Zusammenhang mit Weiterentwicklungen des therapeutischen Angebots. Seit 1989 wurden den schizophreniekranken Patienten der Klinik in zunehmendem Umfang Informationsmaterialien in Form von Broschüren und Büchern zur Verfügung gestellt (Bäuml 1994; Luderer 1989c; 1998). 1991 begann die Patienten- und Angehörigenarbeit in Gruppen. Dabei zeigte es sich, dass die Vermittlung einer diagnostischen Bezeichnung bei vielen Patienten problemlos gelingt, wenn die Art der Aufklärung am Erleben der Patienten anknüpft.

2.5.3 Die praktische Durchführung der Diagnosemitteilung

Offenheit im Umgang mit Schizophreniekranken bedeutet nicht, den Patienten ihre Diagnose sofort und kommentarlos zu unterbreiten. Ähnlich wie andere eingreifenden ärztlichen Mitteilungen muss die Diagnosenmitteilung schrittweise und mit Rücksicht auf den psychischen Befund erfolgen. Oft kann der erste dieser Schritte bereits bei der Exploration beginnen. Eine Möglichkeit der Überleitung vom diagnostischen zum informativen Gespräch besteht in der Frage nach der Krankheitstheorie des betreffenden Patienten (s. hierzu auch Tab. 2-14): „Da haben Sie in letzter Zeit ja Einiges mitgemacht. Was meinen Sie eigentlich selbst, was könnte da denn dahinter stecken?“

Tab. 2-14 Aufbau von Gesprächen über die Diagnose

Frage nach der Krankheitstheorie der Patienten	„Was meinen Sie eigentlich, was hinter dem, worüber wir gesprochen haben, stecken könnte?“
Exploration der Symptome, unter denen der Patient subjektiv leidet	häufig Unruhe, Schlafstörungen, formale Denkstörungen
Frage nach dem subjektiven Krankheitscharakter dieser Symptome	„Könnten Sie sich vorstellen, dass sich dahinter eine Krankheit verbirgt?“
Gegenüberstellung von Krankheit und Person	„Wir wissen, dass es Krankheiten gibt, die die Patienten auf verschiedene Weise täuschen können.“
Einführen einer Krankheitsbezeichnung	„Eine Krankheit, die Patienten auf diese Weise täuschen können, bezeichnen wir als Psychose, Schizophrenie oder schizophrenieähnliche Krankheit.“
Gegenüberstellung: Schizophrenie als Schimpfwort – Schizophrenie als Krankheitsbezeichnung	„Schizophrenie“ oder „schizophren“ als Synonyme für widersprüchlich, unvernünftig, unberechenbar und unverständlich. Emil Kraepelin führte den Begriff „Dementia praecox“ ein (1893): Beginn im jugendlichen Alter, schlechte Prognose; Dementia praecox bedeutet: vorzeitiger Verlust der geistigen Fähigkeiten. Eugen Bleuler: Ablehnung des Wortes „Dementia praecox“; Einführung der Bezeichnung „Schizophrenie“ (1911): Aufspaltung des Denkens, Fühlens und Wollens; Eugen Bleuler wollte den negativen Beigeschmack der Krankheitsbezeichnung vermeiden.

Oft ist es hilfreich, das Gespräch auf vorher explorierte, den Patienten subjektiv beeinträchtigende Symptome zu lenken, wie z. B. innere Unruhe, Schlafstörungen, formale Denkstörungen, Störungen von Gedächtnis, Merkfähigkeit, Konzentration und Durchhaltevermögen oder Störungen von Affektivität und Antrieb. Viele Patienten bejahen dann die Frage: „Was meinen Sie, irgendetwas stimmt doch da nicht?“
Hier könnte sich die Frage anschließen: „Könnte es sein, dass es eine Krankheit ist?“
Falls der Patient allerdings jegliche Beeinträchtigung mit Krankheitscharakter verneint und beispielweise darlegt, er fühle sich ganz real von einer Organisation bedroht, die ihn ständig beobachte, deren Autos vor seiner Wohnung auf- und abfahren, die ihn mit Mikrofonen abhören und mit Lautsprechern Befehle zukommen lasse, so

könnte sich die Frage anschließen: „Halten Sie es nicht vielleicht doch für möglich, dass eine Krankheit Sie da täuscht?" Oder: „Könnte es sein, dass Sie Opfer einer Täuschung sind?"

Verneint der Patient diese Frage, ist es zunächst nicht möglich, sich mit ihm über die Frage der Diagnose zu einigen. Weitere Einigungsversuche können dann später noch einmal versucht werden.

Wenn der Patient wenigstens einen Teil der von ihm geschilderten Erlebnisweisen als Krankheitssymptome ansieht, so besteht der nächste Schritt der Aufklärung darin, die Krankheit und die von der Krankheit getäuschte Person gegenüberzustellen: „Wir wissen, dass es Krankheiten gibt, die Patienten auf verschiedene Weise täuschen können."

Falls der Patient diese Erklärung zumindest als Möglichkeit akzeptiert, bestünde der nächste Schritt in der Vermittlung einer Bezeichnung für diese Krankheit, beispielsweise in folgender Weise: „Krankheiten, bei denen Menschen Erlebnisse haben, wie Sie sie uns beschrieben haben, nennen wir Psychosen. Psychosen sind Krankheiten, bei denen Menschen getäuscht werden. In der Regel haben sie erst dann eine Chance, die Täuschung zu erkennen, wenn die Psychose vorbei ist."

Das Bild der Täuschung des Patienten durch die Krankheit wird oft besser akzeptiert als die Formulierung, dass der Patient selbst sich täuscht. „Sie täuschen sich" kann als Übertragen der Verantwortung an den jeweiligen Patienten verstanden werden, verbunden mit der Vermutung, er hätte die Täuschung durch kritische Prüfung vermeiden können. Die Formulierungen „Die Krankheit macht Ihnen etwas vor" oder „Sie haben erst dann eine Chance, die Täuschung zu erkennen, wenn die Psychose vorbei ist" verlagern die Verantwortung für die Täuschung auf den Krankheitsprozess.

Wenn der Patient die Bezeichnung „Psychose" akzeptiert, kann der Arzt diese Bezeichnung noch näher präzisieren: „Wir nennen Ihre Krankheit auch Schizophrenie (oder schizoaffektive Störung). Die meisten Leute können mit diesem Wort nichts anfangen. Es klingt ja auch etwas merkwürdig, fast wie ein Schimpfwort. So meinen wir es natürlich nicht. Es ist einfach eine genauere Bezeichnung als ‚Psychose'. Die Krankheit macht Ihnen etwas vor, und das ist so täuschend echt, dass sie es einfach glauben müssen."

Viele Patienten möchten wissen, wie in ihrem Fall die Diagnose einer Schizophrenie gestellt worden ist. Bei der Antwort auf diese Fragen empfiehlt es sich, darauf hinzuweisen, dass psychiatrische Diagnosen meist nicht mithilfe technischer Befunde wie Röntgenaufnahmen oder Laborwerte, sondern durch Beobachten und Befragen der Patienten gestellt werden, beispielsweise mit den Worten: „Niemand kann Ihnen eine Röntgenaufnahme zeigen und damit beweisen, dass diese Diagnose richtig ist. Ich kann Ihnen aber sagen, warum ich meine, dass Sie an einer Schizophrenie leiden."

Hilfreich ist es für viele Patienten, darauf hinzuweisen, dass Eugen Bleuler 1911 das Kunstwort „Schizophrenie" entwickelt hat, weil die kraepelinsche Bezeichnung „Dementia praecox" seiner Meinung nach einen zu negativen Wertakzent hatte. Er konnte nicht voraussehen, dass sich „Schizophrenie" und „schizophren" zu Schimpfwörtern entwickeln sollten.

Es ist in der Regel nicht ratsam, all diese Informationen sofort im Aufnahmegespräch weiterzugeben, sondern den Patienten zunächst zu fragen: „Wenn einigermaßen sicher ist, was Ihnen fehlt, möchten Sie dann, dass ich mit Ihnen offen darüber rede? Ich will Ihnen nichts verheimlichen, aber auch nichts aufdrängen."

2.5.4 Schlussfolgerungen

Im Verlauf der vergangenen Jahre hat sich die Einstellung der in psychiatrischen Kliniken und Praxen tätigen Ärzte geändert. Das offene Gespräch mit den Patienten wird zunehmend als wichtiger Bestandteil der Therapie gesehen. Psychoedukative Einzel- und Gruppengespräche mit Patienten und Angehörigen werden in vielen Kliniken durchgeführt und als Bereicherung des therapeutischen Angebots angesehen. Das gilt insbesondere für die Behandlung Schizophreniekranker.
Die Mitteilung der diagnostischen Bezeichnung „Schizophrenie" bereitet vielen Ärzten jedoch nach wie vor Unbehagen. Zur Begründung wird in der Regel das Stigma angeführt, das diesem Begriff anhaftet. Dabei wird in der Regel übersehen, dass viele psychiatrische Diagnosen einen negativen Wertakzent haben und dass Alkoholkranke davon noch stärker betroffen sind als Schizophreniekranke. Das Stigma psychiatrischer Diagnosen lässt sich nicht durch Vermeidung der Diagnosen aus der Welt schaffen.
Zudem zeigen die Erfahrungen in mehreren Kliniken, wie problemlos auf verharmlosende und irreführende Ersatzbezeichnungen verzichtet werden kann. Psychiater, die in der Lage sind, Diagnosen unbefangen auszusprechen und ihr Wissen über die Krankheit mit den Patienten zu teilen, helfen ihren Patienten, ihre eigene Krankheit anzunehmen und mit ihr zu leben.

2.6 Psychoedukative Informationsvermittlung: „Pflicht und Kür"

Vertiefungskapitel zu 1.5 Struktur und Inhalte

J. Bäuml, G. Pitschel-Walz

2.6.1 Einleitung

„Wissen ist Macht!" Dieses häufig gebrauchte Zitat unterstreicht sehr plakativ, dass der Weg zur praktischen Kompetenz über ein theoretisches Basiskönnen führt. Die Fortentwicklung dieses Gedankens ergibt, dass Kompetenzerwerb und das subjektive Gefühl, kompetent zu sein, eine positive Rückwirkung auf das Selbstvertrauen besitzen. Selbstvertrauen wiederum aktiviert individuelle Ressourcen, und mit Blick auf das derzeit allgemein akzeptierte Vulnerabilitäts-Stress-Modell sollte diese Zunahme an subjektiver Zufriedenheit zu einer Verringerung des Vulnerabilitäts-Niveaus führen. Geringere Vulnerabilität würde wiederum das Risiko einer Wiedererkrankung reduzieren. Direkt induktiv ließe sich daraus folgern, dass deshalb möglichst viel Wissen und möglichst viel spezifisches Know-how vermittelt werden sollte, um über diesen Mechanismus positiv auf den Krankheitsprozess einzuwirken. Theoretisch ließe sich damit die Vision begründen, die Durcharbeitung des aktuellen psychiatrischen Lehrbuchwissens könnte zur Maxime des psychotherapeutisch-psychoedukativen Vorgehens bei schizophren erkrankten Menschen werden.

Die Unhaltbarkeit dieses theoretischen Gedankenexperimentes bedarf keiner näheren Richtigstellung, die krankheitsimmanenten formalen Denkstörungen limitieren den theoretisch wünschenswerten Wissenstransfer natürlicherweise. Im Gegenteil, bei unsensibler und ungeschickter Informationsüberflutung besteht die berechtigte Sorge, dass dadurch eher Verwirrung und Verunsicherung gestiftet werden, die ihrerseits zu Insuffizienzerleben, zu Stresszunahme, zu Überforderung und damit zu einem erhöhten Rückfallrisiko führen.

Die Förderung des Faktors „Empowerment" muss deshalb sehr individuell dosiert erfolgen, die zu vermittelnde Information muss eng an das aktuelle psychopathologische Befinden, die kognitive Leistungsstärke, das Ausmaß von Nebenwirkungen, die individuell schwankende Motivationslage, das Krankheitskonzept und insbesondere auch an die aktuelle Krankheitseinsicht der Betroffenen adaptiert werden.

Die nicht an die aktuelle Aufnahmefähigkeit adaptierte Überflutung mit Krankheitsdetails kann sehr rasch zu Kontakt- und Behandlungsabbruch bei schwankender Therapiemotivation führen. Deshalb gehört das „Prinzip der dosierten Diskrepanz" (Linden 2000) zur entscheidenden Grundhaltung jedes psychoedukativ tätigen The-

rapeuten. Nur durch eine gestufte Annäherung an das individuelle Belastungsvermögen der Patienten mit vorsichtiger Erarbeitung des kleinsten gemeinsamen Nenners kann es möglich sein, auch skeptische und ambivalente Patienten zur schrittweisen Annäherung bzw. Aussöhnung mit dem schulmedizinischen Krankheits- und Behandlungsmodell zu gewinnen.
Die vorsichtige Dosierung des ersten Grundkurses „Psychose" gehört deshalb zu den ureigensten therapeutischen Herausforderungen für alle, die sich mit der Behandlung schizophrener Patienten beschäftigen. Das Prinzip des „Nihil nocere" muss hierbei stets von überragender Bedeutung bleiben, um nicht in „bester Absicht" ungewollt den „schlechtesten Effekt" zu erzielen.

2.6.2 „Pflicht und Kür"

Als Hilfestellung für die sukzessive Informationsdarbietung wird in der weiteren Ausführung dieses Kapitels versucht, die auf empirischer Basis gesammelten Erfahrungen einzuarbeiten, um daraus einen Leitfaden zu entwickeln, welche Informationseinheiten in welcher Dichte zu welchem Zeitpunkt dargeboten werden sollten.
Nach einem initialen Vertrautmachen mit dem Schicksalsschlag „Psychose" und der sich zwangsläufig daran anschließenden psychotherapeutisch orientierten Trauerarbeit müssen die ersten Grunddaten gut verstehbar, klar strukturiert und innerhalb eines geschlossen und logisch aufgebauten Gesamtkonzeptes vermittelt werden. Dieser Informationsvermittlungsprozess muss stets durchwirkt sein von einer supportiv psychotherapeutischen Grundhaltung, um die zwangsläufig dabei auftretenden Verunsicherungen, Ängste und Abwehrhaltungen der Patienten aufzufangen. Durch den kontinuierlichen Fokus auf die zweifelsfrei bei allen Patienten vorhandenen Ressourcen muss es gelingen, bei aller Kränkung durch Konfrontation mit Details der Erkrankung, eine Art „Grundstolz" aufzubauen, der den Betroffenen das ermutigende Gefühl gibt, angesichts dieser Erkrankung nicht zu resignieren, sondern aktiv dagegen anzugehen, zu einer ganz besonderen Spezies von Menschen zu gehören.
Nach Erarbeitung des „Pflichtprogramms" werden viele Patienten längere Zeit brauchen, ehe sie sich – in Abhängigkeit von ihren individuellen Bewältigungsmechanismen wie Verdrängung, Verleugnung, Trauer, aggressiver Verkehrung ins Gegenteil, Projektion, Rückzug, Protest, verstärkter Außenorientierung etc. – mit der weiteren Bewältigung der Erkrankung beschäftigen.
Man könnte diese anschließende Phase zur Kompetenzerweiterung ganz salopp mit „Kürprogramm" umschreiben. Kür – wenn man sich hier auf den sportlichen Begriff aus dem Eiskunstlauf beruft – setzt ein gründliches Basiskönnen voraus. Wenn die Grundschritte beherrscht werden und das kleine Einmaleins des Eiskunstlaufs internalisiert wurde, können weitere Herausforderungen und Verfeinerungen des eigenen Stils in Angriff genommen werden. Das heißt, auf dem Boden eines gesicherten schulmedizinischen Krankheits- und Bewältigungsmodells sollten dann weitere Vertiefungen mit individuell adaptierten Erweiterungen angestrebt werden. Auf dem

Informationssektor kann das bedeuten, dass sich die Patienten sehr intensiv mit dem aktuellen schulmedizinischen Wissen vertraut machen, dass sie sich teilweise auch der Grundlagenforschung zuwenden und dass sie sich vor allem eine Spezialkompetenz auf dem Gebiet der Pharmakotherapie und der psychotherapeutischen Möglichkeiten erwerben. Insbesondere auf Angehörigenseite kann es hierbei zur intensiven Beschäftigung mit ärztlichen Berufsverbänden, Standesorganisationen sowie den Vertretern der forschenden Industrie kommen, um weitere gezieltere Diagnostik und Behandlungsprogramme zu initiieren.

Auf Patientenseite wird dies in erster Linie bedeuten, sich neben der basalen Pharmakotherapie mehr und mehr mit psychotherapeutischen Möglichkeiten zu beschäftigen, um das soziale Kompetenzniveau zu erweitern, die eigenen Grenzen der Belastbarkeit gezielter zu berücksichtigen und effiziente Bewältigungsmöglichkeiten konsequenter zu beherrschen. Im Idealfall sollte dies dazu führen, dass die psychologischen Bewältigungsmechanismen zur Reduktion der endogen/lebensgeschichtlich erworbenen Vulnerabilität erweitert werden, um letztlich eine Verringerung der Vulnerabilität zu erreichen.

Dieser Prozess wird in der Regel im Sinne eines „Trial and error" von Rückschlägen und negativen Erfahrungen nicht frei sein können. Oft wird ein Patient erst im Nachhinein beurteilen können, ob sein neu gewählter Bewältigungspfad – z. B. deutliche Reduktion oder gar Absetzen der Medikation aufgrund des Gefühls, nach einer langjährigen Psychotherapie nun kompetenter und gefestigter zu sein – auch von Erfolg getragen sein kann. Ziel dieses „Kürteils" muss jedoch sein, das Selbstwertgefühl und das Selbstvertrauen der Patienten kontinuierlich zu stärken und ihr Erfahrungswissen mit dem spezifisch therapeutischen Wissen nachhaltig zu verzahnen. Es sollte eine psychohygienisch geprägte Grundhaltung gefördert werden, die ein maximales Ausmaß an Selbstzufriedenheit, Selbstvertrauen, Bewältigungskompetenz und letztlich an Lebensqualität bietet.

Im engeren Sinne müssten dann sämtliche Psychotherapieverfahren in den Kürteil integriert werden, um diesem wohl nie ganz abzuschließenden therapeutischen Langzeitziel Rechnung zu tragen. Und genau hier beginnt auch die Grundsatzdiskussion darüber, wie weit Psychoedukation reicht und wie die Abgrenzung gegenüber einer langfristigen Psychotherapie erfolgen sollte. Diese Diskussion ist noch im Gange, hier kann noch kein abschließendes Fazit gezogen werden.

Aus eher pragmatischen Gründen wird hier so verfahren, dass die wesentlichen Grundzüge auch komplexerer Psychotherapieverfahren in den Kürteil integriert werden, die genauere Ausgestaltung dieser Therapieverfahren und die langfristige psychotherapeutische Vorgehensweise wird jedoch dann als nicht mehr der eigentlichen Psychoedukation zugehörig betrachtet.

Dies soll nicht heißen, dass die Grenze zwischen Psychoedukation und Psychotherapie eindeutig und definitiv gezogen werden könnte; im Gegenteil, dies soll ein Plädoyer dafür sein, dass Psychoedukation und Psychotherapie fließend ineinander übergehen und dass Psychoedukation praktisch die „basale Psychotherapieform" bei schizophren erkrankten Menschen darstellt. Erst nach Sicherstellung des Pflichtprogramms mit Motivation für den Kürteil sind die Voraussetzungen gegeben, eine längerfristige und intensivere Psychotherapie daran anzuschließen. Psychoedukation und

Psychotherapie sind deshalb untrennbar miteinander verbunden, gehen fließend ineinander über und sind eher als zeitlich aufeinanderfolgende Bausteine quantitativer Art denn als alternative Behandlungsprinzipien qualitativer Art zu verstehen (vgl. hierzu Kap. 2.10 in diesem Band).

Basiswissen als „Pflichtprogramm"

Damit Patienten und auch Angehörige die mittel- und langfristige Notwendigkeit von zusätzlichen psychotherapeutischen Maßnahmen einsehen können und davor geschützt werden, sich zu rasch auf eine z. B. ausschließlich psychosozial orientierte Monotherapie unter Aussparung einer medikamentösen Begleitbehandlung zu versteifen, ist die Vermittlung eines umschriebenen Grundwissens, eines basalen Curriculums, unabdingbar.
Nach Erarbeitung eines basalen Verständnisses für die eigene Vulnerabilität mit Entwicklung von realitätsnahen Kausal- und Kontrollattributionen im Rahmen des Pflichtprogramms steht es im Belieben jedes einzelnen Patienten, sich weitere Wissensbausteine zu erwerben, um die eigene Krankheits- und Bewältigungskompetenz zu erweitern. Wenn deshalb in der basalen Informationseinheit in erster Linie Fakten zur Diagnose, zur Symptomatik mit den unterschiedlichen Erscheinungsformen der Erkrankung, zu den ätiologischen Hypothesen mit Zusammenführung der einzelnen Erklärungsversuche im multifaktoriell orientierten Vulnerabilitäts-Stress-Modell (Zubin u. Spring 1977) und dann vor allem in der Begründung der Notwendigkeit einer ausreichend hoch dosierten und langfristig verabreichten neuroleptischen Medikation sowohl in der Akut- als auch in der anschließenden Rezidivprophylaxe im Vordergrund stehen, so stellt dies keineswegs eine Minderachtung der später zur Bearbeitung anstehenden Informationselemente dar.
Aus zeitökonomischen Gründen kann auf eine gewisse Beschränkung des Informationsspektrums nicht verzichtet werden; auch unter Berücksichtigung der reduzierten kognitiven Leistungsfähigkeit ist zumindest in der Akutphase und manchmal auch in der postakuten Phase „weniger oft mehr".
Trotzdem muss während der Basisvermittlung selbstverständlich eine Sensibilisierung für Frühwarnzeichen und die erforderlichen Kriseninterventionsmaßnahmen genauso erfolgen wie die Hinführung zu einem multifaktoriellen Krankheits- und Behandlungsverständnis, sodass die Patienten die Notwendigkeit von parallel zur Medikation durchzuführenden psychosozialen Maßnahmen verstehen können.
Diese basalen Informationselemente sind hierbei relativ diagnosenspezifisch und ein unverzichtbarer Minimalstandard, der in dieser Form auch nicht geeignet wäre, an Patienten anderer diagnostischer Zugehörigkeit zu vermitteln. Je basaler die Information, desto diagnosenspezifischer ihre Ausrichtung!
Der damit einhergehende Reduktionismus sollte nolens volens in Kauf genommen werden, um auch innerhalb eines im Rahmen der Routinebehandlung stark begrenzten Zeitkontingents eine Art roten Leitfaden vermitteln zu können, der den Betroffenen hilft, sich die noch fehlenden „Küreinheiten" – sprich: mehr spezifische Elemente wie allgemeine Psychohygiene, soziale Kompetenz, Problemlöseverfahren, weiter-

führende psychotherapeutische Elemente etc. – entweder selbst zu organisieren oder bei passiv-rezeptivem Angebot sich nicht dagegen zu verschließen.
Selbstverständlich zählt zum „Pflicht"-Know-how auch die Sensibilisierung für die zumindest vorübergehend reduzierte Belastbarkeit und vor allem geringere Stresstoleranz, der durch eine geeignete Lebensplanung unter Berücksichtigung allgemeiner psychohygienischer Maßnahmen Rechnung getragen werden muss.
Die für die „Grundimmunisierung" erforderlichen Fakten sind in der Tabelle 2-15 zusammengestellt, die Einschätzung der einzelnen Subkategorien hinsichtlich ihrer Umsetzungsnotwendigkeit von „sehr wichtig" (Pflicht), „wichtig" (Pflicht), „im späteren Verlauf bearbeiten" (Kür), „für einzelne (besonders motivierte) Patienten bzw. Angehörige" (Kür) wird durch eine jeweils entsprechende Markierung (P: Patient/ A: Angehöriger) ausgewiesen (s. Tab. 2-15).

Tab. 2-15 Psychoedukative Informationsinhalte: „Pflicht und Kür". P = Patienten; A = Angehörige.

	Pflicht		**Kür**	
	sehr wichtig	**wichtig**	**im späteren Verlauf wichtig**	**für einzelne Patienten und Angehörige**
Krankheitsbegriff				
Psychose: Störung des Denkens, Wollens, Fühlens und Handelns; aus eigener Kraft nicht zu bewältigen	P/A			
Schizophrenie-Begriff: Spaltung in zwei Wahrnehmungswelten, real und irreal	P/A			
Psychosen aus dem schizophrenen Formenkreis	P/A			
Vorurteile, Stigmatisierung		P/A		
Unterformen der Erkrankung				
hebephrene Psychosen		P/A		
paranoid-halluzinatorische Psychosen	P/A			
Katatonien		P/A		
schizoaffektive Psychosen	P/A			
Schizophrenia simplex			A	P
Residualsyndrom		P/A		
Paranoia				P/A

Tab. 2-15 (Fortsetzung)

	Pflicht		Kür	
	sehr wichtig	**wichtig**	**im späteren Verlauf wichtig**	**für einzelne Patienten und Angehörige**
epidemiologische Daten				
1% der Bevölkerung	P/A			
10–15% bei den Familienmitgliedern der Erkrankten	P/A			
50% bei eineiigen Zwillingsgeschwistern		P/A		
Spektrumserkrankungen im Umfeld			P/A	
soziodemographische Daten				
Männer zu Frauen wie 1:1	P/A			
< 40 Jahre: Männer zu Frauen 2:1		P/A		
> 40 Jahre: Männer zu Frauen 1:2		P/A		
Ersterkrankungsalter Männer: 18–23 Jahre	P/A			
Ersterkrankungsalter Frauen: 23–28 Jahre	P/A			
zweiter Erkrankungsgipfel bei Frauen: 45–50 Jahre				P/A
Spätschizophrenien: 40–60 Jahre			P/A	
Altersschizophrenien: über 60 Jahre				P/A
Schulbildung: der Normalbevölkerung entsprechend	P/A			
Berufsabschlüsse: häufig Ausbildungsabbrüche		P/A		
Familienstand: 2/3 ledig	P/A			
kaum Kinder				P/A
50–60% wohnen bei den Angehörigen	P/A			
Symptomatik				
Plussymptome	P/A			
Minussymptome	P/A			

(Fortsetzung)

Tab. 2-15

	Pflicht		Kür	
	sehr wichtig	wichtig	im späteren Verlauf wichtig	für einzelne Patienten und Angehörige
Symptomatik				
Plus- und Minussymptome gleichzeitig	P/A			
postpsychotische Depression	P/A			
affektiver Mischzustand		P/A		
akzessorische Symptome und Grundsymptome (Bleuler)				P/A
Erstrangsymptome und Zweitrangsymptome (K. Schneider)				P/A
Basisstörungskonzept (Huber)				P/A
ICD-10-Kriterien				P/A
Verlaufsformen				
20% einmalige Erkrankung	P/A			
50–60% wiederholte Erkrankungen	P/A			
20–30% chronisch-rezidivierender Erkrankungsverlauf	P/A			
positiver Knick nach 10–15 Jahren	P/A			
unerwartete Besserungen in jedem Krankheitsstadium möglich!	P/A			
Individualität der Verläufe!	P/A			
Optimismus zu jedem Zeitpunkt berechtigt	P/A			
Ursachen				
genetische Faktoren (10–15% bei Verwandten, 50% bei eineiigen Zwillingen)	P/A			
somatische Ursachen (Reifungsverzögerung des Gehirns)	P/A			
lebensgeschichtliche Faktoren	P/A			
Stresskumulierung	P/A			
Life-event-Häufung	P/A			

Tab. 2-15 (Fortsetzung)

	Pflicht		Kür	
	sehr wichtig	wichtig	im späteren Verlauf wichtig	für einzelne Patienten und Angehörige
Vulnerabilitäts-Stress-Modell				
Kombination von Vulnerabilität und Stress-Faktoren	P/A			
besondere Feinfühligkeit, Sensibilität	P/A			
besondere Veranlagung, Kreativität	P/A			
Häufung von künstlerischen Begabungen	P/A			
spezielle Form des „So-Seins“	P/A			
Waagemodell	P/A			
Schiffsmodell	P/A			
somatische Brücke				
Synapsenmodell	P/A			
Zusammenwirken von neurochemischer und elektrophysiologischer Reizleitung	P/A			
Dopamin-Überschuss	P/A			
mesolimbisches System	P/A			
Hypofrontalität		P/A		
Synergismus von medikamentösen und psychologischen Behandlungsmöglichkeiten	P/A			
Diagnostik				
psychiatrisches Untersuchungsgespräch	P/A			
gezielte psychiatrische Exploration	P/A			
neuropsychologische Untersuchung		P/A		
Verhaltensbeobachtung	P/A			
Selbstzeugnisse	P/A			
Fremdanamnese	P/A			
Röntgen-Schädel		P/A		

(Fortsetzung) Tab. 2-15

	Pflicht		Kür	
	sehr wichtig	wichtig	im späteren Verlauf wichtig	für einzelne Patienten und Angehörige
Diagnostik				
CCT				P/A
NMR/fMRT	P/A			
PET				P/A
Lumbalpunktion		P/A		
Therapieansätze				
somatische Verfahren	P/A			
psychotherapeutische Behandlungsmöglichkeiten	P/A			
psychosoziale Verfahren	P/A			
somatische Therapieverfahren				
Medikation	P/A			
Schlafentzug		P/A		
Lichttherapie			P/A	
EKT (Elektrokrampftherapie)			P/A	
rTMS (repetitive transkranielle Magnetstimulation)				P/A
Vagusstimulation (bei sehr schweren Depressionen)				P/A
Neuroleptika				
klassische Neuroleptika	P/A			
atypische Neuroleptika	P/A			
chemische Wirkstoffklassen		P/A		
Einteilung nach neuroleptischer Potenz	P/A			
Stärkung der Filterfunktion, Schutz vor Dopamin-Überschuss, ordnungsstiftende Funktion bei Denkstörungen und Sinnestäuschungen	P/A			

Tab. 2-15 (Fortsetzung)

	Pflicht		Kür	
	sehr wichtig	wichtig	im späteren Verlauf wichtig	für einzelne Patienten und Angehörige
Nebenwirkungen				
EPMS (Frühdyskinesien, Akathisie, Parkinsonoid, Spätdyskinesien)	P/A			
anticholinerge Nebenwirkungen (Mundtrockenheit, Akkomodationsstörungen, Obstipation, kognitive Verlangsamung)	P/A			
antihistaminerge Nebenwirkungen (Müdigkeit, Sedierung)		P/A		
Alpha-1-, Alpha-2-Antagonismus: orthostatische Probleme		P/A		
Gewichtszunahme	P/A			
Blutbildschädigung (v. a. Clozapin)	P/A			
Leberwerterhöhungen	P/A			
QTc-Zeit-Verlängerungen (spezielle Substanzgruppen)		P/A		
Allergien, erhöhte Lichtempfindlichkeit	P/A			
verstärkter Milchfluss	P/A			
sexuelle Funktionsstörungen	P/A			
malignes neuroleptisches Syndrom		P/A		
Krampfanfälle	P/A			
Sonstiges				
Rezidivprophylaxe				
Einjahresrezidivrate ohne Medikation: 70–80 %	P/A			
Einjahresrezidivrate mit Medikation: ca. 20 %	P/A			
bei Ersterkrankungen: 1–2 Jahre Neuroleptika	P/A			

(Fortsetzung) Tab. 2-15

	Pflicht		Kür	
	sehr wichtig	wichtig	im späteren Verlauf wichtig	für einzelne Patienten und Angehörige
Rezidivprophylaxe				
bei wiederholt Erkrankten: 3–5 Jahre Neuroleptika	P/A			
bei häufig rezidivierenden Erkrankungen: 5 Jahre und länger	P/A			
kontinuierliche Medikation	P/A			
intermittierende Medikation		P/A		
Kriseninterventions-Medikation	P/A			
Antidepressiva und Mood-Stabilizer				
Trizyklika	P/A			
SSRI, MAO-Hemmer, Sonstige	P/A			
NW bei Antidepressiva	P/A			
Indikation (anhaltende depressive Verstimmung)	P/A			
Switch-Gefahr!		P/A		
Mood-Stabilizer		P/A		
Lithium			P/A	
Anti-Epileptika			P/A	
Affektstabilisierung		P/A		
Langzeitprophylaxe bei schizoaffektiv Erkrankten	P/A			
psychotherapeutische Verfahren				
Supportive Psychotherapie (allgemeine Psychohygiene etc.)	P/A			
Psychoedukation	P/A			
Verhaltenstherapie	P/A			
Social-Skills-Training		P/A		

Tab. 2-15 (Fortsetzung)

	Pflicht		Kür	
	sehr wichtig	**wichtig**	**im späteren Verlauf wichtig**	**für einzelne Patienten und Angehörige**
psychotherapeutische Verfahren				
Frühwarnzeichen-Training	P/A			
Gesprächspsychotherapie			P/A	
Logotherapie				P/A
tiefenpsychologische Verfahren				P/A
Kognitives Training		P/A		
Autogenes Training		P/A		
Progressive Relaxation	P/A			
Hypnose				P/A
Meditation/Yoga			P/A	
Angehörigenbetreuung				
Schuldgefühle	A	P		
„schizophrenogene Mutter"	A	P		
Double-bind-Theorie	A	P		
EE-Konzept	A	P		
EE und subklinische Verhaltensauffälligkeiten	A		P	
protektive Funktion der Angehörigen	A/P			
besserer Verlauf von krankheitsuneinsichtigen Patienten, die bei Angehörigen wohnen	A/P			
Stärkung des Selbsthilfepotenzials	A/P			
psychosoziale Therapieverfahren				
W – Wohnen	P/A			
A – Arbeit	P/A			
F – Finanzen	P/A			
F – Freizeit	P	A		

(Fortsetzung) Tab. 2-15

	Pflicht		Kür	
	sehr wichtig	wichtig	im späteren Verlauf wichtig	für einzelne Patienten und Angehörige
psychosoziale Therapieverfahren				
Arbeitsförderungsmaßnahmen	P/A			
berufliche Fördermaßnahmen	P	A		
Umschulung	P	A		
BFZ	P	A		
Berentung	P/A			
Sozialhilfe	P/A			
Familienpflege		P/A		
Angehörigenbetreuung	P/A			
sozialtherapeutische Einrichtungen		P/A		
Ergotherapie				
Kunsttherapie	P/A			
Beschäftigungstherapie	P/A			
Arbeitstherapie	P/A			
Musiktherapie		P/A		
Tanztherapie		P/A		
Kognitives Training	P/A			
EDV-Training	P/A			
Krankengymnastik/Physiotherapie	P/A			
Jogging-Gruppen/Sportgruppen	P/A			
Freizeitgruppen	P/A			
komplementäre Einrichtungen				
Tagesklinik	P/A			
Tagesstätten		P/A		
Werkstätten für Behinderte	P	A		
geschützter Arbeitsplatz		P/A		

Tab. 2-15 (Fortsetzung)

	Pflicht		Kür	
	sehr wichtig	wichtig	im späteren Verlauf wichtig	für einzelne Patienten und Angehörige
komplementäre Einrichtungen				
therapeutische Wohngemeinschaft	P/A			
Betreutes Einzelwohnen	P/A			
Wohnheim			P/A	
Ambulante Pflegedienste		P/A		
Ambulante Ergotherapie		P/A		
rechtliche Angelegenheiten				
Unterbringungsgesetz/psychisch-Kranken-Gesetz	P/A			
Betreuung	P/A			
Schweigepflicht	P/A			
Datenschutz	P/A			
Einwilligungsfähigkeit/Informed consent (Teilnahme bei Studien)	P/A			
Geschäftsfähigkeit			P/A	
strafrechtliche Delikte (Gesamtrate wie bei Durchschnittsbevölkerung)		A		P
Gewalttaten relativ erhöht bei unbehandelten, akut erkrankten Patienten		P/A		
Führerschein, Fahrtauglichkeit		P/A		
Wahlrecht etc.			P/A	
spirituelle Bedürfnisse				
Sinnfrage	P	A		
religiöses Leben	P	A		
Gebete, Meditation			P/A	
mentale Übungen		P/A		

(Fortsetzung)

Tab. 2-15

	Pflicht		Kür	
	sehr wichtig	wichtig	im späteren Verlauf wichtig	für einzelne Patienten und Angehörige
spirituelle Bedürfnisse				
fernöstliche Meditation etc.				P/A
Doppeldiagnosen				
Suchterkrankungen	P/A			
Persönlichkeitsstörungen	P/A			
Borderline-Erkrankungen			P/A	
Ess-Störungen				P/A
Angsterkrankungen, Panikattacken				P/A
Zwangserkrankungen		P	A	
psychosomatische Erkrankungen/Überlagerung von zwei Problemkreisen		P	A	
Primat der Psychosebehandlung, dann erst fokussierte Behandlung der Begleitproblematik	P/A			
Wichtigkeit von Spezialstationen		P/A		
legale Suchtstoffe				
Alkohol	P/A			
Zigaretten	P/A			
Hypnotika/Sedativa		P/A		
illegale Suchtstoffe				
Cannabis		P/A		
Kokain/Crack			P/A	
Heroin			P/A	
LSD			P/A	
Amphetamine			P/A	
Ecstasy		P/A		
Schnüffelstoffe				P/A

Tab. 2-15 (Fortsetzung)

	Pflicht		**Kür**	
	sehr wichtig	**wichtig**	**im späteren Verlauf wichtig**	**für einzelne Patienten und Angehörige**
illegale Suchtstoffe				
auch hier: Primat der psychotischen Erkrankung, dann Konzentration auf die Suchterkrankung	P/A			
Ziel: Suchtmittelfreiheit				
Wichtigkeit von Spezialstationen		P/A		
Selbsthilfeansätze/Empowerment-Gedanke				
Betroffenenbewegung	P	A		
Angehörigenbewegung	A	P		
Psychoseseminare		P/A		
Trialog			P/A	
Empowerment-Gedanke			P/A	
Stärkung des Selbsthilfepotenzials	P/A			
Mitwirkungsmöglichkeiten	P/A			
Mitwirkungspflicht	P		A	
Krankheitseinsicht/fehlende Krankheitseinsicht	P/A			
Compliance	P/A			
Anti-Stigma-Bewegungen:			P/A	
BASTA		A	P	
Stigma-Alarm		A	P	
alternative Therapieansätze				
stets nur begleitend, nie ausschließlich	P/A			
Homöopathie		P/A		
Bachblüten-Therapie				P/A
naturheilkundliche Verfahren			P/A	

(Fortsetzung)

Tab. 2-15

	Pflicht		Kür	
	sehr wichtig	wichtig	im späteren Verlauf wichtig	für einzelne Patienten und Angehörige
alternative Therapieansätze				
Aromatherapie				P/A
Orthomolekulare Medizin				P/A
Ernährungstherapie				P/A
Heilfasten				P/A
Akupunktur				P/A
Sonstiges				
„Add-on"-Verfahren zur Stabilisierung der Selbstheilungskräfte, nie als Ersatz für die erforderlichen Therapiemaßnahmen	P/A			
praktisches Handlungswissen				
individuelle Frühwarnzeichen definieren	P	A		
individuelle Frühwarnzeichen erkennen	P/A			
Frühwarnzeichen-Coping	P/A			
Realitätskontrolle	P		A	
Krisenplan	P/A			
eiserne Ration	P/A			
Gedankenstopp-Techniken	P		A	
Reizabschirmung	P/A			
Schutz vor Überforderung	P/A			
Sich-Grenzen-Setzen		P	A	
phasenorientierte Urlaubsplanung		P		A
Vermeidung von Stresskumulation	P/A			
psychohygienische Prinzipien	P/A			
allgemeine Lebensplanung	P/A			
Aufbau eines individuell adaptierten sozialen Netzes		P/A		

Tab. 2-15 (Fortsetzung)

	Pflicht		**Kür**	
	sehr wichtig	**wichtig**	**im späteren Verlauf wichtig**	**für einzelne Patienten und Angehörige**
praktisches Handlungswissen				
Umgang mit chronischem Stimmenhören			P	A
Umgang mit chronischer Suizidalität	P/A			
Selbstverstärkung	P/A			
Genusstraining			P/A	
Auffinden von Informationsquellen		p		A
Literatur, Filme, TV, Internet, auch Bücher etc.			P/A	
emotionale Themen				
Schuldgefühle	A	P		
Versagensgefühle	P/A			
Schamgefühle		P	A	
Hader mit dem Schicksal („Warum ich?")	P/A			
Angst vor Stigmatisierung		P	A	
Angst vor Chronifizierung		P	A	
Enttäuschung	P/A			
Wut, Ärger	P/A			
Hilflosigkeit	P/A			
Neidgefühle („Warum der nicht?")	A	P		
Resignation („Burn-out")	A	P		
keine Kraft mehr/Nicht-mehr-Wollen	A	P		
Zweifel an der Krankheitswertigkeit der Beschwerden der Patienten („mad/bad")	A	P		
Zweifel an der Krankheit selbst	P/A			
sexuelle Thematik	P		A	
Verzichten-Müssen	A		P	

(Fortsetzung) Tab. 2-15

	Pflicht		Kür	
	sehr wichtig	wichtig	im späteren Verlauf wichtig	für einzelne Patienten und Angehörige
emotionale Themen				
Abänderung der eigenen Karriereplanung	P/A			
Abschied von den ursprünglich hohen Erwartungen		A	P	
Trauerarbeit	P/A			
Endlichkeit des eigenen Seins		A		P
„Wie geht es weiter, wenn ich einmal nicht mehr bin?" (Angehörige)		A		P
langfristige Versorgungsaspekte der Patienten		A	P	
Verlust des Freundeskreises		A	P	
Vorwürfe von Verwandten		A	P	
Ambivalenz zwischen Mitleid und Bewunderung	A		P	
Trennungsphantasien von Partnern		A	P	
Stolz auf eigene Leistung	P/A			
Ko-Therapeuten-Rolle	A		P	
Sorge um die eigene psychische Gesundheit	A			P
Sonstiges				

Erfahrungswissen

Neben dem Faktenwissen ist eine weitere Kategorie besonders hervorzuheben, nämlich das Erfahrungswissen. Dieser Bereich kann nicht ähnlich systematisch untergliedert werden wie der vorhergehende Informationsteil. Hier kommen insbesondere die individuellen Erfahrungen der Patienten und Angehörigen im Umgang mit „ihrer Erkrankung" zum Tragen. Im Rahmen des psychoedukativen Arbeitens ist es von prinzipieller Bedeutung, auf die Wichtigkeit der individuellen Selbstkompetenz immer wieder hinzuweisen. Solange der kleinste gemeinsame Nenner (multifaktorielles

Ursachenbündel) mit einer doch überwiegend biologisch bedingten erhöhten Vulnerabilität gewahrt bleibt, sodass eine medikamentöse Basisbehandlung als Voraussetzung akzeptiert wird, damit weitere psychosoziale Maßnahmen ihre positive Wirkung entfalten können, ohne das Individuum durch eine damit einhergehende emotionale Überstimulierung in Gefahr zu bringen, können mannigfache ergänzende individuelle Ansätze hinsichtlich Genese und Therapie additiv integriert werden.
Hierzu zählen insbesondere positive Erfahrungsberichte, wie aufkommende Frühwarnzeichen erfolgreich identifiziert und entschärft werden konnten – mit Methoden, die nicht unmittelbar aus dem schulmedizinischen Behandlungsrepertoire stammen müssen. Zur besseren Veranschaulichung sollen im Folgenden einige typische, aus dem subjektiven Erleben sich rekrutierende Themen aufgelistet werden.
Wichtig ist beispielsweise die Beachtung jahreszeitlicher Rhythmen, um sich während der häufig mit einer depressiven Verstimmung einhergehenden Herbst-Phase nicht mit zu viel Stress zu konfrontieren (z. B. kein Wohnungsumzug und kein Arbeitsplatzwechsel in der Herbst-Winter-Phase; Verlagerung der Haupturlaubsphase in die Winterzeit, um in den sonnigen Süden zu reisen etc.), des Weiteren der Verzicht auf den Besuch von Großveranstaltungen, um sich durch die dabei zwangsläufig einstellenden Stress-Spitzen nicht in Gefahr zu bringen, etc.
Beim Besuch der Eltern ist es hilfreich, bereits vorher mit sich selbst zu vereinbaren, dass bei Berührung von sensiblen Reizthemen durch die Eltern auf „gönnerhaften Durchzug“ geschaltet wird. Das heißt, dass man keine argumentativen Gegenstrategien in Bezug auf Streitpunkte entwickeln sollte, die sich in der Vergangenheit als unlösbar erwiesen („Hättest du damals auf uns gehört, wärst du nicht nach X gezogen, wärst du nicht so überfordert worden und wärst du nicht krank geworden ...“). Auch kognitive Selbstverbalisationen von psychotischen Eindrücken mit rationaler Umbewertung werden von den Patienten als hilfreiche Strategie im Umgang mit aufkommenden Symptomen geschildert („Jetzt beginnen wieder paranoide Erlebnisse, weil ich mich nur auf die roten Autos konzentriere. Das kenne ich schon, jetzt muss ich aufpassen. Jetzt rufe ich sofort meinen Bruder an, um mit ihm darüber zu reden; vorher nehm' ich zur Sicherheit gleich noch eine Tablette aus meiner Notfallration ...“).
Diese Beispiele zeigen, dass viele dieser persönlichen Erfahrungen das Ergebnis einer langfristigen Psychotherapie sein könnten, in der die Patienten systematisch zur Erweiterung ihres Selbsthilferepertoires angeleitet werden. Die Erfahrung zeigt aber, dass viele Patienten ganz spontan, ohne gezielte psychotherapeutische Instruktion, zu derartigen Bewältigungsformen finden, und zwar im Rahmen eines individuellen Versuch-und-Irrtum-Verhaltens.
Die entsprechende Würdigung der sich dahinter manifestierenden Lebenstüchtigkeit, die Verstärkung für den hierbei zum Vorschein kommenden gesunden Menschenverstand oder die wohlwollende Kommentierung der hier sichtbar werdenden sozialen Begabung gehören zu den zentralen Interventionstechniken der auf Stärkung des Empowerments und des Selbsthilfepotenzials abzielenden Psychoedukation.
Die respektvolle Zurkenntnisnahme des bei vielen Patienten a priori vorhandenen Selbstbewältigungsverhaltens bedeutet u.a. auch eine deutliche Abkehr von der tradierten Sichtweise, dass Patienten nur leidend und krank und somit gänzlich auf Fremdhilfe von außen angewiesen seien.

Emotionale Entlastung durch adäquate psychotherapeutische Intervention

Während sich die sachlich orientierten Informationsinhalte zwanglos aus dem übergeordneten fachpsychiatrischen Wissenskodex ableiten lassen, stellt die Auswahl der emotionalen Gesprächsthemen eine größere Herausforderung dar. In Patientengruppen gilt nach wie vor der Grundsatz, dass vor allem in der postakuten Phase eine Affektaktualisierung mit emotionaler Überstimulierung unbedingt vermieden werden muss, um die Patienten nicht unnötig zu überfordern. Andererseits fordern vor allem Patienten mit bereits längerer Krankheitserfahrung mehr und mehr auch die Bearbeitung von emotional berührenden Themen, wünschen sich eine emotionale Fortentwicklung und haben das Bedürfnis, auch so anspruchsvolle Themen wie Sinnfindung in der Erkrankung, Identitätsstiftung durch das Faszinosum Psychose etc. zu behandeln.

Auf Angehörigenseite muss vor allem bei Teilnehmern von Ersterkrankten oder von erst einige Male erkrankten Patienten immer wieder berücksichtigt werden, dass viele von ihnen der Psychiatrie und den psychologischen Behandlungsverfahren nach wie vor eher skeptisch gegenüberstehen. Eine sich als verkappte Selbsterfahrungsgruppe erweisende Angehörigengruppe kann vor allem introvertierte Menschen rasch verunsichern und zum Fernbleiben bewegen (Bäuml et al. 1997). Bei Angehörigen von chronisch erkrankten Patienten mit langjähriger Krankheitskarriere kann sich ein gegenläufiger Trend in der Form bemerkbar machen, dass diese Familienmitglieder eher ungeduldig und ungehalten reagieren, wenn emotionale Themen nur sehr knapp behandelt werden. Diese Teilnehmer haben oft bereits ein sehr umfangreiches Sachwissen und mussten mittlerweile zur Kenntnis nehmen, dass es weder eine Wunderdroge noch eine Geheimpsychotherapie gibt, um die Krankheit rasch zur Vollremission zu bringen. Diese Menschen haben oft das nahezu unstillbar wirkende Bedürfnis, durch Talk-down und wiederholtes Durchbesprechen und Durcharbeiten der erlebten Enttäuschungen die zwangsläufig sich einstellende Trauer zu bewältigen.

Es gehört deshalb zu den größten Herausforderungen für die Gruppenleiter von psychoedukativen Treffen, ein ausgewogenes Verhältnis von informativen Sachthemen und emotional berührenden Problemfeldern zu finden. Als Faustregel sollte gelten, dass sich vor allem bei Patientengruppen in der postakuten Phase die sparsame Behandlung affektiv berührender Themen bewährt hat. Das darf nicht als Plädoyer für den ausschließlich nüchternen Frontalunterricht verstanden werden, aufkommende emotionale Reaktionen müssen stets erkannt, berücksichtigt und bearbeitet werden. Aber die Vertiefung derartiger Themenbereiche sollte unterbleiben, wenn Patienten mit formalen Denkstörungen oder noch floridem paranoiden Erleben Mühe haben, überhaupt in der Gruppe anwesend zu bleiben. Bei „reiferen" Patienten mit langer Krankheitserfahrung darf das Selbsterfahrungsbedürfnis aber auch nicht so weit forciert werden, dass Patienten mit einem sehr schweren Krankheitsverlauf an die Grenze des Tolerablen stoßen und an der Schwere der Schicksalhaftigkeit ihres Krankheitsverlaufes schier zerbrechen und verzweifeln müssen. Sofern Patienten in dieser Hinsicht ein intensives Aussprachebedürfnis erkennen lassen, sollte dies im Rahmen einer vertrauensvollen Einzeltherapie geschehen. Selbstverständlich sollte hierbei dem entlastenden Faktor der Großgruppe eine entsprechende Berücksichtigung eingeräumt werden. Vor allem Themen wie Schicksalsgemeinschaft, Hader mit dem Schicksal, Zweifel am Sinn der Fortsetzung dieses Schicksalsweges etc. können in einer entsprechend gereiften Patientenrunde sehr gewinnbringend bearbeitet werden. Die Überleitung und Integration dieser Patienten in Selbsthilfegruppen, die von stabilen, psychiatrieerfahrenen Patienten initiiert und geleitet werden, kann die sinnvolle Konsequenz sein. Dort können solche Themen, die oft nicht durch einige wenige Gespräche erschöpfend bearbeitet werden können, langfristig – manchmal Jahre und vielleicht sogar ein Leben lang – immer wieder im Kreise von Schicksalsgenossen ventiliert und diskutiert werden. Bei diesen Menschen besteht dann klassischerweise das Bedürfnis, „sich den Kummer von der Seele" zu reden, was in Gruppen mit postakutem Krankheitsverlauf sehr viel weniger gewünscht wird (Bäuml et al. 1991; 1997).

Bei Angehörigen ist von einem nahezu paradox anmutenden Phänomen zu berichten; in Gruppen von ersterkrankten oder erst kürzlich erkrankten Patienten besitzen die Angehörigen zunächst eine große Scheu, sich zu sehr zu öffnen. Wird dieses Verhalten ihnen quasi aufoktroyiert, reagiert etwa die Hälfte mit Rückzug und Fernbleiben von den Gruppen. Wird der Fokus von Leiterseite gezielt auf sachliche Informationsvermittlung gelegt und werden emotionale Themen nur scheinbar beiläufig zur Kenntnis genommen, so entwickeln sich auch diese Gruppen allmählich zu einem Forum des sich gegenseitigen Anvertrauens von Kummer, subjektivem Leid, von Resignation und Hilflosigkeit. In einer eigenen Untersuchung konnte gezeigt werden, dass die Angehörigen der Bearbeitung von emotionalen Themen zunächst relativ reserviert gegenüberstehen und nur etwa 50% von ihnen diese Themen als wichtig erachten; nach Durchführung von acht Gruppenabenden steigt die Wertschätzung gegenüber emotionalen Themen deutlich an, zuletzt wird dieses Vorgehen von über zwei Drittel der Teilnehmer für wichtig erachtet (Bäuml et al. 1991).

Bei Angehörigen von chronisch erkrankten Patienten stellt die gezielte Einbringung von weiterführenden emotionalen Themen wie Sinnhaftigkeit des Leids, Abstriche bezüglich eigener Lebensplanung, Einbuße an Lebensqualität, Zukunftsplanung angesichts der Limitierung der eigenen Lebensspanne, Versorgung der Patienten nach Abtreten der Eltern von der Lebensbühne, langfristige finanzielle Sicherung der Kinder, Aussöhnung mit einem enttäuschend verlaufenden Lebensschicksal etc. eine wichtige psychokathartische Interventionsform dar.

Diese Liste könnte beliebig erweitert werden, der Übergang zu langfristigen psychotherapeutischen Behandlungssettings ist hierbei fließend. Es wird vom Ermessen und vom Erfahrungsschatz der Gruppenleiter abhängen, mit welcher Intensität und in welcher Ausführlichkeit letztere Themen eingebracht werden.

Zusammenfassend sollte stets bedacht werden, dass dem Informationsbedürfnis der Patienten und Angehörigen jeweils oberste Priorität beigemessen werden muss; die zusätzlichen emotionalen Themen sollten als stabilisierendes Korrektiv verstanden werden, um dem den meisten Teilnehmern innewohnenden Bedürfnis nach Aussprache und Sich-Mitteilen sowie durch Lernen am Beispiel der anderen etc. Rechnung zu tragen. Psychoedukation ist also ein sehr dynamischer Prozess, die fortlaufende

Verzahnung von sachlicher Informationsvermittlung mit emotionalen Themen stellt hohe Anforderungen an das Können der Gruppenleiter; im Zweifelsfall sollte mit einem fest strukturierten Wissenscurriculum begonnen werden, um im Sinne des „Pflicht und Kür"-Gedankens die emotionale Themenvielfalt auf dem gesicherten Boden einer gründlichen Informationsvermittlung sukzessive zu erweitern und auszubauen.

Die Palette an sachlichen und emotionalen Themen wird in der Tabelle 2-15 aufgelistet; die Wichtigkeit hinsichtlich „Pflicht" bzw. „Kür" wird durch die rechts stehenden Spalten ausgedrückt. Die in der ganz linken Spalte aufgeführten Themen stellen sozusagen einen Mindeststandard dar, hinter dem eine lege artis durchgeführte Psychoedukation nicht zurückbleiben sollte; die ganz rechts aufgeführten Themen sind sozusagen „Oberstufe Kür" und nicht Bestandteil der Routine-Psychoedukation. Sie sollten jenen Gruppen vorbehalten bleiben, in denen Patienten und Angehörige mit langer Krankheits- und Behandlungserfahrung sowie entsprechender Bereitschaft, derartige Themen aufzugreifen, vorhanden sind. Der Übergang in eigenständige psychotherapeutische Behandlungsverfahren ist hierbei selbstredend fließend.

2.6.3 Ausblick

In diesem Kapitel wurde der Bogen gespannt zu einem sehr extensiv formulierten Psychoedukationsverständnis mit Elementen, die auch Bestandteil einer selbstständigen psychotherapeutischen Intervention sein könnten. Die endgültige Entscheidung, wie weit Psychoedukation reicht und wie die Abgrenzung gegenüber einer eigenständigen Psychotherapie zu erfolgen hat, muss allerdings noch einem längeren Diskussionsprozess vorbehalten werden.

Aus pragmatischer Sicht wird empfohlen, die Grenze zwischen Psychoedukation und Psychotherapie vorerst nicht zu eng zu ziehen. Dies soll ein Plädoyer dafür sein, dass Psychoedukation und Psychotherapie fließend ineinander übergehen und dass Psychoedukation sozusagen die „basale Psychotherapieform" bei akut und postakut schizophren erkrankten Menschen darstellt. Erst nach Sicherstellung des „Pflichtprogramms" mit Motivation für den „Kürteil" sind die Voraussetzungen gegeben, eine längerfristige und intensivere Psychotherapie daran anzuschließen. Psychoedukation und Psychotherapie sind deshalb untrennbar miteinander verbunden, gehen direkt ineinander über und sind eher als zeitlich aufeinanderfolgende Bausteine quantitativer Art denn als alternative Behandlungsprinzipien qualitativer Art zu verstehen.

2.7 Individualisierung und trialogische Dimension

Vertiefungskapitel zu 1.5 Struktur und Inhalte

M. Bender

2.7.1 Einleitung

Die Individualisierung ist ein wichtiges Strukturelement im psychoedukativen Therapieprozess!

Hierin sind sich alle Teilnehmer der Arbeitsgemeinschaft einig, was sich entsprechend auch in den Konzepten und in der psychoedukativen Praxis der beteiligten Zentren in unterschiedlicher Gewichtung und Betonung niederschlägt. So wird in dem Kapitel 1.5 („Struktur und Inhalte") betont, dass, „ausgehend von der individuellen Erfahrung der einzelnen Gruppenmitglieder und unter Respektierung ihrer subjektiven Krankheitskonzepte", in den psychoedukativen Gruppen die Informationen über die Erkrankung selbst und die derzeitigen Behandlungsmöglichkeiten erarbeitet werden, „zur Förderung des individuellen Selbstmanagements unter salutogenetischer Perspektive".

In der psychoedukativen Arbeit werden die Patienten mit ihren Psychoseerfahrungen als Experten ihrer Erkrankung im Sinne Bökers (1991) ernst genommen. Schließlich sollen die äußere Wissensvermittlung und das Selbsterleben für den Patienten in einen nachvollziehbaren Zusammenhang gebracht werden. Nur so wird er unter Psychoedukation Gelerntes produktiv in sein Krankheitsverständnis und Handeln integrieren können. Auf diese Weise relativiert sich auch die Gefahr eines jeden Konzepts – und insbesondere eines edukativen Ansatzes –, nämlich den Patienten nur über das „richtige" Verhalten belehren zu wollen (Brücher 1992). Auf der Basis dieser Respektierung der individuellen Erfahrungen, Konzepte, Kenntnisse und Kompetenzen der Psychosebetroffenen konstituiert sich die partnerschaftliche Grundhaltung, die prägend für die psychoedukative Therapie mit Patienten und Angehörigen ist. Auf die Bedeutung der Einbeziehung der subjektiven Perspektiven der Patienten, der Interaktion zwischen Person und Krankheit für den Verlauf sowie die Auswirkung auf die Lebensqualität und die Compliance haben verschiedene Autoren hingewiesen (z. B. Kilian et al. 2001b; Strauss 1992; Warschburger 1998; Wulff 2000; Scharfetter 1995; Schönell 2001).

Analog den Zielen „Förderung der Selbstverantwortung im Umgang mit therapeutischen Angeboten" und „Förderung von eigener Handlungskompetenz und Herausarbeitung funktioneller individueller Coping-Strategien" gilt es schon, den Stil der Beteiligung der teilnehmenden Patienten und Angehörigen an den psychoedukativen Interventionen individualisierend zu gestalten.

2.7.2 Verschiedene Aspekte und Perspektiven der Individualisierung bei psychoedukativen Interventionen

Im Folgenden soll auf das psychoedukative Strukturelement der Individualisierung aus verschiedenen Blickwinkeln fokussiert werden. Ferner soll verdeutlicht werden, dass Psychoedukation eine trialogische Dimension besitzt und zur Bildung einer gemeinsamen inhaltlichen Basis für die versöhnliche Zusammenarbeit zwischen Erkrankten, Angehörigen und Professionellen beiträgt.

Formale Aspekte: Setting und therapeutische Begegnungsformen

Der Grad der Individualisierung kann zunächst schlicht vom Setting mit vorgegeben sein. Bei dieser Betrachtung wird die Spannweite der verschiedenen psychoedukativen Interventionen und Programme deutlich, die sich oft in ihren formalen Strukturen und weniger in den inhaltlichen Ausrichtungen unterscheiden. Das Spektrum der seit Ende der 80er Jahre auch im deutschsprachigen Raum systematisch eingesetzten (wenn auch in der psychiatrischen Versorgungslandschaft noch nicht flächendeckenden) und beforschten/evaluierten psychoedukativen Interventionen ist breit (Überblick außer in diesem Band u. a. bei Behrendt 2001a; 2001b; Pitschel-Walz 1997; Wienberg 1997):

- von der Einzel- zur Familienintervention zur systematischen Gruppenarbeit mit oder ohne parallele Angebote(n) für die Angehörigen
- im ambulanten, teilstationären oder stationären Umfeld und damit auch unterschiedlich in der Einbeziehung von Patienten mit noch mehr oder weniger akuten Psychosen
- von den stärker manual-orientierten und streng operationalisierten bis zu den eher individualisierten Therapiekonzepten
- mit stärkerem Schwerpunkt auf die Informationsvermittlung oder die Orientierung auf Krankheitsbewältigung und Entwicklung von Coping-Strategien oder dem Frühsymptommanagement
- in unterschiedlicher Gewichtung von psychotherapeutischen Techniken (meist aus den verhaltens- oder gesprächspsychotherapeutischen Verfahren)
- in unterschiedlicher Frequenz und Länge der Behandlung

Der therapeutischen Einzelbeziehung – wo ja durchaus auch in systematischer Form von der Aufklärung bis zum individuellen Krisenmanagement Psychoedukation geleistet werden kann – ist ein besonderer Grad der Individualisierung immanent. Die individuelle Lebens- und Krankheitsgeschichte des Patienten steht in dieser therapeutischen Beziehungsform im Vordergrund. Ähnliches gilt für die psychoedukative Familienbetreuung (Hahlweg et al. 1995). Aber selbst in diesen „exklusiven“ therapeutischen Beziehungen kann – wie auch in der Gruppe – die systematische Vermittlung von Informationen über die Erkrankung zur Entängstigung, Entmystifizierung, aber auch Entglorifizierung der Psychose beitragen. In jedem Fall sollte die psychoedukative Therapie störungsbezogen konkret und hoch strukturiert erfolgen, dabei aber orientiert sein an individuellen (gestuften) Therapiezielen in Abhängigkeit von der jeweiligen Krankheits- bzw. Wiedereingliederungsphase und dem Grad der Basisstörungen bzw. Residualsyndrome (s. Süllwold u. Herrlich 1998). Auch bei einer streng manualisierten Informationsvermittlung, konzipiert auf vergeichsweise wenige Gruppensitzungen, findet die psychoedukative Intervention in Interaktion von Patient und Therapeut bzw. der Gruppenteilnehmer untereinander statt – und ist nicht durch die (meist sinnvolle und hilfreiche) Lektüre einer Aufklärungsbroschüre oder eines Ratgebers zu ersetzen. Psychoedukation setzt nicht auf „Erziehung statt Beziehung", wie von Kritikern polemisch – oder besser: warnend – akzentuiert wird (Bock 2001), sondern arbeitet und wirkt in und mit der therapeutischen Beziehung und unter Ausnutzung der Gruppenprozesse (z. B. bei der emotionalen Verarbeitung, den Bewältigungsstrategien, dem Modell-Lernen). Insofern ist es ja auch wichtig, dass psychiatrisch-psychotherapeutisch erfahrene Gruppenleiter bzw. Therapeuten an der Psychoedukation beteiligt sind, die diese beziehungsdynamischen Komponenten – unabhängig von ihrer Thematisierung – angemessen berücksichtigen können. Inwieweit überhaupt der Beziehungsaspekt oder die interpersonelle und intersubjektive Dimension, die sich in der psychoedukativen Intervention oder durch sie konstelliert, in der jeweiligen Behandlung aufgegriffen oder weiterentwickelt wird, hängt nicht nur vom Erkrankten selbst und seiner Bereitschaft dafür ab, sondern auch davon, wie und ob die Psychoedukation in einer weiter reichenden (individualisierten) Psychotherapie – welcher Schule auch immer – eingebettet ist.

Auch die therapeutische – personelle wie institutionelle – Kontinuität und die Art der Integration der Psychoedukation in dem mehrdimensionalen Therapieplan des schizophrenen Patienten beeinflussen die Grenzen und Möglichkeiten der Individualisierung. So macht es beispielsweise in der Klinik einen Unterschied, ob ein psychoedukatives Gruppenangebot stationsübergreifend und von „externen" Therapeuten realisiert wird oder Bestandteil eines stationären Therapieprogramms ist. Dort vermittelt dann der Bezugstherapeut als Gruppenleiter auch die psychoedukativen Inhalte und kann diese in unmittelbarer Kenntnis nicht nur der Krankengeschichte, sondern auch des aktuellen Gruppenprozesses und des Informationsstandes des jeweiligen Patienten in anderen therapeutischen Kontakten vertiefen bzw. individuell deren Anwendung und Umsetzung begleiten.

Bezüglich aller Settingvarianten der Begegnung und formaler Differenzen der Therapiekonzepte (ob Gruppen- oder Einzelbehandlung, lang oder kurz, integriert oder als „isoliertes" Angebot) ist es nötig und möglich, die je eigene Beziehung zum Patienten und seine Interaktion und deren Gestaltung mit anderen Gruppenteilnehmern und Teammitgliedern wahrzunehmen und zu reflektieren sowie die subjektive Ebene, sein Erleben und persönlichen Umgang mit der Erkrankung einzubeziehen, damit die Psychoedukation nicht an der Person des Kranken vorbeigeht.

Inhaltlich strukturelle Aspekte: der Spannungsbogen von der allgemein gültigen Information zur individuellen Situation

Die Ausformung der Krankheitsepisoden, inklusive der Initialsymptomatik, ist bekanntlich interindividuell unterschiedlich, intraindividuell über die einzelnen Dekompensationsphasen hinweg jedoch erstaunlich ähnlich und stabil (bei den Wahnthemen z. B. wie eine „wiederkehrende Melodie“). Daher ist eine Individualisierung psychoedukativer Inhalte wichtig, um die Frühsymptome als Warnsignale (Behrendt 2001a; 2001b) und sinnvolle Verhaltensstrategien auf ein sich ankündigendes Rezidiv für jeden Patienten herauszuarbeiten.

Die Behandlung des Coping-Themas in der Gruppe eröffnet die Möglichkeit, dass die Patienten Erfahrungen austauschen und voneinander lernen können. Da für die einzelnen Patienten ganz unterschiedliche, ja entgegengesetzte Verhaltensweisen zur Bewältigung des äußerlich gleichen psychopathologischen Phänomens effizient sein können, ist ein individualisierendes Vorgehen erforderlich, das auch in den einzelnen Familiengesprächen von den ärztlichen und psychologischen Therapeuten und den jeweiligen Bezugspflegekräften aufgegriffen und vertieft wird.

Die Aufteilung im Kapitel 1.5 in „allgemeines Hintergrundwissen“ und „praktisches Handlungswissen“ trägt diesen verschiedenen, miteinander über die Individualisierung zu verbindenden Aspekten psychoedukativer Inhalte Rechnung. Je praktischer das „Handlungswissen“, desto individueller die Inhalte. So allgemein gültig das Ziel auf der Grundlage des Vulnerabilitäts-Stress-Bewältigungs-Modells hierbei zu formulieren ist, nämlich den Teufelskreis aus Belastung, beginnender Dekompensation, zunehmender Überlastung und weiter fortschreitender Desintegration in die manifeste Psychose hinein den Patienten durchsichtig zu machen und dem entgegenzusteuern (s. a. das Symbol des Steuerrades in der Abbildung 2-3 in diesem Band, S. 152), so unumgänglich ist die Individualisierung, damit jeder Patient sein (nicht nur im psychoedukativen Unterricht erworbenes) Krankheitswissen, seine Erfahrungen und sein Krankheitskonzept in seine Coping-Strategien einbauen kann. Wichtig ist m. E., dass das Element der Individualisierung in jeder Gruppenstunde unabhängig vom jeweiligen Inhalt implementiert ist, d. h. die therapeutischen Techniken (s. a. Kap. 2.6 in diesem Band) darauf ausgerichtet sind. Die Patienten sollten mit dem Befinden, Erleben und ihren Erfahrungen wahrgenommen und dort abgeholt werden, wo sie sich gerade befinden. Unter einem strukturierenden Vorgehen des Gruppenleiters werden die Teilnehmer aufgefordert, als Experten ihrer Erkrankung zu einem vorgegebenen Thema ihre Erfahrungen beizusteuern. Aus unseren Erfahrungen hat sich hierfür ein themenunabhängiges Vierphasenmodell einer Gruppenstunde bewährt (vgl. Hietel-Weniger u. Brücher 1996):

- **Phase 1:** Konstituierung der Gruppe (mit Vorstellung neuer Teilnehmer; „Reste“ sowie, gegebenenfalls, knappe Zusammenfassung der Inhalte der Vorstunde durch die Teilnehmer; Themenwahl; Darstellung des Anliegens des Gruppenleiters; Motivierung ohne Zwang zur Mitarbeit)

- **Phase 2:** Mitteilung persönlicher Erfahrungen (nach knapper Einführung zum Thema durch den psychiatrischen Experten ist der Patient als Experte gefragt)
- **Phase 3:** Systematisierung der Patientenbeiträge (z. B. Psychopathologie zur Mitteilung der Patienten aus dem Erleben der akuten Psychose; Verstärkung der Distanz der Patienten zu ihrer eigenen Welt, emotionale Entlastung)
- **Phase 4:** Integration (Anregung, den Bogen von der allgemeinen Wissensebene zurück zur subjektiven Erlebniswelt zu spannen, um Handlungskonsequenzen im Sinne von Verhaltensveränderungen zu ermöglichen)

Meist ergeben sich aus der Erarbeitung der Informations- und Aufklärungsinhalte, ausgehend von oder konkretisiert durch die individuellen Erfahrungen der Gruppenteilnehmer, einzelne Bereiche oder Elemente, die für das „Handlungswissen" des einzelnen Patienten bedeutsam sind. Das erworbene allgemeine Wissen um den Verlauf, die typische Psychopathologie und die Therapiemöglichkeiten lässt sich dann später stärker individualisiert in verschiedenen psychoedukativen Themen einbauen, z. B.

- bei der Erarbeitung von realistischen Therapie- und Rehabilitationszielen mit dem Ziel, gleichermaßen Über- bzw. Unterstimulation zu vermeiden,
- bei Medikamenteneinnahmestrategien,
- bei den individuellen Frühwarnsymtomen,
- bei der Klärung von typischen Belastungssituationen mit der Identifikation von Stressoren und Bewältigungsstrategien,
- insbesondere bei den individuellen Krisenplänen mit Festlegung von Handlungsoptionen bezüglich Medikation, sozialer Unterstützung und Arztkontakten.

Fast alle Patienten haben mit Versuchen der Selbststeuerung Erfahrung, und sie können sich trotz der Erkrankung hierbei als Akteure fühlen statt als deren Opfer. Aus diesem Grund sind Coping-Strategien aussichtsreiche Anknüpfungspunkte, Patienten zur Übernahme von Mitverantwortung und zum Erlernen von Techniken der Selbststeuerung zu motivieren. Resultat bzw. Bestandteil der Erarbeitung von Krisenplänen können auch individuelle „Behandlungsverträge" sein, mit denen wir in einigen Fällen gute Erfahrungen gemacht haben. Dieses Thema wird aber dann außerhalb der Gruppe in Einzelgesprächen weiter verfolgt bzw. der Behandlungsvertrag ausformuliert – im günstigsten Fall mit den jeweiligen Bezugspersonen der Krankenpflege, u. a. deshalb, da diese in der Regel mehr zeitliche Kontinuität auf der Station gewährleisten können als die ärztlichen oder psychologischen Therapeuten.
Im Bemühen um eine gemeinsame Sprache bedarf es der individuellen „Übersetzungsarbeit", damit Arzt und Patienten nicht von etwas völlig anderem sprechen, wenn sie von der Psychose reden. Auch bei funktionierendem Dolmetschen bedeutet dies noch nicht die Übernahme des psychiatrischen Krankheitsmodells durch den Patienten, was auch im Sinne der Krankheitsbewältigung nicht immer sinnvoll sein muss oder ausreichend ist (Böker 1999). Bekanntlich ist das Krankheitskonzept – d. h. alle Vorstellungen und Einstellungen, die Patienten zu ihrer Krankheit, deren Ätiologie und Therapie entwickeln (Linden et al. 1988) – eng mit dem persönlichen Wertesystem und der vertretenen Weltanschauung verbunden und zeitlich eher stabil (Hasenbring 1990) – auch oft „gegen" psychoedukative Interventionen (Hofer et al.

2001). Wegen der nicht nur affektiven Komponente, sondern auch handlungsleitenden Funktion des Krankheitskonzepts (s. a. Wienberg 1995) ist die Erarbeitung eines funktionalen, dabei individuellen Konzepts ein wichtiges psychoedukatives Ziel. Und hierbei kann die nur teilweise Übernahme oder Akzeptanz des medizinischen Krankheitskonzepts durchaus den Versuch einer individuellen Bewältigung mit Sinnbezügen zwischen Krankheitserleben und Biografie ausdrücken (Zaumseil u. Angermeyer 1997), dabei individuell stimmig sein und gerade dadurch auch wirksam werden. Rössler et al. (1999) fanden in einer Untersuchung zu Lebensqualität und Ort der Behandlung, dass idiosynkratische Annahmen über die Erkrankung sowie eine kritische Einstellung gegenüber den verschriebenen Psychopharmaka mit einer höheren Lebensqualität verbunden waren.

Auch wenn die oben erwähnte „Übersetzungsarbeit" zwischen Patient und Therapeut gelingt, tauchen gerade dann die verschiedenen Bedeutungen des psychotischen Symptoms auf: als Ausdruck der Erkrankung (und hier – in der psychiatrisch-medizinischen Konzeptionalisierung – wichtig als diagnoserelevantes psychopathologisches Phänomen oder, aus therapeutischer Perspektive, als Zielsymptom) und als reparative Leistung (mit seiner Funktion und seinem Ort in der intrapsychischen und sozialen Organisation des Patienten). Ob sich der Patient hierin verstanden und ernst genommen fühlt, ist m. E. mit entscheidend für die Beantwortung der Frage, ob er die psychoedukativen Inhalte integriert und sich auf die therapeutisch-praktischen Empfehlungen und die damit zusammenhängenden Risiken der Veränderung nachhaltig einlässt. Dieser Aspekt soll im folgenden Abschnitt näher betrachtet werden.

Der psychodynamische Aspekt – von der Funktion des Symptoms zu den individuellen Coping-Strategien

Ein wichtiges Ziel der Psychoedukation ist die Aktivierung von Bewältigungs- und Selbststeuerungsressourcen bei Patienten und Angehörigen zur Förderung individueller Rückfallvorbeugung.

Der Schwerpunkt liegt dabei auf übenden statt auf deutenden Verfahren, wobei Handlungskompetenz und weniger Introspektionsfähigkeit erworben werden soll.

Ein Problem kann aber entstehen, wenn die Therapeuten in ihrem edukativen Enthusiasmus übersehen, dass der Patient seine Erkrankung ganz anders typisiert als sie selbst. (Hierin ist der Trialog in Form der Psychoseseminare weniger risikoreich, insofern überlegen – aber er ist explizit ja auch keine Therapie [s. a. den Abschnitt „Die trialogische Dimension", S. 132].) Ebenfalls sind beide Problemlagen jeweils Ausdruck der mangelnden Balance zwischen den beiden Komponenten des Konzepts, der Edukation als Wissensvermittlung einerseits und des Einbeziehens der Erfahrung des Patienten und seiner Angehörigen mit der Erkrankung als Ausgangspunkt für die Therapieplanung andererseits. Beide Komponenten stehen in einem gewissen Spannungsverhältnis und müssen im individuellen Fall adäquat austariert werden (Brücher 1992).

Nicht wenige Patienten tun sich schwer damit, ihre psychotische Binnenwelt aufzugeben bzw. von bestimmten Symptomen, insbesondere Halluzinationen, loszulassen.

Und dies, obwohl sie auch unter ihren Stimmen und den Krankheitsfolgen leiden, sie nicht etwa von einer maniformen Hochstimmung getragen werden oder zu jenen Patienten gehören, die, berauscht von der vermeintlichen Einzigartigkeit ihres Erlebens, ihre psychotische Entgrenztheit als „bewusstseinserweiternde" Erkenntnisform idealisieren. Vielmehr sind z. B. diese Stimmen zu tröstenden, jedenfalls verlässlichen, wenn auch nicht immer bequemen Lebensbegleitern geworden und stellen einen zentralen Bezugspunkt dar und/oder bilden das Surrogat für eine verloren gegangene reale Zwischenmenschlichkeit.

Eine 22-jährige Patientin berichtete über ihren väterlichen „visualisierten Dialogpartner": „Er blickt zwar häufig streng und ist manchmal sehr kritisch, aber begleitet mich zuverlässig, ... lässt mich nicht allein. Er hat auch Zuspruch für mich übrig, und mit ihm kann ich mich beraten. Ohne ihn könnte ich die Qual in meinem Dasein oft gar nicht ertragen, er unterstützt meinen Überlebenskampf. Ohne ihn würde mir viel fehlen ... ich wünsche, weniger Angst zu haben im Leben, fühle mich so stark verfolgt und beobachtet und angefeindet, dass ich mich nicht alleine aus dem Haus wage. Ich hoffe, dass die Medikamente mir helfen, aber ich weiß nicht, ob ich ihn dafür dann aufgeben kann oder darf."

Hier kann Psychoedukation zunächst dazu verhelfen, die paranoid-halluzinatorische Eigenwelt sicherer zu unterscheiden von der mitmenschlich geteilten Realität und die Stimmen trotz ihrer Wertschätzung als Krankheitssymptom zu klassifizieren, um die innere und äußere „Wirklichkeit" und vor allem das Verhalten darin klarer zu trennen, um nicht mehr so ausgeprägt dysfunktional krank zu sein. In solchen Fällen geht es in der psychoedukativen Therapie darum, eine Basis zu erarbeiten nicht nur für Beseitigungsstrategien, sondern auch für „Ermöglichungs-Strategien" (Blankenburg 1999). Häufig führt ein solch psychoedukativ unterstützter „Zwischenschritt" über die „doppelte Buchführung" nicht auf den befürchteten Weg in die Zementierung der Chronizität, sondern ermöglicht durch den Zugang zur erfahrbaren Mitwelt neue Ich-Positionen zwischen Isolation bzw. dem Rückzug auf sich selbst und Diffusion bzw. dem Verlorengehen im anderen (auf der Achse zwischen Selbst- und Objekt-Pol im Sinne von Mentzos [1992]).

Bei etlichen Patienten werden trotz ihrer psychosebedingten Einschränkungen das Faszinosum und die narzisstische Zufuhr (z. B. in der Selbstüberhöhung über andere in der Megalomanie, oft im religiösen Wahn) durch ihre psychotische Privatwirklichkeit sehr deutlich. Einige können diese Polarität auch differenziert benennen.

Ein im Studium erfolgloser Jurastudent mit einer sehr floriden Psychose setzte nach der Entlassung aus der stationären Behandlung die Neuroleptika, die eine zumindest hinsichtlich der produktiven Symptomatik weitgehende Remission erreicht hatten, relativ rasch wieder ab und zog sich sozial erneut völlig zurück. Er überließ sich wieder seinem sehr blühenden psychotischen Erleben, indem er von einer übergeordneten Warte aus „erkannte", dass die ihn umgebende Welt nur auf einem von mehreren

„Holodecks" ablaufe, inszeniert und gesteuert von Überirdischen, die sich u. a. zur Steuerung in den Gehirnen der Menschen implantiert hätten (außer in seinem, der dies noch als Einziger erkennen könne) und, in unterschiedlichen Formen mutiert, das irdische Leben infiltrieren und bedrohen würden (in Bohnengröße würden sie sich z. B. gerne in Getreide- und Futtermittelsilos sammeln etc.). Er wähnte sich häufig in verschiedenen Zeiten, unterschiedlichen „Vorhöfen der Hölle", die an Szenarien von Dante erinnerten, war dabei aber oft massiv ängstlich angespannt bis hin zum katatonen Stupor. Dennoch wehrte er sich gegen die Medikamenteneinnahme, nicht etwa wegen ausgeprägter Nebenwirkungen oder mangelnder Response, sondern gerade wegen der Wirkung auf die Plussymptome. Er beklagte den Verlust des „Unterhaltungswertes" seiner Psychose. Er habe dann plötzlich „keine Bedeutung mehr". Er sah sich nach – aus medizinischer Perspektive – erfolgreicher Behandlung mit seiner erbärmlichen sozialen Situation, den konfliktreichen familiären Beziehungen, der schwierigen Zukunftsperspektive etc. konfrontiert, was ihm als wenig attraktive Alternative zu seiner spannenden psychotischen Binnenwelt erschien.
Diese Konsequenz – auf die neuroleptische Behandlung zu verzichten, und das nach der Erfahrung von schon zwei schweren Rezidiven – illustriert eindrucksvoll die Ambivalenz des differenzierten und intelligenten Patienten, ist aber erschreckend angesichts der Tatsache, dass er sich wenige Wochen zuvor unter dem Einfluss imperativer Stimmen und dem Erleben, viele kleine „hässliche Vetteln" (hexenartige alte Frauen) in seinem Bauch zu haben, die sich dort vermehren würden, mit einem Brotmesser mehrfach ins Abdomen stach – bis zur Dickdarmperforation, um diese Vetteln herauszulassen. Dank seiner Adipositas überlebte er diese Selbstverletzung, die kein von ihm intendierter Suizidversuch war.

Warum nun schizophrene Patienten Symptome produzieren und warum diese persistieren mögen, ob hirnbiologisch begründet oder unter psychodynamischem Aspekt, z. B. als Wunscherfüllung oder Depressionsabwehr oder im Sinne einer Abwehrfunktion vor weiter gehender Persönlichkeitsdesintegration – sie sind nicht bloß ein „pathologisches Phänomen", sondern haben verhaltensmedizinische Konsequenzen für die betroffenen Patienten und deren Angehörige. Und hier wird die jeweilige Bedeutung oder Bedeutungsgebung bzw. Konzeptionalisierung von bestimmten Symptomen oder der gesamten Krankheit relevant. Es reicht eben nicht aus, eine zwischen psychiatrischem Therapeut und Patient divergierende Auffassung zur Erkrankung und deren Bedeutung einfach als weiteres Symptom, nämlich mangelnde Krankheitseinsicht zu registrieren, sondern die Symptome auch in ihrer Funktion in der seelischen und sozialen Situation des Patienten zu sehen. Hierfür ist wichtig, dass von dem Therapeuten weniger Infragestellung als vielmehr Anerkennen ausgeht – eine in der Psychoedukation vertretene therapeutische Grundhaltung, die den Zugang zur Individualisierung eröffnet. Hierfür stehen Begriffe wie die von Benedetti (1992) geprägte „Positivierung" oder „Tragung" (Binswanger 1957), „relatedness" (Arieti 1980), „projektive Anerkennung" (Wulff 1993), „holding" (Winnicott 1958). In den „Parakonstruktionen" (Hartwich 1999) des Patienten, z. B. in seinem wahnhaften Erleben, will das anerkannt werden, was darin, wenn auch noch so missglückt, „Versuch einer Restabilisierung oder Neuschöpfung der Identität der Person" ist (Blankenburg 1999).

Hier soll nicht eine Polarität zwischen Pathologisierung und Idealisierung oder gar Romantisierung der Psychose aufgespannt werden oder gegen die Symptomsuppression polemisiert werden, wohl aber gegen deren vereinfachende Auffassung einer immer sofort wohltätigen Korrektur in Richtung Gesundheit. Gerade wenn auch die Bedenken, von Symptomen loszulassen, oder auch die Folgen der Veränderungen im Rahmen einer Remission für die Patienten mitbedacht werden, kann dies vielen Psychosebetroffenen erleichtern, die Behandlung als eine Chance und nicht als eine Bedrohung zu erleben. Dies gilt auch für viele chronisch Kranke, die durch die (sinnvolle) Umstellung auf atypische Neuroleptika einen (oft nicht nur für sie unerwarteten) „Besserungs-Schub" erleben.

Die psychoedukativen Gruppen ermöglichen eine Atmosphäre, in der diese Fragen thematisiert werden können, diese Ambivalenzen ernst genommen werden, was letztlich der realistischen Einschätzung von Compliance und der Tragfähigkeit vereinbarter Krisenpläne oder anderer Coping-Strategien dient. Viele Betroffene, gerade die als noncompliant, autonomistisch oder „schwierig" gelten, werden eher zur Kooperation zu bewegen sein, wenn nicht nur von außen festgelegt wird, was als gebessert, gesund oder remittiert zu gelten hat, oder die „richtigen" Reaktionen auf die Erkrankung sind. Ausgehend von der anerkennenden Betrachtung der von den Betroffenen schon bisher selbst gewählten Coping-Reaktionen – eine in den letzten Jahren systematisch vorgenommene und für das Finden effektiver psychotherapeutischer Strategien wichtige Vorgehensweise (Böker u. Schaub 1997) –, lassen sich dann diese Bewältigungsreaktionen auf ihre Effizienz überprüfen. Denn viele sind bekanntlich nicht als Selbstheilungsversuche wirksam, sondern eher kontraproduktiv, verschlimmern den Zustand mit negativer Auswirkung auf die soziale Prognose. So zielt das individualisierte Vorgehen darauf, zunächst die funktionalen von den dysfunktionalen Coping-Reaktionen zu differenzieren und die schädlichen Bewältigungsversuche in autoprotektive, kontrollierende oder kompensierende Reaktionen zu überführen (s. a. Kap. 2.11 in diesem Band; Breier u. Strauss 1983).

Die trialogische Dimension

Psychoedukation ist nicht ausschließliche Privatangelegenheit im Rahmen einer Patient-Therapeuten-Beziehung, sondern zielt auf die Integration der engsten Bezugspersonen des sozialen Netzes. Über die Thematisierung der belastenden, aber auch der protektiven und hilfreichen Beziehungen (und deren Veränderungen unter dem Einfluss der Erkrankung) aus den Lebensbereichen Arbeit, Wohnen, Familie, Therapie hinaus entfaltet sich über die unmittelbaren Gesprächs- und Aufklärungsangebote eine trialogische Dimension. Hierbei werden vor allem gezielt die Angehörigen, meist die Eltern, auch die Partner, Geschwister, Kinder – noch zu selten die minderjährigen Kinder (s. a. Bender et al. 1998) – der schizophren Erkrankten mit einbezogen; z. B. über:

- psychoedukative Familienberatung (s. a. Hahlweg et al. 1995; Brücher 1996)
- bifokale psychoedukative Gruppenarbeit mit den Patienten und parallel mit den Angehörigen im Rahmen eines stationären Settings
- ambulante psychoedukative Gruppen für Patienten und/oder Angehörige (patienten- oder angehörigenzentriert)
- psychoedukative Angehörigenseminare zu speziellen Schwerpunktthemen
- Trialogforen mit Erkrankten, Angehörigen und Professionellen, die zuvor psychoedukative Gruppen absolviert haben

Bei der Einbeziehung der Angehörigen geht es darum, über den Weg der emotionalen Entlastung den innerfamiliären Umgang im Hinblick auf die Erkrankung zu erleichtern – mit dem Ziel, nicht nur die Probleme des Patienten, sondern die Lebensqualität der gesamten Familie zu verbessern. Im Sinne des Expressed-Emotions-Konzepts kann es als ein akzeptiertes Ziel psychoedukativer Angehörigenarbeit gelten, eine – bekanntlich rezidivträchtigere – emotional hoch angespannte Familienatmosphäre zu reduzieren, insbesondere Kritik, Ablehnung und emotionales Überengagement der Angehörigen, aber auch diesbezüglich dysfunktionales Verhalten der Patienten abzubauen. Aber dies soll und darf keinen indikationseinengenden Fokus bilden. Das heißt, dass sich bezugspersonenorientierte Interventionen vorwiegend auf Angehörige mit sog. „high-EE-Verhalten" konzentrieren würden. Das wäre nicht nur hinsichtlich der derzeitigen wissenschaftlichen Grundlegung unsauber – muss doch noch vieles aus dem emotionalen Familienklima in Verbindung mit den vorhandenen Kommunikationsstilen bezüglich tatsächlicher Wirkfaktoren auf den Krankheitsverlauf als offen gelten –, sondern könnte (missverständlich) als versteckter (EE-Konzept-bemäntelter) Vorwurf bei den Angehörigen ankommen und deren ohnehin schon häufig ausgeprägten Schuldgefühle verstärken. Anzustreben ist, allen Angehörigen bzw. zentralen Bezugspersonen im Rahmen der Psychoedukation ein Angebot zu machen, das den Interessierten einen möglichst unkomplizierten Zugang eröffnet (s. a. Kap. 2.4 in diesem Band). Hierzu eignen sich vor allem die Angehörigengruppen, wie sie ja auch überwiegend in den verschiedenen bifokal ausgerichteten Konzepten vorgesehen sind.

Ein für das Gelingen solcher Gruppen wichtiges Strukturelement ist neben dem akzeptierenden Ernst-Nehmen der Sichtweisen und Probleme der Angehörigen eine zunächst gebende und versorgende Haltung der Professionellen in ihrer „Serviceleistung" (Bender u. Brücher 1996). Information, Aufklärung und Verständnis für die, die oft die Hauptlast der Erkrankung tragen müssen, und gezielte Entlastung von Gefühlen der Schuld, Scham, Insuffizienz sollten vor allem anfangs ganz im Vordergrund stehen, und kein Empfang mit Leistungsanforderungen, Veränderungsdruck, Erwartungen an Konfliktbearbeitung etc. Die sonst im Rahmen des Krankheitserlebens immer so viel Anstrengendes leistenden Angehörigen sollten sich aufgehoben, entlastet, ruhig auch ein Stück bedient fühlen dürfen. In dieser Atmosphäre kann die Vertrauensbasis wachsen, auf der dann den Angehörigen nicht nur als zu Entlastende (im Sinne des paradigmatischen Titels „Freispruch der Familie" von Dörner et al. [1982]) begegnet wird, sondern sie auch als Mitbewältigende angesprochen und als Beteiligte an der Rezidivprophylaxe mit einbezogen werden. Das bedeutet, dass diese psychoedukativ intendierte Beteiligtenrolle den Gefühlen der Hilflosigkeit, der Angst, des Ausgeliefertseins, nicht selten der Resignation durch Problemlösetraining und Bewältigungsstrategien Handlungskompetenz gegenüberstellt, die den Angehörigen letztlich auch wieder mehr eigene Freiheiten eröffnet und die emotionale Entspannung der innerfamiliären Beziehungen fördert.

Die Kombination von Information bzw. Aufklärung und Training (z. B. zur konkreten Problemlösung oder Kommunikation) bedingt eine Arbeitsatmosphäre, die es den Patienten und Angehörigen zum einen durch Entmystifizierung der Psychose erleichtert, sich mit der Erkrankung auseinander zu setzen, zum anderen ihnen durch Erlernen geeigneter Strategien dazu auch konkrete Möglichkeiten an die Hand gibt. Dies gelingt nur, wenn von den ernst zu nehmenden Erfahrungen der Patienten und ihrer Familien ausgegangen wird. Auf diese Weise lässt sich leichter ein charakteristisches Risiko institutioneller Therapie vermeiden – nämlich die professionelle Perspektive ohne ausreichende Rückkopplung mit den Betroffenen einseitig zu Leitlinien der Behandlung zu machen. Hierin kommt, wie auch in der (oft systematisch eingesetzten) Rückkopplung über die Zufriedenheit der Therapie, bei Patienten und Angehörigen ein trialogisches Element zum Tragen.

Zahlreiche Studien und Umfragen bei Angehörigen schizophren Erkrankter haben auch noch in jüngster Zeit ergeben, dass sich ein großer Anteil von den professionellen Helfern nur unzureichend unterstützt, informiert und ernst genommen fühlt (z. B. Hell 1996). Dabei mangelt es nicht an Forschungsergebnissen, insbesondere auch an Interventionsstudien und methodisch fortgeschrittenen Verlaufsuntersuchungen, die die Bedeutung der Zusammenarbeit von Therapeuten mit Angehörigen von schizophren Erkrankten unterstreichen, sodass die zahlreichen positiven Effekte auf den Krankheitsverlauf heute nicht mehr zu bestreiten sind (s. hierzu vor allem die Meta-Analyse von Pitschel-Walz et al. 2001). Insofern gehört zur trialogischen Dimension der Psychoedukation, dass sowohl den Angehörigen systematisch ein Angebot gemacht wird, das Informationsvermittlung, Strategieentwicklung zur Lösung sozialer Probleme und emotionale Unterstützung umfasst, als auch auf professioneller Seite darauf hinwirkt, dass Faktoren abgebaut werden, die die Zusammenarbeit mit Angehörigen erschweren. Hierzu gehören neben institutionellen Bedingungen (s. a. das Kapitel 1.8 in diesem Band) vor allem tief verankerte persönliche Theorien, die überholte soziologische und familienpathologische Modelle widerspiegeln, oder sehr eingeschränkte biologische Vorstellungen, die keinen Raum für psychosoziale Aspekte lassen.

Wenn hier die trialogische Dimension hervorgehoben wird, sollen noch einige Überlegungen zum Verhältnis von Psychoedukation und den sog. Psychoseseminaren angestellt werden.

Psychoedukation, so heißt es häufig, sei frontal, paternalistisch, hierarchisch, autoritär. Das Psychoseseminar sei dagegen dialogisch/trialogisch, demokratisch, gemeinschaftlich, verstehend.

Eine solche oder eine ähnlich polemisch polarisierende Akzentuierung der Gegensätzlichkeit, die Psychose zum Thema zu machen – entweder in den psychoedukativen Therapiegruppen oder in den meist außerhalb der psychiatrischen Institution stattfindenden Psychoseseminaren –, findet sich (noch) relativ häufig in der (sozial-)psychiatrischen „Szene“, jedoch meist weniger erfahrungsgeleitet als mehr vorurteilsgeprägt. Doch die wesentliche Gemeinsamkeit ist, dass beide Ansätze die Angehörigen mit einbeziehen (beide tun dies m. E. jedoch noch zu wenig in Bezug auf die Kinder psychisch kranker Eltern). In den seit ihrem Hamburger Start 1989 (initiiert von Thomas Bock und Dorothea Buck, s. Bock et al. 1992; 1994) mittlerweile mit weit über 100 bundesweiten Angeboten etablierten Psychoseseminaren steht der Erfahrungsaustausch über das Erleben und den Umgang mit der Psychose aus je gleichwertiger subjektiver Perspektive der Psychoseerfahrenen, Angehörigen, Laienhelfern und professionell Tätigen in einer Gruppe im Vordergrund. Aus diesem bezüglich der Durchführung „rezeptfreien“, in der Begegnung hierarchiefreien Einander-Zuhörens, Sich-gegenseitig-ernst-Nehmens entsteht ein Voneinander-Lernen in Respekt vor der jeweiligen „Expertenrolle“. Hierin bestehen wesentliche Elemente, die für die Psychoedukation Modell sein können bzw. in den heute gängigen bifokalen Konzepten enthalten sind und in unterschiedlicher Gewichtung Anwendung finden. Die hieraus resultierende bzw. angestrebte hierarchiearme Behandlungspartnerschaft und damit stärkere Nutzerorientierung bei dem Angebot professioneller Hilfe stellt eine durchaus gleichsinnige Orientierung von Psychoseseminaren und psychoedukativen Konzepten dar. Die patientenzentrierte, von der professionellen Expertenrolle dominierte psychoedukative Intervention unterscheidet sich aber von der patienten- bzw. betroffenen- und angehörigendominierten Trialogveranstaltung „Psychoseseminar“ in wesentlichen Schwerpunktsetzungen, in Anliegen und Ziel: Therapiebestandteil versus Erfahrungsaustausch; gezielte Beteiligung von Patienten, Angehörigen, Behandlern an der Rezidivprophylaxe versus Verständigung und Voneinander-Lernen durch das jeweilige Erleben; der Rollenverteilung, dem Setting – und diese Unterschiede können und sollten auch nicht verwischt werden. Für die Förderung der (vielerorts noch schwierigen) Partnerschaft von Psychoedukation und trialogischem Psychoseseminar sind starre Frontziehungen jedenfalls wenig hilfreich, verstellen den Blick auf die synergetischen Effekte beider Methoden und erschweren damit den Zugang von Psychosebetroffenen, Angehörigen, Laienhelfern und Professionellen zu beiden Herangehensweisen.

2.7.3 Ausblick

Die Individualisierung als Strukturelement kommt sowohl bei dem „Einstieg“ bzw. dem Zugang zu den psychoedukativen Inhalten als auch bei der Ausgestaltung der therapeutischen und rehabilitativen Konsequenzen sowie den Coping-Strategien zum Tragen,

- indem die Patienten als „Experten“ ihrer Erkrankung ihre Erfahrungen, Krankheitskonzepte und individuellen Bewältigungsstrategien einbringen, um das subjektive Krankheitskonzept und die eigenen Erfahrungen mit dem medizinischen Wissen interaktiv verschränken;
- indem schon in den psychoedukativen Gruppen, die Bestandteil eines mehrdimensionalen Therapieplans sind, und ausgehend von diesen, die individuellen

Therapieziele und -methoden (von der Pharmako- bis zur Psycho- und Soziotherapie) in den verschiedenen Lebensbereichen des Erkrankten wie Arbeit, Familie, Wohnen, Behandlung erarbeitet und begleitet werden.

Durch die damit verbundene Einbeziehung der engsten Bezugspersonen des Erkrankten entfaltet Psychoedukation einen dynamischen Prozess, in dem sich die trialogische Erweiterung durch die gezielte Einbindung der Angehörigen dadurch bewährt, dass die Herausforderungen der schizophrenen Erkrankung in Kooperation gemeinsam angenommen und getragen werden können.
Inwieweit bestimmte Aspekte, z. B. die therapeutische Beziehungskontinuität, die das Ausmaß der Individualisierung im Querschnitt der psychoedukativen Intervention wie im Verlauf mit bestimmen, Einfluss auf das Outcome haben, ist noch eine offene (Forschungs-)Frage. Zu untersuchen wären psychoedukative Gruppen, die ambulant oder stationsübergreifend von Therapeuten geleitet werden und nicht in die sonstige und weitere Behandlung eingebunden sind, im Vergleich zu den von den jeweiligen (vielleicht auch ambulant weiter behandelnden) Bezugstherapeuten geleiteten Gruppen, wobei die Therapeuten nach einem inhaltlich gleichen (manualisierten) Konzept vorgehen müssten.
Weiter bleibt auch die Frage nach einer möglichen Differenzialindikation in der Partnerschaft von Psychoseseminar/Trialogforen und Psychoedukation spannend. Kann man Patienten oder Angehörige identifizieren, denen man eher die Psychoseseminare oder die Psychoedukation oder beides empfehlen sollte?

2.8 Diagnosenübergreifende psychoedukative Gruppen

Vertiefungskapitel zu 1.5 Struktur und Inhalte

M. Jensen, F.-M. Sadre Chirazi-Stark

2.8.1 Einleitung

Mit der Umsetzung der Psychiatrie-Enquete sind eine Vielzahl kleinerer psychiatrischer Abteilungen an Allgemeinkrankenhäusern entstanden. Dies stellt Ärzte und Therapeuten vor neue Aufgaben und Herausforderungen bzgl. der Organisation der Angebote. Patienten werden jetzt näher an ihrem Wohnort stationär- und ambulant-psychiatrisch versorgt. Spezialangebote, bezogen auf Diagnosen und Störungsbilder, können aufgrund der Patientenzahlen und der wenigen professionellen Mitarbeiter häufig nicht umgesetzt werden, will man nicht eine Zielgruppe bevorzugen oder vernachlässigen.

Dies ist auch in unserer Abteilung der Fall. Die Abteilung für Psychiatrie und Psychotherapie am Asklepios Westklinikum Hamburg in Rissen, einem Stadtteil im Westen der Stadt, umfasst derzeit 56 Betten auf drei Stationen. Um die typische Atmosphäre einer Aufnahmestation zu vermeiden und die Vorteile von gemischten Stationen zu nutzen, entschieden wir uns, Patienten mit unterschiedlichen Diagnosen auf alle drei Stationen aufzunehmen und gemeinsam zu behandeln. Eine Durchmischung der Stationen mit Patienten mit unterschiedlichen Störungen erscheint für den Gesundungsprozess förderlich und kann das Stationsklima günstig beeinflussen. Die Patienten können voneinander u. a. Toleranz und Verständnis lernen. Die Symptome bei Patienten in akuten Krisen bilden sich aufgrund des ruhigeren zwischenmenschlichen Klimas schneller zurück.

Unser Behandlungsangebot besteht aus Einzelbehandlungen (psychologisch-psychotherapeutisch und/oder ärztlich), medikamentöser Therapie, Angeboten aus der Ergotherapie, Kunsttherapie, Musik- und Bewegungstherapie sowie Gruppengesprächen und Psychoedukation. Die Therapie- und Behandlungspläne der Patienten werden individuell nach Krankheitsbild, Belastungsfähigkeit, Kompetenzen und Defiziten der Betroffenen gemeinsam mit ihnen erstellt.

An den Gruppentherapien nehmen alle Patienten unabhängig von ihrer Störung teil, die in ihrem Gesundungsprozess so weit fortgeschritten sind, dass sie der Gruppensituation standhalten und den Gesprächsinhalten adäquat folgen können. Um das Konzept der diagnosenübergreifenden Behandlung auch für die Gruppentherapien durchhalten zu können, wird von den Behandlern eine hohe Flexibilität gefordert, sicheres Wissen um die jeweiligen Erkrankungen sowie eine hohe Empathie, um die spezifischen Krankheitseinschränkungen zu verstehen. Die individuelle Belastbarkeit

muss abgeschätzt, auf die individuelle Lebensgeschichte muss eingegangen und die Bedürfnisse der Patienten müssen erkannt werden, um die jeweiligen Kompetenzen im Gesundungsprozess zu fördern.
Als wichtige Gruppenbehandlung bieten wir psychoedukative Gruppen an. Aus den genannten Gründen, und auch um das gegenseitige Verständnis zu fördern, erschien es uns besonders wichtig, auch hier entgegen der üblichen, uns bekannten Praxis ein diagnosenübergreifendes Behandlungsangebot zu machen.

2.8.2 Das Konzept der diagnosenübergreifenden psychoedukativen Gruppe

In Anlehnung an die üblichen Gruppenmanuale für Patienten mit Psychosen entwickelten wir ein auf unsere Patienten abgestimmtes Konzept.

Inhaltlich steht im Vordergrund, unsere Patienten adäquat zu informieren über:
- die möglichen Ursachen ihrer Erkrankung (Lebens- und Lerngeschichte, körperliche Voraussetzungen usw.)
- die aufrechterhaltenden Faktoren (Lebens- und Lerngeschichte, intrapsychische Prozesse, psychosoziale aktuelle Belastung usw.)
- die Symptome
- die medikamentöse Behandlung
- die psychotherapeutische Behandlung
- die soziotherapeutische Behandlung
- die Möglichkeiten zur beruflichen und privaten Rehabilitation
- die Unterstützungsmöglichkeiten im Selbsthilfebereich

Unsere übergeordneten Ziele sind,
- den Gesundungsprozess zu fördern,
- die Rezidivprophylaxe einzuleiten,
- die Akzeptanz einer spezifischen Vulnerabilität zu erhöhen,
- die Erhöhung der Selbstakzeptanz zu erreichen,
- die Selbstwirksamkeitserwartung und -erfahrung zu stärken.

Allgemeines Vorgehen

Als Basisverständnis für die Aktualisierung psychischer Störungen beziehen wir uns auf das Vulnerabilitäts-Stress-Bewältigungs-Modell. Zur Erklärung der unterschiedlichen Krankheitssymptome differenzieren wir das Modell nach den verschiedenen psychologischen Erlebensmodalitäten. In diesem Zusammenhang führen wir den Vulnerabilitäts-Begriff für Störungen in den einzelnen psychologischen Erlebensbereichen (Denken, Fühlen, Körperwahrnehmung, Sinneswahrnehmung und Handeln) ein. Dabei besprechen wir die verschiedenen Symptomäußerungen, wobei die Patienten die ersten Anzeichen einer psychischen Krise (Frühwarnzeichen) erkennen lernen. Daraus entwickeln wir entsprechende Vorkehrungen und Stabilisierungsmaßnahmen, um einer schwerwiegenderen Dekompensation entgegenzuwirken. Die medikamentöse und therapeutische Compliance soll erhöht und eigene Einwirkungsmöglichkeiten sollen für die Zukunft aufgezeigt werden. Je nach Störungsbild kann sich das Eingreifen auf eine psychiatrische oder psychologische Vorgehensweise beziehen. Insbesondere bei Patienten mit psychotischer Symptomatik liegt der Schwerpunkt auf der Medikamenten-Compliance und der Notwendigkeit psychiatrischer Hilfe.

Wichtig ist uns auch, durch unser Vorgehen das gegenseitige Verständnis für die verschiedenen Störungen zu fördern, u. a. auch, um ihnen den stark belastenden Krankenhausaufenthalt zu erleichtern. Verständnis füreinander baut aus unserer Erfahrung Ängste ab. Patienten mit akuten psychotischen Symptomen erscheinen dabei für Mitpatienten zunächst besonders beängstigend. Das therapeutische Vorgehen wird von den anderen Patienten ohne Grundverständnis häufig als nicht nachvollziehbar und ebenfalls angsteinflößend erlebt. Ausführliche Aufklärung soll dieser Entwicklung entgegenwirken.

Rahmenbedingungen unserer psychoedukativen Gruppenbehandlung

Zurzeit gibt es zwei stationäre und eine ambulante Gruppe mit 6–10 Teilnehmern. Die Sitzungen finden einmal wöchentlich à 60 Minuten statt. Die stationären Gruppen werden offen geführt, die Ambulanzgruppe geschlossen.

Die stationäre Aufenthaltsdauer unserer Patienten halten wir möglichst kurz. In der Regel findet eine nachstationäre Behandlung im Rahmen unserer Ambulanz statt, und die Patienten nehmen zur Vertiefung an der Ambulanzgruppe teil. Die offenen stationären Gruppen haben den Vorteil, dass auch Patienten mit kurzer stationärer Aufenthaltsdauer an den Gruppen teilnehmen und ein Basiswissen über psychische Störungen erwerben können. Der Nachteil der stationären Gruppen ist, dass die Gruppenmitglieder stark fluktuieren und der Therapeut sich jede Sitzung neu auf das bereits Vermittelte und das von den Patienten Gewünschte einstellen muss.

Die geschlossene Ambulanzgruppe hat den Vorteil, dass stringenter an den jeweiligen Themen gearbeitet werden kann und die Patienten bessere Möglichkeiten haben, sich auszutauschen und sich gegenseitig zu unterstützen.

Zwischen den Sitzungen stehen die Mitarbeiter unserer Abteilung für aufkommende Fragen zur Verfügung, und die Konsequenzen des Erfahrenen können mit in die Behandlung einfließen.

Zuweisungsmodus und Teilnahmekriterien

Die Patienten werden über den behandelnden Arzt/Psychotherapeuten angemeldet. Kriterium für die Teilnahme ist, dass keine Akutsymptomatik einer Psychose insoweit vorliegt, dass der Patient in seiner Konzentrations- und Verarbeitungsfähigkeit durch die Gruppengespräche überfordert erscheint. Dadurch soll verhindert werden, dass durch die Gruppe eine stärkere Instabilität und Verstärkung von Krankheitssymtomen ausgelöst wird. Patienten mit neurotischen, persönlichkeitsimmanenten Störungen sowie Somatisierungsstörungen nehmen an der Gruppe teil, wenn sie in der Lage sind, sich auf Fremdinformationen einzustellen, und „gruppenfähig“ sind. Patienten mit demenziellen Erkrankungen haben bislang nicht an der Gruppe teilgenommen.

Gruppenleitung

Die Gruppen werden hauptverantwortlich von den Psychologen unserer Abteilung durchgeführt. Die Ko-Therapeuten gehören den anderen Berufsgruppen an. Für die Vermittlung von Wissen über die verschiedenen Medikamente werden diese Einheiten von unseren Ärzten übernommen, wobei das Erfahrene durch psychologische Modelle vertieft wird. Die Möglichkeiten der privaten und beruflichen Rehabilitation werden von den Psychologen in enger Zusammenarbeit mit unseren Sozialpädagogen erläutert. Selbsthilfemöglichkeiten und der Aufbau von Selbsthilfegruppen werden von uns aktiv gefördert. Auf Wunsch der Patienten laden wir dazu die Psychologin der Kontakt- und Informationsstelle für Selbsthilfegruppen ein. Sie gibt aktive Unterstützung und klärt über die finanziellen Unterstützungsmöglichkeiten auf. Unsere Klinik stellt bestehenden und sich bildenden Gruppen Räume für ihre Treffen zur Verfügung, und die Psychologen leiten die Gruppen auf Wunsch an.

Materialien

Zur Verdeutlichung der Themeninhalte benutzen wir eine Flipchart und Arbeitsblätter. Zur Vertiefung stellen wir den Patienten gezielte patientenverständliche Bücher zu den unterschiedlichen Störungsbildern zur Verfügung (s. Tab. 2-16).

Ablauf der Sitzungen

Jede Gruppensitzung wird mit einer Anfangsrunde eröffnet. Die Patienten und die Therapeuten stellen sich kurz vor. Wenn neue Patienten an der Gruppe teilnehmen, wird ihnen kurz der Sinn der Gruppe erklärt. In der Anfangsrunde werden die Teilnehmerwünsche für die kommende Sitzung und offene Fragen aus der letzten Sitzung erfragt.

Empfohlene Selbsthilfeliteratur

Tab. 2-16

Ängste

- Dombrowski HU. Angst erfolgreich überwinden. München: CIP-Medien 1998.
- Wittchen U. Wenn Angst krank macht. Störungen erkennen, verstehen und behandeln. München: Mosaik Verlag 1999.

Depressionen

- Wittchen U. Wenn Traurigkeit krank macht. Depressionen erkennen, behandeln, überwinden. München: Mosaik Verlag 1997.

Ess-Störungen

- Becker K. Die perfekte Frau und ihr Geheimnis. Reinbek: Rowohlt 1998.

Persönlichkeitsstörungen

- Rahn E. Borderline. 2. Aufl. Bonn: Psychiatrie-Verlag 2001.

Psychosen

- Bäuml J. Psychosen aus dem schizophrenen Formenkreis – ein Ratgeber für Patienten und Angehörige. Berlin: Springer 1994.
- Bock T, Deranders JE, Esterer I. Stimmenreich. Mitteilungen über den Wahnsinn. 5. Aufl. Bonn: Psychiatrie-Verlag 1996.
- Stark FM, Esterer I, Bremer F (Hrsg). Wege aus dem Wahnsinn. Therapien bei psychischen Erkrankungen. 3. Aufl. Bonn: Psychiatrie-Verlag 2002.
- Stark FM, Esterer I, Bremer F (Hrsg). Ich bin doch nicht verrückt. Erste Konfrontation mit psychischer Krise und Erkrankung. 2. Aufl. Bonn: Psychiatrie-Verlag 2000.
- Stark FM (Hrsg). Psychosen. Psychotische Störungen erkennen, behandeln und bewältigen. München: Mosaik Verlag 1998.

Selbstsicherheit

- Merkle R. Lass Dir nicht alles gefallen. 8. Aufl. Mannheim: Pal Verlag 1997.
- Stark FM, Sandmeyer P. Wenn die Seele SOS funkt. Eine Fitnesskur gegen Stress und Überlastung. Reinbek: Rowohlt 1999.

Sucht

- Lindenmeyer J. Lieber schlau als blau. Entstehung und Behandlung von Alkohol- und Medikamentenabhängigkeit. München: Psychologie Verlags Union 1998.

Zwänge

- Hoffmann N. Wenn Zwänge das Leben einengen. 8. Aufl. Mannheim: Pal Verlag 2000.
- Ulrike S, Crombach G, Reinecker H. Der Weg aus der Zwangserkrankung. Göttingen: Vandenhoeck & Ruprecht 2000.

Im zweiten Schritt erfolgt eine kurze Zusammenfassung der letzten Sitzung und, falls notwendig, der vorangehenden Sitzungen. Offene Fragen werden in diesem Zusammenhang beantwortet.
Zusammen mit den Teilnehmerwünschen und unter Berücksichtigung des Curriculums stellt die Leitung im dritten Schritt die inhaltlichen Punkte der Sitzung zusammen und erfragt das Einverständnis der Gruppenmitglieder.
Im vierten Schritt erarbeiten wir das anstehende Thema mit anschließender Diskussion. Die persönlichen Erlebnisse fließen in den inhaltlichen Teil mit ein.
Zum Schluss erfolgen eine Zusammenfassung und eine Abschlussrunde. In der Abschlussrunde nimmt die Leitung die noch offenen Fragen der Patienten auf, um sie ergänzend in der nächsten Sitzung bearbeiten zu können.

Curriculum

1. Um den Patienten einen ersten Überblick zu geben, fangen wir mit einer Systematisierung von somatischen, psychosomatischen und psychischen Erkrankungen an. Dazu werden die Gruppenteilnehmer nach ihnen bekannten Krankheiten befragt. Die genannten Erkrankungen werden unter diese Kategorien eingeordnet. In diesem Zusammenhang verdeutlichen wir das Zusammenwirken von körperlichen und psychischen Störungen, indem wir einen Kreislauf mit auslösendem Reiz (extern oder intrapsychisch), körperlicher Befindlichkeit und Aktivitätsauswirkungen auf der Handlungsebene sowie auf den Ebenen Wahrnehmung, Denken, Fühlen, Stimmung (s. Abb. 2-1) erarbeiten. Dieses Modell benutzen wir im weiteren Verlauf häufig, da es den Patienten verdeutlicht, auf welcher Ebene Stö-

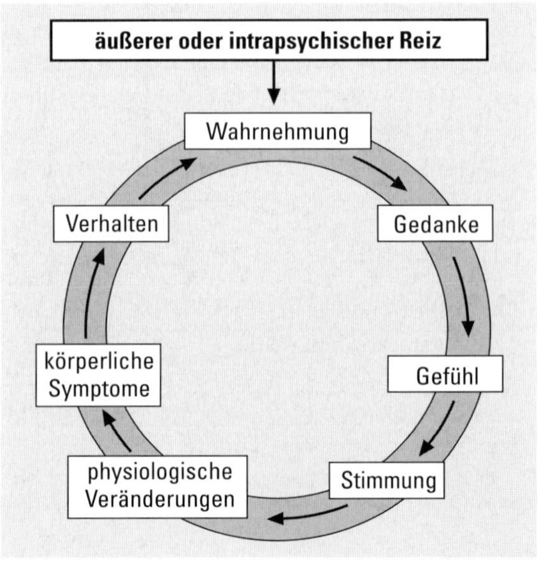

Abb. 2-1 Psychologischer Erlebenskreislauf

rungen beginnen und welche Auswirkungen sich auf den anderen Ebenen zeigen. Darüber hinaus wird deutlich, auf welcher Ebene der Behandler oder sie selbst eingreifen können, um die Krankheitssymptome anzugehen.
Beispiele für somatische, psychosomatische und psychotherapeutische/psychiatrische Behandlungen werden kurz dargestellt.
2. Zunächst erarbeiten wir mit den Patienten ein allgemeines Krankheitsmodell mit auslösenden und aufrechterhaltenden Faktoren vor dem Hintergrund der individuellen Lebens- und Lerngeschichte gemäß des Diathese-Stress-Modells nach Zubin und Spring (1977). Dabei führen wir den Begriff der Vulnerabilität als Grundlage für die psychische Reaktion auf intrapsychische oder äußere Stressoren ein.
3. Als Nächstes beginnen wir mit einer Systematisierung der Diagnosen. Dabei halten wir uns vorwiegend an die Systematisierung des DSM-IV. Es hat sich bewährt, zunächst psychische Störungen auf der Syndromebene (Achse I) zu bearbeiten und im weiteren Verlauf auf die höhere Ebene der Entwicklungsstörungen und Persönlichkeitsorganisation (Achse II) überzugehen. Achse-III-, Achse-IV- und Achse-V-Störungen werden nur insoweit behandelt, wie die Patientengruppe damit nicht überfordert erscheint. Die verschiedenen Diagnosen unserer Patienten werden besprochen. Das Vorgehen nach DSM-IV hat sich in der Praxis bewährt, da es den Patienten einen guten kurzen Überblick vermittelt. Besonders Patienten mit Persönlichkeitsfehlentwicklungen fehlt häufig ein kognitiver wie emotionaler Zugang zu ihrer Störung und den Achse-I-Symptomen, die häufig medikamentös behandelt werden. Immer wieder hören wir, dass man Persönlichkeitsstörungen medikamentös nicht behandeln könne und wieso man dann Antidepressiva oder Tranquilizer nehmen solle. Mithilfe dieser Systematisierung wird den Patienten deutlich, dass nicht ihre Persönlichkeitsstörung medikamentös behandelt wird, sondern die daraus resultierenden Achse-I-Symptome.
4. Nach den Wünschen der Patienten besprechen wir die einzelnen Störungsbilder mit Verdeutlichung der Auswirkungen auf den verschiedenen psychologischen Ebenen anhand des unter 1. dargestellten Modells (s. Abb. 2-1). Vergleichbares und Unterschiedliches der verschiedenen Störungen wird erörtert. Informationen über Krankheitsverläufe werden gegeben und Fragen beantwortet. Grundsätzliches medikamentöses und psychotherapeutisches Vorgehen wird anhand üblicher Vorgehensweisen dargestellt und durch Erfahrungen der Patienten ergänzt. Ziel ist es, die Mitarbeit und die Medikamenten-Compliance der Patienten durch Verständnis zu fördern. Anregungen für unsere Darstellungen nehmen wir für die Angststörung u.a. bei Margraf und Schneider (1990), für Depression bei Beck et al. (1986) und Hautzinger (2000a; 2000b), für Zwänge bei Reinecker (1994), für Substanzmissbrauch bei Lindenmeyer (1998), für Bulimie und Anorexie bei Jakobi et al. (1996), für Borderlinestörungen bei Linehan (1996) und Kernberg et al. (2000), für andere Persönlichkeitsstörungen bei Fiedler (1998), für Psychosen bei Bäuml (1994) und Stark (1998), um nur einige Autoren zu nennen.
Bei der Bearbeitung der psychotischen Erkrankungen werden die Störungen der Wahrnehmung, des Denkens, der Handlungs- und Emotionsebene in der beginnenden Phase, der Akutphase und der abfallenden Phase besprochen. Begriffe und

Umgehensweise mit Positiv- und Negativsymptomatik werden wie in den uns bekannten Manualen vermittelt (Kieserg u. Hornung 1994; Stark 1992; Wienberg 1995 usw.). Medikamentöse und psychotherapeutische Vorgehensweisen werden anhand von gängigen und von uns entwickelten Modellen verdeutlicht (Psychologische Erlebenskreisläufe, Hauptgedankenmodell, Assoziationsmodell, Innen-/Außenaufmerksamkeitsmodell, Stimmungskurvenmodell etc., s. Jensen 2002).

5. Frühsymptomerkennung: Mit den Patienten sammeln wir Anzeichen für eine beginnende psychische Störung. Für unsere Patienten mit psychotischen Symptomen betonen wir die wichtigsten Frühsymptome ihrer Störung. Zur Verdeutlichung der Eingreifmöglichkeiten benutzen wir das Handlungsmodell im Rahmen des Diathese-Stress-Modells (s. Abb. 2-2), da anhand dieses Modells die Einflussnahme durch Stressreduktion und eine Erhöhung der Unempfindlichkeit durch Medikamente gut dargestellt werden kann. Die möglichen Handlungsstrategien lassen sich anschaulich ableiten. Auf der X-Achse des Diagramms ist die Empfindlichkeit bzw. die Robustheit unseres Nervenbotenstoffsystems aufgetragen und auf der Y-Achse das Ausmaß an Belastungen, denen wir ausgesetzt sind. So wird evident, dass ein empfindliches System weniger Belastungen ertragen kann als ein robustes. Zusätzlich, wenn wir Befunde aus der allgemeinen Stressforschung mit einbeziehen, finden wir in diesem Diagramm einen wichtigen Hinweis. Allgemein gilt, dass jedes System, das unter ständig steigende Belastung

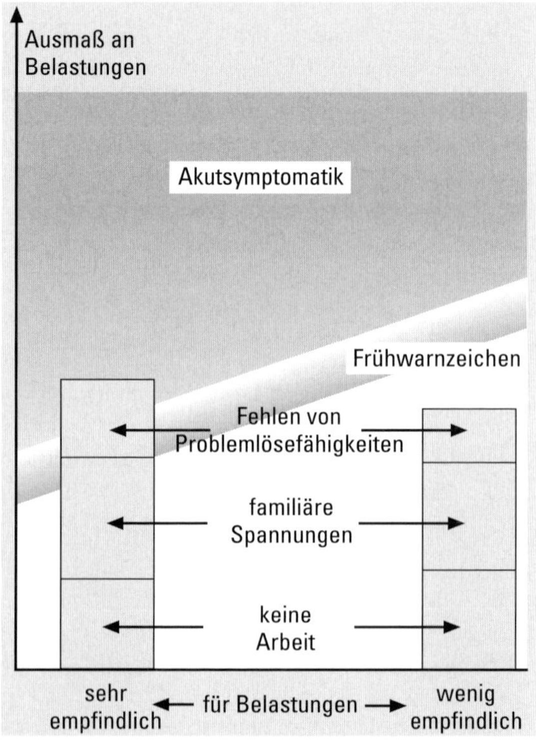

Abb. 2-2 Handlungsmodell

gesetzt wird, ab einem gewissen Punkt Überbelastungs- bzw. Warnzeichen von sich gibt, bevor es gänzlich zusammenbricht. Jeder Mensch kennt Stresszeichen und Belastungszeichen, die, wenn wir nachweislich zu einem empfindlicheren Personenkreis gehören, auch Frühwarnzeichen sein können, die wir dann benutzen können, um rechtzeitig zu reagieren. Kennen wir unsere Frühwarnzeichen, dann können wir rechtzeitig reagieren, ohne dass der endgültige Zusammenbruch vorprogrammiert sein muss.
„Rechtzeitig reagieren" ist leicht aus der Grafik ableitbar und heißt in diesem Fall, entweder die Belastung zu verringern, z. B. durch kurze Krankschreibung, oder sich Hilfe zu holen. Eine zweite Strategie kann sein, die Empfindlichkeit abzubauen, also auf der Achse nach rechts in Richtung mehr Robustheit zu rutschen. Zum Beispiel kann dies durch einen gesunden Lebensrhythmus bzw. auch durch entsprechende Medikamente, eventuell auch durch kurzfristige Dosisanpassungen, die ausgleichend auf den Nervenbotenstoffwechsel eingreifen, erreicht werden (s. Stark et al. 1998, vgl. dazu Tab. 2-16).

6. Die Medikamenteninformationseinheit wird von den ärztlichen Kollegen durchgeführt. Die verschiedenen Stoffgruppen und deren Wirkungsweise werden mit Vertiefung anhand von dem bereits unter 1. beschriebenen Modell dargestellt. Ein wichtiger Bestandteil der Aufklärung sind die Nebenwirkungen und die Umgehensweise damit.
7. Zur Stärkung der Selbstwirksamkeit besprechen wir gesundheitsförderndes Verhalten (Stressreduktion oder Konfrontation je nach Störung, körperliche Betätigung, gesunde und regelmäßige Ernährung, Schlafverhalten etc.) anhand von Patientenerfahrungen und führen Übungen durch.
8. Damit die Patienten bei sich abzeichnenden schweren Krisen effektiver eingreifen können, erstellen wir einen Krisenplan, der die individuellen Frühwarnzeichen sowie die wichtigsten Ansprechpartner und deren Telefonnummern enthält.
   Zur Überwindung leichter und mittlerer Krisen besprechen wir einen im Wesentlichen von unseren Patienten erarbeiteten Notfallkoffer (s. Tab. 2-17), der abgestuft ist nach dem Schweregrad der Krise.
   Als Grundlage vermitteln wir zunächst ein spezielles Anspannungsregulationsverfahren (Jensen 2002), das auf einer Regulierung der Innen-/Außenaufmerksamkeit beruht, denn unter psychischem Stress kommt es bei psychiatrisch relevanten Störungen in der Regel zu einer vermehrten Innenaufmerksamkeit und einer gleichzeitigen Reduktion der Außenaufmerksamkeit. Häufig benutzte Entspannungsverfahren, wie u. a. Autogenes Training oder Progressive Muskelentspannung, verstärken noch weiter die Innenaufmerksamkeit. Dies wird von Patienten mit schweren psychischen Störungen in der Regel schlecht toleriert, und sie profitieren nicht in der gewünschten Art und Weise. Sie berichten unter diesen Verfahren häufig von einer Zunahme ihrer Anspannung und inneren Unruhe. Die sie quälenden Gedanken werden stärker, die Konzentration auf das Verfahren ist ihnen aus diesem Grunde oft nicht möglich. Sie fühlen sich noch hilfloser, die Denkstörungen nehmen u. U. zu, und unangenehme Gefühle von Angst und Hilflosigkeit stellen sich ein. Die beabsichtigte Entspannung kann so letztlich nicht ausreichend erzielt werden. Mit diesem Misserfolg sinkt auch die

Tab. 2-17 Notfallkoffer: Selbsthilfe in Krisen, zusammengestellt von unseren Patientengruppen (Von den vier psychologischen Ebenen Denken, Fühlen, Wahrnehmen und Verhalten sind in einer Krise Denken [die Gedanken drehen sich im Kreis oder sind zerstreut] und Fühlen [Angst, Trauer, Gefühle der Einsamkeit etc.] zu stark und Wahrnehmen – gerichtet auf die Umwelt – und Verhalten zu schwach ausgeprägt. Das heißt, in Krisen ist es wichtig, sich nicht mit dem eigenen Innenerleben zu beschäftigen, sondern sich auf die Außenwelt zu konzentrieren und Wahrnehmen und Verhalten zu verstärken. Dadurch kommt die Innen-/Außenaufmerksamkeit wieder in Balance und wird das psychologische Gleichgewicht hergestellt.)

Notfallkoffer für zu Hause (insbesondere nachts)
Ideen für schwere Krisensituationen • einfache Wahrnehmungsübung zur Selbstregulation (Zählen von Gegenständen in der Wohnung wie z. B. Bücher) • Krisenplan bereithalten
Ideen für mittlere Krisen (einfache Verhaltensübungen) • heiße Dusche oder Wechseldusche (vorher Körper abbürsten, nachher eincremen; dadurch verstärkt sich die Körperwahrnehmung) • mit chinesischem Heilpflanzenöl die Schläfen einreiben • an die frische Luft gehen (zumindest auf den Balkon oder kurz vor die Tür) und Wohnung kräftig durchlüften • leichte Hausarbeit (Bügeln, Aufräumen, Abstauben) • alte Dinge bzw. im Haushalt Dinge reparieren • Malen • Handarbeit (Nähen, Stricken) • in der Wohnung stöbern (Bücher, Fotoalben) • Spielen • Tanzen • im Internet surfen • laut singen, Musikinstrumente spielen
Ideen für Erstanzeichen einer Krisensituation (Entspannungsübungen sind in schweren Krisensituationen nicht ratsam, da sie die Innenbetrachtung und die Anspannung eher verstärken) • heißes Bad nehmen, warmes Fußbad • mit Kuschelwärmflasche/Kuscheltier ins Bett gehen, auf dem Sofa ausruhen • schöne Geschichten lesen • Video schauen (leichte Kost: Loriot, W. Disney, Dick und Doof usw.) • Lesen (leichte Kost: einfache Kurzgeschichten, Comics usw.) • Tee trinken • Meditationsmusik hören (Wellenrauschen, Vögelgezwitscher) • Gebet • Telefonieren (Freunde, Familie) • früh ins Bett gehen, für ausreichend Schlaf sorgen (Bett frisch beziehen!) • Kreuzworträtsel lösen

(Fortsetzung) Tab. 2-15

Notfallkoffer für unterwegs bzw. tagsüber zu Hause (zur Prävention die Wohnung als möglichen Zufluchtsort gemütlich gestalten oder sich Haustiere anschaffen)
Ideen für schwere Krisensituationen ● Menschen, Dinge beobachten (z. B. Brillenträger zählen, vorbei fahrende Autos zählen) ● Wasser ins Gesicht klatschen
Ideen für mittlere und leichte Krisensituationen ● an etwas Schönes denken (z. B. an frühere Reisen) ● Stück Schokolade/Bonbon essen ● Handschmeichler fühlen ● „positive Anker" zur Erinnerung an eine positive Situation nutzen (Fotos, Talisman) ● an Parfümprobe riechen ● Akupressur ● neue Kleider anprobieren ● neue Kosmetik/Parfüm ausprobieren ● in neuen CDs stöbern bzw. sie anhören ● Fahrrad fahren ● in die Sauna/ins Dampfbad gehen ● in einer Bibliothek (Bücherhalle) stöbern ● Spazierengehen, Wandern, Joggen ● ins Kino gehen ● ins Museum/in Ausstellung/Zoo gehen ● in die Kirche gehen ● Essen gehen ● zu einer Sportveranstaltung gehen ● Gartenarbeit ● am Auto, Fahrrad, Haus herumbasteln ● Stadtbummel (sich dafür schön machen, gut anziehen und schminken) ● Fotografieren ● sich massieren

generelle Motivation, sich therapeutische Verfahren zur Überwindung der Störung anzueignen. Häufig wurde im Anschluss an Entspannungsübungen Bedarfsmedikation in Form von Beruhigungsmitteln erbeten. Bei Patienten mit Borderlinestörungen haben wir mehrfach die Auslösung von selbstverletzendem Verhalten gemäß diesem Schema gesehen.

Herkömmliche Entspannungsverfahren eignen sich nach unserer Erfahrung jedoch gut bei Patienten mit einer verminderten Innenaufmerksamkeit und einer vermehrten Außenaufmerksamkeit („Managertypen").

Da bei akuten psychiatrischen Störungen ein Minimum an Aktivität notwendig ist, um sich helfen und den Krisenplan anwenden zu können, haben wir – abgeleitet aus den Angstbewältigungsverfahren – unser Verfahren entwickelt. Mit der

Erforschung der Effizienz haben wir begonnen. Das Verfahren wird im Anschluss kurz dargestellt.

9. Im letzten Schritt geben wir Informationen zur Rehabilitation, Beratungsmöglichkeiten und Selbsthilfe.

Exkurs: Anspannungsregulationsverfahren zur Innen-/Außenaufmerksamkeitsregulation

Theoretische Überlegungen

In einem normal-psychologischen Zustand kann der Mensch frei zwischen der intendierten Beschäftigung mit Innen- (Gedanken, Erinnerungen, Phantasien usw.) oder Außenreizen (sich etwas ansehen, sich etwas anhören usw.) wählen. Bei einer normalen Problemstellung, sei sie von außen gestellt, wie z. B. eine Mathematikaufgabe, die es zu lösen gilt, sei es ein Problem aus dem psychologischen Innenraum (Erinnerung zur Lebensgeschichte, ein aktuelles Problem etc.), kommt es zu einer intrapsychischen Aufmerksamkeits- und Konzentrationsverstärkung auf das Problem hin. Während der intrapsychischen Problemlösephase kommt es zu einer Zunahme von Anspannung, die, nachdem das Problem gelöst wird, dann in Handlungsaktivität umgesetzt wird. Man vermutet, dass es während dieses Vorgangs zu einer Veränderung bestimmter Neurotransmitter kommt, einer Erhöhung von (u. a.) Dopamin und Adrenalin sowie zu einer Verminderung von Serotonin. Eine Untersuchung hierzu wurde bislang nicht durchgeführt.

Kann ein Problem nicht gelöst werden, werden vermehrt Assoziationsfelder (frühere Erfahrungen mit ähnlichen Problemen, Phantasielösungsversuche usw.) eröffnet. Dadurch wird mehr Innenverarbeitungskapazität erforderlich, und die Innenaufmerksamkeit nimmt konsequenterweise zu Lasten der Außenaufmerksamkeit zu. Dies sind Erfahrungen, die jeder Mensch aus eigener Anschauung kennt. Während dieses Prozesses ist man besonders empfindlich gegenüber Außenreizen, man reagiert darauf dann schreckhaft, irritiert oder sogar aggressiv. Insofern können solche ungelöste und unlösbaren Probleme zu Stressoren werden. Diese Probleme lassen sich aufgrund der sich dann immer weiter aufschaukelnden kognitiven Störung (Grübeln, Zwangsgedanken, kognitive Einengung oder Denkzerfahrenheit) immer weniger handlungsrelevant lösen. Eine Zuwendung zu anderen Gedankeninhalten oder äußeren Reizen ist extrem erschwert. Emotional entwickeln sich unangenehme Gefühle von Angst, Wut und schließlich Hoffnungslosigkeit. Diese Gefühle beeinflussen die Stimmungskurve negativ, sodass sich letztlich ein depressiver Zustand einstellt. Bei manchen Menschen wird die Toleranzfähigkeit der Reduktion der Außenaufmerksamkeit so weit überschritten, dass die Psyche sich zusätzlich zum normalen Außen ein „künstliches Außen" schafft. Eigentlich zum psychischen Innenraum gehörige Signale werden als Signale aus dem außerpsychischen Raum interpretiert. Dies könnte eine auf der Basis von psychologischer Theorienbildung fußende Erklärung für psychotische Symptome wie Stimmenhören, optische Halluzinationen, Körperfehlwahrnehmungen und Wahnvorstellungen sein.

Durchführung des Trainings

In unserem Anspannungsregulationstraining zeigen wir den Patienten, wie sie sich durch Hinwendung zu Reizen außerhalb ihres psychischen Innenraumes selbst regulieren können, wieder mehr in die Außenwahrnehmung gelangen und damit wieder handlungsfähiger werden können. Dies ist der erste Schritt, um überhaupt wieder entscheiden zu können, was zu tun ist, z. B. ob es in der gegebenen Situation ausreicht, den Notfallkoffer einzusetzen, oder ob der Krisenplan (z. B. sofort ins Krankenhaus fahren) zum Einsatz kommen sollte.

In den Außenaufmerksamkeitsübungen werden die Patienten angehalten, die Umwelt mit ihren Blicken möglichst langsam abzutasten und das Gesehene zu beschreiben (Unterstützung des optischen Orientierungsreflexes). Der Patient lernt so, seine ganze Aufmerksamkeit dem Außen zu widmen. So wird erreicht, dass andere Gehirnbereiche als die „Krisenbereiche" aktiviert werden. Dadurch kommt es wieder zu einer adäquaten Innen-/Außenaufmerksamkeitsverteilung, die kognitive Störung löst sich auf, und in der Folge kommt es zu einem Anspannungsabfall, und die Gefühle normalisieren sich (z. B. Angst, Wut, Trauer, aber auch Euphorie). Ein positiver Effekt auf die Stimmung ist meistens sehr schnell erkennbar. Meist beginnen die Patienten sich bereits schon während der Übung ohne Aufforderung freier zu bewegen, in dem Sinne, dass die „aufgestaute" Handlungsenergie abgebaut wird.

Bei der Einübung dieses Verfahrens sollte man darauf achten, dies zunächst in einem leicht überschaubaren Außenbereich zu tun (sich nicht bewegende Umwelt), da Patienten von schnell wechselnden Außenreizen eher irritiert sind und sich dadurch nur schwer von ihrem psychischen Innenraum lösen können. Im nächsten Schritt kann dann eine belebte, aber vertraute Umgebung mit den Patienten aufgesucht werden. Diese Schritte können Patienten dann auch in der Gruppe oder mit Bekannten üben. Fortschreitend werden die Übungen schwerer gestaltet (Einkaufszentren, öffentliche Verkehrsmittel usw.). Regelmäßige Wiederholungen dieser Übungen, auch allein im eigenen Wohnraum, im Wohnzimmer, im Bett usw., vertiefen die neue Technik.

Letztlich lässt sich dieses Verfahren auf die anderen Sinneswahrnehmungen (Hörsinn, Tastsinn) übertragen. Dieses gestufte Vorgehen sollte vor allem bei Patienten mit eingeschränkten Sinneswahrnehmungen (z. B. erblindete Patienten, ältere Patienten mit Seh- oder Hörbeeinträchtigungen) gewählt werden.

2.8.3 Schlussfolgerungen und Bewertung

In unserem klinischen Alltag hat sich dieses Vorgehen bislang bewährt. Effizienzforschung steht bislang jedoch noch aus.

Als schwierig erweist sich bei unserem Konzept die Integration von Patienten mit psychotischen Störungen, vor allem, wenn sie durch kognitive Störungen in der Aufmerksamkeit, Konzentration und Reaktionsgeschwindigkeit noch eingeschränkt sind. Patienten mit neurotischen Störungen und Persönlichkeitsstörungen bringen trotz inhaltlichen Wissens häufig nicht die Geduld und die Toleranz für die speziellen Bedürfnisse der psychotischen Patienten auf. Die dadurch entstehende Gruppendynamik ist eine besondere Herausforderung für den Gruppenleiter.

Wenn es gelingt, die Gruppendynamik in die richtige Richtung zu lenken, berichten die Patienten über mehr Verständnis für die psychotischen Mit-Patienten. Im stationären Alltag wird das Miteinander-Umgehen dadurch leichter.

Psychotische Patienten können in der diagnoseübergreifenden Psychoedukation ihre psychotische Erkrankung leichter als eine mögliche Form von vielen unterschiedlichen Formen einer psychischen Krise einordnen. Dies bedeutet eine deutliche Entstigmatisierung ihres ursprünglich als unerklärlich und unverständlich erlebten Krankheitsbildes.

2.9 Bilder, Metaphern und Materialien bei der Vermittlung zentraler psychoedukativer Themen

Vertiefungskapitel zu 1.6 Didaktisches und psychotherapeutisches Vorgehen

B. Behrendt

2.9.1 Einleitung

„Ein Bild sagt mehr als 1000 Worte“ – dieser Erkenntnis folgend, finden sich auch in den derzeit aktuellen psychoedukativen Ansätzen in der Schizophreniebehandlung zahlreiche Bilder und Metaphern, die den Betroffenen und ihren Angehörigen den Einstieg in das komplexe Krankheitsbild Schizophrenie erleichtern sollen. Der Gebrauch von Bildern, Symbolen oder Metaphern spielt in der Psychotherapie seit jeher eine wichtige Rolle (vgl. Wollschläger u. Wollschläger 1998), wenngleich ihre therapeutische Wirkung bislang nur wenig erforscht ist. Metaphern gehen über das verbal Beschreibbare hinaus, sie haben einen so genannten „semantischen Mehrwert“, den sie aus einem möglicherweise themenfremden Kontext beziehen. Metaphern können auch erst dann wirken, nachdem eine gewisse Zeit vergangen ist, vor allem, wenn ihr Sinn nicht sofort evident ist, obwohl der Zusammenhang intuitiv akzeptiert worden ist. Sie ermöglichen durch die enthaltenden Bilder eine kompakte Speicherung komplexer Inhalte. Aus Analogien lassen sich viel leichter Handlungsalternativen ableiten, denn sie ermöglichen erst einmal eine innere Distanzierung, dann kann vergleichend das eigene Erleben betrachtet werden. Im Folgenden soll ein kurzer Überblick über Bilder und Metaphern gegeben werden, die sich in den verschiedenen psychoedukativen Behandlungsmanualen für schizophren erkrankte Menschen wiederfinden. Ausgewertet wurden die bereits publizierten Manuale von Liberman (1989), Bäuml (1994), Kieserg und Hornung (1994), Wienberg (1997a), Wienberg et al. (1997) und Behrendt (2001a; 2001b). Es finden sich auch Hinweise zur Erstellung von Materialien, die in psychoedukativen Sitzungen Verwendung finden können.

2.9.2 Bilder und Metaphern

Zum Verständnis von Psychoedukation

Psychoedukation zielt darauf ab, die Fähigkeit zur Selbststeuerung und zum Selbstmanagement zu fördern; Behrendt (2001a; 2001b; 2001c) führt daher zu Beginn des Therapieprogramms „Meine persönlichen Warnsignale“ als Symbol für den Kerngedanken des Programms das Steuerrad (s. Abb. 2-3) ein. Durch Selbststeuerung und Selbstmanagement soll die Verantwortung für die eigene Gesundung bzw. Gesunderhaltung übernommen werden:

> „Diese therapeutische Grundhaltung zielt einerseits auf die grundsätzliche Beeinflussbarkeit des präpsychotischen Geschehens ab, andererseits auf die persönlichen Ressourcen, die es zu aktivieren gilt, um einen eigenen Beitrag zur Krankheitsbewältigung bzw. Gesunderhaltung leisten zu können.“ (Behrendt 2001a, S. 17)

Psychoedukation soll dazu beitragen, für mögliche Krisensituationen besser gerüstet zu sein. Hierzu bieten Kieserg und Hornung (1994) das Bild vom Bergsteigen an:

> „Drei Bergsteiger brechen von unterschiedlichen Stellen auf zu einer Bergtour. Alle drei geraten unabhängig voneinander in ein Unwetter. Der erste hat eine schlechte oder gar keine Ausrüstung, er hat die Hinweise der Bergwacht ignoriert und hat auch keine Ahnung von den allgemeinen Regeln für das Bergwandern. Er wird deshalb böse erwischt, muss später von der Bergwacht gerettet werden und ist noch lange danach im Krankenhaus. Der zweite hat eine gute Ausrüstung, d. h. gutes Schuhwerk, nässeundurchlässige Kleidung, genügend Proviant. Auch hat er sich vorher über mögliche Gefahren informiert und den Wetterbericht gehört. Trotzdem gerät er auch in das Unwetter, hat dann jedoch großes Pech, weil er strauchelt; er muss ebenfalls von der Bergwacht gerettet werden und kommt ins Krankenhaus. Der dritte hat ebenfalls alle Vorsichtsmaßnahmen im Vorfeld

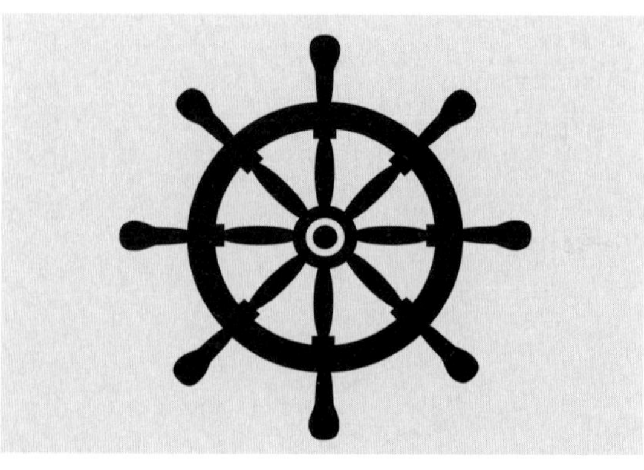

Abb. 2-3 Das Symbol des Steuerrades als Kerngedanke des Programms „Meine persönlichen Warnsignale“ (Behrendt 2001a; 2001b)

getroffen, und er hat auch eine gute Ausrüstung bei sich, mithilfe derer er das Unwetter gut übersteht, sich alleine helfen kann und wohlbehalten wieder zurückkehrt." (Kieserg u. Hornung 1994, S. 64f)

Ein vergleichbares Bild findet sich auch bei Behrendt (2001a), hier sind es nicht drei Bergsteiger, sondern drei Kapitäne, die mit ihren Schiffen ihren sicheren Hafen verlassen, in einen Sturm geraten und je nach ihrer Vorbereitung und ihrem Handeln (die Sturmwarnung „in den Wind schlagen" oder den Kurs ändern) unterschiedliche Konsequenzen ihres Tuns erleben.
Zu einer effizienten Rezidivprophylaxe gehört – neben einer „guten Ausrüstung" – die Fähigkeit der Selbststeuerung auch *rechtzeitig* einzusetzen. Diesen Gedanken greift Bäuml (1994) auf, indem er eine Krisensituation bzw. einen möglichen Rückfall mit einem drohenden Zimmerbrand (s. Abb. 2-4) vergleicht:

„Das Auftreten von Frühwarnzeichen kann mit einem drohenden Zimmerbrand verglichen werden. Ein glimmendes Streichholz auf dem Teppich kann problemlos mit einem Becher Wasser gelöscht werden, wenn es rechtzeitig bemerkt und sofort gehandelt wird (linkes Bild). Sowohl durch Nicht-Wahrhaben-Wollen und langes Zaudern (‚Muss ich wirklich Medikamente nehmen? ... Wird schon nicht so schlimm sein ...') als auch durch eine nicht ausreichende Wassermenge (‚Ein paar Tropfen Medikation werden schon reichen ...') kann es zum Großbrand (‚Rückfall') kommen (rechtes Bild)." (Bäuml 1994, S. 12)

Das Vulnerabilitäts-Stress-Bewältigungs-Modell

Als konzeptueller Rahmen zum Verständnis schizophrener Erkrankungen hat sich das Vulnerabilitäts-Stress-Bewältigungs-Modell (Nuechterlein u. Dawson 1984; Liberman 1986) etabliert. Hierauf beziehen sich sämtliche bisher publizierten psychoedukativen Interventionsprogramme.

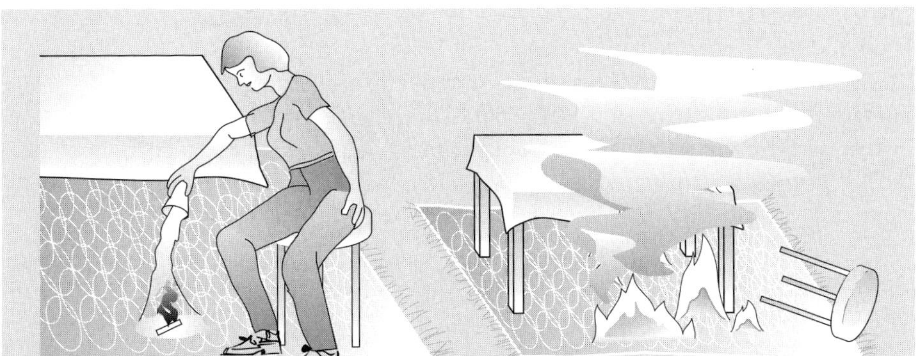

Rasches Reagieren verhütet schlimmste Folgen (Bäuml 1996) **Abb. 2-4**

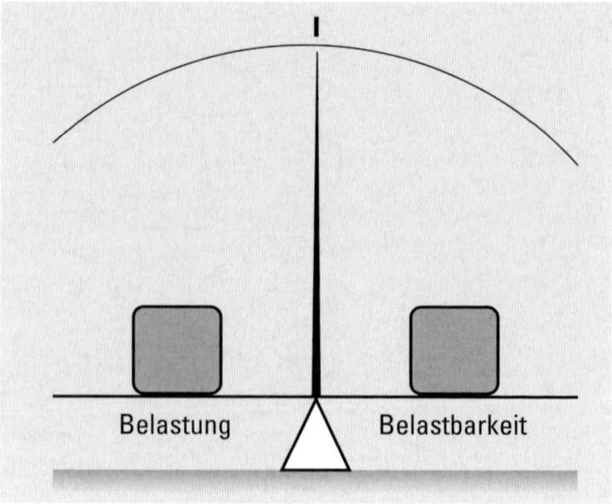

Abb. 2-5 Waagemodell (Kieserg u. Hornung 1994)

Kieserg und Hornung (1994) veranschaulichen das Vulnerabilitäts-Stress-Bewältigungs-Modell anhand einer Waage (s. Abb. 2-5), wobei die linke Seite der jeweiligen Belastung und die rechte Seite der aktuellen Belastbarkeit entspricht. Sind beide Seiten ausgeglichen, ist die Waage im Gleichgewicht. Wenn die Belastbarkeit geringer ist als die Belastung oder wenn die Belastung größer ist als die Belastbarkeit, schlägt die Waage nach links aus, und es können Frühsymptome bzw. eine Psychose auftreten. Die Autoren weisen darauf hin, dass das Waagemodell von den Gruppenteilnehmern meist positiv erlebt werde, da statt negativ besetzter Begriffe eher neutrale Begriffe wie Belastung und Belastbarkeit verwendet würden.
Eine Variante des Waagemodells findet sich bei Behrendt (2001a; 2001b): Hier werden auf dem linken Teil einer Waage Aufgaben, Belastungen und Stressoren eingetragen, auf der rechten Seite die zur Verfügung stehenden Ressourcen und Fähigkeiten, um die Belastungen bewältigen zu können. Es wird darauf hingewiesen, dass das Erarbeiten und Benennen der Ressourcen den Gruppenteilnehmern erhebliche Schwierigkeiten bereiten kann, „denn sie sind darin geübt, ihre Probleme und Unzulänglichkeiten zu benennen, aber nicht ihre Fähigkeiten, Lösungsmöglichkeiten und Ressourcen“ (Behrendt 2001a, S. 106).
„Wo sind meine Fähigkeiten geblieben?“ – diese Frage stellen sich viele psychosekranke Menschen; nicht wenige haben die Vorstellung, ihre Fähigkeiten seien durch die Psychose verschwunden, als ob die Erkrankung sozusagen alles „ausradiert“ hätte. Diesem Bild stellt Behrendt (2001b) das „Dosenmodell der Fähigkeiten“ (Abb. 2-6) gegenüber: Die vor der Psychose vorhandenen Fähigkeiten werden eben nicht „ausradiert“, sondern sind immer noch vorhanden, man kann nur – je nach Krankheitsstadium – im Moment nicht voll darauf zugreifen:

> „Man kann sich das so vorstellen, dass durch die akute Psychose die vorhandenen Fähigkeiten ‚in Dosen eingemacht‘ werden, sodass man eine Zeitlang nicht an seine Fähigkeiten heran kann, weil der Deckel mehr oder weniger zu ist. Durch die Behandlung, tägliches Training und die Therapie können Sie selbst dazu bei-

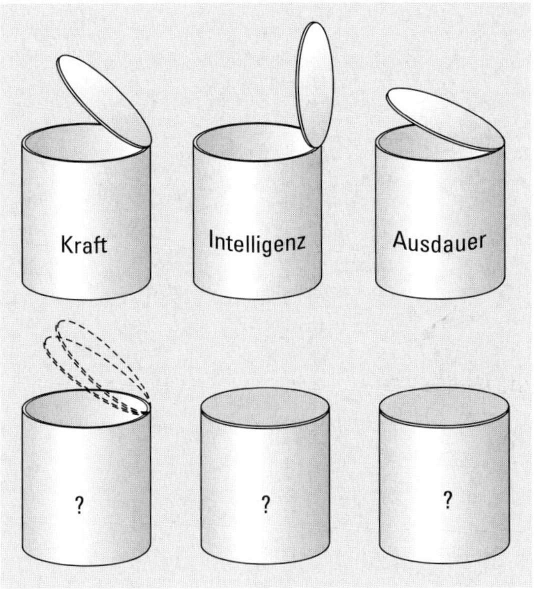

Dosenmodell der Fähigkeiten (Behrendt 2001b) **Abb. 2-6**

tragen, die Dosen wieder zu öffnen und einen Zugang zu Ihren Fähigkeiten zu erhalten." (Behrendt 2001b, S. 25)

Die erhöhte, aber unterschiedlich ausgeprägte Vulnerabilität psychosekranker Menschen vergleicht Bäuml (1994) mit verschiedenen Schiffen, die über eine unterschiedliche persönliche „Kieltiefe" (Vulnerabilität), über eine unterschiedlich dicke Außenhaut verfügen, unterschiedliche Lasten zu tragen haben (Stress) und die unterschiedlich viel Wasser unter dem Kiel haben (s. Abb. 2-7). Eine große Gefährdung bestehe für Menschen mit einer „großen Kieltiefe", die obendrein eine „schwere Ladung" (= viel Stress) an Bord haben, die sich in einem Wasser mit felsenreichem Untergrund bewegen (= zahlreiche Schicksalsschläge erlitten haben) und die daher einen besonderen Schutz der „Außenhaut" benötigten (hohe neuroleptische Dosis und engmaschige therapeutische Kontrolle). Eine mäßiggradige Vulnerabilität bestehe bei Menschen mit einer „mittleren Kieltiefe", die „wenig Last" an Bord haben, nur vereinzelt Schicksalsschläge erleiden und daher auch mit einer „mittleren Schutzschicht" auskommen. Für diejenigen Menschen bestehe nur eine geringe bzw. keine Gefährdung (Vulnerabilität), deren Kiel „flach" ist, die nur geringem chronischen Stress ausgesetzt sind (kaum Ladung an Bord) und die daher – trotz eines stressreichen Alltags (felsiger Grund, geringe Wassertiefe) – keine Grundberührung zu befürchten haben.

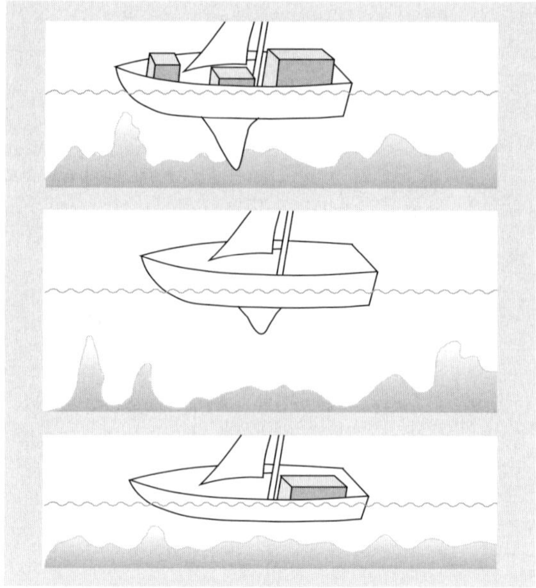

Abb. 2-7 Unterschiedliche Vulnerabilität (Bäuml 1994)

Psychotische Symptome

Was passiert in einer Psychose? Wie lassen sich die Symptome einer Psychose erklären? Zur Erarbeitung eines „funktionalen Krankheitskonzepts“ stellen Süllwold und Herrlich (1998) in ihrem Ansatz Verbindungen zu normalpsychologischen Phänomenen her, was einer grundsätzlichen Andersartigkeit psychotischen Erlebens entgegenwirken soll: „Die psychotischen Symptome sind ungewöhnlich, jedoch ableitbar aus normalpsychologischen Phänomenen“ (ebd., S. 54). Eine Reihe von Beispielen beschreibt Behrendt (2001a, S. 48f):

> „Jeder Mensch kennt Zeiten, in denen er sich niedergeschlagen, antriebslos fühlt, aber auch Zeiten, in denen er voller Pläne oder Tatendrang ist. – Auch Stimmungsschwankungen oder Stressreaktionen gehören zum ‚normalen‘ Fühlen. Auch Schlafstörungen kennt jeder, der sich z.B. mit bestimmten Problemen ‚rumquält‘. – Wer z. B. sehr lange intensiv arbeitet, merkt, dass seine Konzentrationsfähigkeit nicht unbegrenzt ist und gewissen Schwankungen unterliegt. – Wer müde oder abgearbeitet ist, muss sich manchmal bei Tätigkeiten, die er normalerweise ohne groß darüber nachzudenken – sozusagen automatisch – erledigen kann, genau überlegen, was als nächster Schritt eigentlich zu tun ist; Betroffene berichten, dass sie sich manchmal genau überlegen müssen, was als Nächstes zu tun ist; man spricht vom ‚Verlust automatisierter Fähigkeiten‘. – Jeder Mensch würde sich Gedanken darüber machen, wenn ihn plötzlich sein Vorgesetzter nicht mehr grüßt (‚Huch, hat er was gegen mich? – Mag er mich nicht mehr? – Will er vielleicht damit ausdrücken, dass ich bald entlassen werde?‘). – Jemand fährt

bei Nacht im Auto, es regnet, die Sicht ist schlecht. Demjenigen kann es passieren, dass er unsicher ist, ob er nicht eben an einem Menschen vorbeigefahren ist – oder ob es doch ein Straßenbegrenzungspfahl gewesen ist. – Nachts kann es einem passieren, dass man Farben nicht richtig erkennen kann (‚nachts sind alle Katzen grau'). – Jeder kennt Melodien, die ihm im Kopf ‚rumschwirren' können – könnte man diese Melodien ‚lauter stellen' oder auch Gedanken ‚laut werden lassen', hätte man es mit ähnlichen Phänomenen zu tun wie diejenigen Patienten, die z. B. Stimmen hören. – Wer z.B. kurz vor einer Prüfung steht, ist häufig unruhig, nervös, ungeduldig, aufgeregt oder wirkt ‚zappelig'. – Wer z. B. eine schwere körperliche Erkrankung durchgemacht hat, ist im Anschluss daran häufig niedergeschlagen, noch kraftlos, alles fällt ihm schwerer als sonst – ein Gefühl, das viele Patienten nach einer akuten psychotischen Episode berichten und als ‚Minus-Symptomatik' oder postpsychotische Depression beschrieben wird. – Viele Phänomene, die bei den Betroffenen als psychotische Symptome erlebt werden, sind auch Menschen bekannt, die nicht an einer Psychose erkrankt sind, mit dem Unterschied, dass diese Phänomene nicht so stark ausgeprägt sind und möglicherweise auch nicht so lange anhalten."

Bei Behrendt (2001b) findet sich folgendes Bild zur **Verdeutlichung des Erlebens einer akuten Psychose**, indem zwischen innerer und äußerer Welt unterschieden wird und als Analogie eine Traumsituation geschildert wird (s. Abb. 2-8):

„Sie liegen am Strand, lassen sich die Sonne auf den Bauch scheinen, spüren die Wärme, den Wind und den Sand auf Ihrer Haut, schlürfen genüsslich Ihre Cola, schauen sich um und erfreuen sich an dem, was Sie sehen, nehmen gelegentlich ein kühles Bad im Meer, kurz: Es geht Ihnen richtig gut. Plötzlich hören Sie ein Geräusch: Ein Wecker klingelt. Sie wachen auf, merken, dass Sie gar nicht am Strand, sondern in Ihrem Wohnzimmer auf der Couch liegen, Sie fühlen sich aber noch genauso gut wie in Ihrem Traum. In unserem Beispiel befinden Sie sich in

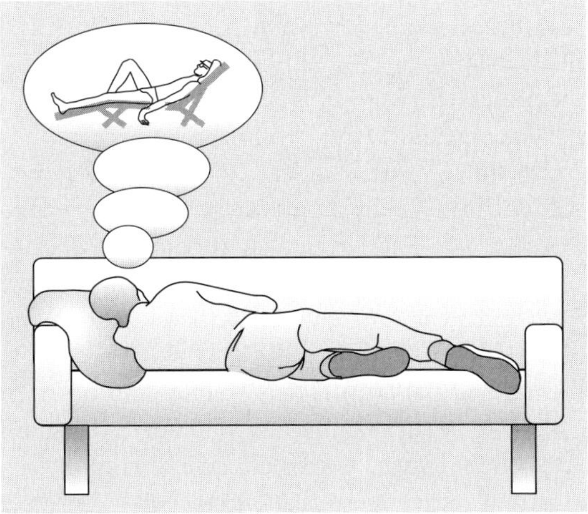

Abb. 2-8 Auf der Couch und gleichzeitig am Strand? (Behrendt 2001b)

> der **äußeren Welt,** also **in der Wirklichkeit**, in Ihrem Wohnzimmer auf der Couch und schlafen. **Gleichzeitig** liegen Sie in ihrer **‚inneren Welt'**, im Traum, aber am Strand, und spüren die oben beschriebenen angenehmen Erlebnisse – sie sind für denjenigen, der träumt, Wirklichkeit. Wer träumt, kann nicht unterscheiden, ob er träumt oder ob es wirklich so ist. Sie sehen, dass sich unser Gehirn seine ‚innere Wirklichkeit' selbst schaffen kann. Das ist bei allen Menschen so, wenn sie träumen. Dann sind wir durch den Schlaf geschützt. Bei bestimmten Symptomen der Psychose stimmen die innere und die äußere Welt auch nicht mehr überein, sie ‚klaffen auseinander', sind gespalten; man spricht auch von einem ‚Realitätsverlust' in der akuten Psychose." (Behrendt 2001b, S. 47)

Auch Bäuml (1994) beschreibt das Erleben in der Psychose als **Spaltung in zwei Realitäten**:

> „... eine gewöhnliche Alltagsszene mit einem parkenden Auto vor einem Wohnhaus. Bei einem psychotisch erkrankten Menschen kann diese harmlose Situation Todesängste auslösen ...! Die Antenne auf dem Hausdach wird zum Radarempfänger, die Autoantenne zum dazugehörigen Sender. Die Truhe im Kofferraum stellt einen Sarg dar, und der Rauch im Kamin ist der untrügliche Beweis dafür, dass hier eben eine geheime Leichenverbrennung stattfindet. Das Kästchen im Fenster wird zur getarnten Kamera, die Ausschau nach neuen Opfern hält." (Bäuml 1994, S. 4)

Akutes oder chronisches Wahnerleben lässt sich als eine „Wahrnehmungsstörung" bezeichnen. Nicht selten sind z. B. Angehörige verunsichert, wie sie sich mit den wahnhaften Überzeugungen auseinandersetzen sollen. Soll man dagegen argumentieren oder nach „Beweisen" für die Richtigkeit der eigenen Überzeugung suchen und für die Unrichtigkeit der Überzeugungen des anderen? Mithilfe einer **Analogie** lässt sich diese Frage beantworten, indem man die „wahnhafte" Wahrnehmungsstörung mit einer „körperlichen" Wahrnehmungsstörung, z. B. der Farbenblindheit, vergleicht. Ziemlich emotionsfrei könnten beide Wahrnehmungen nebeneinander stehen: „Ich sehe die Farbe Rot, du siehst die Farbe Grün, ich weiß, dass du farbenblind bist, ich kann akzeptieren, dass du das so siehst."
Anhand einer Gesprächssituation verdeutlicht Bäuml (1994, S. 38) eine **Reizüberflutung** während der akuten Psychose: Jemand führt eine Unterhaltung mit einer anderen Person, durch die funktionierenden Filter werden andere Geräuschquellen wie z. B. Autos oder Flugzeuge oder der Glockenschlag eines Turms nur am Rande wahrgenommen. In der akuten Psychose stürmen alle Geräusche und Vorgänge in der unmittelbaren Umgebung ungebremst auf den Betroffenen ein, er fühlt sich erdrückt und überwältigt; wichtige Reize können nicht von unwichtigen getrennt werden, ein Konzentrieren auf den Gesprächspartner ist nicht möglich.
Zur Schwierigkeit, zwischen tatsächlichen und **halluzinierten Wahrnehmungen** zu unterscheiden, bietet Bäuml (ebd., S. 42) folgendes Bild an: Ein Mann in der zweiten Etage eines Hauses telefoniert. Er kann nicht sagen, woher der Anruf kommt, aus demselben Haus oder aus einer Telefonzelle gegenüber, da die Lautstärke im Hörer

in beiden Fällen gleich ist. Patienten, die Stimmen hören, können genauso wenig unterscheiden, ob die Stimmen aus dem eigenen Kopf oder von außen kommen.
Das „Grübeln" oder „Gedankenkreisen" psychosekranker Menschen veranschaulicht Behrendt (2001b, S. 21ff) anhand eines „Grüblers in seinem Problemberg" (s. Abb. 2-9) und stellt diesem den „Problemlöser" und die Problemlösemethode gegenüber (s. Abb. 2-10).

> „Jeder Mensch macht sich Gedanken über sich und andere. Auf zwei Möglichkeiten möchten wir Sie besonders hinweisen, die sehr häufig vorkommen und meistens verwechselt werden: das Grübeln und das Nachdenken. Das Grübeln gehört zu denjenigen Symptomen, die häufig in Zusammenhang mit Niedergeschlagenheit, Ratlosigkeit oder Hilflosigkeit auftreten. Wer grübelt, beschäftigt sich intensiv mit seinen Problemen und glaubt, dadurch Lösungen finden zu können und seine Probleme in den Griff zu kriegen. Aber hier besteht ein grundlegender Irrtum: Durch Grübeln kann man keine Probleme lösen. Grübeln und Problemlösen schließen sich gegenseitig aus!
> Das Wort ‚grübeln' stammt von ‚Grube' und ‚graben' ab. Man könnte auch sagen: Wer grübelt, gräbt sich in seine Probleme ein, ‚grübelt' in seinem Problemberg.
> Der Grübler beginnt bei einem seiner Probleme (zum Beispiel mit dem Thema Krankheit) und gräbt viele Gänge in den Problemberg, ‚wühlt sich wie ein Maulwurf durch'. Vom ersten Problem grübelt er sich zum nächsten Problem (z. B. warum er diese Medikamente nehmen muss) weiter, kommt von dem Problem, wann er wieder arbeiten kann, zurück zur Frage, wie lange er noch Medikamente

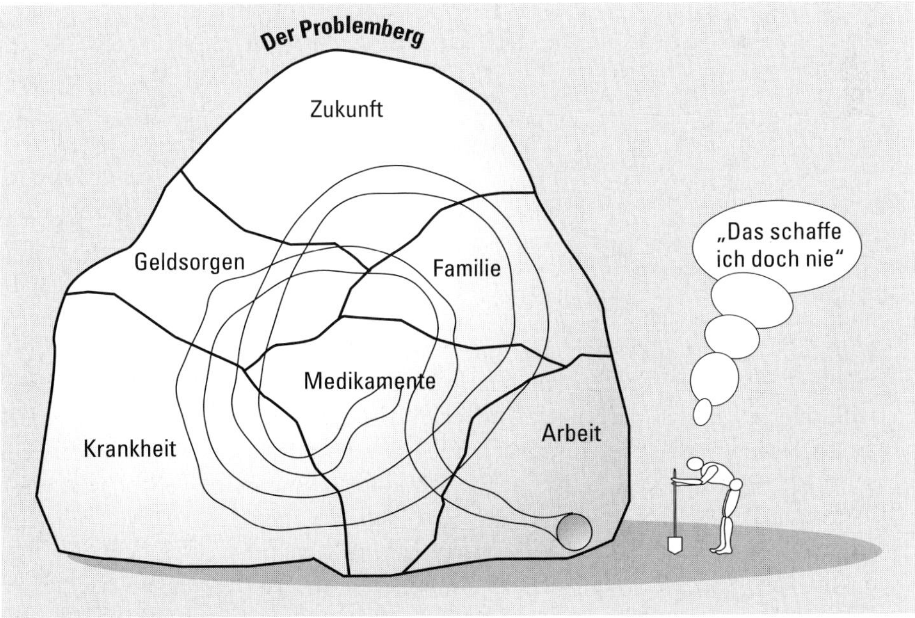

Der Grübler und sein Problemberg (Behrendt 2001a) **Abb. 2-9**

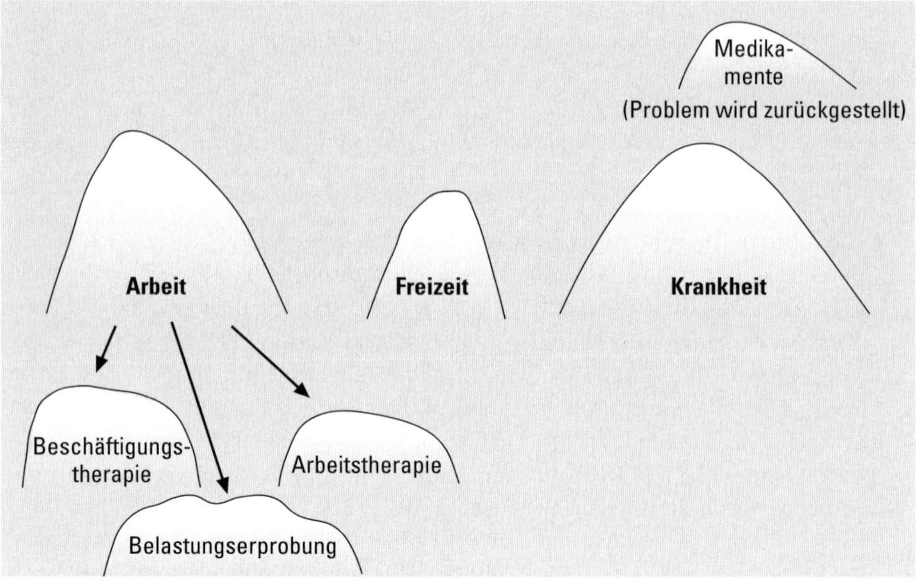

Abb. 2-10 Der „Problemlöser" am Werk (Behrendt 2001b)

nehmen soll, grübelt sich weiter zu dem Problem, wie seine Familie auf seine Erkrankung reagiert hat, fragt sich, wie er seine Wünsche finanzieren soll (Problem Geld), grübelt darüber nach, dass er seine Zukunft schwarz sieht, dass er seiner Familie Kummer macht, und so weiter, und so fort. – So kann der Grübler spielend viele Stunden in seinem Problemberg verbringen – ohne dass er einer Lösung näher kommt. Fragt man den Grübler, wie er sich fühlt, so bekommt man häufig zur Antwort: niedergeschlagen, hilflos, hoffnungslos; er kann doch nichts ändern, er verfügt nicht über die notwendigen Mittel und Fähigkeiten, diesen riesigen Problemberg zu bewältigen. – Also lässt man es am besten gleich bleiben.

Vom Grübeln abgrenzen lässt sich das Nachdenken im Sinne von Problemlösen. Beim Problemlösen versucht man, den Problemberg in überschaubare ‚kleinere Hügel' zu unterteilen, die mit den vorhandenen Mitteln und Fähigkeiten bewältigt werden können. Diese ‚kleineren Hügel' können Sie so lange in noch kleinere aufteilen, bis Sie den Eindruck haben, dieses ‚Teilproblem' jetzt bewältigen zu können. Wenn man den Problemberg in seine ‚Einzelprobleme' unterteilt hat, kann man die Probleme danach sortieren, in welcher Reihenfolge man sie ‚angehen' will; man sollte sich auch noch Gedanken darüber machen, wie die Problembereiche zusammenhängen – und sich dann für ein oder zwei Teilprobleme entscheiden, welche zuerst bewältigt werden können und sollen. Wichtig ist, dass man auch Problembereiche ‚zurückstellen' darf, d.h. man muss sich darüber im Klaren sein, welche Probleme momentan gar nicht gelöst werden können – und die Lösung dieser bestimmten Probleme auf einen späteren Zeitpunkt verschieben. Das bringt eine kurzfristige Entlastung mit sich, und man kann sich viel besser auf die Lösung der anstehenden Probleme konzentrieren.

Fragt man einen ‚Problemlöser' nach seinen Gefühlen, wird er antworten, nicht hilflos, eher voller Hoffnung, dass er die Teilprobleme nach und nach lösen können wird – während der Grübler sagt: ‚Es gibt viel zu tun – lassen wir's liegen', sagt der Problemlöser: ‚Es gibt viel zu tun, packen wir's an!'"

Da das Grübeln kein psychosespezifisches Symptom ist, lässt sich dieses Bild natürlich auch auf viele andere Störungsbilder anwenden.
Die einer akuten Psychose folgenden Wochen oder Monate sind häufig gekennzeichnet durch einen Zustand erhöhter Niedergeschlagenheit, Erschöpfung, Antriebsschwäche und erheblich verminderter Leistungsfähigkeit (s. Abb. 2-11). Ein typisches Kennzeichen der „postpsychotischen Depression" ist, dass „die Batterie schneller leer wird". Zur Verdeutlichung dieses Zustandes und zur Ableitung geeigneter Bewältigungsstrategien schlägt Behrendt (2001a, S. 54f) folgendes Vorgehen vor: In eine typische Verlaufskurve einer schizophrenen Erkrankung wird ein Mensch eingezeichnet, der in der Talsohle steht und nun den vor ihm liegenden Anstieg bewältigen soll. Wie wird ein Bergsteiger vorgehen? Wird er versuchen, den steilen Berg hinaufzulaufen? Oder in kleinen Schritten sich vorwärts bewegen? Wie wird er seine Pausen einplanen? Welches Tagespensum ist der jeweiligen Situation angepasst? Welche Hilfsmittel wird er in Anspruch nehmen? Ist es sinnvoll, daran zu denken, wie gut es ihm gegangen ist, bevor er in dieses „tiefe Loch" gefallen ist? Wie wird sich ein Bergsteiger mental auf den Aufstieg vorbereiten?

Medikation

Als wesentliches Ziel psychoedukativer Interventionen ist die Förderung der Compliance zu nennen; hierzu zählt auch die regelmäßige Einnahme der verordneten Medikation. Das kann gefördert werden, wenn die Betroffenen eine Vorstellung davon haben, wo und wie im Wesentlichen Neuroleptika ihre Wirkung entfalten. Die gebräuchliche Einteilung in hoch-, mittel- und niedrigpotente Neuroleptika wird ver-

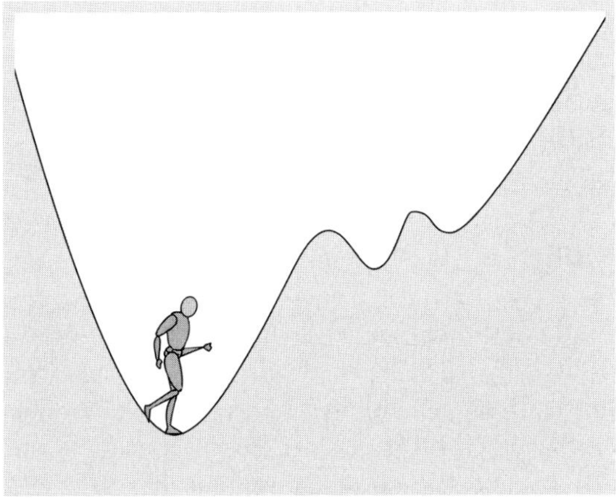

Abb. 2-11 Nach der akuten Psychose geht es nur sehr mühsam voran (Behrendt 2001a)

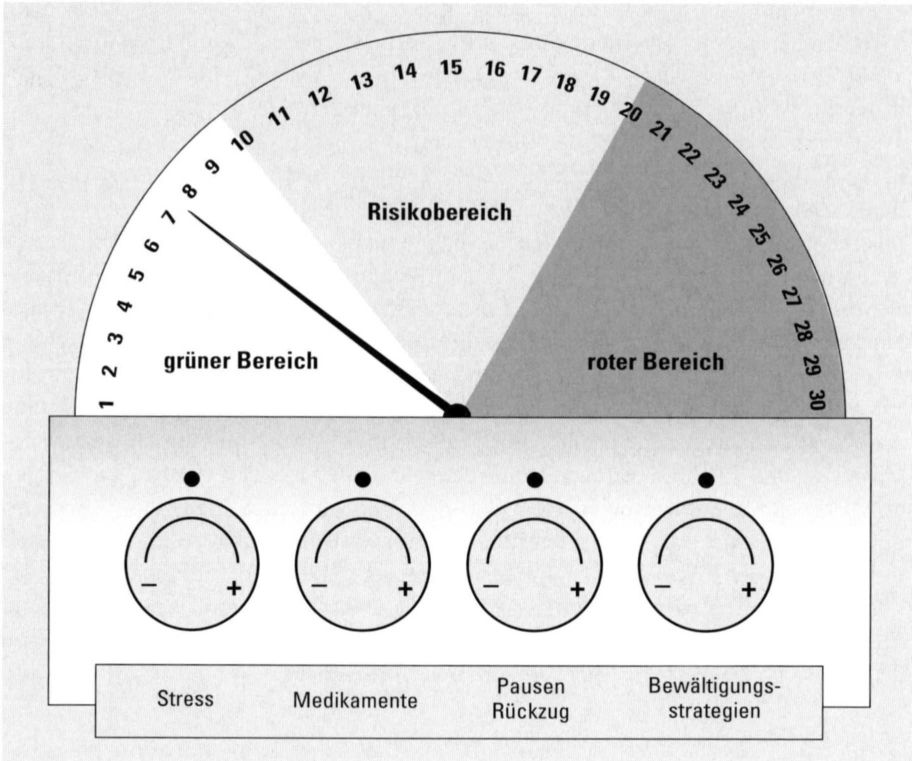

Abb. 2-12 „Stressometer" (Behrendt 2001b)

glichen mit hoch-, mittel- und niederprozentigem Alkohol; der unterschiedliche Alkoholgehalt beispielsweise von Schnaps, Likör oder Bier kann die unterschiedliche neuroleptische Potenz veranschaulichen (Behrendt 2001a, S. 68).
In Weiterführung der oben geschilderten Analogie (vgl. Abb. 2-6) bezüglich der unterschiedlichen Vulnerabilität psychosekranker Menschen vergleicht Bäuml die jeweils verordnete neuroleptische Dosis mit einer unterschiedlich starken „Außenhaut", die verschiedene Schiffe benötigen. Die Entfaltung der biochemischen Wirkung wird als eine Art „Schutzpolster" bezeichnet, das die posytsynaptischen Rezeptoren vor einer dopaminergen Überreizung schützen soll (Bäuml 1994, S. 59).

Stress und Stressbewältigung

Um den Zusammenhang zwischen Stress und Stressbewältigung anschaulich darzustellen, schlägt Behrendt (2001a, S. 109ff; 2001b, S. 69ff) einen so genannten „Stressometer" vor (s. Abb. 2-12): Der „Stressometer" ist eine Art Messgerät, welches die jeweilige Belastung anzeigt. Es hat vier Regler, an denen die Betroffenen „drehen" können, um den Messzeiger zu verändern. Die Anzeigeskala umfasst drei Bereiche:

- **grüner Bereich:** Dieser bedeutet: kein Stress, keine Belastung, also eine Situation, in der die meisten Menschen sagen würden, es gehe ihnen gut, sie seien mit sich und ihrer Situation zufrieden, sie haben den Eindruck, die Situation auch „im Griff" zu haben. Das Risiko, in dieser Situation oder in ähnlichen Situationen einen Rückfall zu erleiden, ist relativ gering.
- **Risikobereich:** Der „Risikobereich" ist gekennzeichnet durch Belastungen, die im Allgemeinen noch mehr oder weniger gut bewältigt werden können. Es kann aber auch sein, dass die Belastungen immer mehr zunehmen und sich der Zeiger gefährlich nah an den „roten Bereich" annähert. Zwischen den drei Bereichen gibt es aber keine klaren Grenzen. Der Übergang zwischen dem „grünen Bereich" und dem „Risikobereich" ist genauso fließend wie zwischen dem „Risikobereich" und dem „roten Bereich". Wann ist man im „Risikobereich"? Immer dann, wenn man Belastungen jedweder Art ausgesetzt ist. Oder auch dann, wenn ein Wechsel in einem wichtigen Lebensbereich bevorsteht oder gerade stattfindet oder gerade vorbei ist (z. B. Wechsel am Arbeitsplatz, Beginn einer Reha-Maßnahme, Entlassung aus der Klinik nach längerer schwerer Krankheit, Urlaub von mehreren Wochen, wenn dadurch die Tagesstruktur „verloren geht" etc.).
- **roter Bereich:** Damit ist eine starke Überlastung gemeint, die zu einem akuten Krankheitsbild führen kann. Damit kann dann eine Aufnahme in eine Klinik verbunden sein, um die Symptome wieder unter Kontrolle bringen zu können. – Bezogen auf das Waagemodell im vorhergehenden Abschnitt, könnte man auch sagen, dass die Belastung so groß wurde, dass die Waage „gekippt" ist. Ziel sollte sein, sich möglichst nie so stark zu belasten, dass der Zeiger in den „roten Bereich" ausschlägt.

Neben der Skala mit den eben beschriebenen drei Anzeigebereichen enthält der Stressometer noch vier „Drehknöpfe": Diese Drehknöpfe stehen für die vier Regulierungsmöglichkeiten, die bestehen, um den Ausschlag des Zeigers beeinflussen zu können. Der erste „Drehknopf" trägt die Aufschrift „Stress". Manchmal lässt sich Stress auch reduzieren, indem man sich den belastenden Situationen einfach nicht mehr aussetzt, also den Stress vermeidet. Das geht manchmal, aber nicht immer. Der zweite „Drehknopf" trägt die Aufschrift „Pausen, Rückzug". Häufig lässt sich Stress auch dadurch reduzieren, indem man mehr Pausen macht. Auch das geht manchmal, aber nicht immer. Der dritte „Drehknopf" trägt die Aufschrift „Medikamente". Damit lässt sich zwar der Stress nicht reduzieren, aber man kann sich durch Medikamente möglicherweise besser „schützen", indem die Begleiterscheinungen oder die Folgen der Belastung abgemildert werden. Der vierte „Drehknopf" schließlich trägt die Aufschrift „Bewältigungsstrategien". Damit sind spezielle Denk- oder Vorgehensweisen gemeint, mit deren Hilfe sich Stress in der Regel sehr gut reduzieren oder vermeiden lässt (Behrendt 2001a, S.109ff).

Ein Stressometer lässt sich im Übrigen leicht herstellen: Ein DIN-A4-Karton wird mit einem beweglichen Zeiger und vier Drehknöpfen bestückt; da er mit einer Skala von 1 bis 30 versehen ist, eignet er sich zur Darstellung unterschiedlicher Belastungen oder Befindlichkeiten.

Kieserg und Hornung (1994) verwenden zur Erfassung von Veränderungen der Befindlichkeit ein so genanntes „Stimmungsbarometer“, welches es erlaubt, auf einer visuellen Analogskala mit einer Ausprägung von 1 bis 100 die durchschnittliche Befindlichkeit der vergangenen Woche abzubilden. Zusammen mit einer Liste von Frühsymptomen und einem Krisenplan bilden die „wöchentlichen Stimmungsbarometer“ das so genannte „Logbuch“, welches den Teilnehmern der psychoedukativen Trainingsgruppen („PTS“, Kieserg u. Hornung 1994) ausgehändigt wird.
Nicht nur die individuelle Stimmung, sondern auch das jeweilige Familienklima kann anhand eines „Familienbarometers“ erfasst werden, welches von Bäuml und Pitschel-Walz in Zusammenarbeit mit dem Landesverband Bayern der Angehörigen psychisch Kranker entwickelt worden ist. Sowohl Patienten als auch deren Angehörige schätzen täglich anhand des Familienbarometers verschiedene rückfallkritische Bereiche wie äußeres Verhalten, inneres Erleben und die Stimmung mithilfe von vier verschiedenen Farben ein; bei vermehrten Abweichungen von dem mit grün gekennzeichneten Normalbereich wird empfohlen, rechtzeitig einen Arzt oder Therapeuten aufzusuchen. Mithilfe des Familienbarometers lassen sich Schwankungen und Veränderungen im Krankheitsverlauf sehr rasch erkennen und möglicherweise auch Hinweise ableiten, wie individuelle Frühwarnzeichen zu bewerten sind.

2.9.3 Schlussbemerkung

Psychoedukative Interventionen werden in der Regel erst dann begonnen, wenn die akute Symptomatik bereits abgeklungen ist. Bei Patienten, deren Denken assoziativ gelockert ist, dürften die Vorteile des Gebrauchs von Metaphern verloren gehen. Wenig hilfreich dürfte es auch sein, die Teilnehmer an psychoedukativen Interventionen mit Bildern oder Modellen zu „überfluten“. Welche und wie viele Metaphern eingesetzt werden, ist auch auf die Zusammensetzung der jeweiligen Gruppe abzustimmen. Richtig dosiert und richtig platziert, können sie eine wertvolle Hilfe zum Verständnis der „schwierigen Materie Schizophrenie“ sein.

2.10 Psychotherapeutische Dimensionen von Psychoedukation

Vertiefungskapitel zu 1.6 Didaktisches und psychotherapeutisches Vorgehen

S. Klingberg

2.10.1 Einleitung

„Psychoedukation“ ist ein Begriff, der in sehr unterschiedlicher Weise verstanden wird. Psychoedukation wird einerseits oft mit „Schule“, „Kurs“ oder „Unterricht“ in Verbindung gebracht, wenn nicht sogar mit Besserwisserei oder Erziehung. Psychoedukative Gruppenarbeit wird gelegentlich als Durchführung einer „Informationsgruppe“ beschrieben, und damit wird impliziert, dass Psychoedukation am besten mit Informationsvermittlung umschrieben werden kann. Das Konsensuspapier versucht klarzustellen, dass dies ein sehr verkürztes Verständnis von Psychoedukation ist. Auf der anderen Seite wird von Psychoedukation auch im Zusammenhang komplexerer psychotherapeutischer Interventionen, meistens im Rahmen kognitiv-verhaltenstherapeutischer Therapien, gesprochen. Am bekanntesten ist hierbei das Konzept „Psychoedukativer Familienbetreuung“ (zusammenfassend: Dixon et al. 2000). Allein daraus schon wird deutlich, welche erhebliche inhaltliche Spanne der Begriff „Psychoedukation“ umfasst.

Im Konsensuspapier der Arbeitsgruppe Psychoedukation kommt diese inhaltliche Breite ebenfalls zum Ausdruck. An verschiedenen Stellen ist von Bezügen zur Psychotherapie und von psychotherapeutischen Inhalten die Rede. Dieses Zueinander von Psychoedukation und Psychotherapie ist jedoch spannungsvoll und teilweise mehrdeutig. Neben definitorischen Problemen stellt sich die Frage, was im Detail in psychoedukativen Interventionen tatsächlich geschieht und inwieweit dieses Geschehen als Psychotherapie konzeptualisiert werden kann.

Im Prinzip sind zwei grundlegend unterschiedliche Zugangsweisen zur Beschreibung von Psychoedukation zu unterscheiden.

Im Rahmen einer **kategorialen** Zugangsweise stellen sich die Fragen: Was ist Psychoedukation? Was ist Psychotherapie? Worin besteht der Unterschied? Diese Zugangsweise impliziert, dass Psychoedukation und Psychotherapie etwas Unterschiedliches sind. Die Frage, die es hiernach zu klären gilt, ist, worin dieser Unterschied liegt.

Unter einer **dimensionalen** Betrachtungsweise ist die Frage nicht ein Entweder-oder. Vielmehr stellt sich die Frage nach dem jeweiligen Ausmaß, in dem eines der beiden

Elemente realisiert wird. Die als „Psychoedukation“ bezeichneten Inhalte sind eine relevante Dimension jeder therapeutischen Zusammenarbeit mit Patienten. Sie können zu jedem Zeitpunkt in unterschiedlichem Ausmaß sinnvoll sein.
Diesen beiden Betrachtungsweisen wird im Folgenden nachgegangen.

2.10.2 Psychoedukation in Abgrenzung zur Psychotherapie

Die Arbeitsgruppe Psychoedukation hat folgende Definition von „Psychoedukation“ vorgeschlagen:

> Unter dem Begriff der Psychoedukation werden systematische didaktisch-psychotherapeutische Interventionen zusammengefasst, die dazu geeignet sind, Patienten und ihre Angehörigen über die Krankheit und ihre Behandlung zu informieren, das Krankheitsverständnis und den selbstverantwortlichen Umgang mit der Krankheit zu fördern und sie bei der Krankheitsbewältigung zu unterstützen.

Bei näherer Betrachtung dieser Definition ist zunächst festzustellen, dass hier eine Beschreibung versucht wird, die Psychoedukation über die **Inhalte** der Intervention zu definieren. Inhaltskategorien von Psychoedukation sind demnach Information zur Erkrankung und Behandlung, das Krankheitsverständnis der Patienten sowie die Krankheitsbewältigung. In den vorliegenden Manualen (u. a. Behrendt 2001a; Kieserg u. Hornung 1994) ist die Information sowie Art und Umfang der Bearbeitung des Krankheitskonzepts zumeist klar umrissen. Der Aspekt der „Unterstützung bei der Krankheitsbewältigung“ ist jedoch unscharf formuliert und auch durch den Charakter dieses Themas nicht präzise eingrenzbar. Dieses Thema ist selbstverständlich auch in Psychotherapien von erheblicher Bedeutung. Der Versuch der kategorialen Abgrenzung der Inhalte hat hier seine Grenzen.
Noch stärker kommt die Vermischung kategorialer und dimensionaler Beschreibung von Psychoedukation bei der Beschreibung der **Art des Vorgehens** zum Ausdruck. Die Formulierung „didaktisch-psychotherapeutische Interventionen“ bringt zum Ausdruck, dass das Anliegen psychoedukativer Arbeit gerade in der Spannung von Information und psychotherapeutischem Zugang liegt. Ganz offensichtlich fällt es schwer, Psychoedukation kategorial in Abgrenzung zur Psychotherapie zu definieren. Dennoch legen Studienberichte eine solche kategoriale Definition zugrunde, wenn die Studienintervention beschrieben und einzelne Interventionselemente als Psychoedukation bezeichnet werden.
In der Studie von Buchkremer et al. (1997; s. a. Hornung et al. 1999a; 1999b; Klingberg et al. 1999) wurde die rezidivprophylaktische Wirkung psychoedukativer und kognitiv-verhaltenstherapeutischer Interventionen durch ein mehrarmiges Studiende-

sign überprüft. Die eingesetzten Therapiebausteine wurden hier als Psychoedukation, Kognitive Psychotherapie/Problemlösegruppe und Angehörigengruppe bezeichnet. In einer Studienbedingung wurde die Psychoedukation allein angeboten, in einer anderen Studienbedingung wurde sie mit der Kognitiven Psychotherapie kombiniert. Weitere Studienbedingungen ergaben sich aus der zusätzlichen Angehörigengruppe. Die Inhalte der Intervention sind als Manuale publiziert worden. Demnach werden als Psychoedukation folgende Interventionsbestandteile bezeichnet (Kieserg u. Hornung 1994):

- Information über die Erkrankung und die Behandlung
- Förderung eines angemessenen Krankheitsverständnisses
- Besprechung des Medikationsverhaltens
- Förderung der Krankheitsbewältigung im Sinne von Frühsymptomerkennung und Krisenbewältigung

Die kognitiv-verhaltenstherapeutische Strategie besteht demgegenüber in der Vermittlung des Problemlösemodells als Meta-Strategie zur Problembewältigung sowie der Anwendung dieses Modells auf die individuellen Probleme des Patienten (Schmitz-Niehues u. Erim 2000).

Aus der Analyse der Inhalte wird deutlich, dass sowohl im Baustein „Psychoedukation“ als auch im Baustein „Kognitive Verhaltenstherapie/Problemlösegruppe“ psychoedukative und psychotherapeutische Elemente vermischt sind. Die Erkennung von Frühsymptomen und die Erarbeitung von individuellen Strategien der Krisenbewältigung im Baustein „Psychoedukation“ bilden ein Thema mit erheblichem Schwerpunkt auf individuellen Bedingungen. Es geht deutlich über die Bearbeitung allgemeiner Krankheitsaspekte hinaus, insbesondere wenn man berücksichtigt, dass Frühsymptome allgemeiner Frühsymptomlisten nach den Befunden von Gaebel et al. (1993) im Einzelfall nicht prädiktiv für einen Rückfall sind. Die Vermittlung des Problemlösemodells hingegen, die am Beginn der Kognitiven Therapie steht, ist ein Thema, das für sich genommen keine Individualisierung erfordert und allgemein behandelt werden kann. Hinzu kommt, dass in einer längeren Intervention auch zu einem späteren Zeitpunkt sicherlich Informationen vermittelt werden, wenn eine spezifische Frage aufseiten der Patienten auftritt, sodass psychoedukative Anteile längerer psychotherapeutischer Interventionen ohnehin wahrscheinlich sind.

Ähnliches gilt für die Studie zur Angehörigenbetreuung der Arbeitsgruppe um Hahlweg. Hier wurde eine Intervention realisiert, die gemäß der Beschreibung der Autoren folgende Inhalte umfasst (Hahlweg et al. 1995): Psychoedukation, Kommunikationstraining, Problemlösetraining, individualisierte Problembearbeitung. Auch hier wird eine klare Abgrenzung von Psychoedukation und den späteren psychotherapeutischen Interventionsbestandteilen nahe gelegt, die jedoch bei näherer Überlegung weniger scharf ist. Auch hier ist davon auszugehen, dass bei Bedarf auch in späteren Sitzungen über allgemeine Krankheitsaspekte gesprochen wurde. Darüber hinaus hat auch die Bearbeitung der familiären Kommunikation psychoedukative Aspekte. Die Fokussierung auf diesen Verhaltensbereich, die implizite Betonung des Zusammenhangs von Kommunikation und Krankheitsverlauf sowie die Auswahl der Fertigkeiten, die zur Etablierung hilfreicher Kommunikationsformen getroffen wird, können als psychoedukatives Vorgehen verstanden werden.

2.10.3 Psychoedukation als Dimension von Psychotherapie

Diese Überlegungen führen zu der Frage, wie denn eine dimensionale Betrachtung des Verhältnisses von Psychoedukation und Psychotherapie aussehen kann. Dazu soll zunächst eine der zahlreichen Definitionen von Psychotherapie rekapituliert werden und ein Psychotherapie-Phasen-Modell skizziert werden.
In Anlehnung an die Definition von Strotzka (1975) können die wesentlichen Aspekte einer Psychotherapie wie folgt beschrieben werden:
Psychotherapie

- ist ein bewusster und geplanter interaktioneller Prozess;
- dient der Beeinflussung von Verhaltensstörungen und Leidenszuständen, die in einem Konsensus für behandlungsbedürftig gehalten werden;
- geschieht mit psychologischen Mitteln;
- bedient sich meist verbaler, aber auch nonverbaler Kommunikation;
- richtet sich auf ein definiertes, möglichst gemeinsames Ziel;
- verwendet lehrbare Techniken;
- ist konzipiert auf der Basis einer Theorie normalen und pathologischen Verhaltens;
- findet statt auf der Grundlage einer tragfähigen emotionalen Bindung.

Vor dem Hintergrund dieser definitorischen Aspekte wird es wenig Probleme geben, Psychoedukation als Psychotherapie anzusehen. Denn Psychoedukation ist explizit nicht nur eine einseitige Informationsvermittlung, sondern ein interaktioneller Prozess, der den Verlauf einer psychischen Störung positiv beeinflussen will, und zwar mit psychologischen Mitteln überwiegend verbaler Natur. Bei einzelnen Patienten wird ein Problem darin bestehen, dass Beschwerden nicht immer „im Konsens" für behandlungsbedürftig angesehen werden. Bei diesem Bestimmungsstück sind die Probleme der so genannten „Krankheitseinsicht" (David et al. 1995) angesprochen. Andererseits ist das wesentliche Ziel der meisten Psychoedukations-Programme primär die Senkung der Rückfallrate. Dieses Ziel ist häufiger als der Abbau von Beschwerden für Patienten und Therapeuten konsensfähig. Der theoretische Hintergrund wird in psychoedukativen Interventionen explizit thematisiert. Und schließlich ist keine Psychoedukation denkbar, die nicht auf einer tragfähigen emotionalen Bindung zum Patienten aufbaut.
Ein weiterer Aspekt ergibt sich bei der Betrachtung eines Phasenmodells der Psychotherapie (vgl. Tab. 2-18). Kanfer et al. (1996) formulierten hier sieben Phasen einer Psychotherapie, die zumindest allen verhaltenstherapeutisch orientierten The-

Tab. 2-18 Phasenmodell (verhaltenstherapeutischer) Psychotherapie (Kanfer et al. 1996)

Phase	zentrale Inhalte
1	Schaffung günstiger Ausgangsbedingungen
2	Aufbau von Änderungsmotivation und vorläufige Auswahl von Änderungsbereichen
3	Verhaltensanalyse und funktionales Bedingungsmodell
4	Vereinbarung therapeutischer Ziele
5	Planung und Durchführung spezieller Methoden
6	Überprüfung des Erfolgs
7	Abschluss der Therapie

rapieansätzen gemeinsam sein sollten, aber auch darüber hinaus zur Reflexion des Therapieverlaufs nützlich sind.

Die nähere Betrachtung dieser Phasen ergibt, dass Psychoedukation vor allem im ersten Teil einer so konzipierten Psychotherapie eine besondere Rolle spielt. Schizophrene Störungen sind u. a. dadurch gekennzeichnet, dass ein hoher Prozentsatz der Patienten die von Experten diagnostizierten Beschwerden nicht wahrnimmt oder nicht als krankheitswertig bewertet. Darüber hinaus besteht häufig Uneinigkeit über die Art der Behandlung und die Behandlungsziele. Einer der zentralen Aspekte von Kanfers Phasenmodell ist, dass vor der Durchführung irgendeiner speziellen therapeutischen Intervention zwischen Patient und Therapeut Einigkeit über die durch die Intervention beabsichtigten Ziele und Methoden herzustellen ist. Ein zentraler Aspekt dabei ist die Frage der Änderungsmotivation (Phase 2), die Kanfer et al. differenziert betrachten. Unzureichende Motivation zur Inanspruchnahme der angebotenen Interventionen können demnach durch Defizite im Wissen, fehlende Fertigkeiten in Bezug auf die erforderlichen Handlungen sowie auch durch differierende Wertvorstellungen begründet sein. Dies muss differenziert im Einzelfall analysiert werden. Zum Beispiel kann die Ablehnung von Patienten, eine rezidivprophylaktische Medikation einzunehmen, in der Unkenntnis über das hohe Rezidivrisiko begründet sein (bzw. auch in der Verleugnung des persönlichen Risikos: „Mich betrifft das nicht"), aber auch auf reflektierter, informierter Entscheidung beruhen („Ein Jahr Rezidivprophylaxe ist genug! Angesichts der Nebenwirkungen gehe ich das Risiko ein ..."). Die Phase 4 („Vereinbarung therapeutischer Ziele") ist insofern entscheidend, als das allgemeine Wissen um die Erkrankung jetzt nicht mehr allgemein bleiben kann, sondern persönlich und individuell wird. Patienten sollen sich hier explizit mit den bereits vorhandenen oder neu vermittelten Informationen auseinandersetzen und ihre eigenen Konsequenzen ziehen.

Psychoedukation kann insofern als Phase einer Psychotherapie verstanden werden, innerhalb derer diese Verständigung von Patient und Therapeut herbeigeführt werden soll. Dabei wird eine Vielzahl von Themen angesprochen, die emotionale Bedeutung für die Patienten haben, wie im Konsensuspapier erläutert wurde. Zentrale Aufgaben der Psychoedukation im Rahmen einer Psychotherapie sind demnach:

- Auseinandersetzung mit der Tatsache der Erkrankung und den Erkrankungsfolgen
- Differenzierung des Krankheitskonzepts, insbesondere der allgemeinen Krankheitsaspekte
- Förderung der Motivation, geeignete Behandlungsmöglichkeiten aktiv zu nutzen

Fiedler (1996) ging sogar soweit, dass seinem Verständnis zufolge Psychoedukation als integraler Teil jeder verhaltenstherapeutischen Psychotherapie anzusehen ist: „Eine moderne psychologische Psychotherapie zielt darauf ab, die Patienten und die Personen ihrer Bezugsgruppe zu Experten der jeweiligen psychischen Störungen zu machen." Psychoedukation wäre in diesem Verständnis vollständig unter Psychotherapie zu subsumieren.

Die AG Psychoedukation hat zum Stellenwert der Psychoedukation im Rahmen von Psychotherapien Folgendes formuliert:

> „Im Rahmen einer Psychotherapie bezeichnet Psychoedukation denjenigen Bestandteil der Behandlung, bei dem die aktive Informationsvermittlung, der Austausch von Informationen unter den Betroffenen und die Bearbeitung allgemeiner Krankheitsaspekte im Vordergrund stehen."

Wenn jetzt aber viel von Phasen gesprochen wurde, stellt sich doch die Frage, ob die Abfolge der Phasen immer gleich sein sollte. Bei näherer Betrachtung ist keinesfalls zwingend, dass psychoedukative Elemente ausschließlich am Beginn der Behandlung stehen. Auch dieser Aspekt wird gerade in längeren Behandlungen deutlich, in denen mehrere Symptombereiche angesprochen und bearbeitet werden. So wird z. B. der Bereich der „Negativ-Symptomatik" häufig erst nach einiger Behandlungsdauer fokussiert. Gerade hier fällt es den Patienten erfahrungsgemäß schwer, Erlebensweisen, die z. T. schon sehr lange bestehen, als Krankheitssymptome anzusehen. Eine vertiefte Auseinandersetzung mit diesen Symptomen umfasst sicherlich auch allgemeine Krankheitsaspekte, wie z. B. Häufigkeit, Verlauf und Beeinflussbarkeit dieser Symptome, sodass es sinnvoll ist, diesen Aspekt psychoedukativ auch später im Verlauf der Therapie zu bearbeiten.

Aber auch die Bearbeitung des Rückfallrisikos, das ein Thema der meisten Psychoedukations-Programme ist, kann hier als Beispiel dienen. Der Aspekt der Rezidivprophylaxe wird als so zentral und wesentlich angesehen, dass auch kurze Interventionen nicht nur Informationen zur Rückfallgefährdung und zur zentralen Rolle der Neuroleptika für die Rückfallverhütung geben. Vielmehr wird betont, dass hier individuelle Entscheidungen von Patienten erforderlich sind, konkrete Handlungen zu unternehmen, wie z. B. Risikoverhaltensweisen einzuschränken und regelmäßig Medikamente zu nehmen. Doch gerade der Abbau von Risikoverhalten (z. B. Cannabis-Konsum) hat individuell so weitreichende Konsequenzen, dass dies eher als Psychotherapie-Thema anzusehen ist.

Insofern liegt ein Kreislaufmodell für ein angemessenes Verständnis des Zueinanders von Psychoedukation und Psychotherapie noch wesentlich näher als ein Phasenmodell

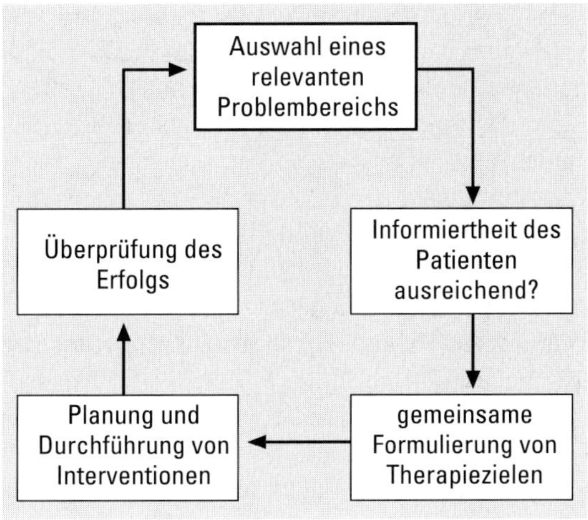

Abb. 2-13 Kreislauf von psychoedukativen und psychotherapeutischen Aspekten der Behandlung

(s. Abb. 2-13). Im Rahmen eines solchen Kreislaufmodells sind zu jedem zur Bearbeitung anstehenden Problembereich der Informationsstand des Patienten sowie das Erleben des Problems und die Rolle des Symptoms im Rahmen des Krankheitsgeschehens zu besprechen, bevor eine detaillierte Bearbeitung der Bewältigungsstrategien in Angriff genommen werden kann. Dies entspricht einem weiter gefassten dimensionalen Verständnis der Psychoedukation als Dimension jeder Psychotherapie.

2.10.4 Zusammenfassung und Schlussfolgerungen

Psychoedukation sollte nicht mit ausschließlicher Informationsvermittlung gleichgesetzt werden. Hierbei käme der Aspekt der persönlichen Auseinandersetzung mit einem schwierigen, emotional beladenen persönlichen Lebensthema zu kurz. Dieser Aspekt sollte gerade von Fachleuten nicht ignoriert werden und als wesentliche Aufgabe der Psychoedukation sowohl den Patienten als auch Kostenträgern gegenüber betont werden.

Der wesentliche Aspekt der Psychoedukation ist die Bearbeitung des allgemeinen Krankheitsverständnisses in Bezug auf die individuelle Lebenssituation. Hierin kommt die Verschränkung von Information und psychotherapeutischem Zugang zum Ausdruck. Andererseits hat die individuelle Zentrierung aufgrund der Rahmenbedingungen (Sitzungszahl, Gruppen-Setting) ihre Grenzen.

Psychoedukation und Psychotherapie sind nicht scharf voneinander abgrenzbar, sondern haben fließende Übergänge, die vor allem auch durch den zeitlichen Umfang der Intervention bestimmt werden. In einer Intervention über vier Gruppensitzungen wird kaum mehr möglich sein, als basale, allgemein gültige Informationen zu vermitteln. Andererseits wird bei einer Intervention mit 20 Einzelsitzungen der Einzelfall wesentlich stärkeres Gewicht bekommen als die allgemeinen Aspekte.

Das Zueinander von Psychotherapie und Psychoedukation kann am besten als Kreislaufmodell verstanden werden. Für jeden Problembereich sollten relativ früh, möglichst am Beginn der Bearbeitung, das Störungswissen und das Störungsverständnis vertieft werden. Dies ist ein wesentliches Element gelingender Kooperation von Patient und Therapeut. Insofern ist das Ausmaß psychoedukativer Inhalte eine Dimension der Beschreibung des psychotherapeutischen Vorgehens.

Unter dem Aspekt der weiteren Forschung zur Psychoedukation ergibt sich aus den vorliegenden Ausführungen als wesentliche künftige Frage im Sinne von Prozessforschung: Zu welchen Inhalten, zu welchem Zeitpunkt, unter welchen Bedingungen und mit welchem Umfang ist eine wie auch immer geartete „Psychoedukation" hilfreich? Angesichts der zunehmenden Verbreitung psychoedukativer Interventionen ist hier eine deutlich intensivierte Forschung zu fordern.

2.11 Coping-Forschung und bewältigungsorientierte Therapien bei schizophrenen Störungen

Vertiefungskapitel zu 1.6 Didaktisches und psychotherapeutisches Vorgehen

A. Schaub

2.11.1 Einleitung

Begünstigt durch aktuelle bio-psycho-soziale Störungsmodelle, eine veränderte Rolle der Patienten und Angehörigen im Behandlungskontext und ermutigende Ergebnisse der Bewältigungsforschung hat in den letzten 20 Jahren eine Trendwende in der Psychotherapie schizophrener Störungen eingesetzt. Das Vulnerabilitäts-Stress-Modell (Zubin u. Spring 1977; Nuechterlein u. Dawson 1984) und seine um die Aspekte Bewältigung und Kompetenz erweiterten Modifikationen (z. B. Liberman et al. 1986) beeinflussten diese Entwicklung maßgeblich. Im Gegensatz zur Psychoedukation (Anderson et al. 1980), die sich primär auf eine didaktisch angelegte Informationsvermittlung über die Erkrankung und ihre Behandlungsmöglichkeiten bezieht, fokussieren bewältigungsorientierte Ansätze zusätzlich auf das Erkennen und den adäquaten Umgang mit Symptomen sowie auf Alltagsbelastungen und trainieren bestimmte Fertigkeiten (z. B. Entspannungsstrategien). Dieser Beitrag gibt einen Einblick in die Bewältigungsforschung und stellt die davon abgeleiteten Therapieansätze vor, insbesondere das Münchner Modell. Ergebnisse von randomisierten kontrollierten Studien werden referiert und diskutiert.

2.11.2 Bewältigungsformen bei schizophrenen Störungen

Einstellungen der Patienten zu ihrer Erkrankung

Bereits Anfang des 20. Jahrhunderts thematisierte Bleuler (1911) die Auseinandersetzung des Betroffenen mit seiner Erkrankung als teilweise geglückte oder misslingende Anpassungsversuche. Die schizophrene Symptomatik wurde auch in der Folgezeit unter dem Aspekt der „Selbstheilungsversuche" betrachtet (z. B. Freud 1913; Müller 1930). Erst Mayer-Gross (1920, S. 170) wertete die Verarbeitung der Psychose als „natürliche Reaktion der Gesamtpersönlichkeit auf ein existentiell erschütterndes Ereignis", das zentrale menschliche Existenzwerte wie das Streben des Individuums nach Identität und Kontinuität infrage stellte. Die Fähigkeit des Patienten, die „eigene seelische Vergangenheit zum Gegenstand des Betrachtens" zu machen, wurde Mayer-Gross zufolge durch die Psychose nicht zerstört. Als mögliche Stile, die den weiteren Krankheitsverlauf mit bestimmten, beschrieb er „rettungslose Verzweiflung" (Traurigkeit über den Verlust der Selbstkontrolle, die bis zum Suizid führen kann), „neues Leben" (Verharren in der Krankenrolle), „Ausscheidung" (Bagatellisieren der Erkrankung), „Bekehrung" (Psychose als Selbstheilung: die Rückkehr in die Realität erscheint weniger attraktiv als die Psychose; vgl. Van Putten et al. 1976: „wish to be crazy") und „Einschmelzung" (Krankheitseinsicht). In der Folgezeit geriet die Fähigkeit der Patienten zur Selbstwahrnehmung und Reflexion wieder in Vergessenheit. Die Frage, in welcher Weise Betroffene zu ihrer Krankheit Stellung nehmen und sie zu verarbeiten versuchen, wurde aus dem Blickwinkel der Untersucher abgehandelt, und der Einfluss symptomprovozierender Bedingungen und anderer Einflussgrößen auf den Krankheitsverlauf untersucht.

Erst Ende der 70er Jahre wurden die Betroffenen erneut als kompetent erachtet, ihr Erleben und Befinden sowie ihre Bewältigungsversuche mitzuteilen. Die Bewältigungsstile wurden in Richtung „integration" und „sealing-over" polarisiert (z. B. Soskis u. Bowers 1969; McGlashan et al. 1975). „Integration" beschreibt einen Prozess, in dem der Betroffene eine Kontinuität zwischen seinen Gedanken und Gefühlen in der Psychose und vor der Erkrankung wahrnimmt. Er setzt sich mit den Inhalten seiner Psychose auseinander, um ungünstige Verhaltensweisen zu modifizieren, und wertet die Psychose als Reifungsprozess. Dies kann einerseits zu einer tieferen Lebenszufriedenheit und einem höheren Selbstwertgefühl führen, andererseits aber auch zu Depressivität und Selbstwertkrisen. Beim „sealing-over" kann sich der Betroffene aufgrund unbewusster oder bewusster Prozesse nicht an die Einzelheiten der Psychose erinnern. McGlashan et al. (1975) nahmen an, dass es sich um relativ konstante Stile handelt, die weitgehend unbeeinflusst von den jeweiligen Belastungen oder dem psychischen Zustand des Betroffenen sind. Da diese Konzepte nur sehr schwer zu operationalisieren waren, wird in aktuellen Ansätzen das Konstrukt „Krankheitseinsicht" anhand eindeutiger Kategorien erfasst: Wahrnehmung von psychischen Veränderungen, Bewertung dieser Veränderungen als Symptome einer psychischen Krankheit, Akzeptanz der Erkrankung und Einsicht in die Notwendigkeit einer psychopharmakologischen Behandlung (z. B. Greenfeld et al. 1989; Amador et al. 1993; Marks et al. 2000). Die Forschung belegt einen schlechten Krankheitsverlauf bei fehlender Krankheitseinsicht und Mitarbeitsbereitschaft (z. B. Lysacker et al. 2002).

Ergebnisse der Bewältigungsforschung

Die Bewältigungsforschung konzentrierte sich zu Beginn auf Krisen und dehnte sich im Weiteren auf körperliche Erkrankungen und auf der Grundlage des Vulnerabilitäts-Stress-Bewältigungs-Modells auf psychiatrische Erkrankungen aus. In den 80er Jahren wurden Patienten nach ihren Strategien im Umgang mit spezifischen Symptomen in verschiedenen Krankheitsphasen befragt, und ihr Selbsthilfepotenzial rückte in den Mittelpunkt des Interesses (z. B. Wiedl u. Schöttner 1989a; 1989b). Autobiografische Schilderungen („First person accounts"-Reihe im Schizophrenia Bulletin, z. B. Brundage 1983), Sammlungen dieser Berichte (z. B. Katschnig 1977) und Falldarstellungen (z. B. Lange 1981), aber insbesondere empirische Untersuchungen erbrachten neue Erkenntnisse in diesem Bereich (s. Übersicht bei Schaub 1993; Böker u. Schaub 1997). Gemäß dem transaktionalen Stressmodell von Lazarus und Folkman (1984) betonen aktuelle Studien die Wechselwirkungen zwischen Wahrnehmung, Einschätzung der Situation (z. B. als neutral oder belastend) und der eigenen Bewältigungskompetenz sowie den daraus resultierenden Bewältigungsversuchen mit nachfolgender Rückkopplung auf die Bewertungsprozesse.

Studien zum Bewältigungsverhalten in der Frühphase der Erkrankung betonen eindrücklich die Introspektionsfähigkeit der Patienten und ihrer Angehörigen: Ein hoher Prozentsatz der Patienten (70–98%) kann Frühwarnsymptome erkennen, die zumeist dysphorische, nicht-psychotische Züge aufweisen (z. B. McCandless-Glimscher et al. 1986; Kumar et al. 1989). Herz und Melville (1980) entwickelten den „Early Warning Signs Questionnaire", den sie 145 schizophren Erkrankten sowie 80 Angehörigen vorlegten. 93% der Angehörigen und 70% der Patienten erkannten ihre Frühwarnzeichen, die bei 50% der Patienten länger als eine Woche andauerten, wobei jede Episode zumeist ein ähnliches Muster aufwies. Als Bewältigungsstrategien nannten 50% der Befragten das Aufsuchen professioneller Hilfe, 30% verharrten im Nichtstun, und 20% gaben spezifische Strategien an. Auch in anderen Studien (z. B. Thurm u. Häfner 1987) wussten Patienten um mögliche rezidivauslösende Stressoren, und 70–80% der Betroffenen versuchten ihre Frühwarnzeichen aktiv zu bewältigen.

Auf chronische Plus- und Residualsymptome reagieren die Patienten überwiegend mit aktiven Bewältigungsversuchen (z. B. „fighting back"). Falloon und Talbot (1981) interviewten 40 Patienten mehrmalig über sechs Monate. Die Patienten, die um die diskriminativen Reize vor dem Auftreten der chronischen Halluzinationen wussten, erlebten sich als kompetent, diese durch den kontinuierlichen Einsatz spezifischer Strategien bewältigen zu können. In der Studie von Breier und Strauss (1983) berichteten 17 der 20 Patienten über Selbstkontrollversuche, wobei eine ausreichende Fokussierung der Aufmerksamkeit für adaptive Bewertungs- und Bewältigungsprozesse wesentlich erschien (vgl. Carr 1988). Tarrier (1987) befragte 25 Patienten nach ihren chronisch produktiven Symptomen und deren Auswirkungen. Sie nannten insbesondere kognitive (40%), behaviorale (36%) und seltener physiologische (20%) oder sensorische (16%) Strategien. 72% gaben Bewältigungsstrategien an und werteten mindestens eine Strategie als wirkungsvoll. Patienten mit multiplen Strategien erlebten sich als erfolgreicher als Patienten mit einem geringen Bewältigungsrepertoire. Aktuelle Untersuchungen, die in der Tabelle 2-19 aufgeführt sind, realisieren

Tab. 2-19 Studien zum Bewältigungsverhalten bei multiplen Belastungen (SAI = Schedule for the Assessment of Insight; SANS = Scale for the Assessment of Negative Symptoms; SAPS = Scale for the Assessment of Positive Symptoms; BPRS = Brief Psychiatric Rating Scale; HAWIE = Hamburg Wechsler Intelligenztest; MMPI = Minnesota Multiphasic Personality Inventory)

Autoren	Thurm-Mussgay et al. (1991)	Wiedl (1991)	Lee et al. (1993)	Schaub (1993; 1995)	Middelboe u. Mortenson (1997)
Anzahl der Patienten	277 Patienten aus dem schizophrenen Formenkreis	40 schizophrene Patienten	101 schizophrene Patienten	30 schizophrene Patienten	98 schizophrene Patienten
Studiendesign	Interview zur Erfassung des Krankheitbewältigungsverhaltens	Osnabrücker Belastungs- und Bewältigungsinventar	semistrukturiertes Interview, Outcomeparameter	semistrukturiertes Interview, BPRS, MMPI, HAWIE; Längsschnitt (18 Monate)	semistrukturiertes Interview, SANS, SAPS, BPRS, SAI
Bereiche	Symptomatik, soziale Anpassung, Rückfallrisiko	Krankheit, Selbst und Umwelt	Krankheit	Krankheit, Selbst und soziales Umfeld	Symptomatik (s. Carr 1988)
Bewältigungsstrategien	54–63% glauben Einfluss nehmen zu können; 50–55% kognitive Auseinandersetzung (intrapsychisch-gerichtet)	Hoch belastete Patienten (mit ausgeprägter Negativsymptomatik) zeigen emotionale, nicht-problemlösungsorientierte Reaktionen; niedrige Soziabilität des Copings.	71% Pharmakotherapie, 42% kognitive Strategien, 28% soziale Unterstützung, 28% besseres Zeitmanagement etc.	Selbstbehauptung, Anpassung an die Gegebenheiten der Situation, ausweichendes Verhalten, Kontaktsuche, positive Deutung	48% Verhaltenskontrolle, 24% soziale Strategien, 15% kognitive Kontrolle, 9% physiologische Strategien

Tab. 2-19 (Fortsetzung)

Effektivität	keine Angaben	Dieses Bewältigungsmuster geht mit geringer Zufriedenheit einher.	Multiple Bewältigungsressourcen gehen mit besserer sozialer Anpassung, Krankheitsverlauf und Lebensqualität einher; Krankheitseinsicht als wichtige Variable.	Mitarbeitsbereitschaft, Hoffnung, Zurückstellen eigener Bedürfnisse, Korrektur von Erwartungen sowie breites Coping-Repertoire gehen mit niedriger Rückfallrate einher.	12% erleben sich als effektiv, insbesondere bei multiplen Strategien; Zunahme sozialer Aktivitäten als häufige effektiv erlebte Strategie bei Plus- und Minussymptomatik.
Sonstiges	Patienten leiden insbesondere unter subjektiven Beschwerden (75%) und Wahnsymptomen (74%).	Patienten leiden 2-mal so stark unter krankheitsbedingten gegenüber anderen Belastungen.	geschlechtsspezifische Effekte in der Reihenfolge der hilfreichen Strategien	Bewältigungsstrategien und Compliance sind aussagekräftiger als Psychopathologie.	symptom- und geschlechtsspezifische Bewältigungsstrategien

die Forderung von Pearlin und Schooler (1978), die Belastungen in verschiedenen Bereichen (z. B. Krankheit, Umwelt) zu erfassen.
Die Beinträchtigungen durch die Krankheit belasten die Patienten am meisten (z. B. Wiedl 1991). Trotz multipler Belastungen dominiert das überwiegend aktive Bemühen der Betroffenen, ihre verschiedenen Probleme zu bewältigen. In einigen Studien zeichnen sich symptomspezifische Bewältigungsmuster ab: Nicht problemorientierte, emotionale Reaktionen überwiegen bei ausgeprägter Negativsymptomatik (Wiedl 1991). Es ergeben sich Hinweise, dass sich ein breites Coping-Repertoire (z. B. Lee et al. 1993; Schaub 1993; Middelboe u. Mortenson 1997) sowie der kontinuierliche Einsatz spezifischer Strategien (Falloon u. Talbot 1981) als effizient erweisen. Es liegt kein eindeutiger Zusammenhang zwischen spezifischen Strategien, ihrer Effektivität sowie soziodemographischen und klinischen Variablen vor.
Nur wenige Studien sind prospektiv angelegt (z. B. Falloon u. Talbot 1981; Breier u. Strauss 1983; Schaub 1993). In einer eigenen Längsschnittstudie (Schaub 1995) erwiesen sich spezifische Strategien wie Aufrechterhalten von Hoffnung, Zurückstellen eigener Bedürfnisse und Korrektur von Erwartungen sowie Mitarbeitsbereitschaft mit der pharmakologischen Behandlung als die wichtigsten Variablen, die mit einer geringen Rezidivgefährdung einhergingen. Somit bietet sich die interessante Möglichkeit, über die Vermittlung effektiver Bewältigungsstrategien den Verlauf und den Ausgang schizophrener Erkrankungen zu beeinflussen.
Es ist zu erwähnen, dass die Bewältigungsforschung bei schizophrenen Störungen weiterhin methodische Fragen aufwirft, die sich auf die Operationalisierung dieses Konstruktes beziehen. Im Hinblick auf die Datenqualität der semistrukturierten Interviews mangelt es z. T. an eindeutigen Zuordnungsregeln und einer logischen Konsistenz der Kategoriensysteme. Die vorliegenden Untersuchungen sind überwiegend als Querschnittsstudien, seltener als Erhebungen im Längsschnitt angelegt. Dennoch haben diese Studien maßgeblich die Entwicklung der nachfolgenden bewältigungsorientierten Therapieansätze unterstützt, die sich als klinisch wirksam erwiesen.

2.11.3 Bewältigungsorientierte Therapie: Erkennen und angemessener Umgang mit Krankheitssymptomen

Schwerpunkt Frühwarnsymptome

Die Studie von Herz und Melville (1980) war sehr bedeutsam für die Entwicklung von psychosozialen Behandlungskonzepten, die die Patienten und ihre Angehörigen aktiv in die Behandlung mit einbeziehen. Da bei etwa der Hälfte der Patienten das Prodromalstadium länger als eine Woche dauerte, bot sich ein ausreichender Handlungsspielraum, um adäquate Behandlungsmaßnahmen zu ergreifen. Die Arbeitsgruppe von Herz (Herz et al. 1982) war die erste, die eine Frühintervention bei schizophrenen Störungen unter intermittierender Neuroleptikatherapie entwickelte. Die Patienten und ihre Angehörigen wurden angeleitet, individuelle Frühwarnzeichen anhand entsprechender Checklisten zu erkennen sowie einen gemeinsamen Krisenplan zu erarbeiten, der bei einer erneuten Verschlechterung der Befindlichkeit spezifische Strategien anbot. Mit dieser Intervention sollten die Selbstkontrolle der Patienten, die Fremdwahrnehmung der Bezugspersonen sowie gemeinsame Handlungskompetenzen verbessert werden, um einen anlaufenden psychotischen Prozess möglichst schnell durch medikamentöse Interventionen und Stressmanagement abzufangen.

Elemente der Früherkennung von möglichen Vorläufern eines Rezidivs wurden auch in nachfolgenden, umfassenderen englisch- und deutschsprachigen Therapieansätzen aufgegriffen. Das „Symptom Management Modul" der Arbeitsgruppe von Liberman (1988) gehört zu den „Social Independent Living Skills", die die Selbstwahrnehmug der Patienten, ihre Problemlösestrategien und sozialen Kompetenzen verbessern und sie zu einer selbstständigen Lebensführung anleiten wollen. Inhalte sind das Erkennen und der angemessene Umgang mit Frühwarnsymptomen, der Umgang mit chronischen Symptomen und das Ablehnen von Alkohol und Drogen. Zu Beginn werden Frühwarnsymptome von Medikamenten-Nebenwirkungen, alltäglichen Stimmungsschwankungen und chronischen Symptomen abgegrenzt und der Patient aufgefordert, tägliche Protokolle über ihr Auftreten und ihre Intensität zu erstellen. Zu diesem Behandlungsansatz liegt ein ausführliches deutschsprachiges Therapeuten- und Patientenarbeitsbuch (Brenner 1990) sowie ein englischsprachiger Videofilm zur Veranschaulichung der Lerninhalte vor. Interventionen zur Früherkennung möglicher Rezidive lassen sich gut in das klinische und ambulante Setting integrieren (z. B. Behrendt u. Schaub 1997; Schaub et al. 1998a). Die amerikanischen Module der Arbeitsgruppe von Liberman bedürfen im europäischen Raum jedoch einer gewissen Modifikation (Schaub et al. 1998a; 1998b; Schaub u. Liberman 1999; Behrendt 2001a; 2001b).

Die Arbeitsgruppe von Herz (Herz et al. 2000) ist derzeit die einzige, die in einer kontrollierten und randomisierten Studie die Effizienz einer Frühintervention belegte. 82 Patienten mit schizophrenen oder schizoaffektiven Störungen, die psychopharmakologisch behandelt wurden, nahmen entweder an der Frühintervention oder an der üblichen Standardbehandlung teil. Die Inhalte der erstgenannten Gruppe waren Psychoedukation, intensives Beobachten der Prodromalsymptome, die bei ihrem Auftreten umgehend klinisch behandelt wurden, wöchentliche Gruppensitzungen und Multifamiliengruppen. In der zweiten Gruppe wurde alle zwei Wochen eine individuelle supportive Therapie und ein Medikations-Management angeboten. Nach 18 Monaten hatten von den Teilnehmern der Frühintervention 17% (7 Patienten) einen Rückfall, und 22% (9 Patienten) wurden rehospitalisiert, jedoch in der Standardversorgung waren es 34% (14 Patienten) bzw. 39% (16 Patienten), was auf einen signifikanten Unterschied ($p = .01$ bzw. $p = .03$) verweist. Alter, Geschlecht, die Prä-Werte des psychosozialen Funktionsniveaus, der positiven und negativen Symptome sowie der Substanzmissbrauch waren nicht ausschlaggebend. Anhand der Frühintervention gelang es somit, prodromale Symptome eines Rückfalls im Vergleich zur

Standardversorgung kompetenter zu erkennen und mittels einer umgehenden Höherdosierung der Neuroleptika die Rückfall- und Rehospitalisierungsraten zu senken (s. Tab. 2-20).
Die individuelle personale Therapie von Hogarty et al. (1995) leitet den Patienten zu internalen Bewältigungsstrategien an, um eine zunehmend bessere Wahrnehmung und Bewältigung der persönlichen Vulnerabilität zu erzielen. Die drei aufeinander aufbauenden Behandlungsphasen, die sich über drei Jahre erstrecken, umfassen die hierarchisch gestufte Anwendung verschiedener Interventionen. Diese umfassen Psychoedukation, Schulung der Selbstwahrnehmung im Hinblick auf internale Hinweisreize der affektiven Dysregulation sowie Training sozialer Fertigkeiten.
Zur Überprüfung dieses Ansatzes wurden 151 Patienten randomisiert der supportiven Therapie, personalen Therapie, einer familientherapeutisch-edukativen Behandlung sowie einer Kombination aus den beiden zuletzt genannten Interventionen zugeteilt (Hogarty et al. 1997a). Über den 3-Jahres-Zeitraum hatten nur 29 % ein Rezidiv, und nur 18 % beendeten die Studie vorzeitig – dies waren zumeist die Patienten ohne personale Therapie. Bei den Patienten, die mit ihren Familien zusammenlebten, war die personale Therapie effektiver als die supportive Therapie und Familientherapie, um

Tab. 2-20 Kontrollierte randomisierte Studien zur Bewältigung von Frühwarnsymptomen und chronischer Plussymptomatik (> = „besser als")

Autoren	Herz et al. (2000)	Hogarty et al. (1997a; 1997b)	Tarrier et al. (1993a; 1993b)
Anzahl der Teilnehmer	82	151	27
Studiendesign	Rückfallprävention (RP), Standardbehandlung (ST); Einbezug der Angehörigen	personale Therapie (PT), supportive Therapie (SupT); Einbezug der Angehörigen	Training von Bewältigungsstrategien bei chronischer Plussymptomatik (TBS), Problemlösen (PL), Standardbehandlung (ST)
Dauer der Behandlung	wöchentliche Gruppen über 18 Monate	94 Sitzungen über 3 Jahre	Sitzungen 2-mal wöchentlich über 5 Wochen
Katamnese	nur Posterhebung	nur Posterhebung	6 Monate
Ergebnis	Rückfälle: RP > ST	Rückfälle: Personen, die mit Familie lebten: PT > SupT; Alleinlebende: SupT > PT; soziale Anpassung: PT > SupT	Schwere der produktiven Symptomatik: TBS > PL > ST

psychotischen und affektiven Rückfällen sowie Non-Compliance vorzubeugen. Jedoch hatten die Patienten, die eigenständig lebten, unter der personalen Therapie mehr psychotische Rezidive als unter der supportiven Therapie. Die Auswirkungen der personalen Therapie auf das psychosoziale Funktionsniveau waren von der Rückfallrate unabhängig. Die Ergebnisse zeigen eine statistisch signifikante und über die Jahre noch zunehmende Überlegenheit der mit der personalen Therapie behandelten Patienten gegenüber der Kontrollbehandlung in verschiedenen Bereichen der persönlichen und sozialen Anpassung (Hogarty et al. 1997b). Eine länger dauernde, störungsspezifische Intervention erwies sich somit einer kürzeren Behandlung überlegen.

Schwerpunkt chronische Plussymptomatik

Das von Tarrier et al. (1993a) entwickelte Konzept zur Verbesserung der Bewältigungskompetenz („Coping Strategy Enhancement") knüpft an bereits bestehende konstruktive Bewältigungsstrategien im Umgang mit chronischen Symptomen an und vermittelt gegebenenfalls neue adaptive Strategien. Zu Beginn der Therapie wird ein klares Arbeitsbündnis etabliert zwischen dem Patienten, der seine Symptome und die damit einhergehenden negativen emotionalen Zustände verändern möchte, und dem Therapeuten. Situationen, in denen Symptome auftreten, werden ausführlich im Hinblick auf die vorausgehenden Stimuli, die nachfolgenden Konsequenzen und angewandten Bewältigungsstrategien analysiert. Der Patient wird aufgefordert, seine Symptome und deren Ausprägungsgrade zu protokollieren. Anschließend wird ein Symptom ausgewählt und werden angemessene Reaktionen erarbeitet. Folgende Bewältigungsstrategien, die alleine oder in Kombination mit anderen angewandt werden können, haben sich als hilfreich erwiesen:

- kognitive Strategien wie Wechsel oder Fokussierung der Aufmerksamkeit (z. B. ein Buch lesen)
- Strategien auf der Handlungsebene (z. B. sich körperlich betätigen)
- soziale Interaktionen (z. B. mit Freunden reden)
- sozialer Rückzug und Realitätstestung
- Strategien, die die psychophysiologische Aktiviertheit verändern (z. B. Entspannung, Atemübungen)

Der Patient trainiert die für ihn möglicherweise hilfreichen Strategien unter simulierten Bedingungen und wird dann ermutigt, diese in vivo im Umgang mit den jeweiligen Symptomen einzusetzen. Er lernt somit die Hinweisreize, die ein erneutes Auftreten der „Stimmen" ankündigen, sowie seine Reaktionen auf die Symptome zu kontrollieren und zu bewältigen.

Die kontrollierte Studie zu diesem Ansatz (Tarrier et al. 1993a; 1993b) belegte, dass Patienten, die bestimmte Strategien vermittelt bekommen, diese auch vermehrt und z. T. erfolgreich einsetzten, was sich in einer Reduktion der psychopathologischen Symptomatik niederschlug. Im Vergleich mit einer problemlösungsorientierten Therapie und einer Warte-Kontrollbedingung zeigte sich, dass in der Therapiegruppe der

Schweregrad, die Häufigkeit psychotischer Symptome (insbesondere Wahnvorstellungen) und das Angstniveau deutlicher abnahmen sowie konstruktive Bewältigungsstrategien und die subjektiv erlebte Effizienz zunahmen (s. Tab. 2-20). Auf andere primär kognitive Ansätze zur Modifikation chronischer Plussymptomatik (s. Übersicht bei Garety et al. 2000) wird in diesem Kontext nicht eingegangen.

2.11.4 Bewältigungsorientierte Therapie: Erkennen und angemessener Umgang mit multiplen Belastungen

Überblick über die Behandlungskonzepte

In den letzten Jahren haben bewältigungsorientierte Therapiekonzepte an Bedeutung gewonnen, die den Umgang mit Frühwarnsymptomen, die Vermittlung von Informationen über die Erkrankung und ihre Behandlungsmöglichkeiten sowie den Aufbau von Bewältigungsstrategien im Umgang mit Symptomen und Belastungen zum Inhalt haben (Übersicht bei Schaub u. Böker 1997; Schaub 1999). Im deutschsprachigen Raum sind die einzeltherapeutischen Ansätze von Süllwold und Herrlich (1998) sowie die Gruppeninterventionen von Wiedl (1994) und Schaub (1994; 1997) zu nennen.
Die psychologische Therapie von Süllwold und Herrlich (1998) will gemeinsam mit dem Patienten ein funktionales Krankheitskonzept entwickeln und ihm seine Möglichkeiten der Einflussnahme aufzeigen. Die Vermittlung des Diathese-Stress-Modells, also des Erkennens kritischer Bedingungen, die psychotische Störungen auslösen bzw. diese verstärken, sowie ein besseres Verständnis der Symptome und deren Intensivitätsschwankungen sind wichtige Inhalte. Subjektiv erlebte Basisstörungen (z. B. kognitive Blockierungen) werden als Überlastungsreaktionen bei zu starker Stimulation verständlich gemacht. Einerseits ist es wesentlich, dass der Patient die subjektive Seite seiner Vulnerabilität realisiert, andererseits gilt es, ihm auch die trotz seiner Erkrankung verbliebenen Ressourcen zu verdeutlichen. Es wird angestrebt, dass das Selbstkonzept der Betroffenen nicht einseitig auf die Krankheitsgefährdung ausgerichtet ist, sondern dass sie vielmehr eine Vorstellung von der eigenen Individualität und den verbliebenen Entwicklungsmöglichkeiten haben. Die stärkere Selbstkontrolle über die Erkrankung durch bewusst in ihrer Wirkung verstandene Bewältigungsstrategien spielt hierbei eine große Rolle. Die Therapie umfasst durchschnittlich 20 wöchentliche Einzelsitzungen, wobei einzelne Patienten auch mehr als 90 Sitzungen bedürfen. Im Rahmen einer auf zwei Jahre angelegten Verlaufsstudie mit 40 schizophren erkrankten Patienten zeigte sich, dass es bei einem relativ hohen Anteil der Patienten möglich war, psychotische Krisen ambulant abzufangen, und nur 30% erneut stationär aufgenommen werden müssten. Die pharmakologische Compliance, die Krankheitseinsicht, die psychopathologischen Symptome und die

subjektiv erlebten Beschwerden sowie die soziale Integration und Problembewältigung verbesserten sich.
Der Ansatz von Wiedl (1994) zur Krankheits- und Belastungsbewältigung (Therapiedauer: ca. 50 Sitzungen, 1-mal wöchentlich) will die Selbstwirksamkeit und Eigenkompetenz der Patienten und die Soziabilität ihres Bewältigungsverhaltens verbessern. Kognitive Defizite der Patienten werden durch entsprechende Hilfsmittel (z.B. Materialien zur Stützung der Aufmerksamkeits- und Gedächtnisfunktionen) oder Vorgehensweisen kompensiert. In einem Übergangswohnheim wurden schon mehrfach Therapiegruppen durchgeführt, die von den Patienten als hilfreich beurteilt wurden.
Die Arbeitsgruppe von Atkinson et al. (1996) war eine der ersten, die im Rahmen einer kontrollierten randomisierten Studie nachwies, dass eine Kombination aus Psychoedukation und Problemlösen im Vergleich zur Standardbehandlung zu einer höheren sozialen Integration und Lebensqualität beiträgt. Andere Arbeitsgruppen (Lecomte et al. 1999; Leclerc et al. 2000), die der Psychoedukation über die Erkrankung etwas weniger Bedeutung beimaßen, zeigten in kontrollierten Studien die Überlegenheit eines bewältigungsorientierten Vorgehens gegenüber der Standardversorgung. Aktive Bewältigungsstrategien und Selbstbewusstsein nahmen deutlich zu, und die Produktivsymptomatik verringerte sich, wobei zur weiteren Stabilisierung dieser Effekte das soziale Umfeld eine wichtige Rolle spielte. Das erstgenannte Konzept zur Verbesserung der Selbstachtung (Lecomte et al. 1999) umfasst fünf Bereiche:

- Selbstsicherheit
- Selbstwahrnehmung (z. B. eigener Fähigkeiten)
- Verfügbarkeit sozialer Ressourcen
- Selbstbestimmung (z. B. sich für selbst gewählte Ziele zu entscheiden und mögliche Schwierigkeiten zu bewältigen)
- Kompetenz (z. B. Einsatz spezifischer Strategien unter der Annahme der Selbstwirksamkeit)

Diesen Bereichen werden 24 Aktivitäten zugeordnet, damit der Patient sein Wissen über sich, seine Ziele, Möglichkeiten, Bewältigungsstrategien und Ressourcen erweitert. Der Ansatz von Leclerc et al. (2000) konzentriert sich auf die Symptomatik, die kognitiven Bewertungsprozesse der Patienten im Hinblick auf Belastungen, Ressourcen und mögliche Bewältigungsstrategien sowie die Auswahl einer Strategie und ihre abschließende Bewertung (s. Tab. 2-21).
Die bewältigungsorientierte Gruppentherapie von Schaub (Schaub et al. 1996; Schaub 1997) zielt auf eine Verbesserung des Krankheitsverständnisses, der aktiven Zusammenarbeit mit der pharmakologischen Behandlung sowie auf die Förderung von Selbstwirksamkeit und eigenen Bewältigungskompetenzen. Die Inhalte decken Psychoedukation, Stressmanagement, Rückfallprävention und den Aufbau positiver Ressourcen ab. Anknüpfend an die Erfahrungen des Patienten werden Informationen über die Erkrankung und ihre Behandlungsmöglichkeiten thematisiert sowie ein funktionales Krankheitsmodell entwickelt, sodass der Patient seine Möglichkeiten der Einflussnahme erkennen lernt und diese im weiteren Verlauf realisieren kann. Vor dem Hintergrund des Vulnerabilitäts-Stress-Coping-Kompetenz-Modells (z. B. Liberman

Tab. 2-21 Kontrollierte randomisierte Studien zur Bewältigung multipler Belastungen (> = „besser als")

Autoren	Atkinson et al. (1996)	Lecomte et al. (1999)	Leclerc et al. (2000)	Schaub (2002)
Anzahl der Teilnehmer	146	95	99	197
Studiendesign	Psychoedukation + Problemlösen (PEPS), Standardbehandlung (ST)	Selbstwert/Empowerment Gruppe (SEG), Standardbehandlung (ST)	Training von Bewältigungsstrategien (TBS) + Problemlösen (PS) vs. Standardbehandlung (ST)	Bewältigungsorientierte Gruppe (BOT), supportive Gesprächsgruppe (SUP)
Dauer der Behandlung	Sitzung 1-mal wöchentlich über 20 Wochen	Sitzungen 2-mal wöchentlich über 12 Wochen	Sitzungen 2-mal wöchentlich über 12 Wochen	Sitzungen 2-mal wöchentlich über 6 Wochen + mögliche ambulante Auffrischsitzungen (1-mal monatlich)
Katamnese	3 Monate	6 Monate	6 Monate	1 Jahr
Ergebnis	soziales Funktionsniveau, soziales Netz, Lebensqualität: PEPS > ST	psychotische Symptome: SEG > ST; keine Unterschiede hinsichtlich negativer Symptome; Bewältigungsstrategien: SEG > ST	produktive Symptomatik, Selbstwert, Körperpflege: TBS + PS > ST; keine Unterschiede hinsichtlich der Negativsymptomatik	Minussymptomatik (insbes. Anhedonie) und Angst-Depressivität: BOT > ST

et al. 1986) werden schizophreniespezifische Belastungen (z. B. Norman u. Malla 1993) in den Bereichen Krankheit, Umwelt und Selbst analysiert, mögliche Bewältigungsstrategien erarbeitet sowie gesundheitsfördernde Aspekte angesprochen. Dieser Ansatz wurde in den psychiatrischen Universitätskliniken Bonn (Schaub u. Möller 1990), Bern (Schaub 1994; 1998; Schaub et al. 1996a; 1996b; 1997; Andres et al. 1998) und München (Schaub 1997; 2002) implementiert und evaluiert. In Bern und München wurden mit der Unterstützung des Schweizerischen Nationalfonds und der Eli Lilly Foundation kontrollierte Studien durchgeführt, die die Wirksamkeit dieses Ansatzes mit einer supportiven Gesprächsgruppe in einem Katamnesezeitraum von 18 bzw. 24 Monaten verglichen. Dieses Gruppenangebot wurde bei Bedarf in Bern mit familientherapeutischen Einzelinterventionen (vier Sitzungen) und in München mit Angehörigengruppen (acht Sitzungen) kombiniert. Aufgrund der überwie-

gend chronisch erkrankten Patienten in Bern erstreckte sich der dortige Ansatz auf 24 Sitzungen (Schaub et al. 1996; 1997; Andres et al. 1998). In einer Stichprobe mit 46 Patienten zeigte sich, dass die bewältigungsorientierte Therapie insbesondere das Wissen über die Krankheit und ihre Behandlungsmöglichkeiten verbesserte. Ansonsten ergaben sich wenig Hinweise auf eine global unterschiedliche Wirksamkeit. Die Ausprägung aktiver Bewältigungsstrategien, die soziale Anpassung, das Vertrauen in die medikamentöse Behandlung und die kognitive Leistungsfähigkeit waren prädiktiv für einen günstigen Krankheitsverlauf nach einem Jahr. Wenn man die Dauer des stationären Aufenthaltes vor und nach der jeweiligen Intervention vergleicht, sind die Teilnehmer der bewältigungsorientierten Therapie für eine kürzere Zeit stationär als die Teilnehmer der supportiven Gruppe.
An der Klinik für Psychiatrie und Psychotherapie der Ludwig-Maximilians-Universität München wurde die bewältigungsorientierte Gruppentherapie (BOT) 1995 auf einer Schizophrenie-Spezialstation, aber auch stationsübergreifend etabliert (Schaub 1997; 1998; Schaub et al. 1999a; 2000). Das Konzept dieser Spezialstation (Müller et al. 2001; Schaub 2000) bezieht sich auf Milieutherapie, Behandlung mit atypischen Neuroleptika sowie auf kognitiv-verhaltenstherapeutische, insbesondere bewältigungsorientierte Interventionen. Die Gruppentherapie umfasst zwölf Sitzungen im stationären Setting (2-mal wöchentlich) sowie – bei Bedarf – vier ambulante (1-mal monatliche) Auffrischsitzungen. Dieser Ansatz erwies sich bei einer Pilotstudie mit 94 Patienten im klinischen Setting als gut umsetzbar (Schaub et al. 2000). Im Rahmen einer kontrollierten randomisierten Studie mit 197 Patienten (Schaub 2002), die 1997 begonnen wurde, waren die Teilnehmer nach der bewältigungsorientierten Intervention mit diesem Angebot zufriedener und wussten mehr über die Erkrankung und ihre Behandlung als die Teilnehmer der supportiven Gesprächsgruppe. In der 1-Jahres-Katamnese ergab sich ein signifikant besserer Krankheitsverlauf, insbesondere im Hinblick auf die ängstlich-depressive Symptomatik (BPRS-E, Ventura et al. 1993) und die Negativsymptomatik (SANS, Andreasen 1984: Anhedonie) sowie die klinisch bedeutsame, aber statistisch nicht-signifikante Rückfallrate (18% vs. 28%). Die Auswertungen zu kognitiven Funktionen, Aspekten des Krankheits- und Selbstkonzeptes, der Lebensqualität sowie den Bewältigungsstrategien stehen noch aus. Die 2-Jahres-Katamnese (derzeitige Rückfallrate von 32% vs. 50%) ist noch nicht abgeschlossen.

Praktisches Vorgehen bei der bewältigungsorientierten Therapie (BOT)

Organisatorischer Rahmen

Die Gruppe wird von Haupt- und Ko-Therapeuten geleitet, die Erfahrungen im Umgang mit schizophren Erkrankten haben. Sie verfügen über psychotherapeutische Grundhaltungen (z. B. Empathie, Wertschätzung) sowie über Wissen und Kompe-

tenzen im Hinblick auf psychodynamische Prozesse und kognitiv-verhaltenstherapeutische Interventionen. Insbesondere der individuellere Teil „Stressmanagement" bedarf einer geschulten Leitung. Es empfiehlt sich auch, die Gruppen regelmäßig (z. B. über Videoaufzeichnungen, jede vierte Stunde) zu supervidieren.
An der Gruppe nehmen gewöhnlich 6 bis 10, maximal zwölf weitgehend postakute Patienten mit schizophrenen oder schizoaffektiven Psychosen teil. Einschlusskriterien sind insbesondere eine ausreichende Belastbarkeit im Hinblick auf ca. 60- bzw. 90-minütige Gruppensitzungen mit kurzer Unterbrechung (weitere Ausführungen zur Indikation s. Kap. 1.3). Die Patienten werden stationär behandelt und können nach dem Wechsel in die ambulante bzw. tagesklinische Behandlung weiterhin teilnehmen. In der Regel nimmt die Gruppe spätestens nach der vierten Sitzung keine neuen Teilnehmer mehr auf. An diesen Gruppen nehmen Erst- und Mehrfacherkrankte zumeist in einem Verhältnis von 1 : 3 teil. In einer neueren Version wird die Gruppe in „geschlossene" Blöcke (Psychoedukation und Stressmanagement) mit jeweils sechs Stunden aufgeteilt, die sich jeweils zu Beginn neu konstituieren können. Es liegen auch Erfahrungen mit Patienten auf Akutstationen vor, bei denen es die deutlich eingeschränkte Belastbarkeit und Konzentrationsfähigkeit der Teilnehmer zu berücksichtigen gilt. Durch kürzere Therapiedauer (max. 20 bis 30 Minuten), häufige Wiederholungen und Pausen sowie die Einführung eines „Ruhestuhls" („Garantie" für den Patienten, dass der Gruppenleiter ihn nicht anspricht, aber seine passive Teilnahme wertschätzt) können diese Defizite kompensiert werden. Wenngleich dieser Ansatz auch als Einzeltherapie durchführbar ist, spricht mehr für ein Gruppen-Setting. Dieses Angebot wird bei Bedarf mit Angehörigengruppen kombiniert (s. Vorgehen von Bäuml et al. 1996b), wobei in diesen auch auf das ressourcenorientierte Vorgehen fokussiert wird. Wenn die Teilnahme an diesen Gruppen aufgrund räumlicher oder zeitlicher Probleme nicht möglich sind, bieten sich auch zwei bis vier Einzelgespräche mit den Angehörigen an, an denen der Patient im weiteren Verlauf (insbesondere zur Ausarbeitung des Krisenplans) auch teilnimmt. Dieses Vorgehen ist insbesondere dann ratsam, wenn es in der Familie Heranwachsende gibt, da diese selten in Angehörigengruppen anzutreffen sind. Bei Angehörigengruppen und Familiengesprächen werden die Bedürfnisse der Teilnehmer erfragt und gegebenenfalls durch Checklisten ergänzt, anhand derer sie ihre Themenschwerpunkte wählen können.

Strukturelle Ausrichtung

Zur Durchführung liegt ein Manual vor, und die Gruppeninhalte werden durch Arbeitsmaterialien (z. B. Stoffsammlungen auf der Flipchart, Informationsbroschüren) und Hausaufgaben aufbereitet (Schaub, in Vorb.). Eine Verknüpfung von Informationen mit den individuellen biografischen Erfahrungen sowie persönlichen Meinungen und Vorstellungen der Betroffenen, die gemeinsame Erarbeitung eines funktionalen Krankheits- und Bewältigungskonzeptes („persönliches" Vulnerabilitäts-Stress-Bewältigungs-Modell), das dem Patienten seine Einflussmöglichkeiten aufzeigt, und das Aufgreifen ressourcenorientierter Themen (z. B.: „Was haben Sie in früheren Zeiten oder aktuell als hilfreich erlebt, um diese schwierige Situation zu bewältigen?“) sind wesentliche Inhalte. Wenngleich bestimmte Themen vorgegeben sind, ist es wichtig, die Teilnehmer aktiv mit einzubeziehen, ihre Bedürfnisse und Fragen ernst zu nehmen und sie durch die Art des Vorgehens zur Reflexion und Auseinandersetzung mit ihrer Situation zu ermutigen, ohne sie zu überfordern. Da sich Hoffnung als wichtige Einflussgröße auf den Krankheitsverlauf herauskristallisiert hat (Schaub 1995), wird mit Unterstützung der Gruppe und dem Einsatz der Gruppenleiter versucht, die Ressourcen des Einzelnen zu mobilisieren und mögliche demoralisierende Prozesse (z. B. depressive Reaktionen beim Thema Krankheitsverlauf) abzufangen. Die Tabelle 2-22 gibt einen Überblick über den Behandlungsansatz.

Hinsichtlich der Makrostruktur ist der erste Teil informativ und leiterzentriert, der zweite, stressorientierte Teil wird stärker durch die Teilnehmer gestaltet und auf ihre Belastungen ausgerichtet. Da der psychoedukative Teil schon in anderen Beiträgen ausführlich behandelt wurde, wird ausführlicher auf den Bereich der Stressbewältigung eingegangen. Der Schwerpunkt liegt auf der Identifikation und Analyse individueller Stress-Stuationen sowie der Erarbeitung alternativer Bewältigungsstrategien. Das Erkennen und Modifizieren dysfunktionaler Kognitionen (z. B.: „Wenn man eine Psychose hatte, ist man ein Mensch zweiter Klasse“) im Sinne einer kognitiven Umstrukturierung ist von Bedeutung. Die praktische Umsetzung möglicher Problemlösungen geschieht über Rollenspiele und ein In-vivo-Training. Zudem wird der Umgang mit Früh- und Warnsymptomen thematisiert und ein Krisenplan erarbeitet. Weitere Inhalte beziehen sich auf eine positive Freizeitgestaltung und den Aufbau von Gesundheitsverhalten. Bei der Therapie sollten belastende und ressourcenorientierte Themen einander abwechseln, damit die Patienten nicht überfordert werden.

Nach einem anfänglichen kurzen Kennenlernen und dem Abklären der Bedürfnisse und Erwartungen der Teilnehmer wird über die Inhalte der Gruppentherapie, ihre Ziele und Vorgehensweise informiert. Gemeinsam werden Regeln erarbeitet, die der Einzelne als wesentlich erachtet, um sich in der Gruppe wohl zu fühlen (z. B. Schweigepflicht gegenüber Dritten; das Recht, sich mitzuteilen und zu schweigen;

Tab. 2-22 Bewältigungsorientierte Therapie bei Patienten mit schizophrenen oder schizoaffektiven Psychosen (Schaub 1997)

- Psychoedukation: Aufklärung über Krankheit und Behandlung auf der Grundlage des Vulnerabilitäts-Stress-Bewältigungs-Modells
  - Informationen zu Ätiologie, Symptomatik und Verlauf schizophrener Erkrankungen
  - Psychopharmakotherapie und psychosoziale Interventionen
  - Auswirkungen von Stress auf die Erkrankung
- Training spezifischer Strategien: Stressmanagement und Rezidivprophylaxe
  - Umgang mit Frühwarnsymptomen und Erarbeiten eines individuellen Krisenplans
  - Erkennen belastender Situationen und individueller Stressreaktionen
  - Stressmanagement: Entspannung, Problemlösen, Einstellungsänderung, soziale Kompetenz, Gesundheitsverhalten (Förderung von Ressourcen)

Einführen des „Ruhestuhls“ für wenig belastbare Patienten). Abschließend wird die aktuelle Befindlichkeit („Blitzlicht“) der Teilnehmer erfragt. Die folgenden Sitzungen verlaufen nach der gleichen Mikrostruktur: kurze interaktive Zusammenfassung der letzten Stunde und Klärung offener Fragen; Ausblick auf die aktuelle Stunde, z. B. „Krankheitszeichen einer Psychose“; gemeinsames Erarbeiten der Inhalte; Vergabe von Hausaufgaben; „Blitzlicht“ zur aktuellen Befindlichkeit nach der Stunde.
Im Folgenden werden die Sitzungen, die je nach Bedürfnissen der Gruppe in ihrer Reihenfolge und ihrem Verlauf modifiziert werden können, stichwortartig skizziert:

- **Krankheitszeichen einer Psychose:** Sammeln, Durchsprechen, Erklären und Kategorisieren (z. B. Plus- und Negativsymptomatik; Einteilung nach spezifischen Modalitäten); Definition des Begriffs „Psychose“; Erarbeiten von Selbsthilfestrategien; hilfreiche Erfahrungen im Umgang mit der Erkrankung
- **Vulnerabilitäts-Stress-Bewältigungs-Modell (VSBM):** Frage nach Krankheitskonzepten (Auslöser und Einflussfaktoren in Bezug auf die jetzige Krankheitsepisode bzw. den letzten Rückfall); Erklären der relevanten Begriffe, Verlaufsformen der Erkrankung und persönliche Möglichkeiten der Einflussnahme
- **Hypothese der Gehirnstoffwechselstörung und die Wirkung der Neuroleptika:** „Erklären“ des Stoffwechselgeschehens im Gehirn; Definition von Psychopharmaka; Erläutern ihrer biochemischen Wirkmechanismen bei Einnahme; mögliche Klassifikationen; persönlicher Medikamentenüberblick und Befindlichkeit nach Einnahme
- **medikamentöse Behandlung (Wirkungen und Nebenwirkungen):** kompetenter Umgang mit Neuroleptika; Klassifikation der Nebenwirkungen von Neuroleptika und möglicher Hilfsmaßnahmen; Rückfallschutz durch Neuroleptika und Selbstmanagement
- **Umgang mit Frühwarnzeichen und Krisenplan:** Definition, Sammeln, Herausarbeiten individueller Anzeichen und ihrer Bedeutung; Erarbeiten hilfreicher Bewältigungsstrategien und eines individuellen Krisenplans; Einbindung einer Vertrauensperson
- **Auswirkungen von Stress auf die Befindlichkeit und die Erkrankung (erneutes Anknüpfen an VSBM):** Erkennen persönlicher Stress-Situationen; Identifikation von Belastungen in verschiedenen Lebensbereichen; Hierarchie der Belastungen; hilfreiche Strategien im Umgang mit Belastungen; Durchführen einer verkürzten Progressiven Muskelentspannung oder Atemübung (mit positiver Selbstinstruktion)
- **Analyse belastender Situationen:** Sammeln von Begriffen, die mit Stress verknüpft sind; Herausarbeiten der Kriterien situativer Auslöser (A), Bewertung (B), Konsequenzen (C) auf körperlicher, emotionaler, kognitiver und Verhaltensebene; Erkennen des persönlichen „Stressprofils“; Bedeutung der Bewertung für das Stresserleben; Einführen des Arbeitsblattes „Analyse belastender Situationen“ (s. Tab. 2-23); Entspannungsübung mit positiver Selbstinstruktion
- **spezifische individuelle Belastungssituationen und Stressmanagement-Strategien**

Analyse einer belastenden Situation

Tab. 2-23

Ort, Zeitpunkt, Handlung
„Selbstgespräche", Einschätzung der Situation
Veränderungen der Gefühle (z. B. Angst, Niedergeschlagenheit)
Veränderungen im Denken (z. B. Blockierungen, Konzentrationsschwierigkeiten, Grübeln)
Bewältigungsversuche/eigenes Verhalten
Ausgang der Situation (Vergessen Sie nicht, Ihre eigenen Anstrengungen, die Situation zu meistern, positiv zu werten!)

- **Aufgreifen von persönlichen Belastungen, Herausarbeiten der oben genannten Kriterien**
- **Stressmanagement:** Problemlösestrategien; Entspannung mit positiver Selbstinstruktion; Gesundheitsverhalten (Fördern von Ressourcen); Einstellungsänderung; Rollenspiel

- **Abschluss-Sitzung im stationären Kontext:** Rückblick auf die Themen der Gruppe; Hinweis auf Möglichkeiten der ambulanten Versorgung; Wertschätzung der Teilnahme des Einzelnen und persönliche Rückmeldung durch Haupt- und Ko-Therapeuten; bei Bedarf können sich weitere vier ambulante Gruppensitzungen (1-mal monatlich) anschließen

Die aktuelle Version der bewältigungsorientierten Therapie konzentiert sich im zweiten Teil primär auf die möglichen Wunschthemen der Teilnehmer:
- Symptommanagement (z. B. Umgang mit Ängsten)
- soziale Kompetenz (z. B. Umgang mit Verwandten, Kontaktsuche)
- Umgang mit Belastungen und Krisen (Stressmanagement)
- Aufbau positiver Aktivitäten, Tagesstruktur (Zeitmanagement)
- Wiedereingliederung ins Berufsleben
- Aufklärung über Möglichkeiten der ambulanten Unterstützung

2.11.5 Zusammenfassung

Die Ergebnisse der Bewältigungsforschung (z. B. Herz u. Melville 1980; Falloon u. Talbot 1981; Tarrier 1987) belegen eindrücklich die aktiven Versuche der Betroffenen im Umgang mit ihrer angeborenen schizotropen Verletzlichkeit, bei der Bewältigung von Frühsymptomen und residualen Symptomen sowie rückfallprovozierenden Stressoren und verweisen auf Zusammenhänge mit dem Krankheitsverlauf. Das weithin akzeptierte Vulnerabilitäts-Stress-Bewältigungs-Kompetenz-Modell (z. B. Liberman et al. 1986; Nuechterlein 1987) liefert hierfür eine plausible theoretische Begründung. Das Therapiespektrum hat daher in den letzten Jahren eine bedeutsame Erweiterung und Akzentverschiebung erfahren (Schaub u. Böker 1997): die neuen bewältigungsorientierten Behandlungskonzepte, die dem Patienten bei der Bewältigung der Symptome und dem Leben mit einer besonderen Vulnerabilität eine aktive Rolle zuerkennen. Aufgrund einer zu negativen Einschätzung der Bewältigungsbemühungen und -kompetenz von schizophren erkrankten Menschen war ein derartiges Vorgehen lange Zeit vernachlässigt worden. Diese Konzepte nehmen das subjektive Erleben und Erfahrungswissen des Betroffenen zur Kenntnis, knüpfen an individuelle Bewältigungsversuche an und beteiligen ihn und seine Angehörigen aktiver an der Behandlung. Seine Therapieerwartungen und Zielsetzungen werden stärker als früher beachtet, und er wird nun als Ko-Experte seiner Erkrankung ernst genommen.
Die genannten Ansätzen umfassen auch Psychoedukation (Schaub et al. 1999b), da die Wissensvermittlung über die Erkrankung und ihre Behandlungsmöglichkeiten eine existenzielle Basis für die Entwicklung eines funktionalen Krankheitskonzeptes (Süllwold u. Herrlich 1998) darstellt. Auf dieser Grundlage kann der Patient seine Möglichkeiten der Einflussnahme erkennen. Pharmako- und Psychotherapie stehen hierbei keineswegs in einem widersprüchlichen, sondern in einem eng aufeinander bezogenen Verhältnis, wobei sich die Hinweise verdichten, dass sich die erzielten

Verbesserungen nicht durch eine Erhöhung der Compliance allein erklären lassen (Hogarty et al. 1991). Da eine ausreichende Fokussierung der Aufmerksamkeit im Hinblick auf adaptive Bewertungs- und Bewältigungsprozesse (z. B. Breier u. Strauss 1983; Carr 1988) sowie auf eine konstruktive Teilnahme an diesen Interventionen wesentlich erscheint, versucht man mögliche kognitive Defizite durch ein klar strukturiertes Vorgehen zu kompensieren.

Aktuelle kontrollierte Studien zu bewältigungsorientierten Ansätzen im Vorfeld der Erkrankung (Herz et al. 2000; Hogarty et al. 1997a; 1997b) und im Umgang mit chronischer Plussymptomatik (Tarrier et al. 1997a; 1997b) belegen eindrücklich, dass die Schulung der Selbstwahrnehmung sowie die Vermittlung spezifischer Strategien – im Vergleich zur Standardversorgung – die Symptomatik und den Krankheitsverlauf der Patienten gravierender verbessern können. Auch gruppentherapeutische Ansätze, die eine Förderung der Problemlösefähigkeiten, des Selbstwertes und der Bewältigungsstrategien im Umgang mit multiplen Belastungen (Atkinson et al. 1996; Lecomte et al. 1999; Leclerc et al. 2000; Schaub 2002) intendieren, führen zu einer deutlicheren Verbesserung der psychopathologischen Symptomatik, der sozialen Kompetenz, der Lebensqualität und des Krankheitsverlaufs im Vergleich zur Standardbehandlung oder zur supportiven Therapie.

Als mögliche Wirkfaktoren der bewältigungsorientierten Therapie (Schaub 1997) sind kognitiv-verhaltenstherapeutische Methoden zum Erwerb von Fertigkeiten und veränderten Sichtweisen zu nennen: Psychoedukation („mehr über die Krankheit und ihre Behandlung erfahren“), Problemlösestrategien („ein Schritt nach dem anderen“), kognitives Umstrukturieren („schwarze Brille abgeben“), Rollenspiele („selbstsicheres Verhalten üben“), Aktivitätenaufbau („wieder aktiver werden“), Entspannungsstrategien („zur Ruhe kommen“) und positive Selbstverbalisationen („sich Mut machen“). Einen wesentlichen Einfluss hat aber auch das Gruppengeschehen: Erfahrungen machen, dass es anderen ähnlich geht; Austausch über Beschwerden und hilfreiche Strategien im Umgang mit der Erkrankung; Bereicherung durch Erfahrungen anderer; Rückmeldung und Ermutigung von Teilnehmern und Therapeuten. Dies kann insgesamt zu einem Wissenszuwachs und emotionaler Entlastung beitragen sowie die Hoffnung und Selbstwirksamkeit erhöhen. Der positive Einfluss von Krankheitseinsicht und Compliance (z. B. Lee et al. 1993; Lysacker et al. 2002) sowie hoffnungsvoller Zukunftserwartungen und der positiven Einschätzung eigener Einflussmöglichkeiten (z. B. Schaub 1995; Schaub et al. 1998a) auf den Krankheitsverlauf wird in der Literatur belegt.

Die vorliegenden Ergebnisse sprechen für die eindeutige Effizienz einer kombinierten Behandlung aus psychopharmakologischen und kognitiv-verhaltenstherapeutischen Interventionen bei Patienten mit schizophrenen Störungen.

2.12 Gesprächspsychotherapeutische Aspekte der Psychoedukation

Vertiefungskapitel zu 1.6 Didaktisches und psychotherapeutisches Vorgehen

H.-J. Luderer

2.12.1 Einleitung

Psychoedukative Programme wurden überwiegend von verhaltenstherapeutisch orientierten Autoren entwickelt. Gesprächspsychotherapeutische Grundprinzipien wie Empathie, Akzeptanz und Echtheit haben allerdings inzwischen einen festen Platz als unspezifische Elemente der Verhaltenstherapie. Zudem wurde das typisch gesprächspsychotherapeutische empathische Verstehen für die Anwendung in der Psychoedukation weiterentwickelt. Aus diesem Grund soll im folgenden Beitrag zunächst auf die Gesprächspsychotherapie als Verfahren eingegangen und anschließend die psychoedukative Variante des empathischen Verstehens beschrieben werden.

2.12.2 Gesprächspsychotherapie und Psychoedukation

Entwicklung und Konzept der Gesprächspsychotherapie

Die Stellung der Gesprächspsychotherapie

Die Psychoanalyse und die anderen tiefenpsychologischen Verfahren haben sich in erster Linie mit der psychischen Entwicklung des Menschen und mit den biografischen Bedingungen der Entstehung psychischer Störungen auseinandergesetzt. Im Rahmen der Verhaltenstherapie wurde auf der Basis der Lerntheorie eine Vielzahl psychotherapeutischer Techniken entwickelt und in ihrer Wirksamkeit empirisch überprüft. Bei der Entwicklung der Gesprächspsychotherapie standen Überlegungen und empirische Untersuchungen zum Therapeutenverhalten und zum Einfluss der Therapeut-Patient-Beziehung auf den Therapieerfolg im Vordergrund.

Charakteristisch für die Gesprächspsychotherapie ist die Betonung einer positiven Therapeut-Patient-Beziehung, die den Patienten als Experten für sein eigenes Erleben und den Therapeuten als Experten für die Herstellung günstiger Veränderungsbedingungen sieht. Das aktuelle Bewusstsein des Patienten hinsichtlich seiner Erfahrungen ist die zentrale Grundlage therapeutischen Handelns. Ziel der Therapie ist das Wachsen und die Weiterentwicklung der Persönlichkeit, die Erweiterung innerer Freiheit und Selbstbestimmung sowie die Reflexion und mögliche Umorientierung hinsichtlich zentraler Lebensziele (Greenberg et al. 1994).

C. R. Rogers und die Entwicklung der Gesprächspsychotherapie

Die Entwicklung der Gesprächspsychotherapie ist eng mit der Person des amerikanischen Psychologen C. R. Rogers verbunden. Rogers wurde als Vertreter der humanistischen Psychologie wesentlich durch S. Kierkegaard und durch den Freud-Schüler O. Rank beeinflusst. Seine theoretischen wie psychotherapeutischen Konzepte modifizierte er unter dem Einfluss persönlicher Erfahrungen mehrfach. Zentrale Grundgedanken seines eigenen psychotherapeutischen Konzepts entwickelte Rogers in den Jahren von 1928 bis 1940, als er an einer Beratungsstelle für die Eltern sozial auffällig gewordener Kinder in Rochester tätig war. 1939 wurde er an die Ohio State University berufen. Dort begann er als einer der ersten Psychotherapeuten, psychotherapeutische Gespräche aufzuzeichnen, und formulierte die Vorstellung, ein Therapeut solle den Verlauf eines Gesprächs nicht durch Fragen, Ratschläge und Anweisungen lenken, sondern durch Wärme und Akzeptanz ein Klima schaffen, in dem eine Weiterentwicklung möglich sei. Die Nondirektivität, der Verzicht auf Beeinflussung und Lenkung, ist in dieser Phase das entscheidende Therapiemerkmal. 1957 begann er seine Tätigkeit an der Universität von Wisconsin. Im selben Jahr fasste Rogers seine Auffassungen über den psychotherapeutischen Prozess in dem Aufsatz „The necessary and sufficient conditions of therapeutic personality change" (Rogers 1957) zusammen. 1959 stellte Rogers seine theoretischen Auffassungen zur Entwicklung der menschlichen Persönlichkeit ausführlich dar (Rogers 1959). In Wisconsin setzte er sich in den 60er Jahren für eine Studentenausbildung ein, bei der nicht nur Faktenwissen erworben, sondern auch persönliche Fähigkeiten entwickelt werden sollten. Mit dieser Auffassung stand er im „Department of Psychology" allein. Deshalb kehrte er der Universität den Rücken und gründete 1968 das „Center for Studies of the Person" in La Jolla, Kalifornien. Gegen Ende der 60er Jahre begann er, sich mit Gruppenarbeit zu beschäftigen. Zudem weitete er den gesprächspsychotherapeutischen Ansatz auf andere Bereiche, wie z. B. Schule oder Politik, aus. Grundlage dieser Ausweitung war die Auffassung, dass die Psychotherapie lediglich eine Sonderform der zwischenmenschlichen Beziehung darstellt und dass die Grundprinzipien der konstruktiven Persönlichkeitsveränderung durch Psychotherapie auch in allgemeiner Weise für die Weiterentwicklung der gesunden Persönlichkeit gelten. 1987 wurde Rogers für den Friedensnobelpreis nominiert. Kurz nach seinem 85. Geburtstag zog er sich eine Oberschenkelhalsfraktur zu. Er starb am 4. 2. 1987 in La Jolla. 1960 erschien das erste deutschsprachige Lehrbuch über „Erwachsenentherapie in nicht-direktiver Orientierung“ von Reinhard Tausch, das 1968 aktualisiert und mit dem Titel „Gesprächspsychotherapie“ neu aufgelegt wurde. Seitdem erschienen allein im deutschsprachigen Bereich zahlreiche Lehrbücher, in denen der jeweils aktuelle Stand der Theoriebildung, der therapeutischen Praxis und der empirischen Forschung zusammenfassend dargestellt wurde (z.B. Tausch u. Tausch 1990; Biermann-Ratjen et al. 1997; Finke 1994; Sachse 1999).

Menschenbild

Rogers (1959) postuliert ein Grundmotiv menschlichen Handelns, und zwar die „aktualisierende Tendenz“, d.h. die generelle Tendenz des Organismus, sich so zu verhalten, dass er existieren und wachsen kann. Wenn der Mensch lernt, seine eigene Person und ihre Beziehungen zu anderen Menschen oder Dingen bewusst wahrzunehmen, beginnt die aktualisierende Tendenz auch, die eigene Persönlichkeit, das Selbst, einzubeziehen. Die „selbstaktualisierende Tendenz“ ist somit die Kraft, die den Menschen zur Weiterentwicklung seines Selbst treibt. Das Selbst ist bei Rogers eine sich ständig verändernde, ständig im Fluss befindliche Gestalt. Mit dem Selbst entsteht beim Menschen auch das Bedürfnis nach unbedingter, d. h. nicht an bestimmte Bedingungen geknüpfter positiver Wertschätzung durch andere. Wenn er diese unbedingte positive Wertschätzung erfährt, wird er in die Lage versetzt, sich selbst als Person uneingeschränkt anzunehmen. Ein Mensch, der gelernt hat, sich selbst ohne Bedingungen wertzuschätzen, bewertet sein eigenes Erleben und Verhalten auf der Grundlage seiner aktualisierenden Tendenz. Rogers spricht in diesem Zusammenhang von dem „organismischen Wertungsprozess“: Der Mensch ist in der Lage, sich sein eigenes Erleben jederzeit zu vergegenwärtigen und es einer eigenen Bewertung zu unterziehen. Selbst und Erfahrung stimmen überein. Erlebt der Mensch hingegen, dass bestimmten Aspekten seiner Person Wertschätzung entgegengebracht wird, anderen jedoch nicht, entwickelt er Wertbedingungen. Er sieht bestimmte Teile seiner Person als weniger schätzenswert an als andere. Sie werden nicht mehr zur Bewusstwerdung zugelassen. Dadurch, dass nur der Teil des Selbsterlebens zugelassen wird, der zum Selbstkonzept passt, erstarrt das Selbstkonzept. Aufgabe der Psychotherapie ist es, einen Prozess der Re-Integration in Gang zu bringen. Dieses Menschenbild ist ausgesprochen optimistisch. Es setzt lediglich eine triebähnliche Kraft (die aktualisierende Tendenz) und ein Grundbedürfnis (die unbedingte Wertschätzung) voraus. Es ist nicht erforderlich, die Kraft der aktualisierenden Tendenz zu bändigen oder ein übermäßiges Bedürfnis nach Wertschätzung und Zuneigung in die Schranken zu weisen, es genügt, der Kraft Raum zu geben und dem Bedürfnis nachzukommen.

Therapeutenverhalten und therapeutische Beziehung

Das von Rogers entwickelte Konzept geht davon aus, dass eine Person, die psychotherapeutische Hilfe sucht, die Fähigkeit hat, ihre Probleme selbst zu lösen, wenn der Therapeut bestimmte Einstellungen und Verhaltensweisen verwirklicht. Diese

wurden von ihm 1957 als „notwendige und hinreichende Bedingungen für eine Persönlichkeitsveränderung durch Psychotherapie" bezeichnet (Rogers 1957). Rogers geht davon aus, dass zwei Personen zueinander eine Beziehung aufnehmen. Der eine, der Patient oder – wie Rogers sagt – der Klient, ist mit sich selbst uneins. Der andere, der Therapeut, ist in der Lage, sich sein gesamtes Erleben zu vergegenwärtigen, und dieses Erleben, wenn es erforderlich ist, mitzuteilen (Kongruenz, im Deutschen auch als Echtheit bezeichnet). Er ist dem Patienten ohne Vorbedingungen positiv zugewandt (unbedingte Wertschätzung). Er ist in der Lage, sich in den Patienten einzufühlen, ihn zu verstehen und ihm das Verstandene mitzuteilen (Empathie, einfühlendes Verstehen).
Empathie wird dabei folgendermaßen definiert:

> „Die (...) Möglichkeit, mit einem anderen Menschen zusammen zu sein (und dabei) die persönliche Wahrnehmungswelt des anderen zu betreten. (...) Es umfasst Empfindsamkeit (...) für die wechselnden Gefühlsbedeutungen, die in diesem anderen Menschen strömen. (...) Es bedeutet, die Gefühlsbedeutungen, deren er/sie sich kaum bewusst ist, zu erfühlen – dabei aber nicht zu versuchen, Gefühle aufzudecken, deren sich der andere völlig unbewusst ist, denn das wäre zu bedrohlich." (Rogers 1977)

Wenn ein Therapeut das versteht, was zum Zeitpunkt der Therapie in einem Patienten vorgeht (Empathie), und wenn er in der Lage ist, ihm das Verstandene in aufrichtiger (Kongruenz) Freundlichkeit (nicht an Bedingungen geknüpfte Wertschätzung) mitzuteilen, so wird der Patient eine konstruktive Persönlichkeitsveränderung erfahren. Diese Veränderung geht vom Patienten selbst aus. Sie kann und soll vor Beginn der Therapie nicht inhaltlich festgelegt werden. Der Therapeut kann und soll dem Patienten erlauben, sich in jede mögliche Richtung zu entwickeln. Rogers hat immer wieder, auch in mündlichen Äußerungen, betont, dass die drei wesentlichen Aspekte des Therapeutenverhaltens – Empathie, Kongruenz und unbedingte Wertschätzung – keine Techniken sind, die unabhängig von der inneren Einstellung des Therapeuten erlernt und angewandt werden können. Ihre Verwirklichung mit der entsprechenden inneren Einstellung des Therapeuten fördert die Fähigkeit, über persönliche innere Erlebnisse zu sprechen, diese in ihrer Bedeutung für die eigene Person zu reflektieren und u.U. neu zu bewerten. Auf diese Weise entstehen günstige Voraussetzungen für konstruktive Persönlichkeitsveränderungen, wie z. B. unverzerrte Selbstwahrnehmung, Offenheit für Erfahrung und Abbau der Diskrepanz zwischen Real- und Idealselbst.
Die Schwierigkeit der Gesprächsführung liegt darin, bei jeder Äußerung die hinter den Worten des Patienten liegende Gefühlsbedeutung (Rogers 1975) zu erfassen und sofort zu formulieren. Durch den raschen Wechsel von Äußerungen des Patienten und die Intervention des Therapeuten werden die Formulierungen des Therapeuten nicht nur anfällig für falsches oder unvollständiges Verstehen, sondern auch für diskrete, dem Therapeuten meist nicht unmittelbar bewusste Formen von Wahrnehmungsverzerrung, Ablehnung oder Unechtheit. Das Gesprächsverhalten erfordert deshalb nicht nur ständige Aufmerksamkeit und Konzentration, sondern auch eine

unverzerrte Wahrnehmung des eigenen Erlebens und die Bereitschaft, sich selbst ständig kritisch zu hinterfragen.
Gesprächspsychotherapeutische Sitzungen finden in der Regel einmal wöchentlich mit einer Dauer von 45 Minuten statt. Eine Therapie umfasst durchschnittlich 69 Behandlungsstunden und dauert zwei Jahre (Eckert u. Wuchner 1994).

Empirische Überprüfung

Bereits von Rogers und seinen Mitarbeiter wurden Anstrengungen unternommen, die Gesprächstherapie (GPT) hinsichtlich ihrer Effektivität zu evaluieren. Insbesondere wurde die Beziehung zwischen der Realisierung von Kongruenz, Wertschätzung und Empathie durch die Therapeuten auf der einen und den Veränderungen des Erlebens und Verhaltens bei den Patienten untersucht. Ähnliche Studien wurden auch von Gesprächspsychotherapeuten im deutschsprachigen Raum durchgeführt.
In den meta-analytischen Therapievergleichen von 897 zwischen 1936 und 1983 durchgeführten Wirksamkeitsstudien fanden Grawe et al. (1994) für die Gesprächspsychotherapie 35 kontrollierte Untersuchungen an etwa 2400 Personen. Fast regelmäßig wurden positive Therapieeffekte festgestellt. Hinsichtlich der nachgewiesenen Wirkungen sowie der Anzahl und Qualität der Studien steht die Gesprächspsychotherapie geringfügig besser da als die tiefenpsychologischen Verfahren. Die 20 Vergleiche mit verhaltenstherapeutischen Vorgehensweisen ließen jedoch eine gewisse Überlegenheit der Verhaltenstherapie erkennen, insbesondere bei Personen, die in der Therapie aktive Anleitung oder Struktur erwarteten. Wer auf seine Autonomie bedacht ist, scheint hingegen von einem gesprächspsychotherapeutischen Vorgehen besonders gut zu profitieren. Die Autoren ordneten die Gesprächspsychotherapie als ein in ihrer Wirkung sehr gut abgesichertes Verfahren ein.

Störungsspezifisches Vorgehen

Im Rahmen der Gesprächspsychotherapie spielte die Auseinandersetzung mit einzelnen Krankheits- oder Störungsbildern lange eine untergeordnete Rolle. Die Gründe hierfür liegen vor allem in der Entwicklung des gesprächspsychotherapeutischen Ansatzes. Rogers war in erster Linie an den personen- und damit auch diagnoseübergreifenden Voraussetzungen psychotherapiebedingter Veränderungen der Persönlichkeit interessiert. Dieses Interesse ging einher mit einem ausgeprägten Misstrauen gegenüber Diagnosen.
Etwa in der Mitte der 80er Jahre setzte allerdings ein Umdenkprozess ein. Vor allem im deutschsprachigen Raum entwickelten Gesprächspsychotherapeuten ätiologische Vorstellungen und Therapiemodelle, erläuterten diese in Einzelfalldarstellungen und belegten sie in ihrer Wirksamkeit durch empirische Untersuchungen. Störungsspezifische Konzepte liegen inzwischen für fast alle Anwendungsbereiche psychotherapeutischer Interventionen vor. Empirisch besonders gut abgesichert ist die Wirksamkeit der GPT bei Abhängigkeit von psychotropen Substanzen, affektiven

Störungen, Angststörungen und Anpassungsstörungen (Übersicht bei Sachse 1999, 151f).
Zukünfige Aufgabe empirischer Forschung zur GPT wird es vor allen Dingen sein, Untersuchungen zur störungsbezogenen Wirksamkeit fortzuführen und dadurch zur Weiterentwicklung störungsspezifischer Vorgehensweisen beizutragen.

Gesprächspsychotherapeutisches Basisverhalten in der Psychoedukation

Rogers geht davon aus, dass sich konstruktive Veränderungen bei Patienten einstellen, deren Therapeuten das verstehen, was in ihnen vorgeht (Empathie), wenn sie ihnen positiv zugewandt sind (unbedingte Wertschätzung) und sich dabei ihr eigenes Erleben jederzeit vergegenwärtigen können (Kongruenz).
In der Psychoedukation der Schizophrenie bedeutet Empathie die Fähigkeit, die Krankheit aus der Sicht der Patienten und der Angehörigen sehen zu können und in der Lage zu sein, dies den Betroffenen mitzuteilen. Unbedingte Wertschätzung heißt, Patienten und Angehörige mit all ihrer Unvollkommenheit anzunehmen und ihnen dabei ihr Verhalten nie zum Vorwurf zu machen. Kongruent ist ein Therapeut dann, wenn seine Interventionen sich mit seinem Erleben in Einklang befinden. Unbedingte Wertschätzung und Kongruenz stehen sowohl in der Psychotherapie als auch in der Psychoedukation in potenziellem Widerspruch. Dies ist beispielsweise der Fall, wenn Patienten oder Angehörige sich dysfunktional verhalten. In solchen Situationen besteht die Gefahr, dass sich der Therapeut entweder hinter einer freundlichen Fassade versteckt (mangelnde Kongruenz) oder seine Kritik unverblümt äußert (mangelnde Akzeptanz). Wenn Patienten oder Angehörige Kritik äußern, ist es manchmal nicht leicht, die Grundhaltungen zu verwirklichen und nicht durch Rechtfertigungen die Ebene der Empathie, durch Gegenangriffe die Ebene der Akzeptanz oder durch mühevolles Verbergen der eigenen Gekränktheit die der Kongruenz zu verlassen. Daher muss die geschilderte Grundhaltung immer wieder von neuem erarbeitet werden.

Die Darstellung des inneren Erlebens in der Psychoedukation als Anreiz zur Selbstöffnung

Die durch Kongruenz, Akzeptanz und Empathie gekennzeichnete Grundhaltung ist eine Grundlage des therapeutischen Vorgehens in der Psychoedukation. Die Formulierung des zu erwartenden inneren Erlebens der Patienten durch den Therapeuten stellt eine Modifikation des Empathie-Begriffs für die Psychoedukation dar. Empathie bezeichnet, wie oben dargestellt, die Fähigkeit, sich in eine Person und ihr inneres Erleben einzufühlen, sie zu verstehen und ihr das Verstandene mitzuteilen. Üblicherweise ist das empathische Verstehen in der Gesprächspsychotherapie eine Reaktion des Therapeuten auf Äußerungen eines Patienten. In der Psychoedukation kann eine modifizierte Form dieser Vorgehensweise jedoch auch dann eingesetzt werden, wenn ein Patient sich überhaupt noch nicht geäußert hat. Die Möglichkeit der Darstellung des inneren Erlebens ergibt sich dadurch, weil im Rahmen bestimmter psychischer Störungen zahlreiche subjektive Erfahrungen im Zusammenhang mit der Störung stehen und von vielen Betroffenen auf ähnliche Weise erlebt werden (Luderer 1995). So ahnen viele Schizophreniekranke nach Abklingen einer erstmals aufgetretenen Akutsymptomatik, dass sie an einer Krankheit leiden, die es verhindert, dass sie sie erkennen können und dass sie sich zeitweise nicht auf ihre Wahrnehmung und ihr Urteil verlassen können. Das Ansprechen dieser Ahnung durch die Therapeuten im Rahmen psychoedukativer Gruppen ermöglicht es den Patienten, diese zu konkretisieren und auf die eigene Symptomatik anzuwenden. Hinsichtlich der Wortwahl der Therapeuten wird die Ich-Form von Patienten als besonders unmittelbar erlebt.

Tab. 2-23 Sachinhalte und Inhalte inneren Erlebens bei Patientengruppen

Sachinhalte	Selbsterfahrungsinhalte
Akutsymptome	Ich habe eine Krankheit, die es verhindert, dass ich sie erkennen kann. Zeitweise kann ich mich nicht auf meine Wahrnehmung und mein Urteil verlassen. Manchmal ist meine Krankheit stärker als meine Vernunft.
Symptome nach der Remission der Akutsymptomatik	Was hat die Krankheit aus mir gemacht? So wie ich jetzt bin, kenne ich mich nicht. Ich kann nicht mehr so, wie ich will.
Ursachen, Epidemiologie, familiäre Häufung	Soll ich Kinder in die Welt setzen? Wenn ein Patient/eine Patientin Kinder hat: Werden meine Kinder die gleiche Krankheit bekommen?
Langzeitverlauf	Werde ich wieder so wie früher?
Psychopharmaka	Haben die Medikamente mich verändert? Werden sie mich in Zukunft verändern? Soll ich jahrelang Pillen schlucken? Medikamente lösen doch keine Probleme! Ich schaffe es auch ohne dieses Gift! Die Krankheit wird schon nicht wiederkommen.
Psychotherapie und Rehabilitation	Ich will mich nicht ständig mit meiner Krankheit beschäftigen. Ich will meinen Spaß haben und so leben wie andere auch.
Behandlung gegen den Willen des Patienten	Wie ist es, wenn ich merke, dass mir jemand heimlich Neuroleptika gibt? Wie ist es, wenn ich gegen meinen Willen behandelt werde?
Verkehrsrecht	Kann ich Auto fahren, wenn ich akut krank bin? Gehöre ich jetzt ans Steuer?
bei allen Sachthemen	Warum bin ich bisher immer belogen worden?

Auch bei der Besprechung weiterer Sachthemen ist es möglich, allen Sachinhalten, die in psychoedukativen Gruppen angesprochen werden, Inhalte des inneren Erlebens zuzuordnen (s. Tab. 2-23). Das innere Erleben der Patienten und das der Angehörigen unterscheiden sich allerdings teilweise beträchtlich voneinander (s. Tab. 2-24), obwohl für Patienten und Angehörige in der Regel die gleichen Themen bedeutsam

Tab. 2-24 Sachinhalte und Selbsterfahrungsinhalte bei Angehörigengruppen

Sachinhalte	Selbsterfahrungsinhalte
Akutsymptome	Verunsicherung: Was ist los? Ängste: Was geschieht als Nächstes? Sorgen: Wie soll es weitergehen?
Symptome nach der Remission der Akutsymptomatik	Ich muss meinen Sohn/meine Tochter manchmal wie ein kleines Kind behandeln. Ich will nicht ständig Rücksicht nehmen müssen. Ich will keinen Zwang anwenden. Wenn ich versuche, Druck auszuüben, passiert gar nichts.
Ursachen, Epidemiologie, familiäre Häufung	Habe ich Schuld an der Krankheit? Habe ich meine Krankheit an meinen Sohn/meine Tochter weitergegeben?
Langzeitverlauf	Wird mein Sohn/meine Tochter wieder so wie früher? Was wird aus unserem Sohn/unserer Tochter, wenn wir uns nicht mehr um ihn/sie kümmern können?
Psychopharmaka	Ist mein Sohn/meine Tochter durch die Medikamente so anders geworden? Wie soll ich meinen Sohn/meine Tochter dazu bekommen, jahrelang Neuroleptika einzunehmen? Kann Psychotherapie die Neuroleptika ersetzen? Bei ersterkrankten Patienten: Medikamente lösen doch keine Probleme. Die Krankheit wird schon nicht wiederkommen.
Psychotherapie und Rehabilitation	Wenn mein Sohn nichts tut: Kann er nicht oder will er nicht? Wenn meine Tochter ehrgeizige Berufspläne schmiedet: Überschätzt sie sich, oder unterschätze ich sie?
Behandlung gegen den Willen des Patienten	Kann ich die Neuroleptika nicht einfach heimlich geben? Bin ich bereit, meinen Sohn/meine Tochter notfalls auch gegen seinen/ihren Willen behandeln zu lassen?
Verkehrsrecht	Wie halte ich meinen Sohn/meine Tochter vom Auto fahren ab, wenn er/sie akut krank ist?

sind. Deshalb kommen in Patienten- und in Angehörigengruppen zwar ähnliche Sachinhalte, aber unterschiedliche Inhalte inneren Erlebens zur Sprache.
Eingeleitet werden kann das Ansprechen eines dieser Inhalte beispielsweise mit den Worten: „Ich kann mir vorstellen, dass Ihnen, wenn Sie das hören, Gedanken durch den Kopf gehen wie ..." oder: „Andere Patienten erzählen, dass ... Geht es Ihnen ähnlich?"
Im Anschluss an diese Einleitung erweist es sich manchmal als hilfreich, Gruppenteilnehmer, bei denen emotionale Reaktionen sichtbar sind, die sich aber nicht äußern, gezielt anzusprechen. Bei dieser Intervention ist auf die Reaktion des angesprochenen Patienten zu achten. Manche Patienten möchten sich zunächst bedeckt halten und fühlen sich durch die direkte Ansprache eher verunsichert. Andere wiederum empfinden eine direkte Ansprache als Ermutigung.
Nach der Patientenäußerung ist es die Aufgabe des Therapeuten, diese zu bearbeiten und zu vertiefen. In gesprächspsychotherapeutisch geführten Gruppen geschieht dies mit der klassischen Technik des einfühlenden Verstehens (Empathie).
Eine gelungene Intervention aus gesprächspsychotherapeutischer Sicht ist eine Kombination von Information und empathischer Äußerung, die das innere Erleben der Betroffenen und die Realität der Krankheit gleichermaßen widerspiegelt. Eine solche Intervention spricht das, was Patienten oder Angehörige durch die Krankheit erleben, so an, dass sie sich im Gesagten wiedererkennen.

2.12.3 Schlussfolgerungen

Die Gesprächspsychotherapie ist ein Verfahren, das sich in erster Linie mit den störungsunspezifischen Bedingungen erfolgreicher Psychotherapien auseinandergesetzt hat. Der Patient wird als Experte für sein eigenes Erleben gesehen, während es die Aufgabe des Therapeuten ist, günstige Veränderungsbedingungen herzustellen.
Die zentralen Anforderungen an die Therapeuten – Kongruenz, unbedingte Wertschätzung und Empathie – werden von den meisten Psychotherapie-Schulen als wesentliche Voraussetzungen einer hilfreichen therapeutischen Beziehung angesehen. Sie bilden auch in der Psychotherapie die Grundlage der Einstellung zu Patienten und Angehörigen.
Die Darstellung des inneren Erlebens ist eine Form des empathischen Verstehens, die störungsspezifische Inhalte des inneren Erlebens anspricht. Durch diese Intervention werden Patienten und Angehörige angeregt und ermutigt, sich mit Fragen auseinanderzusetzen, die sie sich implizit bereits gestellt, mit denen sie sich aber noch nicht bewusst konfrontiert haben.

2.13 Psychoedukative Modelle außerhalb von Klinik und Institutsambulanz – Erfahrungen aus einem Modellprojekt

Vertiefungskapitel zu 1.8 Implementierung

M. Puffe, R. Lägel

2.13.1 Einleitung

Psychoedukation für Patienten mit schizophrenen Erkrankungen und deren Angehörige hat in den vergangenen Jahren im Klinikbereich eine erfreuliche Verbreitung erfahren, demgegenüber ist im ambulanten Bereich, insbesondere im niedergelassenen Sektor, ein Behandlungsangebot für betroffene Patienten und Angehörige in der Regel nur in geringem Maße verfügbar. Erste Ansätze verdeutlichen den Bedarf und die Praktikabilität von Psychoedukation im ambulanten Sektor.

Implementierung von Psychoedukation im ambulanten Bereich – eine Aufgabe der nächsten Jahre

Wie bereits im Kapitel 1.8 geschildert, besteht die Wurzel zur Etablierung eines psychoedukativen Angebotes oftmals in der Entwicklung einer „Psychoedukationskultur“ oder dem Vorhandensein einer „Keimzelle“. In jedem Fall bedarf es dabei interessierter und engagierter Mitarbeiter, die sich hoch motiviert an die theoretische Entwicklung und praktische Realisierung psychoedukativer Gruppen begeben. Für den ambulanten Bereich bestehen jedoch weitere Hürden, da zusätzlich logistische Probleme zu bewältigen sind, der geschützte Rahmen einer Klinik hier nicht das Angebot trägt und zusätzliche motivationale Fragen zu beantworten sind. Modellprojekte können beispielhaft Strukturen erproben und Erfahrungen zur Motivierung der teilnehmenden Seiten sammeln. Die Erfahrungen eines solchen Modellprojektes in Leipzig und Saarbrücken sind Grundlage dieses Beitrages, wobei das Schwergewicht auf die motivationalen Gesichtpunkte gelegt wurde. Es wäre erfreulich, wenn wir mit unseren Erfahrungen Anregungen zur Durchführung ambulanter Psychoedukationsgruppen geben könnten und dazu beitrügen, in den nächsten Jahren das Angebot von Psychoedukation im ambulanten Bereich zu stärken.

Ambulante Psychoedukation in der Literatur

Die entsprechenden Quellen zum Thema sind noch selten zu finden, was einen deutlichen Hinweis auf die Notwendigkeit entsprechender wissenschaftlicher Arbeiten gibt. Zur **Verbreitung** ambulanter Angebote legen Buttner und Kissling (1996) Ergebnisse vor. Nach ihrer explorativen Erhebung zur Verbreitung psychoedukativer Angebote in der Schizophreniebehandlung, in die 123 Kliniken im süddeutschen Raum einbezogen wurden, ergibt sich folgendes Bild: Von den 70,7% der Kliniken, die auf die Befragung antworteten, führten zwei Drittel in den letzten fünf Jahren vor der Erhebung psychoedukative Gruppen für schizophrene Patienten durch. Die Durchführung erfolgte zu 57% im stationären und ambulanten Bereich überlappend, rein stationär wurden 33% der Gruppen durchgeführt. Nur 10% der Gruppen waren ein rein ambulantes Angebot.

Am häufigsten wird demnach das überlappende Angebot praktiziert, dessen **Wirksamkeit** bereits überzeugend nachgewiesen ist. Als Vertreter sei die Münchner PIP-Studie (Psychosen-Informations-Projekt) genannt, zu der inzwischen bereits eine 7-Jahres-Katamnese vorliegt (s. a. Bäuml et al. 1996b; 1998; im Druck). Eine wissenschaftliche Studie über ein ausschließlich ambulant durchgeführtes Psychoedukationsangebot für schizophrene Patienten und deren Angehörige liegt unserer Kenntnis nach bisher noch nicht vor. Ansätze zum Nachweis der Durchführbarkeit und der möglichen Effekte im rein ambulanten Bereich existieren mit dem in Leipzig und Saarbrücken von 1997 bis 2000 durchgeführten Pilotprojekt. Wienberg (1998) legt eine Nutzer- und Anwenderbefragung im Rahmen des PEGASUS-Projektes vor, die u. a. auch eine hohe Akzeptanz der ambulanten psychoedukativen Angebote bei den Teilnehmern belegt.

Die **Einbindung** ambulanter psychoedukativer Angebote in tragende Strukturen ist ein noch weitgehend ungelöstes Problem. Am verbreitetsten scheint derzeit die Anbindung an Ambulanzen von Universitätskliniken zu sein. Behrendt und Holler (2001) kennzeichnen diese Situation als mangelhaft, da das für schwer psychisch Erkrankte im stationären Bereich vorhandene Leistungsangebot im ambulanten Hilfebereich nicht gleichermaßen verfügbar ist. Die Einbindung in ein gemeindepsychiatrisches Behandlungskonzept wird in diesem Band von Wienberg und Sibum (s. Kap. 2.14) beschrieben. Hier liegt zweifellos eine große Chance ambulanter Angebote hinsichtlich der sie tragenden Strukturen. Modellprojekte wie das unten beschriebene lassen die Sinnhaftigkeit neuer Entwicklungen erkennen, die jedoch derzeit für die Regelversorgung noch nicht finanzierbar erscheinen.

Inhaltliche Darstellungen und Manuale für die Durchführung psychoedukativer Programme sind vor allem im Zeitraum der letzten zehn Jahre veröffentlicht worden (u.a. Bäuml 1994; Wienberg 1997b; Wienberg et al. 1997; Kieserg u. Hornung 1994; Behrendt 2001a; 2001b; Schaub, in Vorb.) und sind auf stationäre wie ambulante Settings anwendbar. Jeder Gruppenleiter wird sich je nach den Bedürfnissen der Klientel sein Programm zusammenstellen, wobei die verfügbaren Manuale zeigen, dass wesentliche inhaltliche Schwerpunkte obligatorisch sind, Erweiterungen und Vertiefungen aber vielfältig vorgenommen werden können.

2.13.2 Psychoedukation im ambulanten Sektor – Modellprojekt „Integrierte Schizophreniebehandlung"

Wie aus der Studie von Buttner und Kissling (1996) erkennbar, sind rein ambulante Psychoedukationsangebote noch selten. Demgegenüber sprechen für die Etablierung psychoedukativer Maßnahmen, bei denen das Angebot der Teilnahme an einer ambulanten Gruppe zu jedem vom behandelnden Arzt und Patienten als günstig erachteten und gewünschten Zeitpunkt zur Verfügung steht, einige wesentliche Argumente:

- Die Patienten sind während des stationären Aufenthaltes erkrankungsbedingt in ihrer Aufnahmefähigkeit meist noch stärker beeinträchtigt als nach Klinikentlassung und damit möglicherweise nicht in der Lage, angebotene Informationen effektiv zu nutzen.
- Oft besteht auch zu einem aktuellen Zeitpunkt keine Bereitschaft zur Auseinandersetzung mit der Erkrankung.
- Viele Probleme rücken erst bei Wiedereintritt in den Alltag ins Blickfeld, wie selbstverantwortliche Medikamenteneinnahme, Konflikte in der Familie, Suche nach geeigneten Bewältigungsstrategien etc.
- Manche Patienten können ausschließlich ambulant behandelt werden, kommen also gar nicht zur stationären Aufnahme und sind damit gegenwärtig von der Möglichkeit der Teilnahme an einem psychoedukativen Angebot ausgeschlossen.

Darüber hinaus muss man sich auch vor Augen halten, dass, wie Hornung (1998) in seiner Untersuchung zur kooperativen Pharmakotherapie feststellte, chronisch Kranke häufig darüber klagen, aufgrund der Hektik in der ärztlichen Praxis nicht die Ruhe für die Ansprache aller wesentlichen Fragen zu haben. Durch die Residualsymptomatik und der häufig damit verbundenen Sprachverarmung ist es für den Patienten und den behandelnden Arzt oft schwer, in der zur Verfügung stehenden kurzen Zeit alle erforderlichen Informationen auszutauschen. Psychoedukative Programme tragen an dieser Stelle dazu bei, die Aufklärungsarbeit während der Einzelgespräche teilweise zu übernehmen und die Basis für gezieltere Fragen im ärztlichen Gespräch zu schaffen. Der Patient wird so in die Lage versetzt, ein aktiveres Verhalten in der Beziehung zum Arzt zu entwickeln, was den therapeutischen Prozess nachhaltig unterstützt und die Behandlungszufriedenheit verbessern hilft.

Für die Etablierung der Psychoedukation im ambulanten Sektor sind nun mindestens drei Probleme zu lösen:

- die Schaffung geeigneter organisatorischer Strukturen, welche allen Personen der Zielgruppe in einem Territorium den Zugang zur Psychoedukation erlauben
- die Motivierung von Patienten, Angehörigen und behandelnden Ärzten, ein solches Angebot zu nutzen
- die Finanzierung psychoedukativer Leistungen für Patienten und Angehörige

Um geeignete Strukturen und die Akzeptanz psychoedukativer Programme im ambulanten Bereich zu erproben, wurden im Rahmen des Modellprojektes „Integrierte Schizophreniebehandlung“ an zwei Standorten (Leipzig und Saarbrücken) Therapiezentren unter Trägerschaft von Vereinen gegründet und über ein Sponsoring der Firma Janssen-Cilag GmbH finanziert. Projektbeteiligte Ärzte konnten über den Projektzeitraum von drei bzw. zweieinhalb Jahren ihre Patienten zur Teilnahme am psychoedukativen Programm überweisen oder die Gruppenstunden gemeinsam mit Mitarbeitern des Therapiezentrums in der eigenen Praxis durchführen. Es wurde ein bifokales psychoedukatives Gruppenprogramm angeboten, das in Anlehnung an bereits vorhandene Programme, vor allem in Anlehnung an Bäuml (1994), entwickelt und in einem großen Leipziger Versorgungskrankenhaus auf einer speziell für die Behandlung schizophren Erkrankter konzipierten Station (Schaefer 1995) mehrjährig erprobt worden war. Dieses Programm wurde an die Anforderungen im ambulanten Bereich adaptiert:

- Für Patienten umfasste unser Programm 13 Sitzungen, im Abstand von jeweils einer Woche, 60 Minuten pro Sitzung, inklusive einer abschließenden Wiederauffrischungssitzung nach drei Monaten.
- Für Angehörige dieser Patienten bestand das Programm aus sechs Sitzungen, im Abstand von zwei Wochen, jeweils von 90 Minuten Dauer.
- Es wurden geschlossene Gruppen durchgeführt; Patienten: 6–8 Teilnehmer (maximal 10), Angehörige: bis 12 Teilnehmer.
- Das Konzept beinhaltete gleichgewichtige inhaltliche Schwerpunkte: Krankheitskonzept (vier Stunden), Behandlung (vier Stunden, zentral medikamentöse Behandlung), Leben mit der Erkrankung (vier Stunden, u. a. Krisenbewältigung und Rückfallvorbeugung).
- Die Gruppen wurden in der Regel durch zwei erfahrene Psychologen (Leiter und Ko-Leiter, möglichst Mann und Frau) geleitet. Für die Stunden zu Haupt- und Nebenwirkungen der Medikamente wurde in der Regel ein Arzt als Experte hinzugezogen.

Zu Projektbeginn stellte sich die Frage, ob das Angebot der Psychoedukation überhaupt angenommen und unter ambulanten Bedingungen durchgehalten wird.
Aus der Sicht eines schizophrenen Patienten dürften gegenüber stationären Bedingungen ungleich höhere Schwellen zu überwinden sein, z. B.:

- das Zusammentreffen mit unbekannten Leuten in unbekannter Umgebung (häufig aus zurückgezogener Lebensweise heraus)
- die Erinnerung an und die Auseinandersetzung mit unangenehmen Erlebnissen im Verlauf der Erkrankung (meist nach Versuch der Distanzierung, Vergessen, Nichtwahrhabenwollen des Krankheitsgeschehens)
- das Zurücklegen von Wegen zum Veranstaltungsort und Einhalten von Anfangszeiten (zumeist bei fortbestehenden erheblichen Antriebsproblemen)
- die Angst, über ihn werde gesprochen, wenn seine Angehörigen an der Angehörigengruppe teilnehmen (bei meist krankheitsbedingter Neigung zu paranoider Verarbeitung)

Aus Sicht der Angehörigen dürften die Furcht vor Ablehnung und Schuldzuweisungen nach oft unglücklichen Erfahrungen mit professionellen Helfern und auch das Argument des zusätzlichen Aufwandes (keine Zeit, schon genug mit der Betreuung zu tun) jeweils eine Rolle spielen.
Diesen Besonderheiten muss das ambulante Psychoedukationsangebot Rechnung tragen und mit Respekt und Geduld für eine ausreichende Motivierung sorgen, wenn eine Teilnahmeentscheidung und kontinuierliche Teilnahme der Patienten und ihrer Angehörigen erreicht werden soll. Folgende Prinzipien haben sich unserer Erfahrung nach bewährt:

- Ein ausführliches individuelles Vorgespräch (ca. eine Stunde) des Gruppenleiters (evtl. zusätzlich Ko-Leiter) mit dem Patienten und das Bekanntmachen mit den Räumlichkeiten vor Gruppenbeginn sind erforderlich, um Berührungsängste zu verringern und eine Patient-Gruppenleiter-Beziehung herzustellen. Neben dem Kennenlernen der individuellen Krankheitsgeschichte und der augenblicklichen Situation des Patienten sollten seine Erwartungen an die Gruppenteilnahme erfragt werden. Dabei ist es wichtig, Zweifel und Ängste zu respektieren und klare Informationen über Ziele des Programms zu geben. Bei Zweifeln, ob die Gruppenteilnahme erstrebenswert und nützlich ist, kann die Teilnahmeentscheidung auch nach der ersten Gruppenstunde getroffen werden. Die Möglichkeit individueller Zwischenkontakte mit den Gruppenleitern bei Problemen im Verlauf der Gruppenteilnahme und auch individuelle Nachholtermine, falls bei Ausfall erforderlich, sollten eingeräumt werden.
- Für eine Motivierung zur Teilnahme der Angehörigen wird dem Patienten erklärt, inwiefern eine Teilnahme seiner Angehörigen für ihn und seine Angehörigen hilfreich sein kann und dass sich die Teilnahme beider Seiten bewährt hat. Es sollte eine Entängstigung des Patienten erreicht werden, indem ihm erklärt wird, dass die Wissensvermittlung im Vordergrund steht und dass die Gruppenleiter über das, was in der Gruppe besprochen wird, Stillschweigen bewahren. Der Patient sollte in jedem Fall mit der Teilnahme seiner Angehörigen einverstanden und die Teilnahme freigestellt sein.
- Es ist für eine hohe Attraktivität der Teilnahme durch die Gestaltung des Rahmens der Gruppenstunden zu sorgen. Dazu gehören freundlich gestaltete Räume mit der Möglichkeit zur Wahrung von Distanz (Tischrunde, Seminarausstattung), Bereitstellung eines Getränks, eine insgesamt respektvolle, aufwertende Atmosphäre. Möglichkeiten zu Gesprächen am Rande, wenn gewünscht, sollten auch gegeben sein.
- Der motivierenden Gestaltung der ersten Gruppenstunde kommt eine große Bedeutung zu. Wir haben gute Erfahrungen damit gemacht, die erste Gruppenstunde sowohl bei Patienten als auch bei Angehörigen noch nicht mit der Bearbeitung inhaltlicher Themen zu belasten. Bei Patientengruppen ist darauf zu achten, die Teilnehmer vor emotionaler Überforderung zu schützen. Ein vorsichtiges Bekanntmachen der Patienten (Name, Alter, eine gern durchgeführte Tätigkeit sind ausreichend), das auflockernde Trainieren der Teilnehmernamen und die Vereinbarung von Schutzregeln (u. a. Schweigepflicht über Persönliches; Entscheidungsfreiheit, was und wie viel jeder in der Gruppe preisgeben will; Möglichkeit, den

Raum bei großer emotionaler Belastung zu verlassen) sollen dazu beitragen. Bei Angehörigengruppen sollte dem großen Mitteilungsbedürfnis und dem Bedürfnis nach emotionaler Entlastung Raum gegeben werden. Für Patienten und Angehörige hat sich gleichermaßen bewährt, in der ersten Stunde ihre Fragen zur Erkrankung zu erheben (Moderationstechnik, evtl. auch zusätzlich Fragen aus einem Stapel schon formulierter Fragen heraussuchen lassen). Die an einer Pinnwand geordneten Fragen sollten bei der Vorstellung des vorgesehenen Programms in Bezug zu den Themenschwerpunkten gebracht und im Verlauf der Gruppenstunden nach Beantwortung von der Pinnwand abgenommen werden, sodass zum Schluss alle Teilnehmerfragen geklärt sein müssten.

- Der Gebrauch von Strukturierungs- und Merkhilfen, die eine Übersichtlichkeit des Programmverlaufs und inhaltliche Klarheit fördern (Arbeitsblätter, Arbeitsmappen, erarbeitete Flipchartblätter, Pinnwand), weiterhin die Erarbeitung der Themen im Gruppengespräch (im Gegensatz zum Frontalunterricht) und die ausdrückliche Ansprache der Teilnehmer als Experten ihrer Erkrankung helfen, dass die Teilnehmer die Motivation nicht verlieren und sich als kompetente Partner fühlen.
- Der Austausch der Gruppenteilnehmer in den Patientengruppen wie auch in den Angehörigengruppen ist nach Möglichkeit zu fördern. Das Beispiel abgefangener Krisen, das Beispiel der erfolgreichen Bewältigung einer noch vor einem Jahr nicht vorstellbaren Anforderung, konkrete Hilfen zur Erleichterung des Alltags mit der Erkrankung tragen zur psychischen Entlastung und zur Entwicklung eines funktionalen Krankheitsmodells bei. Das Heraustreten aus der Isolation hilft, Hoffnung zu schöpfen. Lernen am Modell ist genauso wichtig wie Wissensvermittlung.
- Insgesamt ist für die Motivierung zur Teilnahme an einem psychoedukativen Programm und für die Erhaltung dieser Motivation wichtig, dass man Betroffenen und deren Angehörigen klar vermitteln kann: Die Gruppenleiter machen ihnen ein engagiertes Angebot, das sich an ihren Interessen orientiert, ihre Erfahrungen respektiert und einbezieht.

Für die Gruppenleiter ergibt sich bei der ambulanten Durchführung psychoedukativer Gruppen die Schwierigkeit – anders als im stationären Bereich – zwischen den einzelnen Gruppenstunden die Nachwirkungen von individuell und emotional brisanten Themen nicht kontinuierlich im Auge behalten zu können. Der Aufbau einer von Vertrauen und Respekt gekennzeichneten Beziehung Gruppenleiter-Patient ist unbedingt erforderlich, da die Gruppenleiter bei individuellen Problemen auf eine Kontaktaufnahme durch den Patienten zu ihnen bzw. zum behandelnden Arzt angewiesen sind. Ebenso sind für eine erfolgreiche Arbeit echte Kooperationsbeziehungen mit den behandelnden Ärzten aufzubauen und zu pflegen. Für die Ärzte, die ihre Patienten zu einem regionalen ambulanten Angebot überweisen, gibt es möglicherweise Vorbehalte, dass durch die Psychoedukation die therapeutische Beziehung zwischen Arzt und Patient eher gestört als verbessert wird.

Vom Gruppenleiter erwartet der Arzt die Garantie der Nichteinmischung in das Behandlungsregime des Arztes und (das Einverständnis des Patienten vorausgesetzt) den

Rücktransfer von Informationen, die der Patient in der Gruppe erarbeitet hat (insbesondere Krisenplan, Frühwarnzeichen), um diese dann in der weiteren Behandlung aufgreifen und nutzen zu können. Dazu sollte der Arzt die Gruppenleiter und das Konzept des Programms kennen und sich mit dem Konzept identifizieren können. Die Behandlungshoheit liegt klar beim behandelnden Arzt. Missverständnisse und Differenzen müssen schnell ausgeräumt werden.

Vom Arzt erwartet der Gruppenleiter, dass der überwiesene Patient zur Zielgruppe gehört (klare Diagnosestellung und Diagnose bekannt, Gruppenfähigkeit) und dass eine Einbettung der Gruppeninhalte in das Behandlungskonzept erfolgt, damit die weitere individuelle Begleitung des Patienten bei der Krankheitsverarbeitung über die Gruppe hinausgehend realisiert wird. Ein Übergabegespräch zwischen Gruppenleiter und behandelndem Arzt, nachdem ein Patient und gegebenenfalls seine Angehörigen am Programm teilgenommen haben, hat sich hier bewährt.

Die Umsetzung der psychoedukativen Gruppen im Rahmen des Modellprojektes hat eine große Akzeptanz bei teilnehmenden Patienten, Angehörigen und Projektärzten erfahren. In Leipzig haben sich 18 Praxen niedergelassener Nervenärzte und sechs Praxen des Verbundes „Gemeindenahe Psychiatrie“ am Projekt beteiligt, in Saarbrücken 17 Praxen niedergelassener Nervenärzte. Innerhalb der Projektlaufzeit haben in Leipzig 191 Patienten und 60 Angehörige, in Saarbrücken 129 Patienten und 59 Angehörige an psychoedukativen Gruppen teilgenommen. In beiden Zentren konnte eine hohe Regelmäßigkeit der Teilnahme und eine gute Bewertung der Nützlichkeit und Qualität der Programmdurchführung erreicht werden. So haben in Leipzig 83% der Patienten und 82% der Angehörigen an mindestens drei Viertel der Gruppenstunden teilgenommen, in Saarbrücken entsprechend 68% der Patienten und 78% der Angehörigen. Unmittelbar nach Beendigung des Programms werteten in Leipzig 82% der Patienten und 93% der Angehörigen ihre Teilnahmeentscheidung als richtig (anonymer Feedback-Fragebogen).

Der bereits in der Münchner PIP-Studie eingesetzte Wissensfragebogen dokumentierte hierbei, dass der Wissenszuwachs der Patienten bei einem schon relativ hohen Ausgangsniveau (55,7% korrekte Antworten) im Mittel 20% betrug. Erfreulich war, dass dieser Wissensgewinn auch ca. zwei Jahre nach Abschluss der psychoedukativen Maßnahme nahezu konstant war (18,5% gegenüber dem Ausgangsniveau).

Eine in Leipzig durch Mitarbeiter der Klinik für Psychiatrie der Universität Leipzig mittels strukturierter Interviews durchgeführte Befragung von teilnehmenden Patienten und projektbeteiligten Ärzten (Kilian et al. 2001a; Kilian et al. 2001b) erbrachte ebenfalls eine insgesamt sehr gute Resonanz. Sowohl die Nervenärzte als auch die Betroffenen und deren Angehörige beurteilten das Angebot als durchweg positiv und sinnvoll. Dies deckt sich mit den Ergebnissen der Nutzer- und Anwenderbefragung im Rahmen des PEGASUS-Projektes (Wienberg 1998). Es konnte auch festgestellt werden, dass psychoedukative Maßnahmen einen wesentlichen Beitrag zur Steigerung der Lebensqualität von Menschen mit schizophrenen Erkrankungen leisten können. Besonders bemerkenswert scheint in diesem Zusammenhang die von Betroffenen auch verbalisierte Erfahrung, dass ihnen durch die psychoedukativen Gruppen klar geworden sei, dass ihre Erkrankung nicht auf einem persönlichen Defizit beruhe, sondern eine „reguläre“ Krankheit darstelle. Hier wird ein Prozess einer

„inneren Entstigmatisierung“ eingeleitet, der letztlich auch zu mehr Selbstvertrauen führt.
Die Autoren kommen zu dem Schluss, dass die Integration von ambulanten psychoedukativen Programmen in bestehende ambulante Versorgungssysteme dringend anzuraten sei.

2.13.3 Schlussfolgerungen und Ausblick

Abschließend bleibt festzustellen, dass im ambulanten Bereich eine große Nachfrage nach Psychoedukation besteht. In dem gewählten organisatorischen Rahmen und mit der inhaltlichen wie didaktischen Gestaltung wurde das Angebot psychoedukativer Gruppen von den beteiligten Ärzten, Patienten und Angehörigen gut angenommen und konnte kontinuierlich durchgeführt werden. Etwa ein Drittel der von einer schizophrenen Psychose betroffenen Patienten der teilnehmenden Nervenärzte wurde erreicht. Dieser Anteil könnte mit vertretbarem Aufwand auf über die Hälfte aller Patienten gesteigert werden, wenn man entsprechend auch Gruppen in den Praxen direkt anbieten bzw. die niedergelassenen Praxen Möglichkeiten schaffen könnten, den Gruppenleiter direkt mit den Patienten schon in der vertrauten Praxis bekannt zu machen. Vorausgesetzt, die Finanzierung als Regelleistung wird geklärt, könnte ambulante Psychoedukation in der hier erprobten Form wesentlich zur Effizienzsteigerung der Behandlung und zur Verbesserung der Lebensqualität für die Betroffenen beitragen.

2.14 Psychoedukation im gemeindepsychiatrischen Verbund

Vertiefungskapitel zu 1.8 Implementierung

G. Wienberg, B. Sibum

2.14.1 Einleitung

Es gibt nichts Gutes, außer man tut es. (Allerweltsweisheit)

Es gibt heute international eine breite Basis von psychiatrisch-psychotherapeutischen Therapieverfahren für Erkrankungen aus dem schizophrenen Formenkreis, deren Wirksamkeit und Wirtschaftlichkeit hinreichend belegt sind. Von diesen lassen sich Standards für eine qualitativ hochwertige Schizophrenie-Therapie ableiten. Auf der anderen Seite ist immer wieder festzustellen, dass die Lücke zwischen einem wissenschaftlich fundierten zeitgemäßen Standard und der Therapiepraxis in der psychiatrischen Regelversorgung erschreckend groß ist. Dies gilt sowohl für die Psychopharmakotherapie (vgl. Kissling 1992) als auch für psychotherapeutische Konzepte und Strategien (Lehman u. Steinwachs 1998; Lehman 2000). Dies verweist auf die kritische Rolle von Implementierungsstrategien: Wie kann es gelingen, den „state of the art“ ohne größere Qualitätsverluste möglichst flächendeckend in der (außeruniversitären) Regelversorgung umzusetzen? Im Abschnitt „Implementierung“ (Kap. 1.8 des Konsensusteils) wurde dieses Problem primär aus der klinischen Perspektive diskutiert. In diesem Kapitel wird eine komplementäre Perspektive gewählt: die regionale Umsetzung im gemeindepsychiatrischen Verbund. Bei der Entwicklung und Realisierung des Bielefelder PEGASUS-Programms haben wir uns von Anfang an mit der Frage nach geeigneten Implementierungsstrategien befasst.

2.14.2 Das PEGASUS-Programm

PEGASUS steht für „psychoedukative Gruppenarbeit bei schizophrenen und schizoaffektiven Störungen“. Das Programm umfasst verschiedene Bausteine (s. Abb. 2-14). Am Anfang stand die Entwicklung eines Gruppentherapiekonzeptes für Menschen mit einer Erkrankung aus dem schizophrenen Formenkreis. Unsere Arbeitsgruppe begann 1989 mit der Entwicklung und Erprobung eines solchen Konzeptes (PEGASUS-E).

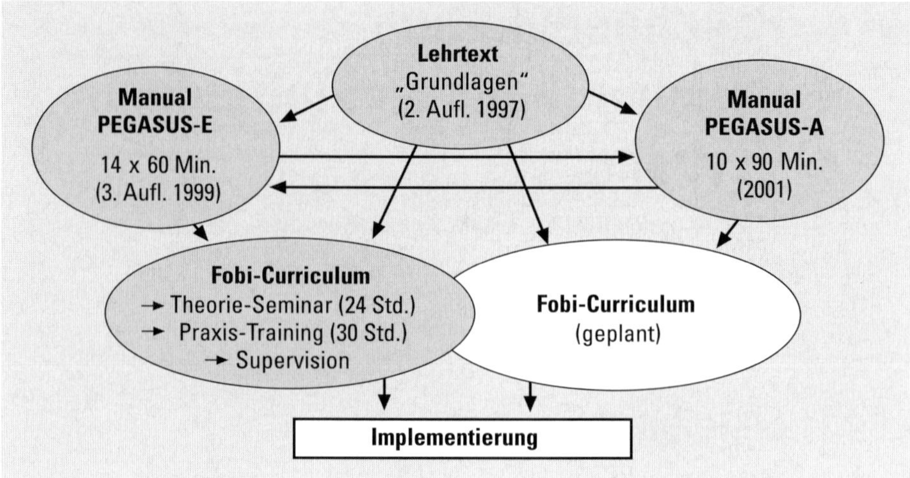

Abb. 2-14 Das PEGASUS-Programm (Fobi = Fortbildung)

Bis 1992 führten wir im Rahmen eines Praxisforschungsprojekts die ersten fünf Gruppen mit 33 Teilnehmern durch, von denen 25 die Gruppentherapie abschlossen.
Schon das Modellprojekt wurde in enger Kooperation und personeller Vernetzung mit den psychiatrischen Einrichtungen und Diensten in der Stadt Bielefeld, insbesondere in den v. Bodelschwinghschen Anstalten Bethel durchgeführt. Fünf von insgesamt sechs therapeutisch tätigen Projekt-Mitarbeitern waren bzw. sind hauptberuflich in der Betheler Psychiatrie tätig, die mit ihren klinischen Einrichtungen und differenzierten psychiatrischen Wohn- und Förderbereichen die stationäre Pflichtversorgung der Stadt Bielefeld (325 000 Einwohner) gewährleistet. Darüber hinaus werden verschiedene ambulante Dienste sowie ein ausdifferenziertes System von Hilfen im Bereich Arbeit und berufliche Rehabilitation für Menschen mit chronischen psychischen Erkrankungen angeboten. Insofern bestanden schon während der Erprobungsphase günstige Voraussetzungen für die Akzeptanz des neuen Therapiebausteins in der Bielefelder Fachöffentlichkeit und für seine Integration in die Regelversorgung nach Ablauf des Modellprojekts.
Tatsächlich gelang es, die im Projekt begonnene Gruppenarbeit ab 1992 bruchlos fortzuführen. Grundlage dafür war ein erster Manual-Entwurf, der in den folgenden drei Jahren immer wieder überarbeitet, verändert und ergänzt wurde. Dies geschah im Rahmen einer Arbeitsgruppe, an der Therapeuten beteiligt waren, die in unterschiedlichen Settings (klinisch und außerklinisch) PEGASUS-E-Gruppen durchführten. In dieser Arbeitsgruppe wurden die praktischen Erfahrungen in der Gruppenarbeit ausgewertet und für die Weiterentwicklung des Manuals nutzbar gemacht. Das Manual konnte schließlich 1995 veröffentlicht werden, 2002 erscheint die vierte Auflage (Wienberg et al. 2002). Bei jeder Neuauflage erfolgte eine Überarbeitung, wobei zum einen weitere Praxiserfahrungen, zum anderen neue Erkenntnisse aus Wissenschaft und Forschung berücksichtigt wurden. Dem Manual ist eine Materialien-Sammlung beigefügt, die didaktische Hilfsmittel zur Umsetzung des Gruppenkonzeptes enthält.

PEGASUS-E umfasst 14 Sitzungen à ca. 60 Minuten, die in wöchentlichem Abstand durchgeführt werden. Die Gruppengröße sollte zwischen fünf und acht Teilnehmern variieren. Inhaltlich besteht das Konzept aus drei Teilen:

- **Krankheitskonzept**: Hier wird das Vulnerabilitäts-Stress-Bewältigungs-Modell der Schizophrenie systematisch erarbeitet, einschließlich seiner vielfältigen Implikationen für Therapie und Krankheitsbewältigung.
- **Medikamentöse Behandlung** (8. bis 10. Stunde): Hier geht es um die Wirkungsweise, erwünschte und unerwünschte Wirkungen sowie um Risiken der Psychopharmakotherapie, insbesondere der Therapie mit Neuroleptika. Alle wesentlichen in diesem Zusammenhang auftauchenden Fragestellungen und Probleme werden erörtert, einschließlich der Zusammenarbeit mit dem behandelnden Arzt.
- **Rückfallvorbeugung und Krisenbewältigung** (11. bis 14. Stunde): Hier werden die in den ersten beiden Teilen erarbeiteten Kenntnisse und Konzepte konkret auf die individuelle Situation jedes einzelnen Teilnehmers bezogen und auf die Handlungsebene übersetzt. Es geht um den Handlungsspielraum im Umgang mit Stressoren, die Wahrnehmung der Belastungsgrenze und die Planung konkreter Einzelschritte zur Krisenbewältigung.

Die durchschnittliche stationäre Behandlungsdauer liegt in der Abteilung für Allgemeinpsychiatrie des Zentrums für Psychiatrie und Psychotherapeutische Medizin Gilead in den v. Bodelschwinghschen Anstalten Bethel derzeit bei 25 Tagen. In anderen Häusern der Regelversorgung ist dies nicht wesentlich anders. Daraus folgt, dass ein Therapie-Konzept, das auf 14 Gruppensitzungen beruht, kaum im klinischen Setting umgesetzt werden kann. Hinzu kommt, dass die Teilnahme an diesem Gruppenangebot ein Mindestmaß an Belastbarkeit und damit zumindest eine Teilremission der akuten Symptomatik voraussetzt. Das Hauptanwendungsgebiet von PEGASUS-E liegt deshalb im ambulanten Bereich (Praxen, sozialpsychiatrische Dienste, Fachambulanzen, Polikliniken, Dienste des Betreuten Wohnens etc.) sowie im komplementären Sektor (Wohneinrichtungen, Kontakt- und Beratungsstellen, Tagesstätten etc.). Aber auch der tagesklinische Kontext kommt für die Durchführung infrage, wenn bestimmte Rahmenbedingungen hergestellt werden (Kastner-Wienberg 1997). Was die Gruppenteilnehmer angeht, so werden außer einem Mindestmaß an Belastbarkeit und an Interesse für die zu erarbeitenden Inhalte keine weiteren Anforderungen gestellt. Anders verhält es sich mit den Therapeuten. An sie stellt die Gruppenarbeit nach dem PEGASUS-Konzept vergleichsweise hohe Anforderungen. Denn in jeder Stunde gilt es, ein hoch strukturiertes inhaltlich-didaktisches Konzept mit ausgeprägter Flexibilität und psychotherapeutischem Eingehen auf den Gruppenprozess sowie auf die individuelle Situation der Teilnehmer zu vereinbaren. Aufseiten der Therapeuten sollten deshalb folgende Voraussetzungen erfüllt sein:

- mehrjährige Erfahrung in der praktischen Arbeit mit psychosekranken Menschen
- eine solide psychotherapeutische Basiskompetenz
- ein Mindestmaß an pädagogisch-didaktischem Geschick und Interesse
- ein fundierter Überblick über den Forschungsstand und die aktuellen Modellvorstellungen zur Schizophrenie

Letzteres bedeutet, dass Therapeuten über ein eigenes, auf aktuellen Kenntnissen gegründetes Konzept zur Erkrankung verfügen, das über die in den Gruppen zu vermittelnden Inhalte deutlich hinausgeht. Nur so können sie ein verlässlicher und authentischer Gesprächspartner für die Teilnehmer sein und vermeiden, durch unvorhergesehene oder ungewöhnliche Fragen aus dem Konzept zu geraten. Dies schließt ein, dass Fragen offen gelassen und Lücken im Wissen über Schizophrenie offen gelegt werden.

Die inzwischen mehrjährige Erfahrung unserer Arbeitsgruppe im Rahmen der Fort- und Weiterbildung verschiedener in der Psychiatrie tätiger Berufsgruppen belegt eindeutig, dass Mitarbeiter in der psychiatrischen Regelversorgung die letztgenannte Voraussetzung in aller Regel nicht ohne weiteres erfüllen. Aus diesem Grund hat unsere Arbeitsgruppe parallel zur Entwicklung des Manuals einen Lehrtext erarbeitet (Wienberg 1997). Damit wird der Versuch unternommen, den Forschungsstand zur Schizophrenie mit seinen therapeutischen Implikationen auf dem aktuellen Stand der wissenschaftlichen Kenntnisse so zusammenzufassen, dass für die verschiedenen psychiatrischen Berufsgruppen eine gemeinsame Arbeitsgrundlage entsteht. Im zweiten Teil des Buchs wird zudem die PEGASUS-Praxis aus dem Blickwinkel verschiedener Anwender sowie eines Teilnehmers reflektiert.

Schließlich folgte auch unsere Arbeitsgruppe der Erkenntnis, dass man Psychotherapie nicht aus Büchern lernen kann, und entwickelte ein Fortbildungs-Curriculum für angehende PEGASUS-Therapeuten (s. S. 218ff.).

Als vorerst letzter Baustein des PEGASUS-Programms entstand 1996/1997 das Konzept für eine psychoedukative Gruppentherapie für Angehörige schizophren und schizoaffektiv erkrankter Menschen (PEGASUS-A). Die Erarbeitung des Manuals erfolgte in einer Arbeitsgruppe, an der auch drei betroffene Angehörige beteiligt waren, die zugleich Mitglieder der „Interessengemeinschaft Angehöriger psychisch Kranker in Bielefeld“ sind. In den Jahren 1997 und 1998 wurden zunächst sechs „Pilotgruppen“ in Bielefeld und anderen Regionen durchgeführt und ausgewertet. Die Erfahrungen mit diesen Gruppen gingen in das Manual ein, das inzwischen im vierten Entwurf vorliegt und 2002 veröffentlicht werden soll. Seit 1999 werden auch PEGASUS-A-Gruppen in der psychiatrischen Regelversorgung Bielefelds regelmäßig angeboten.

2.14.3 Implementierung des PEGASUS-Programms in Bielefeld und Paderborn

Heute sind PEGASUS-Gruppen für psychoseerfahrene Menschen und ihre Angehörigen in Bielefeld ein selbstverständlicher Bestandteil der psychiatrischen Regelversorgung. Bei der Implementierung unseres Konzeptes sind wir von der Prämisse ausgegangen, dass dabei – wo immer möglich – die Chancen einer einrichtungsübergreifenden Zusammenarbeit genutzt werden sollten. Dafür sprechen grundsätzliche und pragmatische Aspekte:

- Die einrichtungsübergreifende Umsetzung gewährleistet, dass die einzelne Institution durch die zeitaufwändige Vorbereitung und Durchführung nicht über Gebühr belastet wird.
- Sie trägt nach und nach dazu bei, dass sich innerhalb der Versorgungsregion ein gemeinsames Grundverständnis über Schizophrenie und therapeutische Grundprinzipien entwickelt.
- Sie leistet einen Beitrag zur konzeptionellen Kontinuität in der Behandlung/Betreuung von Menschen mit einer rezidivierenden, häufig chronischen Erkrankung.

Von zentraler Bedeutung ist dabei der Begriff der **Kontinuität**, der sowohl einen personalen als auch einen konzeptionell-inhaltlichen Aspekt hat und der Längs- und Querschnittsperspektive vereint. Dazu Ciompi:

> „Eine Schizophreniebehandlung dauert mit Einschluss von Nachbetreuung und Rückfallprophylaxe in jedem Fall Jahre. Gewöhnlich begegnen Patient und Angehörige in dieser Zeit einer verwirrlichen Vielzahl von spitalinternen und -externen Therapeutenteams und Behandlungskonzepten. Zu fordern ist dagegen zur Vereinfachung der ‚Information', im weitesten Sinne eine optimale (nicht totale) Kontinuität, am besten in Form einer zentralen, konstanten und verlässlichen Stütz- und Bezugsperson, die sozusagen als ‚Ombudsmann' funktioniert, das heißt die ganze Behandlung langfristig leitet und koordiniert." (Ciompi 1986, S. 56)

Diese Idealvorstellung führt zu der Einsicht, dass „moderne" gemeindepsychiatrische Versorgungskonzepte von höchst problematischen Wirkungen begleitet sein können. Hierfür gibt es auch empirische Belege. So berichtet Häfner (1988) über die Ergebnisse einer Mannheimer Studie, der zufolge 148 sukzessiv in stationäre Behandlung aufgenommene schizophrene Patienten nach der Entlassung im Durchschnitt 3,5 Dienste simultan in Anspruch nahmen. So zutreffend das Postulat einer möglichst dauerhaften Kontinuität vom Grundsatz her ist, so bedarf es doch der Relativierung bzw. Präzisierung. Gerade die Langzeitstudien zum Verlauf und Ausgang schizophrener Erkrankungen vermögen zu illustrieren, dass nicht wenige Betroffene sich nach einer oder mehreren akuten Krankheitsepisoden dauerhaft stabilisieren und unabhängig von psychiatrischen Hilfen leben. Als Faustregel könnte deshalb gelten: Je desintegrierter und desintegrationsgefährdeter ein Mensch ist, desto größer muss die Integrationsleistung des Therapeuten, der Institution oder des Hilfesystems insgesamt sein (vgl. Kruckenberg 1992). Die *Möglichkeit* von Kontinuität und dauerhafter Begleitung muss also strukturell ebenso gesichert sein wie Diskontinuität und Ablösung. Diese Sichtweise wird durch eine Befragung von schizophrenen Patienten mit jahrelanger Psychiatrie-Erfahrung gestützt (vgl. Steinhart u. Terhorst 1992).
Da es keine realistische Alternative zur Differenzierung und „Vereinzelung" psychiatrischer Dienste in der Gemeinde gibt, wird die Gewährleistung von therapeutischer Kontinuität zum Prüfstein für eine angemessene Versorgung von längerfristig

psychosekranken Menschen. Je weniger der rote Faden durch personelle und institutionelle Konstanz hergestellt wird, desto wichtiger wird die **Konstanz** der Inhalte und Konzepte. Dies ist der Hauptgrund dafür, dass unsere Arbeitsgruppe bei der Implementierung von psychoedukativen Behandlungsstrategien in der Gemeinde auf eine einrichtungsübergreifende Zusammenarbeit und auf die Vernetzung im gemeindepsychiatrischen Verbund setzt.

Bei der Integration unseres Konzeptes in die Bielefelder Regelversorgung haben sich folgende Elemente ergänzt und bewährt:

- **Die Verbreiterung der Therapeuten-Basis über die Mitglieder unserer Arbeitsgruppe hinaus durch regionale Fortbildungsseminare:** Seit 1992 sind in Bielefeld drei Theorie-Seminare und zwei Praxis-Trainings für angehende Therapeuten durchgeführt worden. So gibt es in Bielefeld einen Pool von 15 qualifizierten PEGASUS-Therapeuten, die in verschiedenen ambulanten, teilstationären und stationären Diensten tätig sind und in wechselnden Konstellationen PEGASUS-Gruppen anbieten.
- **Eine „Arbeitsgruppe der PEGASUS-ModeratorInnen in Bielefeld“:** In dieser Arbeitsgruppe, die sich inzwischen nur noch jährlich trifft, wird das Regelangebot an PEGASUS-Gruppen in Bielefeld für jeweils ein Jahr im Voraus geplant. Es wird abgesprochen, welche Therapeuten wo und wann eine Gruppe gemeinsam anbieten, wobei die angestrebte Grundversorgung von drei Gruppen jährlich institutionsübergreifend abgedeckt wird. Das heißt, dass zwei Therapeuten aus unterschiedlichen Institutionen gemeinsam eine Gruppe durchführen, die für Teilnehmer aus unterschiedlichen Betreuungsbezügen offen ist. Neben diesen offenen, institutionsübergreifenden Gruppen gibt es PEGASUS-Gruppen, die in das Standardangebot von Einrichtungen integriert sind. So bieten die drei allgemeinpsychiatrischen Tageskliniken in Bielefeld ebenso regelmäßig PEGASUS-Gruppen an, wie eine Klinik für die mittelfristige Behandlung von jungen, von Chronifizierung bedrohten psychosekranken Patienten.
- **Die Koordinierungsstelle für PEGASUS-Gruppen in Bielefeld:** Diese Koordinierungsfunktion wurde 1995 bei der psychiatrischen Ambulanz geschaffen und wird hauptsächlich von den beiden Sekretariatsmitarbeiterinnen wahrgenommen. Ihre Aufgabe ist es, Interessenten bzw. potenzielle Teilnehmer für offene PEGASUS-Gruppen über das Gruppenangebot zu informieren, Wartelisten zu führen, bei Beratungsbedarf Kontakt zwischen Interessenten und Therapeuten herzustellen und die praktische Durchführung der Gruppen zu koordinieren. Darüber hinaus hält diese Koordinierungsstelle ein Informations-Blatt über PEGASUS-Gruppen auf dem neuesten Stand und sorgt für seine Verteilung.
- **Der „Verbund psychoedukative Gruppenarbeit Bielefeld“:** Dieses Gremium tagt ebenfalls seit 1995, inzwischen hat sich eine jährliche Frequenz als ausreichend erwiesen. Mitglieder des „Verbundes“ sind Vertreter aller Einrichtungen und Dienste in Bielefeld, die im Kernfeld der Versorgung psychosekranker Menschen tätig sind, sowie Vertreter des „Vereins Psychiatrie-Erfahrener“ und der „Interessengemeinschaft Angehöriger psychisch Kranker“. Es handelt sich in der Regel um Entscheidungsträger, damit Vereinbarungen verbindlich getroffen werden können. Der „Verbund“ hat die Funktion, die Grundlagen für ein fortlaufendes

und bedarfsgerechtes Angebot an psychoedukativen Gruppen in Bielefeld sicherzustellen. In den vergangenen Jahren wurden u.a. zu folgenden Punkten Absprachen getroffen: Festlegung der an der Durchführung von PEGASUS-Gruppen beteiligten Institutionen, Qualifikationsanforderungen an Therapeuten, Art und Umfang der Grundversorgung, Planung von Fortbildungsangeboten, Einrichtung der Koordinierungsstelle, Erstellung und Verteilung eines Info-Blattes über das Gruppenangebot. Darüber hinaus wird fortlaufend über Aktivitäten und Erfahrungen/Ergebnisse im Rahmen des PEGASUS-Projektes informiert, um Transparenz und Akzeptanz zu gewährleisten.

Eine lückenlose Dokumentation aller Gruppenaktivitäten in den letzten Jahren liegt nicht vor. Einschließlich der Erprobungsphase dürften jedoch in Bielefeld bis Ende 2001 zwischen 400 und 450 Menschen mit einer Psychose aus dem schizophrenen Formenkreis an einer PEGASUS-Gruppe teilgenommen haben. Damit dürfte Bielefeld eine der am besten mit psychoedukativer Therapie versorgten Regionen in Deutschland sein.
Dabei versteht sich von selbst, dass psychoedukative Therapie nicht mehr sein kann als ein Baustein in einem umfassenden Angebot von Behandlungsmöglichkeiten und Kooperationsformen mit Psychoseerfahrenen und Angehörigen. Die Abbildung 2-15 veranschaulicht, wie sich psychoedukative Gruppentherapie in diesem Kontext verorten lässt. Die verschiedenen Angebotsformen haben sich z.T. auseinander heraus entwickelt. So entstand parallel zur Durchführung der ersten PEGASUS-Gruppen die erste Selbsthilfegruppe für Psychoseerfahrene. Ein Teilnehmer der ersten PEGASUS-Gruppe war Gründungsmitglied dieser Gruppe. Aus den Reihen von PEGASUS-Teilnehmern kam auch der Wunsch, Inhalte und „Sinn" ihres Psychoseerlebens besser

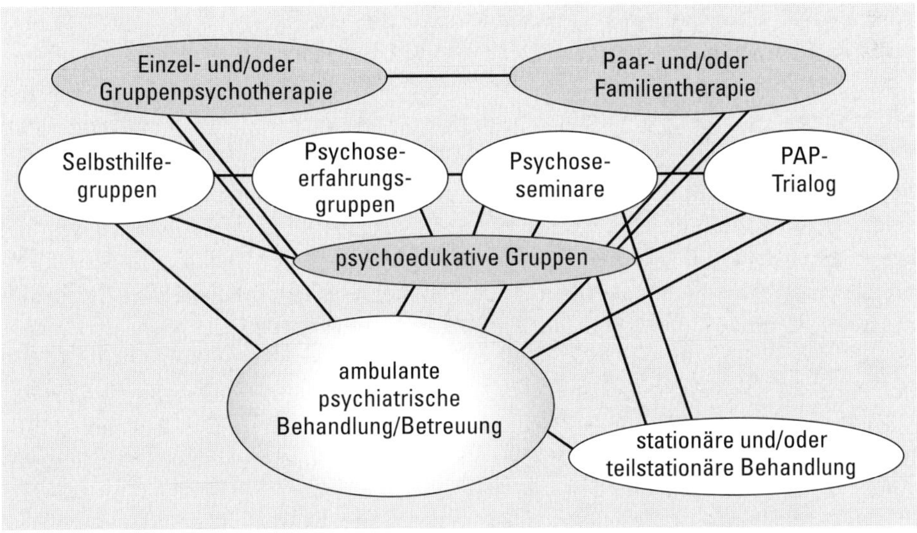

Psychoedukation als Basis-Baustein eines differenzierten regionalen Angebots von Therapie- und Kooperationsformen **Abb. 2-15**

verstehen und reflektieren zu wollen. Hieraus entstanden professionell geleitete Psychoseerfahrungsgruppen. Schließlich organisierten Mitarbeiter der Klinik in Zusammenarbeit mit der Volkshochschule das erste Psychoseseminar in Bielefeld, das bis heute in Zusammenarbeit mit Psychoseerfahrenen und Angehörigen regelmäßig durchgeführt wird.
In Ergänzung dieser eher krankheits- bzw. personenbezogenen Angebote entwickelte sich in Bielefeld ab 1993 eine spezielle Form des psychiatrischen Trialogs. Der Bielefelder PAP-Trialog (PAP steht für „Psychiatrieerfahrene, Angehörige und Professionelle") ist ein offenes Forum, an dem die beteiligten Gruppen einander nicht als Therapeuten und Patienten, sondern eher als psychiatriepolitische Interessenvertreter begegnen. Es geht um die Erörterung aktueller Probleme der Psychiatrie vor Ort, um Interessenkonflikte und Beziehungspflege, um gemeinsame Aktivitäten und Initiativen. Teilnehmer sind Psychiatrieerfahrene, Angehörige sowie engagierte Mitarbeiter aus unterschiedlichen psychiatrischen Diensten und Einrichtungen, zumeist mit Leitungsfunktion.
Aber auch für die Weiterentwicklung psychotherapeutischer Angebote im engeren Sinne gingen Impulse vom PEGASUS-Programm aus. Nicht zuletzt waren es Teilnehmer von PEGASUS-Gruppen, die eine qualifizierte psychotherapeutische Einzel-, Gruppen- oder Familientherapie einforderten.
Insgesamt zeigt sich, dass psychoedukative Therapie in einem fruchtbaren und sich wechselseitig stimulierenden Ergänzungsverhältnis zu anderen Therapie- und Kooperationsformen steht.
Noch in den Anfängen steckt die Implementierung des PEGASUS-Programms im Kreis Paderborn. In dieser ländlich geprägten Region leben ca. 290 000 Menschen, davon etwa 138 000 in der Kreisstadt. Die psychiatrische Versorgung des Kreises konzentriert sich fast ausschließlich auf Angebote in der Stadt Paderborn. Hier liegt auch die zuständige Versorgungsklinik – das Westfälische Zentrum für Psychiatrie und Psychotherapie (WZPP). Im ländlich geprägten Umfeld der Stadt arbeiten lediglich drei niedergelassene Nervenärzte.
Im Jahr 1997 wurde auf Anfrage von Klinikmitarbeitern in Paderborn eine komplette PEGASUS-Schulung mit Theorieteil, Praxisseminar und Supervision durchgeführt. Unsere Arbeitsgruppe hatte für die geplante Fortbildung eine einrichtungsübergreifende Teilnehmergruppe vorgeschlagen, und auf eine entsprechende Anfrage hin zeigte sich auch ein privater Träger psychiatrischer Hilfen interessiert und empfahl seinen Mitarbeitern die Teilnahme. An der Fortbildung nahmen daraufhin Klinikmitarbeiter unterschiedlicher Berufsgruppen und mehrere Mitarbeiter der Sozialpsychiatrischen Initiative e.V. (S P I) teil, darüber hinaus ein niedergelassener Nervenarzt. Seither wurden einzelne psychoedukative Gruppen für Psychoseerfahrene vom WZPP und der S P I angeboten. Im Jahr 2000 führten Mitarbeiter der Institutsambulanz des WZPP erstmals eine PEGASUS-Gruppe für Angehörige durch. Das Angebot ist bisher jedoch im Wesentlichen abhängig von dem Engagement und der Motivation einzelner, bereits ausgebildeter Therapeuten.
Um die psychoedukative Gruppenarbeit zu einem Regelangebot im gesamten Kreisgebiet zu machen, ist eine ähnliche Vorgehensweise wie in Bielefeld geplant. Im Herbst 2001 lud die Leitung des WZPP (Leitender Arzt: PD Dr. Bernward Vieten,

Stellv. Leitender Arzt: Dr. Bernhard Sibum) Trägerverantwortliche psychiatrischer Dienste und Einrichtungen – einschließlich der Selbsthilfegruppen von Angehörigen – mit dem Ziel ein, einen Verbund „Psychoedukative Gruppenarbeit Paderborn" zu gründen. Nach mündlicher Rückfrage bei Trägern psychiatrischer Angebote im Kreis ist das Interesse daran groß. Nach der Gründung des lokalen Verbundes soll für ausgewählte Mitarbeiter aller Träger erneut das PEGASUS-Curriculum angeboten werden. Über eine gemeinsame Koordinierungsstelle (z. B. die Institutsambulanz des WZPP) sollen Anfragen gebündelt und Angebote koordiniert werden.

Die Erfahrungen in Bielefeld haben gezeigt, dass es bei der gemeindepsychiatrischen Implementierung vor allem der Unterstützung der jeweiligen Leitungsebene bedarf. Nur so ist sicherzustellen, dass motivierte und ausgebildete Mitarbeiter ein solches Angebot längerfristig in ihrer Arbeitszeit als Teil des Regelangebotes anbieten können. Auf diese Weise ist auch am besten sicherzustellen, dass die Zusammensetzung der Gruppen und die Auswahl der Moderatoren einrichtungsübergreifend erfolgen. Es ist geplant, über den Verbund mit einer Arbeitsgruppe ausgebildeter Therapeuten pro Jahr zwei bis drei einrichtungsübergreifende Gruppen anzubieten. Einzelnen Institutionen wie der Allgemeinpsychiatrischen Tagesklinik bleibt es unbenommen, in eigener Regie zusätzlich einrichtungsbezogene Gruppen durchzuführen.

Über die Institutsambulanz der WZPP liegen schon jetzt Informationsblätter auf den jeweiligen Klinikstationen aus, um über das kostenlose Angebot psychoedukativer Gruppen in der Institutsambulanz zu informieren. Im Rahmen des geplanten Verbundes soll das psychoedukative Gruppenangebot öffentlich bekannt und einer breiten Gruppe von Psychoseerfahrenen und Angehörigen zugänglich gemacht werden.

2.14.4 Unterstützung der Implementierung des PEGASUS-Konzeptes in anderen Regionen

Auch die „beste" Therapie taugt nichts oder schadet gar, wenn sie nicht qualifiziert durchgeführt wird. Dies gilt im Fall der Schizophrenie-Therapie z. B. für eine überdosierte Neuroleptika-Behandlung ebenso wie für eine Psychotherapie, die überstimulierend wirkt und die Ich-Grenzen des Patienten schwächt. Dabei ist eine zentrale Erfahrung unserer Arbeitsgruppe – die inzwischen von zahlreichen Kollegen in anderen Regionen geteilt wird –, dass es sich bei der Psychoedukation um eine der anspruchsvollsten therapeutischen Aufgaben handelt, die sich in der psychiatrischen Praxis stellen. Insoweit sollte sich eigentlich von selbst verstehen, dass es bei der Vorbereitung angehender Therapeuten mit dem Durchlesen und „Anwenden" eines Manuals nicht getan sein kann, wenn die Therapie sich nicht zu einer fachlich und menschlich fragwürdigen „Schlitterpartie" entwickeln soll. Die Umsetzung des PEGASUS-Konzeptes im Alltag der psychiatrischen Versorgung sollte deshalb zur Voraussetzung haben, dass sich psychiatrisch Tätige speziell für diese Aufgabe qualifizieren. In Bielefeld hatte es die PEGASUS-Gruppe selbst in der Hand, diese

Voraussetzung zu schaffen. Was die Umsetzung in anderen Regionen angeht, so steht es seit der Veröffentlichung des Manuals grundsätzlich jedem psychiatrisch-psychotherapeutisch Tätigen frei, sich dieses Manuals zu bedienen und entsprechende Gruppen anzubieten. Mit welcher persönlichen und fachlichen Qualifikation dies geschieht, entzieht sich dem Einfluss der Autoren.

Die gängige Methode, um einem unqualifizierten Gebrauch oder sogar Missbrauch eines Therapiekonzeptes vorzubeugen, ist das Angebot von Fort- und Weiterbildungsveranstaltungen. Diesen Weg hat auch die PEGASUS-Gruppe beschritten und ein entsprechendes Curriculum für PEGASUS-E-Therapeuten entwickelt, das im Folgenden skizziert wird. Eine ausführlichere Beschreibung von Zielen, Inhalten und Methoden einschließlich einer Reflexion der bisherigen Erfahrungen findet sich bei Wienberg et al. (1997).

Die Fortbildung ist pragmatisch orientiert. Sie will denjenigen Kollegen, die beabsichtigen, ihr therapeutisches Repertoire störungsspezifisch zu erweitern, die Gelegenheit geben, bei überschaubarem zeitlichen und finanziellen Aufwand von den bisherigen Erfahrungen mit diesem Therapieansatz zu profitieren. Der primäre Bezugsrahmen des Fortbildungs-Curriculums ist auch hier eine überschaubare Versorgungsregion. Dabei kann es sich um eine kommunale Gebietskörperschaft handeln oder den Versorgungssektor einer Großstadt. Kriterium ist, dass die in der Region tätigen psychiatrischen Dienste und Einrichtungen in der Versorgung psychosekranker Menschen regelhaft kooperieren und einen gemeindepsychiatrischen Versorgungsverbund bilden. Das Curriculum wird dann in der Region und mit Mitarbeitern der dort tätigen Dienste und Einrichtungen durchgeführt. Mit dieser Organisationsform setzt sich das Fortbildungsangebot der PEGASUS-Gruppe bewusst von anderen, in der Regel überregional und zentral organisierten Psychotherapie-Fortbildungen ab. Die Begründung dafür wurde bereits im letzten Abschnitt geliefert: Sie besteht in der Notwendigkeit, ein Mindestmaß an inhaltlich-konzeptioneller Kontinuität in der Versorgung von Menschen mit einer rezidivierenden, oft chronischen psychischen Erkrankung zu gewährleisten. Da personelle Kontinuität immer nur partiell realisiert werden kann, muss es ein Ziel sein, innerhalb eines Versorgungsverbundes nach und nach gemeinsame Modellvorstellungen und Handlungskonzepte im Hinblick auf Psychosen aus dem schizophrenen Formenkreis zu entwickeln. Deshalb wird das Fortbildungs-Curriculum der PEGASUS-Gruppe grundsätzlich regional ausgeschrieben und durchgeführt.

Es umfasst drei Bausteine:

- Das **Theorie-Seminar**: Es richtet sich an Mitarbeiter aller Dienste und Einrichtungen der Region, die im Kernfeld der Versorgung psychosekranker Menschen tätig sind (maximal 30 Teilnehmer) und ist offen für alle in der psychiatrischen Versorgung vertretenen Berufsgruppen.
- Das **Praxis-Training**: Es richtet sich an diejenigen Teilnehmer des Theorie-Seminars, die über mehrjährige Praxiserfahrung in der Arbeit mit Psychosekranken verfügen und die sich zusammen mit einem Ko-Therapeut auf die praktische Durchführung von Gruppentherapien nach dem PEGASUS-Konzept vorbereiten wollen (maximal zwölf Teilnehmer). Schon vor Beginn des Trainings werden die Teilnehmer gebeten, Therapeutenpaare zu bilden, die sich gemeinsam auf die Trai-

ningseinheiten vorbereiten und später auch PEGASUS-Gruppen zusammen durchführen.

- **Supervision**: Hierbei handelt es sich um die begleitende Beratung und die Reflexion der Erfahrungen, die die Teilnehmer des Praxis-Trainings bei der Durchführung der Gruppentherapie nach dem PEGASUS-Konzept machen.

Das Theorie-Seminar umfasst 22 Seminarstunden. Die behandelten Inhalte sind in weiten Teilen deckungsgleich mit dem, was im Grundlagen-Teil des Lehrtextes (Wienberg 1997; Wienberg u. Sibum 1997) behandelt wird. Das Seminar wird von jeweils einem Referenten in der Großgruppe durchgeführt. Die zu vermittelnden Informationen werden im Vortragsstil ganz überwiegend mithilfe von Übersichten, Grafiken und Tabellen präsentiert. Dabei wird Wert gelegt auf die fortlaufende aktive Einbeziehung der Teilnehmer. So werden Fragen/Diskussionsbeiträge aktiv gefördert und unmittelbar aufgegriffen. Die Referenten versuchen ihrerseits, durch Fragen an die Teilnehmer Reflexionsprozesse und Diskussionen zu initiieren. Dieser didaktische Ansatz hat allerdings Grenzen: Mehr als die Vermittlung eines allgemeinen Rahmenmodells schizophrener Psychosen und seiner wichtigsten Bestandteile sowie der wesentlichen Implikationen für die therapeutische Praxis ist in diesem Rahmen nicht zu leisten. Die Vertiefung im Detail, aber auch die individuelle Aneignung der behandelnden Inhalte durch die Teilnehmer muss in Eigenarbeit, z. B. bei der Vorbereitung der Durchführung von PEGASUS-Gruppen, erfolgen.

Das Praxis-Training umfasst 30 Stunden in fünf bis sechs Blöcken. Es wird ganz überwiegend nach Methoden des pädagogischen Rollenspiels durchgeführt. Nach individueller Vorbereitung der Therapeutenpaare werden die einzelnen Stunden des PEGASUS-Konzeptes bzw. Sequenzen daraus im Rollenspiel realisiert, wobei jeweils zwei Teilnehmer die Therapeutenrolle und die übrigen Teilnehmer die Rolle der Betroffenen bzw. von neutralen Beobachtern übernehmen (Modell des „fishpool board“). Die Blöcke des Praxis-Trainings finden in der Regel in zweiwöchigem Abstand statt; damit ist gewährleistet, dass ausreichend Zeit zur gemeinsamen gründlichen Vorbereitung der insgesamt 14 zu realisierenden Therapiesitzungen zur Verfügung steht. Innerhalb der Trainings-Blöcke werden dann einzelne, vorher mit den Teilnehmern nicht abgesprochene Sequenzen aus den jeweiligen Gruppensitzungen durchgespielt. Dabei leitet eines der Therapeutenpaare jeweils die Gruppensitzung, andere Teilnehmer (zwischen sechs und acht) spielen Psychosekranke, die sie aus ihrer Alltagspraxis vor Augen haben. Ein Trainer nimmt ebenfalls in der Rolle eines Psychosekranken teil; der andere befindet sich mit den überzähligen Teilnehmern in einem Außenkreis.

In der Rolle des Betroffenen können die Teilnehmer des Trainings erleben, ob die zu vermittelnden Inhalte verständlich dargeboten werden. Außerdem erfahren sie, ob sie mit ihren persönlichen Kenntnissen und Erfahrungen, Fragen und Ängsten wirklich ernst genommen, akzeptiert und geschätzt werden. Tatsächlich sind für viele Teilnehmer aus diesem Blickwinkel erstmals Erfahrungen zugänglich, wie überheblich und schwer verständlich professionelle Helfer manchmal mit Betroffenen umgehen.

In der Rolle der Therapeuten erfahren die meisten Teilnehmer des Trainings, dass ihnen diese hoch strukturierte Form der Gruppenarbeit in ihrer alltäglichen Praxis

fremd ist. Sie sind zunächst überrascht, welch intensiver Vorbereitung und exakter Absprachen zwischen den beiden Therapeuten die psychoedukative Gruppenarbeit bedarf. Auch scheint es für viele Mitarbeiter in der Psychiatrie neu und ungewohnt, sich in ihrer konkreten Arbeitsweise der Beobachtung und Kritik von Berufskollegen zu stellen. Andererseits ermöglicht diese spielerische Form des Erprobens im Rollenspiel die unmittelbare Erfahrung, ob und wie die eigene Arbeit wirkt, und schafft dadurch Sicherheit. In der Regel zeigt sich schon zu Anfang des Praxis-Trainings, dass die vorhandenen theoretischen Kenntnisse für die Durchführung der psychoedukativen Gruppenarbeit nicht ausreichen und das zuvor im Theorieteil vermittelte Wissen nicht nur passiv rezipiert werden kann, sondern aktiv erarbeitet werden muss. Für viele Teilnehmer in der Therapeuten-Rolle ist es außerdem wichtig zu erleben, wie sehr es auf die Zusammenarbeit zwischen den Therapeuten ankommt. Auch wenn nur einer in der jeweiligen Stunde im Vordergrund steht, müssen sich beide gut auf die Inhalte vorbereiten und die Aufgaben exakt absprechen.
In der Rolle des Beobachters gelingt es den zukünftigen Therapeuten am besten, den Gesamtverlauf einzelner Stunden oder die Qualität bestimmter Sequenzen zu beurteilen. Von außen gewinnen sie plastische Eindrücke, warum bestimmte Anteile einer Sitzung besonders gut gelingen und andere plötzlich problematisch werden.
Die Supervision der Praxis der Teilnehmer ist optional und kann entweder im Rahmen des Praxis-Trainings selbst (bei überlappendem Beginn der von den Teilnehmern moderierten Gruppen) oder zusätzlich – im Anschluss daran – erfolgen.
Das Fortbildungs-Curriculum wurde bisher in folgenden Regionen umgesetzt: Dortmund (2-mal), Essen, Gütersloh/Detmold (2-mal), Köln, Langenfeld, Marsberg, Oberursel, Paderborn, Schleswig-Holstein (2-mal), Unna; ausschließlich das Theorie-Seminar wurde durchgeführt in Herborn, Lübeck und Nürnberg.
Verschiedene dieser Fortbildungsveranstaltungen wurden durch Teilnehmer-Nachbefragungen evaluiert. Die Teilnehmerzufriedenheit erwies sich insgesamt als außerordentlich hoch. Das Curriculum erweist sich insgesamt als geeignet, die Umsetzung des PEGASUS-Konzeptes in einem regionalen psychiatrischen Verbundsystem auf einem vergleichsweise hohen Qualitätsniveau vorzubereiten und zu begleiten.

2.14.5 Schlussfolgerungen

Wir sind der Überzeugung, aus unseren Erfahrungen mit der Umsetzung des PEGASUS-Programms im gemeindepsychiatrischen Verbund einige generelle Schlussfolgerungen im Sinne einer „Implementierungsstrategie“ ableiten zu können. Eine solche Strategie dient einer doppelten Zielsetzung:

- Alle Betroffenen mit einer Störung aus dem schizophrenen Formenkreis in einer Versorgungsregion erhalten möglichst früh im Verlauf ihrer Erkrankung ein qualifiziertes Angebot zur Teilnahme an einer psychoedukativen Gruppentherapie.
- Für alle an einer Teilnahme interessierten Betroffenen steht zeitnah ein den aktuellen Standards entsprechendes Gruppentherapieangebot zur Verfügung.

Zur Erreichung dieser Ziele sind folgende Schritte geeignet:

- **Klärung der Beteiligten:** Welche Dienste und Einrichtungen von welchen Trägern wollen/können sich an der Planung und Durchführung psychoedukativer Therapieangebote beteiligen? Dabei sollte grundsätzlich der Versuch unternommen werden, alle Institutionen im Kernfeld der regionalen Versorgung von Menschen mit Erkrankungen aus dem schizophrenen Formenkreis einzubeziehen.
- **Festlegung von Aufgaben und Verantwortlichkeiten:** Abschluss verbindlicher Vereinbarungen darüber, wer, wann (in welchem zeitlichen Rhythmus), wo und für wen psychoedukative Therapiegruppen anbietet; dabei ist insbesondere festzulegen, welche Gruppen einrichtungsbezogen und nur für die Klientel des jeweiligen Dienstes/der jeweiligen Einrichtung angeboten werden und welche Gruppen einrichtungsübergreifend durchgeführt werden und damit offen sind für die Klienten unterschiedlicher Dienste und Einrichtungen.
- **Verständigung auf ein inhaltliches und methodisches Konzept** für die psychoedukative Therapie; dieses sollte möglichst manualisiert vorliegen; damit werden die Umsetzung, die Qualifizierung der Therapeuten und die Evaluation erheblich erleichtert.
- **Definition von Mindeststandards bezüglich der Therapeuten-Qualifikation:** Hier ist u. a. zu klären, welche Berufsgruppen einzubeziehen sind und welche Qualifizierungsnachweise erwartet werden; dabei sollte sichergestellt sein, dass mindestens einer der jeweils zwei Therapeuten Mediziner oder Diplom-Psychologe ist.
- **Planung und Durchführung von Qualifizierungsangeboten** für angehende Therapeuten; dabei sind sowohl die erforderlichen theoretischen Kenntnisse als auch die praktische Umsetzung in therapeutisches Handeln zu berücksichtigen. Zu beachten ist, dass sich manchmal erst während einer Fortbildung ernste Zweifel an der Eignung eines Teilnehmers für diese therapeutische Aufgabe ergeben, und es ist vorab zu klären, wie in solchen Situationen verfahren werden soll.
- **Entwicklung und Umsetzung eines Konzeptes für die Öffentlichkeitsarbeit** – mit dem Ziel, das psychoedukative Therapieangebot möglichst allen Personen aus den Zielgruppen bekannt zu machen. Dazu gehört die Erarbeitung und Verbreitung geeigneter Informationsmedien; dabei kann es nützlich sein, eine Stelle festzulegen, von der aus die Öffentlichkeitsarbeit koordiniert wird und an die sich interessierte Personen wenden können.
- **Etablierung eines organisatorischen Rahmens** für die Koordination der laufenden Aktivitäten und für geordnete, trägerübergreifende Entscheidungsprozesse; hierfür bietet sich an, je eine Arbeitsgruppe auf Therapeutenebene und auf Träger-/Leitungsebene einzusetzen; der dafür erforderliche Aufwand hält sich nach erfolgreicher Implementierung in engen Grenzen.
- **Vernetzung mit anderen Therapiebausteinen und Formen der Zusammenarbeit** mit Psychoseerfahrenen und ihren Angehörigen in der Region. Damit ist nicht die „Gleichschaltung“ von Inhalten und Methoden gemeint, sondern der Versuch, bei aller Vielfalt von Angeboten und Wahlmöglichkeiten für die Nutzer ein Mindestmaß an Stimmigkeit und Kompatibilität zu gewährleisten.

Sind die genannten Voraussetzungen (weitgehend) erfüllt, so ist damit auch die Basis geschaffen für gemeinsame, institutionsübergreifende Evaluationsprojekte (vgl. Kap. 2.15 in diesem Band). Evaluation im gemeindepsychiatrischen Verbund ist bisher alles andere als selbstverständlich und benötigt nach aller Erfahrung einen mehr oder weniger langen Vorlauf von vertrauens- und konzeptbildenden Maßnahmen – von der Erarbeitung gemeinsamer Modellvorstellungen über die Vereinbarung von Kooperationsformen und die Umsetzung gemeinsamer Projekte bis zur Erarbeitung gemeinsamer Standards und Qualitätskriterien.
Wie bei allen derartigen Kooperations- und Vernetzungsprojekten wird der Erfolg einer Implementierungsstrategie letztlich davon abhängen, inwieweit es gelingt, dass alle Beteiligten einen Nutzen für ihre Institution und ihre Klientel realisieren können.

2.15 Evaluation psychoedukativer Interventionen

Vertiefungskapitel zu 1.9 Forschung und Qualitätssicherung

B. Behrendt, G. Pitschel-Walz

2.15.1 Einleitung

Wie im Konsensuskapitel 1.9 festgehalten, dient die Evaluation psychoedukativer Interventionen sowohl der Qualitätskontrolle der Interventionen als auch deren Verbesserung. Hier werden nun Instrumentarien (Fragebögen, Skalen, Dokumentationslisten und -systeme) vorgestellt und beschrieben, mit denen Qualitätskontrolle und -verbesserung psychoedukativer Interventionen erreicht werden können. Sie ermöglichen langfristig auch eine wissenschaftliche Evaluation der Interventionen. Im Folgenden soll unterschieden werden zwischen einer minimalen **Basisevaluation**, anhand derer psychoedukative Gruppen prinzipiell überprüft werden sollten, und einer **erweiterten Evaluation**, wenn die durchgeführten Gruppen unter speziellen Fragestellungen evaluiert werden sollen.

2.15.2 Basisevaluation

Verfahren zur Beschreibung der Teilnehmer (Patienten bzw. Angehörige)

Die Münchner PIP-Arbeitsgruppe (Bäuml et al. 1996b) legte einen Patienten-Fragebogen vor, der die wesentlichen soziodemographischen Variablen der Gruppenteilnehmer erfasst, wie z. B. Alter, Geschlecht, Schul- und Berufsausbildung, Wohnsituation etc., sowie Angaben zum bisherigen Krankheitsverlauf (genaue Diagnose, Krankheitsdauer, Behandlungen, derzeitige Medikation etc.). Eine Parallelform erfasst die entsprechenden Angaben für Angehörige (Pitschel-Walz 1997). Je ein Exemplar der Fragebögen befindet sich im Anhang 4 (s. S. 314ff.).
Alternativ zu den hier beschriebenen Fragebögen kann auf entsprechende Abschnitte standardisierter Verfahren, wie z. B. der BADO (Basisdokumentation, Cording 1995; Cording u. Gastpar 1997) oder des AMDP-Systems (s. u.), zurückgegriffen werden.

Compliance-Ratings

Die Münchner PIP-Arbeitsgruppe verwendete in ihrer Studie eine 4-stufige Rating-Skala zur Erfassung der Medikamenten-Compliance, in der die Compliance von „sehr gut“ bis „schlecht“ eingeschätzt werden kann (Bäuml et al. 1996a). Jede der vier Stufen wurde getrennt für orale Medikation bzw. Depotmedikation operationalisiert (s. Tab. 2-26).
Hornung et al. (1995; 1996) schätzten die Medikamenten-Compliance in ihrer Münsteraner Studie anhand einer dichotomen Skala ein: Die Compliance wurde als „schlecht“ eingeschätzt, wenn im zurück liegenden Jahr die Medikation unregelmäßig und/oder mit zeitlichen Unterbrechungen von mindestens einer Woche eingenommen wurde oder wenn die Medikation ohne Absprache mit dem Arzt entgegen der Verordnung verändert worden war (Hornung 1998).

Erwartungsfragebogen

Die Erwartungen der Teilnehmer an psychoedukativen Gruppen (Patienten/Angehörige) können zu Beginn der Intervention anhand eines „Erwartungsfragebogens“ (Bäuml et al. 1999) erfasst werden. In diesem Fragebogen werden die Teilnehmer vor und nach der Intervention anhand einer 4-stufigen Skala („gar nicht wichtig“ bis „sehr wichtig“) um eine Einschätzung von zehn zentralen Interventionselementen gebeten, z. B.: „Mit anderen Betroffenen über die Erkrankung sprechen können“; „Praktische Anleitung erhalten, wie man Krisen bewältigen kann“ etc. Des Weiteren wird gefragt, wie stark die Teilnehmer jeweils den eigenen Einfluss auf den Ausbruch und

Tab. 2-26 Compliance-Beurteilung

Stufe	orale Medikation	Depotmedikation
sehr gut	sehr regelmäßige Einnahme	erscheint immer pünktlich zur Injektion, akzeptiert Injektion
gut	Einnahme ziemlich regelmäßig vergisst die Einnahme nur 1- bis 2-mal wöchentlich	erscheint meist pünktlich, muss manchmal telefonisch erinnert werden, überzieht nicht länger als eine Woche
mäßig	vergisst fast jeden zweiten Tag die Einnahme, drängt auf eine aus ärztlicher Sicht nicht vertretbare Dosisreduktion	drängt auf eine nicht vertretbare Dosisreduktion, überzieht länger als eine Woche, sehr häufig telefonische Erinnerung
schlecht	keine oder nur sehr sporadische Einnahme, reduziert auf eine aus ärztlicher Sicht unvertretbar niedrige Dosis	erscheint trotz telefonischer Erinnerung nicht zum vereinbarten Termin, lehnt Injektion ab

den späteren Verlauf der Erkrankung einschätzen; hierzu wird eine visuelle Analogskala mit den Endpunkten 1 (= „sehr gering“) bis 100 (= „sehr stark“) vorgegeben.

Wissensfragebögen

Zur Erfassung des **krankheitsbezogenen Wissens** liegen inzwischen einige methodisch überprüfte deutschsprachige Verfahren vor: der „Erlanger Wissenstest für Patienten“ (ERWIPA) von Luderer et al. (1993), der „Wissensfragebogen“ (WFB) der PIP-Arbeitsgruppe (Pitschel-Walz 1997) sowie der „Wissen über Schizophrenie-Test“ von Monowski (2000).

Der **ERWIPA** besteht aus zwei Parallelformen (ERWIPA-A und ERWIPA-B), welche hoch miteinander korrelieren (Luderer et al. 1993; Murrmann 1996). Beide Formen beinhalten je 20 Fragen, welche von den Patienten mit „Stimmt“, „Stimmt nicht“ oder „Frage nicht verstanden“ beantwortet werden können. Beispiele: „Stimmt es, dass Neuroleptika häufig zur Abhängigkeit führen?“; „Wer an Ihrer Krankheit leidet, muss seinen Führerschein grundsätzlich abgeben. Stimmt das?“ Maximal können 20 Punkte erreicht werden. Ein Exemplar des ERWIPA ist im Anhang zu finden (s. S. 317ff.).

Der Wissensfragebogen **WFB** (Pitschel-Walz 1997) enthält 22 Fragen, zu denen zwischen vier und acht Antwortmöglichkeiten formuliert wurden. Sämtliche richtige Antworten sind anzukreuzen, wobei pro Frage auch mehrere Antworten richtig sein können. Beispiele: „Welche Bereiche können durch die endogene Psychose beeinträchtigt werden? A. Beziehungen zu anderen Menschen B. Arbeit, Beruf, Schule C. Körperpflege D. Freizeitaktivitäten E. Schlaf und Appetit“. – „Bei der kontinuierlichen Durchführung einer Rückfallschutzbehandlung beträgt die Rückfallrate innerhalb eines Jahres: A. 5–10% B. 10–30% C. 60–80% D. 90–100%“. Insgesamt können 70 Punkte erzielt werden. Ein Exemplar der 2001 überarbeiteten Version des WFB befindet sich im Anhang (s. S. 322ff.).

Nach testtheoretischen Kriterien entwickelte Monowski (2000) den **„Wissen-über-Schizophrenie-Test“** in zwei Parallelformen. Jeder Fragebogen besteht aus 22 Fragen, bei denen jeweils fünf Antwortmöglichkeiten vorgegeben werden. Bei den Fragen 1 bis 15 wird gefragt, welche der nachfolgenden Antworten jeweils die einzige *richtige* ist, bei den Fragen 16 bis 22 dagegen, welche der Antworten die einzige *falsche* Antwort ist.

Beispiele: „Welche Aussage ist *richtig?* – Neuroleptika können nicht mit anderen Medikamenten gleichzeitig gegeben werden. – Akineton ist ein Medikament, das man zur Behandlung von Sinnestäuschungen und Wahnvorstellungen einsetzt. – Durch die Einnahme von Neuroleptika werden in der Regel die Gedanken ganz verworren. – Neuroleptika gibt es auch in Form einer Depot-Spritze, deren Wirkung 2 bis 4 Wochen anhalten kann. – Hochpotente Neuroleptika haben in erster Linie eine beruhigende und schlaffördernde Wirkung.“

„Welche Aussage ist *falsch*? – Zu Rückfällen kommt es eher dann, wenn man selbstständig seine Medikation absetzt. – Drogenkonsum kann den Ausbruch der Krankheit begünstigen. – Die Gefahr eines Rückfalls lässt sich verringern durch das Erlernen

von Fähigkeiten, mit Stress besser umzugehen. – Regelmäßiger Alkoholgenuss kann die Rückfallgefahr erhöhen. – Selbstbewusste Menschen haben seltener Rückfälle als solche mit mangelndem Selbstbewusstsein."
Der Fragebogen wird bei der Evaluation des psychoedukativen Therapieprogramms „Meine persönlichen Warnsignale" benutzt und ist hier (s. S. 325ff.) und im Anhang des Therapeutenmanuals und des Arbeitsbuchs für Gruppenteilnehmer (Behrendt 2001a; 2001b) zu finden.

Feedback-Fragebögen

Das strukturierte Erheben von Rückmeldungen der Teilnehmer an psychoedukativen Gruppen hat direkte Auswirkungen auf die Gestaltung der weiteren geplanten Interventionen. Erhoben werden die Rückmeldungen zu den Inhalten der Interventionen, der erlebten Gruppenatmosphäre, der vermuteten Wirksamkeit der Gruppen, zum organisatorischen Rahmen etc. Es wurden eine Reihe von Feedback-Fragebögen sowohl für Patienten und Angehörige als auch für Moderatoren/Gruppenleiter entwickelt, von denen eine Auswahl vorgestellt werden soll.
Im Rahmen einer Studie zu bewältigungsorientierten psychoedukativen Gruppen entwickelten Schaub et al. (1996a) einen Feedback-Bogen (s. S. 330ff.), in dem auf einer 6-stufigen Skala die wesentlichen Bereiche der Intervention nach ihrer Nützlichkeit und Wichtigkeit eingeschätzt werden sollen sowie nach der Verständlichkeit und der Ausführlichkeit der vermittelten Inhalte gefragt wird. Einen ähnlichen Ansatz verfolgte das Projekt Psychoedukation an der Universität Leipzig (Stengler-Wenzke 1998); die Autorin fragte nach der Relevanz und Vollständigkeit der Themen, der Atmosphäre in der Gruppe und der vermuteten Wirksamkeit der psychoedukativen Gruppenarbeit (s. S. 334ff.). In der PIP-Studie wurde jeweils ein 1-seitiger Feedback-Fragebogen am Ende der Patientengruppe wie am Ende der Angehörigengruppe (Pitschel-Walz 1997) ausgegeben. Der Fragebogen enthält sowohl offene (z. B.: „Was hat Ihnen besonders gefallen?") als auch geschlossene Fragen (z. B.: „Wie hilfreich haben Sie die Informationsgruppe empfunden?"), wobei die 4-stufige Skala von „sehr hilfreich" bis „gar nicht hilfreich" reicht. Im Rahmen des Projekts „Integrierte Schizophreniebehandlung", welches bei einem Modellversuch in Leipzig und Saarbrücken durchgeführt wurde (Puffe u. Lägel 1998; Behrendt et al. 1998), wurde den Teilnehmern ein Rückmeldefragebogen vorgelegt, mit dem sie ihre Zufriedenheit mit den organisatorischen Rahmenbedingungen, den behandelten Themen, den Moderatoren, der Gruppenatmosphäre etc. bewerten konnten. Im Rahmen der Durchführung des Programms „Meine persönlichen Warnsignale" (Behrendt 2001a) wird den Teilnehmern ein kurzer, eher semistrukturierter Rückmeldebogen vorgelegt, in dem die Teilnehmer einen Gesamteindruck mit einer „Schulnote" („sehr gut" bis „ungenügend") abgeben können; des Weiteren werden sie mittels einer 4-stufigen Skala („eindeutig nein" bis „eindeutig ja") gefragt, ob sie anderen empfehlen würden, an der Gruppe teilzunehmen. Anhand zweier offener Fragen soll die Wichtigkeit der einzelnen besprochenen Themen eingeschätzt werden („Was fanden Sie an der Gruppe besonders wichtig?"; „Was fanden Sie besonders unwichtig?").

Die umfangreichsten Rückmeldebögen wurden von Wienberg (1996a; 1996b) vorgelegt. Er entwickelte je einen Fragebogen für Gruppenteilnehmer und Moderatoren mit über 80 Fragen und einer „Gesamtnote" für die Gruppenarbeit. Im Einzelnen wird Folgendes erfragt:

- organisatorischer Ablauf
- Bedeutung der eingesetzten Hilfsmittel und der Gruppenvariablen
- Fähigkeiten der Moderatoren
- Zufriedenheit mit den Moderatoren
- wie viel Prozent der vermittelten Inhalte verstanden wurden
- Wichtigkeit der vermittelten Inhalte
- praktische Anwendbarkeit der Informationen
- Wirkungen der Gruppe auf psychologische Variablen (z. B. Selbstbild, Selbstverantwortung, eigene Kompetenz etc.)
- Gefahr unerwünschter Wirkungen der Gruppe
- Vergleich mit anderen Gruppen
- konkrete Auswirkungen der Gruppe auf verschiedene Bereiche (Umgang mit der eigenen Verletzlichkeit, persönlicher Belastungsgrenze, Medikamenteneinnahme etc.)
- die mögliche Inanspruchnahme von Follow-up-Treffen

Der Moderatorenbogen beinhaltet Fragen zum beruflichen Werdegang und fachlichen Hintergrund, zur Einschätzung des Programms und der Gruppen (Anwendbarkeit, Voraussetzungen der Gruppenteilnehmer etc.), zur Nützlichkeit didaktisch-methodischer Hilfsmittel und des Manuals, zur eigenen Zufriedenheit als Moderator, zur Bedeutung der Kontextbedingungen bei der Umsetzung des Programms, zu der Bedeutung und Akzeptanz der Inhalte für die Teilnehmer, der Geeignetheit des Programms zur Erreichung erwünschter Ziele bei den Teilnehmern (z. B. Selbstbild, Kompetenz, Eigenverantwortung etc.), der unerwünschten Wirkungen des Programms, zu Unterschieden zu anderen Gesprächsgruppen für schizophren Erkrankte und Auswirkungen auf die eigene Wahrnehmung schizophrener Patienten. Ein letzter Abschnitt dient der Einschätzung des strukturierten Fortbildungs-Curriculums, welches von der PEGASUS-Arbeitsgruppe angeboten wird.

Follow-up-Fragebögen

Von der PIP-Arbeitsgruppe wurde ein kurzer Follow-up-Fragebogen entwickelt, welcher in regelmäßigen Abständen nach Beendigung der psychoedukativen Intervention eingesetzt werden kann. Dieser Bogen ermöglicht das Eintragen verschiedener Informationsquellen, möglicher Rezidive, suizidaler Handlungen, des beruflichen Status, der Wohnsituation, der gegenwärtigen Behandlungsform und Medikation sowie der Compliance mithilfe des operationalisierten Ratings (s. o.).
Ein weiterer Katamnesebogen wurde von Behrendt (2001c) bei einer Effectiveness-Studie über die „Warnsignal-Gruppen" eingesetzt (s. Anhang 3.2.8). In diesem Bogen werden folgende Verlaufsdaten seit Beendigung der psychoedukativen Intervention

eingetragen: Medikation, operationalisiertes Compliance-Rating nach Bäuml et al. (s. o.), Wohnsituation, familiäre Situation, berufliche Tätigkeit, finanzielle Situation, Tagesstruktur, Einnahme illegaler Drogen, Rezidive, stationäre und teilstationäre Behandlungen. Erfasst werden zwischenzeitlich erlebte psychotische Krisen und Rückfälle, aufgetretene Warnsignale, die Belastungen, die diesen Krisen/Rückfällen vorausgegangen sind, die eingesetzten Bewältigungsversuche und die Hilfsangebote, die in Anspruch genommen worden sind. Des Weiteren wird anhand einer 5-stufigen Skala erfragt, welche Bedeutung die Patienten der Gruppe zumessen („sehr wichtig" bis „sehr unwichtig"), ob sie die Teilnahme an einer solchen Gruppe anderen Patienten empfehlen würden, wie sie das Arbeitsbuch bewerten und ob sie darin gelesen haben. Ein letzter Abschnitt beinhaltet eine Bewertung der Wichtigkeit der Angehörigengruppe („sehr wichtig" bis „sehr unwichtig" und „weiß ich nicht").

Dokumentationshilfen

Zur Dokumentation der durchgeführten Gruppen werden in den einzelnen Programmen verschiedene Listen und Protokollbögen verwendet. Hier sind zu nennen Teilnehmerlisten, Adressenlisten der Teilnehmer, Stundenprotokolle etc. Da die Inhalte dieser Dokumentationshilfen aus den verschiedenen Arbeitsgruppen sehr ähnlich sind, aber von jedem Praktiker an die Gegebenheiten der eigenen Einrichtung angepasst werden müssen, sind im Anhang als Beispiel lediglich die Bögen der Münchner PIP-Arbeitsgruppe (s. S. 353ff.) aufgeführt.

2.15.3 Erweiterte Evaluation

Je nach Fragestellung können weitere Instrumente zur Evaluation eingesetzt werden. Es handelt sich hierbei um eine Auswahl bereits erprobter, standardisierter Verfahren, welche in den folgenden Abschnitten kurz dargestellt werden.

Erfassung der Psychopathologie

Zur Erfassung psychopathologischer Aspekte der Patienten liegen zahlreiche standardisierte, international bewährte Verfahren vor, wie z. B. die „Clinical Global Impressions-Scale" (CGI, National Institute of Mental Health 1970), die „Brief Psychiatric Rating Scale" (BPRS, Overall u. Gorham 1962), die „Positive and Negative Syndromes Scale" (PANSS, Kay 1987), die „Scale for the Assessment of Negative Symptoms" (SANS, Andreasen 1989) und das AMDP-System (Arbeitsgemeinschaft für Methodik und Dokumentation in der Psychiatrie [AMDP] 1997).
Einen sehr groben klinischen Gesamteindruck vermittelt die **CGI-Skala** (National Institute of Mental Health 1970). Sie ermöglicht eine Einschätzung des **Schwere-**

grades der Erkrankung anhand einer 7-stufigen Skala („Patient ist überhaupt nicht krank“ bis „Patient gehört zu den extrem schwer Kranken“) und einer **Gesamtbeurteilung der Zustandsänderung** nach einer Intervention („Zustand ist sehr viel besser“ bis „Zustand ist sehr viel schlechter“). Ursprünglich für die Prüfung von Arzneimitteln entwickelt, können in einem **Wirksamkeitsindex** jeweils auf einer 4-stufigen Skala sowohl gewünschte Arzneiwirkungen bzw. unerwünschte Wirkungen (Therapierisiken) eingeschätzt werden. Jedes der drei genannten Items enthält eine Rubrik „nicht beurteilbar“.
Die „Brief Psychiatric Rating Scale“ (**BPRS**, Overall u. Gorham 1962) besteht aus 18 Symptomkomplexen, welche auf einer 7-stufigen Skala („nicht vorhanden“ bis „extrem stark“) eingeschätzt werden können. Auf der Grundlage eines ca. 20-minütigen Interviews erfolgt eine Einschätzung des psychopathologischen Befundes durch Psychiater oder klinische Psychologen. Die Skala wurde insbesondere für schizophrene Patienten entwickelt, die sich in stationärer Behandlung befinden. Aufgrund ihrer weiten internationalen Verbreitung ist sie geeignet, erhobene Daten mit Befunden internationaler Studien, besonders aus dem angloamerikanischen Raum, zu vergleichen. Die 18 Items wurden mittels faktorenanalytischer Untersuchungen zu folgenden fünf Faktoren zusammengefasst:

- Angst/Depression (Anxiety/Depression)
- Anergie (Anergia)
- Denkstörung (Thought Disturbance)
- Aktivierung (Activation)
- Feindseligkeit/Misstrauen (Hostile/Suspiciousness)

Der Gesamtwert kann als Ausmaß der psychischen Gestörtheit interpretiert werden, welcher zur Verlaufsbeschreibung und für den Vergleich unterschiedlich behandelter Gruppen verwendet werden kann. Die BPRS gilt auch als international anerkanntes Verfahren zur Erfassung der Wirksamkeit von Neuroleptika (Collegium Internationale Psychiatriae Scalarum 1996).
Zur Erfassung der Positiv- und Negativsymptomatik wurde die „Positive and Negative Syndromes Scale“ (**PANSS**, Kay 1987) entwickelt. Die Positiv- und die Negativsymptomatik wird anhand von 7-stufigen Items erfasst („nicht vorhanden“ bis „extrem stark“), welche zu je sieben Subskalen zusammengefasst wurden. Die einzelnen Subskalen sind:

- Positive Skala
  - Wahn
  - Zerfall der Denkprozesse
  - Halluzinationen
  - Erregung
  - Größenideen
  - Misstrauen
  - Feindseligkeit
- Negative Skala
  - affektive Abstumpfung
  - emotionale Teilnahmslosigkeit

- verminderte Kontaktfähigkeit
- passiv/apathischer sozialer Rückzug
- Schwierigkeiten beim abstrakten Denken
- fehlende Spontaneität und Flüssigkeit beim Sprechen
- stereotypes Denken

Die individuelle Gesamtbeurteilung der Positiv- und Negativsymptomatik erfolgt als Gesamtmittelwert der beiden Faktoren.
Die „Scale for the Assessment of Negative Symptoms“ (**SANS**, Andreasen 1989) erfasst dagegen lediglich die Negativsymptomatik schizophrener Patienten. Die ursprünglich publizierte Fassung ermöglicht sowohl eine Selbsteinschätzung der Patienten als auch eine Fremdeinschätzung durch behandelnde Psychiater bzw. klinische Psychologen. Beurteilt werden soll das beobachtbare Verhalten, es soll nicht auf intrapsychische Vorgänge geschlossen werden. Nach einem klinischen Interview werden auf einer 6-stufigen Rating-Skala folgende Faktoren der Negativsymptomatik erfasst:

- affektive Verflachung
- Alogie
- Apathie
- Anhedonie/Asozialität
- Aufmerksamkeitsmangel

Das Ausmaß der Negativsymptomatik wird anhand eines Gesamtscores geschätzt.
Das **AMDP** (Arbeitsgemeinschaft für Methodik und Dokumentation in der Psychiatrie [AMDP] 1997) ist ein System zur Dokumentation psychiatrischer Befunde. Es ermöglicht die Erhebung einer ausführlichen Anamnese sowie des psychischen und somatischen Befundes. Auf einer 4-stufigen Skala („nicht vorhanden“ bis „schwer“ sowie „keine Aussage“) können folgende Bereiche erfasst werden:

- Bewusstseinsstörungen
- Aufmerksamkeits- und Gedächtnisstörungen
- formale Denkstörungen
- Befürchtungen und Zwänge
- Wahn
- Sinnestäuschungen
- Ich-Störungen
- Störungen der Affektivität
- Antriebsstörungen und psychomotorische Störungen
- zirkadiane Besonderheiten
- andere Störungen

Das AMDP-System besteht aus einem Manual und fünf Belegblättern (drei Anamnesebelege, psychischer Befund, somatischer Befund). Voraussetzung zum Einsatz des Systems ist ein ausführliches Training der jeweiligen Benutzer.

Erfassung von Frühwarnzeichen/ persönlichen Warnsignalen

Das Erarbeiten von und Sensibilisieren für erste auf einen Rückfall hindeutende persönliche Warnsignale ist Bestandteil aller deutschsprachigen psychoedukativen Interventionen. Herz und Melville (1980) entwickelten den „Early Signs Questionnaire" (ESQ). Es handelte sich um eine aus 52 Items bestehende Selbst-Rating-Skala, welche die subjektiven Gefühle im Zusammenhang mit einem Rückfall beschrieb (vgl. Herz et al. 1989). Eine Kurzform mit den 29 am häufigsten genannten Warnsignalen (ein Exemplar befindet sich im Anhang 3.2) oder Modifikationen dieser Liste werden in den aktuellen psychoedukativen Programmen eingesetzt (z. B. Kieserg u. Hornung 1996; Hahlweg et al. 1995; Bäuml et al. 1996b). Die Patienten geben an, ob die entsprechenden Frühwarnzeichen im Vorfeld der Psychose aufgetreten sind oder nicht. Liberman (1988) legte eine aus 40 Items bestehende Selbst-Rating-Skala vor, welche die subjektiv wahrgenommenen Veränderungen vor der Psychose sowie chronifizierte, anhaltende Symptome erfasst. Gefühle oder Eindrücke, die nicht in der Skala vorgegeben werden, können ergänzt werden. Die Arbeitsgruppe um Birchwood (1989) entwickelte eine aus 34 Items bestehende Selbst- und Fremd-Rating-Skala („Early Signs Scale", ESS), die den Subskalen Angst/Agitation, Depression/Rückzug, Enthemmung und beginnende Psychose zugeordnet werden können.

Im Rahmen der Durchführung der „Warnsignal-Gruppen" entwickelte Behrendt (2001a; 2001b) das „Warnsignal-Inventar". Mithilfe dieses Inventars können die individuellen Warnsignalmuster bzw. Rückfallmuster erarbeitet werden, um eventuell auftretende Krisen besser erkennen und bewältigen zu können. Warnsignale sind definiert als diejenigen Veränderungen im Denken, im Fühlen, in der Wahrnehmung oder im Verhalten, die einem möglichen Rückfall vorausgehen. Sie sind in der Regel **krankheitsunspezifische** Anzeichen, die aber typisch für den Betroffenen sind und häufig Wochen oder Monate (wenn nicht sogar Jahre, bei Ersterkrankten) vor einem Krankheitsausbruch bzw. einem möglichen Rezidiv auftreten. Als „Rückfallmuster" bzw. „Warnsignalmuster" wird die Rekonstruktion einer individuellen Krankheitsentwicklung bezeichnet, welches neben häufig genannten auch idiosynkratische Warnsignale und individuelle Coping-Strategien enthält (Behrendt et al. 2001).

Das „Warnsignal-Inventar" ist eine Sammlung von 136 Items; es gliedert sich in folgende fünf Bereiche:

- Veränderungen im Verhalten, z. B.: „Es fällt mir schwer, meine Alltagsangelegenheiten zu bewältigen"; „Ich bin still oder ziehe mich zurück"; „Ich vernachlässige meine Körperhygiene"; „Ich rauche mehr als sonst"
- körperliche/vegetative Veränderungen, z. B.: „Ich bin sehr angespannt"; „Ich bin müde und energielos"; „Mein Schlaf ist unruhig und nicht erholsam"; „Ich nehme an Gewicht ab"
- Veränderungen der Gedanken/des Denkens, z. B.: „Ich bin unkonzentriert"; „Ich grüble viel über bestimmte Dinge"; „Ich habe mehr Gedanken als sonst im Kopf"

- Veränderungen der Gefühle, Wahrnehmungen und Empfindungen, z. B.: „Menschen stören oder ängstigen mich"; „Ich spüre, dass meine Haut dünner wird"; „Ich bin vermehrt reizbar oder schnell wütend"
- Veränderungen im Beruf/in der Schule/im Haushalt, z. B.: „Ich vermeide Kontakte zu meinen Mitarbeitern oder Kollegen"; „Die Arbeit strengt mich mehr an als sonst"; „Ich arbeite weniger im Haushalt"; „Ich verbringe meine Pausen alleine"

Es soll jeweils angegeben werden, ob und *wann* diese Veränderungen (Warnsignale) vor dem Ausbruch einer Psychose aufgetreten sind (Tage, Wochen oder Monate vor der akuten Krankheitsmanifestation). Die vorgegebenen Items können so umformuliert werden, dass sie das Erleben des Betroffenen am besten beschreiben können; eigene Ergänzungen können vorgenommen werden. Das „Warnsignal-Inventar" ist Bestandteil des Therapeutenmanuals und des Arbeitsbuchs für Gruppenteilnehmer (Behrendt 2001a; 2001b).

Soziale Anpassung

Zur Erfassung der sozialen Anpassung eignen sich beispielsweise die „Global Assessment Scale" (GAS, Endicott et al. 1976) und das „Social Interview Schedule" (SIS, Hecht et al. 1987).
Mit der **GAS** (Endicott et al. 1976) kann das soziale Funktionsniveau psychiatrischer Patienten erfasst werden. Vorgegeben werden zehn Stufen sozialen Funktionierens, die jeweils in weitere zehn Teilschritte unterteilt werden können. Das Spektrum der Einschätzungsmöglichkeiten reicht von „völliger Symptomfreiheit" (günstigster Wert = 100) bis „Patient benötigt ständige Überwachung und intensive Pflege durch das Personal" (ungünstigster Wert = 1). Mit ihrer Weiterentwicklung zur **GAF** („Global Assessment of Functioning Scale", APA 1987) kann ebenfalls ein Globalurteil des Funktionsniveaus abgegeben werden, wobei die Intensität, die Häufigkeit und auch die Dauer einer Störung in den Wert mit eingeht.
Hecht et al. (1987) entwickelten ein halbstrukturiertes Interview zur Erfassung der aktuellen sozialen Anpassung, das „Social Interview Schedule" (**S I S**). Es beinhaltet drei Dimensionen: die objektiv beobachtbaren Lebensbedingungen, das Bewältigen der entsprechenden Anforderungen sowie die subjektive Lebenszufriedenheit – bezogen auf den Monat vor dem Interviewtermin. Aufgrund eines 30- bis 45-minütigen Interviews erfolgt eine Einschätzung anhand 4-stufiger Skalen, wobei die Terminologie zur Beschreibung der einzelnen Skalen-Punkte je nach Dimension bzw. Inhalt der zu skalierenden Items abhängt. Zur Durchführung des SIS wurde ein umfangreiches Rating-Manual erstellt, die Autoren empfehlen vor der Anwendung die Teilnahme an einem videogestützten Training.

Krankheitskonzept

Als „Krankheitskonzept" definieren Süllwold und Herrlich (1998) alle krankheitsbezogenen Meinungen, Überzeugungen und Erklärungen, welche sich die Betroffenen über sich und ihre Erkrankung machen. Diese Kognitionen bestimmen ebenso wie die Einschätzung von Situationen, Handlungen und erwarteten Konsequenzen die emotionalen Reaktionen und das Verhalten der Patienten. Ähnlich formulieren Linden und Seidel (1998) Krankheitskonzepte als alle vom „Patienten mehr oder weniger ausformulierten Vorstellungen über die Ätiologie ihres Leidens und bestimmte Erwartungen über bestimmte Therapieformen, die nicht unbedingt medizinischen Modellvorstellungen zu entsprechen brauchen." (Linden u. Seidel 1998, S. 300) Zur Erfassung von Krankheitskonzepten entwickelten Linden et al. (1988) die Krankheitskonzept-Skala für schizophrene Patienten (KK-Skala).

Die **Krankheitskonzept-Skala** besteht aus 29 Items, deren individuelle Ausprägungen durch den Patienten von „Stimme ich gar nicht zu" bis „Stimme ich voll zu" abgebildet werden können. Aufgrund von Faktorenanalysen wurden sieben Dimensionen von Krankheitskonzepten schizophrener Patienten extrahiert, die getrennt ausgewertet werden:

- Medikamentenvertrauen
- Arztvertrauen
- Negativerwartung
- Schuld
- Zufall
- Anfälligkeit
- idiosynkratische Annahmen

Die KK-Skala ist geeignet, Veränderungen der individuellen Krankheitskonzepte etwa durch psychoedukative Interventionen abzubilden.

Familienatmosphäre

In den 60er Jahren setzten sich Brown et al. intensiver mit der Frage auseinander, inwieweit das familiäre Zusammenleben neben positiven auch negative Aspekte hat und die Rückfälle bei Patienten mit schizophrener Psychose etwas mit dem emotionalen Klima innerhalb der Familie zu tun haben könnten. Im Zusammenhang mit der Forschung zum sog. „Expressed-Emotion-Konzept" (EE-Konzept, Brown et al. 1962; 1972; Vaughn u. Leff 1976) entstanden Interviewvarianten mit unterschiedlichem Umfang und ein Fragebogen zur Erfassung der emotionalen Familienatmosphäre.

Brown und Rutter beschäftigten sich eingehend mit der Messmethodik von Familienvariablen und stellten 1966 ein halbstandardisiertes Interview vor, das als „Camberwell Family Interview" (**CFI**) bekannt wurde (Brown u. Rutter 1966, modifiziert von Vaughn u. Leff 1976) und mit dem die emotionale Haltung der nächsten Angehörigen eines Patienten erfasst werden sollte. Beim CFI werden die Angehörigen über

das Zusammenleben mit dem Patienten in den letzten drei Monaten vor der Aufnahme in die Klinik befragt (s. Tab. 2-27). Die Interviews, die etwa 3 bis 4 Stunden dauern, werden auf Tonband oder Video aufgezeichnet und von geschulten Ratern bezüglich der fünf Skalen „kritische Bemerkungen", „Feindseligkeit", „emotionales Überengagement", „emotionale Wärme" und „positive Bemerkungen" ausgewertet. Ziel ist die Einschätzung des emotionalen Status (EE-Status) einer Familie mit den Ausprägungen „hohe emotionale Beteiligung" (high-EE) und „niedrige emotionale Beteiligung" (low-EE), wobei nur die Skalen „kritische Bemerkungen", „Feindseligkeit" und „emotionales Überengagement" herangezogen werden. Diese drei Skalen hatten sich als prädiktiv hinsichtlich eines Rückfalls innerhalb von neun bzw. 24 Monaten nach einem stationären Aufenthalt erwiesen. In manchen Studien zu psychoedukativen Familieninterventionen wurden mithilfe des CFI speziell Familien rekrutiert, die als high-EE-Familien eingeschätzt wurden, mit dem Ziel, durch die Intervention die Atmosphäre innerhalb der Familie in Richtung low-EE zu verändern, was auch weitgehend gelang (Klingberg u. Buchkremer 1998; Pitschel-Walz 1997).
Ein kürzeres Verfahren zur Einschätzung der Familienatmosphäre ist das „Five Minute Speech Sample" (**FMSS**), das von Magana et al. (1986) entwickelt wurde. Jeder

Tab. 2-27 Themenbereiche des CFI („Camberwell Family Interview")

A	psychiatrische Vorgeschichte
B	Zeitplan der Familie
C	Reizbarkeit Streitigkeiten Nörgeln und Quengeln
D	Schlaf, Appetit, körperliche Beschwerden Antrieb, Aktivität Gewalttätigkeit, destruktives Verhalten sozialer Rückzug Ängste, Befürchtungen Sorgen, Depressivität, Suizidalität Körperpflege, Erscheinungsbild, Sprachverarmung Wahnideen, Halluzinationen bizarres Verhalten
E	Aufgaben im Haushalt Umgang mit Geld
F	Ehe-, Partnerbeziehung Gefühle, Wärme, Interesse
G	Medikamenten-Einnahme Kontrollierbarkeit der Symptomatik Wahrnehmung der Erkrankung Prognose, Einstellung zur Entlassung

Elternteil eines Patienten wird in einem individuellen Interview dazu aufgefordert, fünf Minuten lang möglichst ohne Unterbrechung darüber zu sprechen, welche Art von Person der Patient ist und wie er mit ihm zurechtkommt. Die Stellungnahme wird auf Tonband aufgenommen und nach Kriterien, die sich an die des CFI anlehnen, ausgewertet. Dadurch kann eine Klassifikation der Familien als high-EE oder low-EE vorgenommen werden. Die Klassifikationsergebnisse mit dem „Five Minute Speech Sample" zeigten in verschiedenen Stichproben eine zufrieden stellende Übereinstimmung mit den Einschätzungen, die mithilfe des CFI gewonnen wurden.
Mit dem „Münsteraner Familienbogen" (**MFB**) von Buchkremer et al. (1986) kann ebenfalls das emotionale Familienklima eingeschätzt werden. Im Rahmen eines Hausbesuchs bei ambulant behandelten Patienten wird nach einem Interviewleitfaden ein Gespräch mit der gesamten Familie geführt und danach die Familienatmosphäre eingeschätzt. Dabei werden die Faktoren Kritik, Feindseligkeit, emotionales Überengagement, Ablehnung, Resignation, Gleichgültigkeit, Akzeptanz, Dominanz und emotionale Wärme berücksichtigt. Das Instrument zeigte sich als zufrieden stellend valide, die Inter-Rater-Reliabilität war ausreichend. Im Gegensatz zum CFI wird hier beim Interview der Patient mit einbezogen, und es werden weitere relevante Dimensionen wie Resignation oder Gleichgültigkeit erfasst, die wesentlich für den weiteren Krankheitsverlauf zu sein scheinen (Schulze-Mönking 1993).
Mit dem in der Praxis noch leichter einzusetzenden „Familienfragebogen" (**FFB**) von Feinstein et al. (1989) kann ebenfalls der EE-Status der Familien mit den Skalen „Kritik" und „emotionales Überengagement" ermittelt werden. Er beinhaltet 20 Statements (z. B. „Manche Dinge tut er/sie nur aus Trotz", „Ich konnte wegen ihm/ihr nicht schlafen", „Ich mag ihn/sie sehr gern"), die von den Angehörigen mit „nie", „selten", „oft" oder „sehr oft" beantwortet werden sollen. Ein ursprünglich längerer Fragenkatalog wurde gekürzt, wobei nur diejenigen Items beibehalten wurden, die hoch mit der Dimension „Criticism" (CC) und „Expressed Overinvolvement" (EOI) des CFI korrelierten.

Krankheitsverarbeitung/Personale Ressourcen

Zur Erfassung der individuellen Tendenz, in Belastungssituationen bestimmte Bewältigungsstrategien einzusetzen, kann der Stressverarbeitungsfragebogen von Janke und Erdmann (1997) eingesetzt werden. Spezifischere Verfahren zur Erfassung der Krankheitsbewältigung stellen der „Freiburger Fragebogen zur Krankheitsverarbeitung" (FKV, Muthny 1989) sowie die „Trierer Skalen zur Krankheitsbewältigung" (TSK, Klauer u. Filipp 1993) dar.
Janke und Erdmann (1997) unterscheiden 20 Verarbeitungsweisen von belastenden Situationen, welche die 20 Subtests des „Stressverarbeitungsfragebogens" (**SVF 120**) bilden. Als **„Positiv-Strategien"** zur Stressreduktion werden folgende Verhaltensmaßnahmen bezeichnet: Bagatellisierung, Herunterspielen, Schuldabwehr, Ablenkung, Ersatzbefriedigung, Selbstbestätigung, Entspannung, Situationskontrolle, Reaktionskontrolle und positive Selbstinstruktionen. Als allgemein stressvermehrende Verarbeitungsweisen (**„Negativ-Strategien"**) werden genannt: Flucht, soziale Ab-

kapselung, gedankliche Weiterbeschäftigung, Resignation, Selbstbemitleidung und Selbstbeschuldigung. Weitere, diesen beiden Bereichen nicht eindeutig zuordnungsbare Strategien sind soziales Unterstützungsbedürfnis, Vermeidung, Aggression und Pharmakaeinnahme. Jeder der 20 Subtests besteht aus sechs Feststellungen; auf einer 5-stufigen Skala soll jeweils angegeben werden, inwieweit die eigene Strategie mit der genannten Reaktion übereinstimmt („gar nicht" bis „sehr wahrscheinlich"). Die ermittelten Subtestrohwerte können auf einem Profilblatt eingetragen und mit Standardwerten verglichen werden.

Muthny (1989) definiert Krankheitsverarbeitung als „die Gesamtheit der Prozesse, um bestehende oder erwartete Belastungen im Zusammenhang mit Krankheit emotional, kognitiv oder aktional aufzufangen, auszugleichen oder zu meistern". Zur Erfassung unterschiedlicher Modi der Krankheitsverarbeitung entwickelte er den „Freiburger Fragebogen zur Krankheitsverarbeitung" (**FKV**) in unterschiedlichen Versionen: Der FKV 102 enthält 102 Items, welche auf einer 5-stufigen Rating-Skala („gar nicht zutreffend" bis „sehr stark zutreffend) eingeschätzt werden können. Der FKV-LIS besteht aus einer Liste mit 35 copingbezogenen Begriffen, die in der eben genannten Weise skaliert werden können. Eine aktuelle bzw. retrospektive Erfassung der Krankheitsverarbeitung ist mit beiden Verfahren möglich. Des Weiteren liegt von der Kurzform eine Version zur Fremdeinschätzung vor (FKV-LIS FE). Zur Auswertung stehen entsprechende Blätter zur Verfügung, der Summenscore ergibt sich durch die Addition der Rohwerte. Normwerte liegen bislang nicht vor, der Autor empfiehlt Vergleiche mit verschiedenen Untersuchungsstichproben.

Ein weiteres Verfahren zur Erfassung von Krankheitsbewältigung wurde von Klauer und Filipp (1993) entwickelt: die „Trierer Skalen zur Krankheitsbewältigung" (**TSK**). Die TSK bestehen aus fünf faktorenanalytisch gewonnenen Subskalen: Rumination, Suche nach sozialer Einbindung, Bedrohungsabwehr, Suche nach Informationen und Erfahrungsaustausch sowie Suche nach Halt in der Religion. Das Auftreten der insgesamt 37 als mögliche Bewältigungsstrategien formulierten Items wird mittels einer 6-stufigen Skala („nie" bis „sehr häufig") eingeschätzt. Zur Auswertung werden skalenspezifische Rohwerte gebildet, welche mit Normwerten von Patienten mit schweren körperlichen Erkrankungen verglichen werden können.

Selbstkonzept

Spezifische Aspekte des Selbstkonzeptes können mit den „Frankfurter Selbstkonzeptskalen" (FSKN, Deusinger 1986) erhoben werden. Mögliche Veränderungen der Kontrollüberzeugungen können auf zweifache Weise erhoben werden: Auf einer allgemeinen Ebene mit dem „Fragebogen zu Kompetenz- und Kontrollüberzeugungen" (FKK, Krampen 1991) und, bezogen auf die Erkrankung, mit dem „Fragebogen zur Erhebung von Kontrollüberzeugungen zu Krankheit und Gesundheit" (KKG, Lohaus u. Schmitt 1989).

Die „Frankfurter Selbstkonzeptskalen" (**FSKN**, Deusinger 1986) erfassen kognitive, emotionale und behaviorale Einstellungen (Selbstwahrnehmung) zur eigenen Person.

Neben einer Gesamtform, die aus 78 Items besteht, liegen zehn Einzelfragebögen vor, welche die folgenden zehn Subskalen beinhalten:

- Selbstkonzept der allgemeinen Leistungsfähigkeit
- Selbstkonzept der allgemeinen Problembewältigung
- Selbstkonzept der allgemeinen Verhaltens- und Entscheidungssicherheit
- Selbstkonzept des allgemeinen Selbstwertes
- Selbstkonzept der eigenen Empfindlichkeit und Gestimmtheit
- Selbstkonzept der eigenen Standfestigkeit gegenüber Gruppen und bedeutsamen anderen
- Selbstkonzept zur eigenen Kontakt- und Umgangsfähigkeit
- Selbstkonzept zur Wertschätzung durch andere
- Selbstkonzept zur Irritierbarkeit durch andere
- Selbstkonzept über Gefühle und Beziehungen zu anderen

Jede Skala besteht aus 6 bis 12 Items, die auf einer 6-stufigen Antwortskala („trifft sehr zu" bis „trifft gar nicht zu") einzuschätzen sind. Für jede Subskala kann ein Rohwert ermittelt und mit a priori definierten Grenzwerten verglichen werden, um entscheiden zu können, ob das jeweilige Selbstkonzept eher positiv oder negativ ist. Eine Normierung liegt nicht vor, jedoch können die gefundenen Scores mit verschiedenen Verteilungsparametern unterschiedlicher Stichproben verglichen werden (Erwachsene, Depressive, Schizophrene etc.).

Der „Fragebogen zur Erfassung von Kompetenz- und Kontrollüberzeugungen" (**FKK**) von Krampen (1991) erfasst stabile Persönlichkeitsvariablen (Ebene III der hierarchischen Struktur handlungstheoretischer Persönlichkeitsvariablen, vgl. Krampen 1987). Er beinhaltet 32 Items, die von „sehr falsch" bis „sehr richtig" skaliert werden können. Mit dem Selbstkonzept eigener Fähigkeiten (FKK-SK) werden generalisierte Erwartungen beschrieben, ob in Handlungs- oder Lebenssituationen geeignete Handlungsmöglichkeiten zur Verfügung stehen. Mit der Internalität (FKK-I) wird die subjektiv bei der eigenen Person wahrgenommene Kontrolle über das eigene Leben und über Ereignisse in der personenspezifischen Umwelt erfasst. Mit der sozial bedingten Externalität (FKK-P) sind generalisierte Erwartungen gemeint, dass wichtige Ereignisse im Leben vom Einfluss anderer, als mächtig erlebten Personen abhängen („powerful others"). Die generalisierte Erwartung, dass das Leben und Ereignisse von Schicksal, Glück, Pech oder Zufall abhängen, wird als fatalistische Externalität bezeichnet (FKK-C). Individualwerte können mit Normtabellen (T-Werte, Prozentränge) einer repräsentativen Stichprobe (n = 2028) verglichen werden.

Zur Erfassung der krankheitsbezogenen Kontrollüberzeugungen kann der „Fragebogen zur Erhebung von Kontrollüberzeugungen zu Krankheit und Gesundheit" (**KKG**) von Lohaus und Schmitt (1989) eingesetzt werden. Der KKG enthält 21 Items, die auf einer 6-stufigen Skala („trifft sehr zu" bis „trifft gar nicht zu") eingeschätzt werden können. Es werden drei wesentliche gesundheits- und krankheitsbezogene Kontrollüberzeugungen unterschieden:

- KKG-I: Gesundheit und Krankheit sind durch die eigene Person kontrollierbar.

- KKG-P: Gesundheit und Krankheit werden durch andere, außen stehende Personen kontrolliert.
- KKG-C: Gesundheit und Krankheit sind von Zufall und Schicksal abhängig.

Anhand einer Normtabelle lassen sich Z- und T-Werte sowie Prozentränge bezüglich der Variablen „Internalität", „soziale Externalität" und „fatalistische Externalität" erstellen.

Subjektive Belastungen/Befindlichkeit

Basierend auf dem Basisstörungsmodell wurden speziell für schizophren Erkrankte der „Frankfurter Beschwerde-Fragebogen" (FBF, Süllwold 1991) zur Beschreibung des selbstwahrnehmbaren Krankheitserlebens sowie die „Frankfurter Befindlichkeits-Skala" (FBS, Süllwold u. Herrlich 1987) zur Erfassung kurzfristiger Zustandsschwankungen entwickelt.
Zur Messung der subjektiven und objektiven Belastung Angehöriger chronisch psychisch Kranker wurde von Herz et al. 1991 ein Fragebogen („Significant-other-Scale") vorgelegt.
Der „Frankfurter Beschwerde-Fragebogen" (**FBF**, Süllwold 1991) enthält 98 subjektiv wahrnehmbare Basisstörungen, welche als subjektives Maß für das Gewicht der registrierten Störungen gewertet werden können. Die vorgegebenen Items können als vorhanden („ja") oder nicht vorhanden („nein") eingeschätzt und nach phänomenalen Gemeinsamkeiten den folgenden zehn Skalen zugeordnet werden:
- Verlust der Kontrolle (Selbstverfügbarkeit)
- Wahrnehmung (einfach, sensorische Irritation)
- Wahrnehmung (komplex, organisiert)
- Sprache (expressiv und rezeptiv)
- Denken
- Gedächtnis
- Motorik
- Automatismenverlust
- Anhedonie und Angst (Depressivität)
- Reizüberflutung (externe Stimuli)

Eine weitere Rubrik enthält die Möglichkeit, acht unterschiedliche Bewältigungsstrategien zu erfassen („Was mir hilft und meinen Zustand bessert"), wie z. B. „Wenn ich mich viel zurückziehe", „Wenn ich langsamer arbeite" etc. oder „anderes". Eine Faktorenanalyse ergab vier interpretierbare Faktoren, welche 72% der Gesamtvarianz aufklären:
- Faktor 1: Störungen automatisierter Abläufe
- Faktor 2: Wahrnehmungsstörungen
- Faktor 3: Depressivität
- Faktor 4: Overinclusion

Als Instrument zur Erfassung der subjektiven Befindlichkeit schizophren Erkrankter wurde für Querschnitts- und Verlaufsuntersuchungen die „Frankfurter Befindlichkeits-Skala“ (**FBS**, Süllwold u. Herrlich 1987) entwickelt. Die Skala besteht aus 36 Items, welche die aktuelle Befindlichkeit anhand einer 4-stufigen Skala („nicht vorhanden“ bis „stark“) abbilden; Beispiele: „Bekomme nicht mit, was um mich herum vorgeht“; „Habe Angst, mich falsch zu verhalten“; „Einzelne Gedanken beherrschen mich ungewöhnlich“; „Es kommt mir alles wenig vertraut vor“. Die ermittelten Werte können mit Prozentrangnormen einer Stichprobe von n = 170 schizophrenen Patienten verglichen werden.
Die **Significant-other-Scale** wurde im Rahmen einer Studie zur Verbesserung der medikamentösen Rückfallprophylaxe bei schizophren Erkrankten (Herz et al. 1991) entwickelt. Sie wurde ursprünglich als strukturiertes persönliches Interview bei Angehörigen psychisch Kranker eingesetzt. Sie kann jedoch auch als Selbstbeurteilungsfragebogen verwendet werden. Mit der Skala werden drei Faktoren erfasst: objektive Belastung, subjektive Belastung und positives Verhalten des Patienten. Es werden 38 Fragen bezüglich des Verhaltens des Patienten gestellt, die alternativ mit „eigentlich nie“, „selten“, „manchmal“, „meistens“, „oft“, „durchgehend“ beantwortet werden können, z. B.:

- „Verlor er/sie die Kontrolle über sich, indem er/sie z.B. brüllte, schrie, mit Sachen um sich warf, jemanden ohrfeigte oder schlug?“ – Item, das zum Faktor objektive Belastung beiträgt
- „Haben Sie sich Sorgen über seine/ihre Zukunft gemacht?“ – Item, das zum Faktor subjektive Belastung beiträgt
- „Hat er/sie Ihnen seine/ihre Hilfe angeboten?“ – Item, das zum Faktor positives Verhalten des Patienten beiträgt

Für die drei Bereiche objektive Belastung, subjektive Belastung und positives Verhalten des Patienten werden einzelne Summenscores berechnet.
Weitere Instrumente zur Messung der Belastung von Angehörigen psychisch Kranker mit unterschiedlichen inhaltlichen Schwerpunkten können der Übersichtsarbeit von Schene et al. (1994) entnommen werden.

Lebensqualität

Zur Einschätzung der **Lebensqualität** der Gruppenteilnehmer sind u. a. folgende Verfahren geeignet: die deutschsprachige Version der WHO-Instrumente zur internationalen Erfassung von Lebensqualität (WHOQOL-100 und WHOQOL-BREF) von Angermeyer et al. (2000), das „Profil der Lebensqualität chronisch Kranker“ (PLC) von Siegrist et al. (1996), das „Berliner Lebensqualitätsprofil“ (BeLP) von Priebe (1998) und die „Skalen zur Erfassung von Lebensqualität“ (SEL) von Averbeck et al. (1997).
Im Rahmen einer internationalen WHO-Studie entwickelten Angermeyer et al. (2000) den **WHOQOL-100**, welcher 100 Items zur Erfassung der gesundheitsbezogenen Lebensqualität enthält, sowie eine entsprechende Kurzform (**WHOQOL-BREF**) mit

Tab. 2-28 Lebensbereiche zur Erfassung der Lebensqualität (Angermeyer et al. 2000)

physisch	Schmerz und körperliche Beschwerden Energie und Erschöpfung Schlaf und Erholung
psychisch	positive Gefühle Denken, Lernen, Gedächtnis und Konzentration Selbstachtung Körperbild und Erscheinung negative Gefühle
Unabhängigkeit	Mobilität Aktivitäten des täglichen Lebens Abhängigkeit von Medikamenten oder Behandlungen Arbeitsfähigkeit
soziale Beziehungen	persönliche Beziehungen praktische soziale Unterstützung sexuelle Aktivitäten
Umwelt	physische Sicherheit und Schutz Wohnbedingungen finanzielle Mittel Gesundheits- und Sozialversorgung Information und Weiterbildung Erholung und Freizeit physisches Umfeld Verkehrsmittel
Religion/persönliche Anschauungen	Religion persönliche Anschauungen

26 Items, die eher in klinischen Settings einsetzbar ist. Die einzelnen Items sind bestimmten zentralen Lebensbereichen „Domänen" zugeordnet sowie einer allgemeinen Einschätzung der Lebensqualität und des gesundheitlichen Zustandes, welche die „Overall"-Domäne bilden. Als Domänen werden die in der Tabelle 2-28 wiedergegebenen genannt.
Mittelwertsvergleiche sind anhand von diagnosespezifischen Subskalen sowie mit Daten einer repräsentativen Stichprobe aus der Allgemeinbevölkerung möglich.

Nebenwirkungen

Sowohl für die Compliance als auch für die subjektive Befindlichkeit und Lebensqualität kann das Ausmaß an erlebten unangenehmen Wirkungen von Medikamenten eine Rolle spielen. Eine mögliche Sedierung, depressive Stimmung, anticholinerge

Effekte, sexuelle Funktionsstörungen, Gewichtszunahme, kognitive Einbußen und extrapyramidal-motorische Nebenwirkungen können die Patienten so stark in ihrer Lebensqualität beeinträchtigen, dass sie ihre Medikation nicht weiter einnehmen. Um den Zusammenhang zwischen Nebenwirkungen und Non-Compliance bzw. Lebensqualität zu erhellen, werden in Psychoedukations-Studien häufig sowohl die objektivierbaren als auch die von den Patienten subjektiv wahrgenommenen Nebenwirkungen erhoben.

Die zwei am häufigsten verwendeten Fremd-Rating-Skalen zur Messung von extrapyramidal-motorischen Störungen sind die „Abnormal Involuntary Movement Scale" (AIMS, Guy 1976) und die „Rating Scale for Extrapyramidal Side Effects" (EPS) von Simpson und Angus (1970).

Mit der **AIMS** wird vor allem das Vorliegen von Spätdyskinesien beurteilt. Es soll jeweils das Vorliegen und der Schweregrad („nicht vorhanden", „minimal", „leicht", „mäßig", „schwer") der Bewegungen der mimischen Muskulatur, der Lippen, des Kiefers, der Zunge, der oberen Extremitäten, der unteren Extremitäten, Bewegungen von Nacken, Schulter oder Hüfte eingeschätzt werden. Außerdem soll eine Gesamtbeurteilung des Schweregrads der abnormalen Bewegungen und der dadurch entstehenden Behinderung abgegeben werden. Es wird darüber hinaus festgehalten, ob dem Patienten die abnormalen Bewegungen bewusst sind (fünf Ausprägungen von „nicht bewusst" bis „bewusst, äußerst quälend").

Um aktuelle Medikamenten-Nebenwirkungen wie erhöhten Muskeltonus oder Rigidität (Gang, Armfall, Rigor im Schultergelenk, Ellbogengelenk, Handgelenk, Rigor der Nackenmuskulatur, Beinpendelbewegungen) sowie Glabella-Reflex, pathologischen Tremor oder Speichelsekretion zu dokumentieren, kann die **EPS-Skala** eingesetzt werden. In der ursprünglichen Version von Simpson und Angus (1970) werden die Items mit einer 5-Punkte-Skala eingeschätzt, die von 0 („nicht vorhanden") bis 4 („extrem schwer") reicht. Im deutschsprachigen Raum wird manchmal auch mit einer modifizierten Form (vgl. Müller 1999) gearbeitet, bei der eine 4-Punkte-Skala mit den Ausprägungen 0 („normal"), 1 („leicht"), 2 („mittel") und 3 („schwer") zum Einsatz kommt. Mit der EPS-Skala kann der Schweregrad der einzelnen Störungen sowie über den Summenscore der Schweregrad der extrapyramidal-motorischen Nebenwirkungen insgesamt abgebildet werden.

Mit dem Selbstbeurteilungsfragebogen SWN („Subjectice Well-being Under Neuroleptic Treatment") von Naber (1995) kann die subjektive Befindlichkeit unter Neuroleptika gemessen werden. In dem Fragebogen werden 20 Aussagen wie z. B. „Mein Denken ist mühsam und zäh", „Ich bin einfallsreich und voller Phantasie" oder „Ich empfinde meinen Körper als fremd" aufgelistet. Der Patient wird aufgefordert, diese Aussagen – bezogen auf die vergangenen sieben Tage – auf einer 6-Punkte-Skala („überhaupt nicht", „sehr wenig", „wenig", „deutlich", „stark", „sehr stark") zu beurteilen.

2.15.4 Ausblick

In den vorangegangenen Abschnitten wurde eine Reihe von Instrumenten aufgelistet, die prinzipiell geeignet sind, psychoedukative Interventionen zu dokumentieren bzw. zu evaluieren. Gaebel und Schwarz (1998) weisen darauf hin, dass Qualitätssicherung keine Modeerscheinung des medizinischen Zeitgeistes ist, sondern eine gesetzlich fundierte Anforderung mit dem Ziel der Verbesserung der Versorgungsqualität. Diese Auswahl an Untersuchungs-Instrumenten kann hierzu einen kleinen Beitrag leisten.

2.16 Forschungsüberblick und kritische Forschungsfragen

Vertiefungskapitel zu 1.9 Forschung und Qualitätssicherung

G. Wiedemann

2.16.1 Interventionsstudien

Es sind eine Reihe von psychoedukativen Therapieprogrammen für Patienten und ihre Angehörigen bzw. ihre Familien entwickelt worden, die alle vom Vulnerabilitäts-Stress-Modell ausgehen (Anderson et al. 1986; Falloon et al. 1984; Goldstein et al. 1978; Leff 1982; Tarrier et al. 1988). Die häufigsten Therapieformen stellen unterschiedliche Kombinationen aus psychoedukativen und verhaltenstherapeutisch-kognitiven Techniken dar.

Der folgende Überblick konzentriert sich auf die wesentlichen Ergebnisse und geht nur insofern auf weitere Details ein, als sie für das Verständnis unbedingt notwendig sind. In jeder der aufgeführten Studien erhielten alle Patienten Neuroleptika und eine Routinebehandlung gemäß dem üblichen Standard.

Goldstein et al. (1978) untersuchten 104 akut schizophrene Patienten, die in einem multifaktoriellen Design zwei Therapiekonditionen (krisenorientierte Familienintervention oder Standardversorgung) und zwei Varianten an neuroleptischer Medikation (mittlere oder niedrige Dosis an Fluphenazin-Decanoat) erhielten. Nach sechswöchiger Therapie schwankten die Rezidivraten zwischen keinem Rückfall (Familienintervention und mittlere Dosis), ca. 10% Rückfällen (sowohl Familienintervention und niedrige Dosis als auch Standardversorgung und mittlere Dosis) und 24% Rezidiven (Standardversorgung und niedrige Dosis). Dieses Muster setzte sich bei der 6-Monats-Katamnese fort, bei der die erste Gruppe bei 0% blieb und die letzte Gruppe sich auf 48% Rezidive verschlechterte.

Leff (Leff u. Vaughn 1985; Leff 1982) verglich ein Paket aus Familiensitzungen, einem edukativen Kurzprogramm und regelmäßigen Angehörigengruppen mit einer ambulanten Standardversorgung. Nach neun Monaten hatten in der Interventionsgruppe 9% und in der Kontrollgruppe 50% Rückfälle stattgefunden. Nach zwei Jahren betrugen die Rezidivraten 40% versus 78%.

In einer weiteren Familieninterventionsstudie verglich die Arbeitsgruppe um Leff (Leff et al. 1989; 1990) eine Gruppe mit Familienintervention zu Hause mit einer anderen mit Angehörigengruppen in der Klinik. Alle erhielten zu Beginn ein psychoedukatives Programm mit zwei Treffen. Die Rückfallraten betrugen nach neun Monaten 36% in der Angehörigengruppe versus 8% in der Familienintervention bzw. 36% versus 33% nach zwei Jahren.

Falloon et al. (1982; 1985) verglichen verhaltenstherapeutisch orientierte Familienintervention zu Hause mit supportiver verhaltenstherapeutischer Einzelpsychotherapie in der Klinik. Die Rezidivraten der Familieninterventionsgruppe lagen bei 6% nach neun Monaten und bei 44% nach zwei Jahren im Vergleich zu 17% und 83% in der Einzeltherapie.

Hogarty und Anderson (1986) sowie Hogarty et al. (1991) verglichen einen Behandlungsarm aus Standardbehandlung und Medikation mit drei verschiedenen psychosozialen Interventionsformen und Medikation. Eine dieser drei Gruppen erhielt Selbstsicherheitstraining (Social-Skills-Training), eine weitere Familienintervention und die dritte beide genannten psychosozialen Therapieformen. Beispielhaft seien hier neben den angegebenen Resultaten („according to protocol") in Klammern die Ergebnisse nach der Auswertung („intention to treat", ITT) angegeben. Im Laufe des ersten Jahres ergaben sich folgende Rückfallraten:

- Standardbehandlung: 38% (ITT: 46%)
- Selbstsicherheitstraining: 20% (ITT: 30%)
- Familienintervention: 19%: (ITT: 23%)
- Selbstsicherheitstraining plus Familienintervention: 0 % (ITT: 9%)

Dies veränderte sich im Laufe des zweiten Jahres, und zwar folgendermaßen:

- 62% Rückfälle in der Standardbehandlung (ITT: 66%)
- 50% Rückfälle im Selbstsicherheitstraining (ITT: 57%)
- 29% Rückfälle in der Familienintervention (ITT: 32%)
- 25% Rückfälle in der Kombinationsbehandlung (ITT: 35%)

Alle Patienten stammten aus einem hoch-EE-Milieu. Unabhängig von der Behandlungsform gab es nach einem Jahr keine Rückfälle bei denjenigen Patienten, deren häusliches Milieu sich von hoch-EE zu niedrig-EE verändert hatte. Andererseits reduzierte sich das Rückfallrisiko in der Kontrollgruppe, die alle ebenfalls aus hoch-EE-Familien stammten, im Gegensatz zu Meinungen in der Literatur auch im Verlaufe des zweiten Jahres nicht.

Die Wirkung der Familienintervention blieb über die Zeit stabil, während sich die anfänglich gute Effektivität des Social-Skills-Trainings im zweiten Jahr deutlich verminderte. Die Familieninterventionsgruppe hatte auch ohne die Kombination mit dem Social-Skills-Training nach zwei Jahren eine vergleichbare Rückfallquote wie die Kombinationstherapie. Es bestand also kein anhaltender additiver Effekt in der psychosozialen Kombinationstherapie.

Tarrier et al. (1988; 1989) verglichen zwei Formen verhaltenstherapeutisch orientierter Familienintervention (enaktiv und symbolisch), ein psychoedukatives Kurzprogramm und Standardbehandlung miteinander. Die beiden letzten Interventionen wurden jeweils mit hoch- und niedrig-EE-Patienten durchgeführt, die Familienintervention nur mit hoch-EE-Patienten. Die Familienintervention war sowohl nach einem Jahr (12% Rückfälle versus 53% in der Kontrollgruppe) als auch nach zwei Jahren (33% Rückfälle versus 60% in der Kontrollgruppe) der Standardbehandlung überlegen. Die reine Psychoedukation (43% Rezidive im ersten Jahr, 57% im zweiten) und die Standardbehandlung (53% Rezidive im ersten Jahr, 60% im zweiten) unterschieden sich nicht signifikant voneinander.

Glick et al. (1985; 1990) untersuchten eine 6-wöchige krisenorientierte Familienintervention im Vergleich zu einer stationären Standardbehandlung mit individueller Psychotherapie. Nach Entlassung nach sechs und 18 Monaten schnitt die Familienintervention bei chronischen und prämorbid schlecht stabilisierten und funktionierenden Patienten besser ab als die Kontrollgruppe. Bei besser stabilisierten Patienten ergaben sich keine Unterschiede.

Zastowny et al. (1992) verglichen verhaltenstherapeutisch orientierte und supportive Familienbetreuung bei chronisch schizophrenen Patienten. Sie fanden zwar signifikante Verbesserungen der Symptomatik in beiden Gruppen, aber keine Unterschiede in den Rückfallraten nach 16 Monaten (53% Rezidive in der verhaltenstherapeutisch orientierten Gruppe und 47% in der supportiven Familienbetreuungsgruppe).

Vaughan et al. (1992) verglichen eine verhaltenstherapeutisch ausgerichtete Counselling-Gruppe für die Eltern schizophrener Patienten aus einem hoch-EE-Milieu mit einer Kontrollgruppe, die nur ambulante Standardbehandlung erhielt. Die Rückfallraten nach neun Monaten waren 41% in der Interventionsgruppe und 65% in der Kontrollgruppe.

Eine prospektive Kohortenuntersuchung in fünf Städten Chinas (Zhang u. Yan 1993) untersuchte die Effekte von Psychoedukation bei Angehörigen schizophrener Patienten (zehn Seminar- und drei Diskussionsgruppen über ein Jahr, n = 2076) im Vergleich zu üblicher Routinebehandlung (n = 1016). In der 1-Jahres-Katamnese war die Interventionsgruppe mit 32% psychotischer Episoden gegenüber der Kontrollgruppe mit 60% deutlich überlegen.

Randolph et al. (1994) verglichen ohne Beschränkung auf Patienten, die aus einem hoch-EE-Milieu kommen, ein einjähriges verhaltenstherapeutisches Familienprogramm mit der ambulanten Routinebehandlung. Die Rückfallraten unterschieden sich nach einem Jahr signifikant zugunsten der Familienintervention (14% Rezidive versus 53%).

Xiong et al. (1994) untersuchten in China in einer randomisierten kontrollierten Studie eine verhaltenstherapeutisch ausgerichtete Familienintervention (Psychoedukation, Fertigkeitentraining, Umgang mit Medikamenten und Symptomen) im Vergleich zu einer Standardtherapie. Nach 18 Monaten war die Familienintervention besser als die Standardtherapie.

Zhang et al. (1994) untersuchten 78 ersterkrankte schizophrene Männer und verglichen individuelle und Gruppensitzungen der Familien (Psychoedukation, Beratung, Umgang mit Medikamenten und Symptomen) mit der Routinebehandlung. In der 18-Monats-Katamnese war die Interventionsgruppe besser als die Kontrollgruppe.

In ihrer ersten Münsteraner Angehörigenstudie, bei der sich die spezifische zusätzliche Intervention neben der üblichen pharmakologischen und sozialpsychiatrischen Betreuung auf die Angehörigenarbeit beschränkte, fanden Buchkremer et al. (1995) zwar zahlreiche positive Effekte auf die Lebensqualität des Patienten und seiner Angehörigen, aber alleine genommen, wirkten die Angehörigengruppen nicht rückfallpräventiv.

Telles et al. (1995) beschäftigten sich mit Familien von spanischsprachigen Immigranten mit niedrigem Einkommen und Sozialstatus. Sie verglichen eine verhaltenstherapeutisch orientierte Familienintervention (die ersten sechs Monate wöchentlich, dann alle zwei Wochen für drei Monate, schließlich, für die letzten drei Monate, monatlich) mit individueller Betreuung. Hinsichtlich der Gesamtgruppe unterschieden sich die beiden Therapiearme nicht. Für wenig akkulturierte („poorly acculturated") Patienten war die individuelle Betreuung besser, während sich für besser akkulturierte Patienten kein Unterschied ergab.

McFarlane et al. (1995a; 1995b) verglichen individuelle Familienintervention mit Familieninterventionsgruppen an 172 akut erkrankten schizophrenen Patienten aus sechs öffentlichen Krankenhäusern im Staate New York in den USA. Sie fanden heraus, dass die Gruppentherapie bei den Patienten, die psychopathologisch auffällig waren, überlegen war (51% Rezidive versus 19%), während bei den nach der Entlassung tatsächlich remittierten Patienten kein Unterschied der Rückfallraten im Vergleich zur individuellen Familienintervention bestand. Die Rückfallraten der Gesamtgruppe waren nach zwei Jahren 16% bei der Gruppentherapie mit Familien und 27% bei der Einzeltherapie mit Familien. Die Überlegenheit der Gruppentherapie zeigte sich hier insbesondere bei den Patienten, deren psychotische Symptome bei Entlassung noch nicht remittiert waren.

Linszen et al. (1996) verglichen bei gemäß dem EE-Niveau unselektierten Patienten und deren Angehörigen die Effekte einer individuell ausgerichteten psychoedukativen Behandlung („individual orientated psychosocial intervention" = I P I) mit denen einer Kombination aus dieser Behandlung und einer Familienintervention (Kommunikationstraining, Problemlösetraining und weitere Elemente: „individual and family intervention" = IPFI). Alle Angehörigen besuchten noch während der stationären Behandlung zwei psychoedukative Treffen in Gruppen von drei bis vier Familien, bei denen die Patienten nicht anwesend waren. Die Hälfte der Patienten hatte ihre erste Episode, und das gesamte Kollektiv war mit einem Durchschnittsalter von 19 Jahren sehr jung. Nach einem Jahr unterschieden sich die beiden Gruppen in ihren Rückfallraten kaum voneinander (16% versus 15%). Die Aufschlüsselung der Ergebnisse nach dem EE-Niveau (hoch versus niedrig) ergab unterschiedliche Rückfallraten. In Familien mit niedrigem EE-Niveau war die alleinige psychoedukative Behandlung mit keinem Rückfall im Gegensatz zur Kombination aus dieser Behandlung und Familienintervention mit 13% Rezidiven signifikant günstiger. Dagegen konnte in Familien mit hohem EE-Niveau die zusätzliche Familienintervention die Rückfallraten von 23% mit alleiniger psychoedukativer Standardbehandlung auf 18% senken. Linszen et al. folgern daraus, dass die Anforderungen einer zusätzlichen Familienintervention bei niedrig-EE-Familien Stress erhöhen und dadurch zu höheren Rückfallraten führen könnten.

In der Münchner PIP-Studie (Psychosen-Informations-Projekt) wurden 236 Patienten mit einer Erkrankung aus dem schizophrenen Formenkreis entweder einer psychoedukativen Kurzzeitintervention (n = 125) oder einer üblichen Routinebehandlung (n = 111) randomisiert zugewiesen (Bäuml et al. 1996a; Kissling et al. 1993). Patienten und Angehörige der Interventionsgruppe bekamen getrennt jeweils acht Gruppensitzungen im Laufe von drei bis vier Monaten (je vier Sitzungen stationär und ambulant). Diese Gruppe zeigte im Ein-Jahres-Verlauf 21% Rehospitalisierungen und 51% psychotische Reexazerbationen im Vergleich zu den Kontrollpatienten mit 38% Rehospitalisierungen und 63% psychotischen Reexazerbationen (Anzahl der ausgewerteten Fälle: n = 163). Bei einer vergleichbaren Anzahl an psychotischen Rezidiven konnten diese bei den Patienten mit bifokaler Gruppentherapie wesentlich erfolgreicher bewältigt werden. In der 2-Jahres-Katamnese (n = 153) lag die Rehospitalisierungsrate in der Interventionsgruppe bei 41% und in der Kontrollgruppe bei 58%.

In einer weiteren kontrollierten prospektiven Therapiestudie verglichen Buchkremer et al. (1997; Hornung u. Buchkremer 1995) die differenziellen Effekte von psychoedukativem Medikamententraining in Gruppen für Patienten (PMT) mit Kognitiver Psychotherapie (KP) zusätzlich zu dieser Therapieform sowie mit jeweils einem der beiden genannten Therapiearme zusammen mit Bezugspersonenbetreuung (BB). Die Effekte auf die Rehospitalisierungsrate und eine Reihe weiterer Outcome-Variablen wurden mit einer Freizeitgruppe verglichen. Diese Kontrollgruppe sollte den gleichen therapeutischen Aufwand haben, um unspezifische Therapiefaktoren kontrollieren zu können.

Die Wiederaufnahmerate der gesamten Stichprobe lag mit 25% für das erste Jahr und 41% für den Zwei-Jahres-Zeitraum niedrig. Im ersten Jahr nach Beendigung der Therapie zeigten sich keine signifikant verschiedenen Wiederaufnahmeraten zwischen den Therapiestrategien (Behandlungsgruppen insgesamt: 26% Rückfälle versus 32% bei der Kontrollgruppe).

Im Zwei-Jahres-Verlauf traten bei der umfassendsten therapeutischen Strategie (PMT + KP + BB) 26% weniger Rückfälle (24%) im Vergleich zur Kontrollgruppe (50%) auf. Auch die weiteren Therapiestrategien hatten im zweiten Jahr niedrigere Rehospitalisierungsraten (PMT: 44%, PMT + KP: 44%, PMT + BB: 39%) als die Kontrollgruppe. Der Unterschied wurde jedoch hier nicht signifikant. Verglichen mit den Patienten aus der Kontrollgruppe, fanden sich bei den Patienten aus allen Therapiegruppen Verbesserungen in der Psychopathologie, dem sozialen Funktionsniveau und den krankheits- und behandlungsbezogenen Einstellungen.

Schlussfolgerungen

Studien, die verhaltenstherapeutisch orientierte Familienintervention (einschließlich Psychoedukation) mit einer Standardbehandlung (Bäuml et al. 1996a; Buchkremer et al. 1997; Goldstein u. Chambles 1987; Hogarty et al. 1991; Leff u. Vaughn 1985; Randolph et al. 1994; Tarrier et al. 1989; Vaughan et al. 1992; Xiong et al. 1994; Zhang u. Yan 1993; Zhang et al. 1994) oder mit einer anderen psychosozialen Therapieform (Buchkremer et al. 1997; Falloon et al. 1985; Glick et al. 1990; Hogarty et al. 1991; Linszen et al. 1996; Tarrier et al. 1989) verglichen, zeigten überwiegend bessere Ergebnisse in dem Familieninterventionsarm. Der Vergleich zwischen verschiedenen spezifischen, verhaltenstherapeutisch orientierten Familieninterventionsformen (Leff et al. 1990; McFarlane et al. 1995; Tarrier et al. 1989; Zastowny et al. 1992) ergab in drei von vier Studien keine Unterschiede. Nur eine der vier Studien ergab eine geringere Rückfallrate für die Familieninterventionsgruppe („multiple-family intervention“) im Vergleich zur individuellen Familienintervention (McFarlane et al. 1995).

Die Dauer der Behandlung scheint mit der Güte des Ergebnisses zu korrelieren. Von den drei Studien, die bis zu drei Monate Behandlung anboten (Glick et al. 1985; Goldstein et al. 1978; Vaughan et al. 1992), zeigte nur eine gute Ergebnisse (Goldstein et al. 1978), während von den Studien, die mindestens neun Monate Behandlung aufwiesen (Bäuml et al. 1996a; Buchkremer et al. 1997; Falloon et al. 1985; Hogarty et al. 1991; Leff u. Vaughn 1985; Linszen et al. 1996; Randolph et al. 1994; Tarrier et al. 1989; Telles et al. 1995; Xiong et al. 1994; Zhang u. Yan 1993; Zhang et al. 1994), nur zwei ungünstige Rückfallraten zeigten (Linszen et al. 1996; Telles et al. 1995).

Die zwei Studien, die für eine länger dauernde Familienintervention negative Ergebnisse erbrachten, unterscheiden sich in wesentlichen Punkten von den anderen. Die Studie von Telles et al. (1995) untersuchte eingewanderte spanische Amerikaner, wobei die meisten der Patienten (39 von 42) aus einem niedrig-EE-Milieu kamen. Insbesondere wenig an das Einwanderland und dessen Kultur angepasste Patienten zeigten im Rahmen der Intervention erneute Symptome. Die Autoren geben an, dass kulturelle Unterschiede und Eigenheiten, an die keine Anpassung erfolgt war, die Ergebnisse wesentlich beeinflusst haben dürften. Die Studie von Linszen et al. (1996) verglich eine intensive Einzelpsychotherapie, die nach Angaben der Autoren große Ähnlichkeiten mit einer kognitiven Verhaltenstherapie hatte (Linszen, persönliche Mitteilung), mit einer Gruppe, die diese Therapie und zusätzlich Familienintervention erhielt. Die Ergebnisse differierten je nach EE-Niveau. Hier könnte die intensive, schon in der Einzeltherapie mit offensichtlichen verhaltenstherapeutischen Elementen durchsetzte Psychotherapie, die einer kognitiven Verhaltenstherapie zu entsprechen scheint, eine ausreichende psychotherapeutische Versorgung gewährleistet haben, die kaum mehr zu verbessern war. Bei niedrig-EE-Umgebung führte die zusätzliche Familienintervention eher zu erhöhtem Stress. Familieninterventionen scheinen also, je nach spezifischem Einsatz, auch kontraproduktiv wirken zu können.

In der Studie von Tarrier et al. (1994) konnte gezeigt werden, dass ihre neunmonatige Familienintervention auch noch nach acht Jahren mit einer signifikant geringeren Rückfallrate einherging als die Kontrollgruppe (67% versus 88%). Die Nachuntersuchung der zweiten Münsteraner Angehörigenstudie von Buchkremer et al. (1997) zeigte, dass die bifokale Gruppenarbeit, verglichen mit der Kontrollgruppe, die stationäre Wiederaufnahmerate noch über den Zeitraum von fünf Jahren signifikant senken konnte (s. Hornung et al. 1999: 42% versus 69%; Vergleich mit allen vier Verumgruppen: 55% versus 71%). Eine Teilstichprobe der Patienten der PIP-Studie (102 Patienten, Technische Universität München) wurde über vier Jahre weiterverfolgt (Bäuml, persönliche Mitteilung). Die Überlebenszeiten fielen nach dem Ende des zweiten Jahres wesentlich weniger steil ab als in den ersten beiden Jahren, d. h. es entwickelte sich eine Art Plateauphase mit Rückfallraten von 42% der Verumpatienten zu 63% der Kontrollpatienten nach drei Jahren und 45% der Verumpatienten zu 67% der Kontrollpatienten nach vier Jahren. Einschränkend ist jedoch hinzuzufügen, dass sich die Fallzahlen an Patienten nach vier Jahren von 102 auf die Hälfte

(29 Verum- und 24 Kontrollpatienten, n = 53) reduziert hatten, überwiegend aufgrund von Dropouts.

Der Unterschied in den Rückfallraten – jeweils zwischen Interventions- und Kontrollgruppe – bewegt sich über acht Jahre (z. B. Tarrier, 2 J.: 26%; 5 J.: 21%; 8 J.: 21%) und über verschiedene Studien (5 J. Tarrier: 21%, 5 J. Hornung: 27%, 4 J. Bäuml: 22%) immer in einem relativ konstanten und vergleichbaren Bereich. Der Effekt der Verminderung der Rückfallraten scheint also über die Zeit erhalten zu bleiben. Diese Langzeitstudien legen nahe, dass das erste Jahr nach Entlassung einen der kritischsten Zeiträume darstellt, dass aber gleichzeitig in dieser Zeit erreichte Verbesserungen über die Zeit gehalten werden können.

2.16.2 Kritische Forschungsfragen und Empfehlungen für künftige Studien

Die Beschreibung, Standardisierung und Kontrolle der Durchführung der Standardbehandlung sind häufig nicht zufrieden stellend gelungen. So zeigten sich in einer Reihe von Studien folgende Schwachpunkte: Es fehlte entweder eine vollständige Beschreibung aller Komponenten der Standardbehandlung (nicht nur der neuroleptischen Medikation), oder es wurde keine Standardisierung der Standardbehandlung durchgeführt. Häufig wurde die Überprüfung der Anwendung dieser standardisierten Standardbehandlung bei der Kontrollgruppe vernachlässigt.

Mögliche Folgen dieser Vernachlässigungen können sein, dass Unterschiede zwischen Experimental- und Kontrollgruppe eher auf Variationen in der Standardbehandlung beruhen als auf der zu prüfenden Behandlung. Weiterhin könnte die Kontrollgruppe eine inadäquate Behandlung erhalten haben, was zur Überschätzung der Effekte der Familieninterventionsgruppe führen würde.

Diese Interpretationsmöglichkeiten seien an folgendem Beispiel illustriert. Es hat sich gezeigt, dass in nicht-westlichen Staaten höhere Effekte auftraten als in westlichen. Bei westlichen Staaten fanden sich in Skandinavien und Nordamerika geringere Effekte als in anderen Staaten dieser Gruppe. Wie könnte dies zu interpretieren sein? Wurden die Standardbehandlungen in westlichen Staaten besser und konsequenter bzw. stringenter durchgeführt als in nicht-westlichen? Stellten innerhalb der Gruppe westlicher Staaten die Standardbehandlungen in Skandinavien und Nordamerika die besten und konsequentesten bzw. stringentesten dar? Gab es also in diesen Staaten kaum mehr mögliche Zusatzeffekte? Wurde hier also schon eine Art Deckeneffekt erreicht?

Ein weiteres Manko stellten in manchen Studien die geringen Gruppengrößen dar. Es gab Studien mit weniger als 20 Patienten pro Gruppe und viele ohne eine Beschreibung der Power der Studie. Von Thornley und Adams wurde eine minimale Anzahl Patienten pro Gruppe für vergleichende Ergebnisstudien in der Schizophrenieforschung von 50 Patienten pro Gruppe angegeben (Thornley u. Adams 1998).

Dieser (Ideal-)Standard wurde bisher nur von wenigen Studien erreicht (McFarlane et al. 1995; Schooler et al. 1997).

Die insgesamt häufigsten methodologischen Schwachpunkte bestanden in einer inadäquaten Verbindung, soweit dies bei psychosozialen Interventionen möglich ist. Des Weiteren in einer nicht vorhandenen oder unklaren Reliabilität der Outcome-Maße, einer hohen Anzahl an Outcome-Maßen mit jeweils vielen Items ohne Unterscheidung zwischen konfirmatorischen und explorativen Tests (α-Inflation, Zufallsbefunde), fraglichen oder unklaren klinischen Relevanz der kontinuierlichen Outcome-Maße und dem Fehlen einer Intention-to-treat-Analyse.

Positive Befunde, die für die Familieninterventionen sprechen, wurden allerdings bei Studien mit besseren Designs und relativ größeren Gruppengrößen gefunden, was für die Relevanz der Ergebnisse spricht.

Trotz dieser nachgewiesenen Effektivität geben folgende Befunde zu denken:

- Insbesondere die frühen Studien hatten einen sehr großen Effekt. Dies lässt den Verdacht auf sog. „Investigator allegiance"-Effekte aufkommen (Untersucher-„Voreingenommenheit").
- Weiterhin zeigten eine Reihe von Studien eine geringe Qualität der Behandlung in der Kontrollgruppe, sodass die signifikanten Effekte zwischen den Gruppen eher darauf zurückzuführen sein könnten (Zhang et al. 1994; Randolph et al. 1994; Xiong et al. 1994).
- Negative Ergebnisse gibt es auch von gut kontrollierten jüngeren Studien (Linszen et al. 1996; Hogarty et al. 1997).
- Eine hohe Qualität der Behandlung in der Kontrollgruppe hatte geringe bis keine Effekte zwischen den Gruppen zur Folge (z. B. Linszen et al. 1996). Die sehr umfassende individuelle Behandlung in der Kontrollgruppe bewirkte sehr geringe Rückfallraten in beiden Therapiegruppen.

„Böse Zungen" könnten sich zu der Behauptung versteigen, dass die Effektivitätsnachweise der Familieninterventionen häufig dann groß waren, wenn sie mit individuellen Therapien oder Gruppentherapien in den Kontrollgruppen verglichen wurden, die eine geringe Qualität hatten und/oder nicht gut kontrolliert und damit unberechenbar durchgeführt wurden.

2.16.3 Zusammenfassung und Ausblick

Zusammenfassend kann Folgendes angeführt werden:

- Es existiert eine hohe Variabilität der methodologischen Güte („methodological soundness") zwischen den einzelnen Studien.
- Effektive Familieninterventionen fanden insbesondere dann statt, wenn der Patient mit einbezogen wurde, er ausreichend Information über die Erkrankung bekam und die Krankheitsverarbeitung einen wichtigen Stellenwert hatte, es sich um ein unterstützendes Setting handelte und die Therapie länger dauerte.

- Es ergab sich in vielen Studien eine Reduktion der Rückfallrate nach Remission einer akuten Episode. Es fanden sich auch einige Hinweise auf Effekte bezüglich Psychopathologie, soziale Integration und familienbezogene Variablen.

Als Schlussfolgerung können folgende Empfehlungen gegeben werden:
- Es sollten Kontrollgruppen mit möglichst gut beschriebenem und standardisiertem Vorgehen einbezogen werden.
- Die Erfassung unselektierter und gemeindenaher größerer Populationen wäre ein wünschenswerter nächster Schritt.
- Zusätzlich zur Rückfallrate sollten vermehrt auch andere Maße zur Operationalisierung des Outcomes benutzt werden.
- Studien an Populationen mit unterschiedlichem kulturellen Hintergrund sind wünschenswert.
- Die Erforschung der Charakteristika von Patienten und Familien, die von keiner Familienintervention profitieren können (Non-Responder), verspricht weitere Erkenntnisse.
- Die Untersuchung der Frage, welche Patienten und Familien von welcher Art von Familienintervention profitieren, würde die Ressourcenallokation verbessern.

2.17 Kampf dem Stigma – Anti-Stigma-Kampagne und lokale Initiativen

Vertiefungskapitel zu 1.10 Öffentlichkeitsarbeit

F.-M. Sadre Chirazi-Stark

2.17.1 Einleitung

Im Kapitel 1.10 über Öffentlichkeitsarbeit wurde schon hervorgehoben, dass das Stigma, dem psychisch Erkrankte ausgesetzt sind, ein sehr wesentlicher Faktor ist, der eine Reintegration der Erkrankten in die gewohnten gesellschaftlichen Bezüge behindert. Das soziale Netz – der Freundeskreis – ist oft zerfallen oder massiv geschrumpft, Arbeitgeber scheuen sich, jemanden mit einer psychiatrischen Krankheitsgeschichte wieder- bzw. überhaupt einzustellen. Diese Scheu nimmt durchaus Ausmaße einer sozialen Ächtung an.
Die in den letzten Jahren erfolgreichen Therapiestrategien in der Behandlung psychotischer Störungen – daran haben auch die psychoedukativen Programme einen entscheidenden Anteil – stoßen dann an die Grenzen, wenn es darum geht, dass die erkrankten Personen wieder Kontakte knüpfen und sich um Arbeit und Ausbildung kümmern wollen. Angst und Unwissenheit in der Bevölkerung fördern Misstrauen und Vorurteile gegenüber schizophren Erkrankten. Wer seine Diagnose „Schizophrenie“ nicht verheimlicht oder mit verhaltensauffälligen Symptomen einer schizophrenen Erkrankung in der Öffentlichkeit Aufsehen erregt, gilt leicht als unberechenbar und verrückt – und dieses Stigma haftet ihm lange an, oft sogar für immer. Soziale Benachteiligung und Ausgrenzung sind die Folgen, Heilungschancen werden dadurch nachhaltig beeinträchtigt.

2.17.2 Anti-Stigma-Kampagne der World Psychiatric Association (WPA)

Aus dieser ernüchternden Erkenntnis heraus hat der Weltverband für Psychiatrie (WPA) 1996 beschlossen, ein weltweites Programm gegen Stigma und Diskriminierung schizophren erkrankter Menschen ins Leben zu rufen. Auf dem Psychiatrie-

Weltkongress in Hamburg 1999 wurde der Startschuss für das nationale Programm in der BRD dazu gegeben.
Ziel dieses Programms ist es, durch spezifische Maßnahmen in der Bevölkerung und in besonderen Zielgruppen Wissen, Einstellungen und Verhalten der Menschen gegenüber Schizophrenie-Kranken zu verändern. Soziale Beeinträchtigungen der Betroffenen sollen auf diese Weise vermindert und ihre Reintegration in die Gesellschaft erleichtert werden. Hauptanliegen des Programms ist, die Lebensqualität der an Schizophrenie leidenden Menschen zu verbessern und ihre potenzielle Genesung damit zu unterstützen (Infos: www.openthedoors.com).
Um dieses Vorhaben in die Tat umzusetzen, wurden unterschiedliche Strategien zur Intervention entwickelt:

- die Aufklärung der Öffentlichkeit durch lokale Veranstaltungen sowie regionale und überregionale Medienarbeit
- die Information von Sozialleistungsträgern, Arbeitgebern und anderen Einrichtungen, die für die Rehabilitation der Erkrankten bedeutsam sind
- die aktive Einflussnahme auf Einstellungen und Verhalten definierter Zielgruppen in Form von Begegnungen, Vorträgen und Workshops, etwa mit Journalisten, Polizisten, Schülern, Lehrern und in der Psychiatrie tätigen Berufsgruppen

Das WPA-Programm wird zurzeit in 15 Ländern umgesetzt, weitere Länder stehen in den Startlöchern (Infos z. B. über das Programm in Australien unter www.sane.org). Bisher sind die Resultate sehr ermutigend, und es wächst das Interesse von Gruppen in zahlreichen Ländern, ebenfalls am Programm teilzunehmen.
Allen Programmen soll gemeinsam sein, dass sie sich in ihren Inhalten und Zielen eng an den Bedürfnissen und dem subjektiven Erleben von schizophren Erkrankten, ihren Familien und den Menschen, die beruflich mit ihnen Kontakt haben, orientieren.
Das Gesamtprogramm ist als Joint Venture konzipiert: Es bezieht in jedem Land Ärzte, Psychologen, Pflegepersonal, schizophren Erkrankte, Angehörigen-Verbände, Ministerien, Behörden, Parteien, Verbände, Medien und Unternehmen aus der Medizinbranche mit ein. Wissenszuwachs und Zusammenarbeit sind Grundprinzipien des Programms: Jede neue Gruppe, die mit ihrem Land am Programm teilnimmt, profitiert von den Erfahrungen und Ergebnissen in anderen Ländern, fügt ihre eigenen Erfahrungen dem gemeinsamen Wissensbestand hinzu und wird Teil des internationalen Netzwerks gegen Stigma und Diskriminierung. Die internationale Koordination hat der Initiator des WPA-Programms Prof. Dr. Norman Sartorius übernommen. Stigmata zu verändern ist ein langer Prozess, insofern ist geplant, dass das Programm sich über mehrere Jahrzehnte erstrecken wird. Vom 2. bis 5. September 2001 fand die erste Internationale Konferenz „Together Against Stigma" in Leipzig statt. Über 500 Teilnehmer (Betroffene, Angehörige, praktisch oder wissenschaftlich tätige Psychologen und Ärzte, Soziologen, Lehrer, Journalisten, Politiker) aus 51 Ländern diskutierten über die verschiedenen nationalen Anti-Stigma-Programme und Aktionen, die Ausgrenzung und Benachteiligung von psychisch Kranken abbauen sollen, und es wurde versucht, neue Perspektiven und Strategien für zukünftige Projekte zu entwickeln. Die zweite Internationale Anti-Stigma-Konferenz ist für 2003 in Kanada geplant.

Zur Durchführung des Programms in Deutschland wurde der Verein „open the doors" gegründet, der eine Koordinationsfunktion für die zahlreichen Aktivitäten in den lokalen Projektzentren übernimmt. Entsprechende Projekte wurden in Düsseldorf, Hamburg, Itzehoe, Kiel, Leipzig und München ins Leben gerufen. In den lokalen/regionalen Projektgruppen sind neben Patienten, Angehörigen, Ärzten und Psychologen manchmal auch Politiker, Journalisten, Arbeitgeberverbände und Träger sozialer Einrichtungen vertreten. Die Anti-Stigma-Aktivitäten richten sich ebenso an die breite Öffentlichkeit wie an spezielle Zielgruppen (z. B. Schüler, Polizisten) oder Multiplikatoren wie Ärzte, Lehrer und Journalisten.

Eine erfolgreiche Maßnahme der Bayrischen Anti-Stigma-Aktion (BASTA) ist das „Stigma Alarm Netzwerk" (SANE), das im Internet installiert wurde. Über SANE können Fälle von Diskriminierung psychisch Kranker gemeldet werden. Nach einer Überprüfung der Fakten durch die Mitglieder der BASTA wird versucht, durch direkte Kontaktaufnahme mit dem Diskriminierenden die Einstellung dieser Handlungen (z. B. Presseberichte, Werbeartikel, Filme, Anzeigen u. Ä.) zu erreichen. Wenn dies nicht gelingt, wird der Fall allen Netzwerk-Mitgliedern bekannt gemacht, die sich ihrerseits dann an die Institutionen wenden und gegen die Diskriminierung protestieren können. Dieses an Amnesty International angelehnte Prinzip hat sich in den USA als sehr wirksam erwiesen und wird dort mit großem Erfolg von der Betroffenenorganisation NAMI (www.nami.org) praktiziert. Das Netzwerk lebt von der Höhe der Anzahl seiner Mitglieder und den Einzelnen, die sich aktiv beteiligen. Je mehr Menschen begeistert ein Teil des Netzwerks werden, umso mehr kann SANE bewegen.

Weitere Informationen zu deutschen Anti-Stigma-Initiativen sind zu finden unter:

- www.irrsinnig-menschlich.de (Irrsinnig menschlich e.V., Leipzig)
- www.kompetenznetz-schizophrenie.de
- www.buendnis-depression.de (Nürnberger Bündnis gegen Depression, Teil des Kompetenznetzes Depression)
- www.anti-stigma.de (Münster)
- www.openthedoors.de (Bayrische Anti-Stigma-Aktion BASTA, inkl. Stigma Alarm NEtzwerk SANE, München)
- www.radio-z.net (Radio-Sendung von Psychiatrie-Erfahrenen auf Radio Z, jeden ersten und dritten Donnerstag von 18 bis 19 Uhr)
- www.lichtblick-newsletter.de (Landesverband Mecklenburg-Vorpommern der Angehörigen und Freunde psychisch Kranker e.V., Rostock)
- www.psychiatrieimkreisneuwied.de (lokale gemeindepsychiatrische Initiative im Kreis Neuwied)
- www.trialog.sh (Verein der Angehörigen psychisch Kranker, Münster)

2.17.3 Anti-Stigma-Kampagne „von unten"

Die Einigkeit darüber, wie wichtig die Stigma-Bekämpfung ist, steht bei allen Beteiligten außer Frage. Jedoch regte sich insbesondere bei den Psychiatrie-Erfahrenen Kritik. Sie bezeichnen die bisher stattgefundenen Aktionen als sog. „Hochglanzveranstaltungen", auf denen doch wieder die Professionellen den Ton angeben würden und der geforderte Austausch auf gleichberechtigter Ebene nicht ausreichend umgesetzt würde. Weiteres Misstrauen macht sich an der Tatsache fest, dass die Kampagne weltweit und auch in Deutschland von einem Pharma-Unternehmen unterstützt wird.

Die vor über zehn Jahren in Hamburg gegründeten Psychoseseminare stellen in ihrer trialogischen Besetzung – professionelle Helfer, Angehörige und Psychiatrie-Erfahrene – eine Keimzelle für gegenseitiges Zuhören, Verstehen und Austauschen auf einer hierarchisch gleichberechtigten Ebene dar. Ziele dieser Psychoseseminare sind u. a.:

- die wechselseitige Fortbildung
- der Austausch subjektiver Erfahrungen
- Üben einer gleichberechtigten Begegnung
- Entwicklung einer gemeinsamen Sprache
- Förderung eines anthropologischen Psychoseverständnisses
- Förderung individueller Selbsthilfe- und Behandlungsstrategien
- Abbau von Vorurteilen
- Förderung gegenseitiger Achtung

Die bisher über 100 lokalen Psychoseseminare sollen durch den Einsatz vor Ort zur Veränderung des öffentliches Bildes beitragen, und zwar durch gezielte Einladung von Journalisten, Leserbriefaktionen bei skandalösen Berichten und stigmatisierenden Werbekampagnen, Berichte in lokalen Medien (wie z. B. in Kirchenzeitungen, Stadtteilanzeigern usw.), Einladung von Mediatoren wie Polizei, Richter, Lehrer, Pastoren, Pfarrer und durch Mitwirkung bei Vorstellungen der Inhalte an Schulen und örtlichen Betrieben (s. Bock et al. 1992; 1994 und www.psychiatrie.de).

2.17.4 Ausblick

Stigmatisierung hat einen inneren und einen äußeren Anteil.

Was den inneren, fachspezifischen Anteil betrifft, hat das neue Krankheitsverständnis – das Vulnerabilitäts-Belastungs-Modell – nicht nur den Betroffenen den Weg eröffnet, wieder mehr eigenständige Kontrolle über den Verlauf der Erkrankung zu gewinnen, sondern auch eine Vielzahl von Forschungsarbeiten angestoßen, die sich mit einer differenziellen Betrachtung von möglichen Ursachen beschäftigen. Vor allem sind neuere Therapieformen, insbesondere psychotherapeutische Methoden, auch für

die Einbeziehung der Angehörigen entwickelt worden. Es ist zu hoffen, dass diese Erkenntnisse möglichst schnell in den allgemeinen Behandlungsstandard dieser Erkrankung einfließen.
Um die äußere Stigmatisierung in der Gesellschaft zu minimieren, haben Fachleute schon diskutiert, – um die mit dem Begriff „schizophren“ verknüpften Vorurteile von einer korrekten Krankheitsbeschreibung zu entkoppeln –, ob man statt „Psychosen aus dem schizophrenen Formenkreis“ nicht besser den Begriff „kognitive Psychose“ einführen sollte. Der Begriff „kognitiv“ – in der freien Übersetzung: „gedankenorientiert“ – passt auch eher zu dem Begriff „affektive Psychose“ – gefühlsorientiert –, dem Begriff für seelische Erkrankungen, die überwiegend Störungen in der gefühlsmäßigen Verarbeitung der Informationen unseres Umfelds aufzeigen. Der Begriff „kognitive Psychose“ wäre eine objektivere und genauere Beschreibung der tatsächlichen Vorgänge und könnte so helfen, die einseitigen Vorurteile, die mit dem Begriff „schizophren“ verknüpft sind, zu vermeiden.
Es gilt, auch weiterhin, alle Anstrengungen zu unternehmen und sämtliche Maßnahmen zu unterstützen, die die Ausgrenzung der Patienten in der Gesellschaft verringern und das Verständnis für die schizophrene Erkrankung fördern. Das erfordert eine gezielte Öffentlichkeitsarbeit; dazu können Fachleute, aber auch Angehörige und Betroffene beitragen, sowohl als Einzelpersonen als auch im Rahmen der inzwischen gegründeten Verbände.

2.18 Selbsthilfebewegung von Patienten und Angehörigen

Vertiefungskapitel zu 1.11 Selbsthilfebewegungen

K. Stengler-Wenzke

2.18.1 Einleitung

Ein Hauptziel der psychoedukativen Gruppen ist Aufklärung und Informationsaustausch für Betroffene und Angehörige. Es gibt unterschiedliche Meinungen darüber, ob und inwiefern Psychoedukation als ein Ansatz zur Selbstbefähigung aufgefasst werden kann. Einerseits fordern die so definierten „Empowerment"-Strategien mehr Wissen und Aufklärung über die Erkrankung, andererseits scheint Psychoedukation im Sinne von „Patientenschulung" oder „Patientenbildung" eher das Gefälle zwischen Betroffenen und Professionellen zu verstärken. Vor diesem Hintergrund verweisen wir noch einmal auf die von unserer Arbeitsgruppe getroffene Definition von Psychoedukation (s. Kap. 1.1), insbesondere auf die definitionsgemäße Förderung der Eigenverantwortlichkeit der Betroffenen im Umgang mit der Erkrankung. So wird schließlich verständlich, dass wir psychoedukative Gruppenarbeit als ein gemeinsames Feld von professionellem Handeln und psychiatrieerfahrener Kompetenz der Betroffenen und Angehörigen verstehen. Hier sollen die Wurzeln zur Selbstbefähigung von psychisch Erkrankten gefördert und unterstützt werden.

Eine Bilanz der seit 1996 tätigen Arbeitsgruppe Psychoedukation ist, dass dem Thema Selbsthilfe, im engeren Sinne die Zusammenarbeit mit Betroffenen- und Angehörigenvereinen im Rahmen der psychoedukativen Gruppenarbeit, zu wenig Aufmerksamkeit geschenkt wird; in einigen Versorgungssektoren besteht gar keine Verbindung oder Zusammenarbeit hierfür. Das ist eine bedauernswerte Ausgangssituation, die es zu verändern gilt.

Psychoedukation – integriert in den therapeutischen Gesamtprozess – soll Patienten wie Angehörige befähigen, ausgestattet mit umfangreichem Wissen über die Erkrankung, gemeinsame Bewältigungsstrategien zu erarbeiten. Damit erfüllen sich die wichtigsten Forderungen, die z. B. auf der Jahrestagung des „Bundesverbandes der Angehörigen psychisch Kranker e.V. Bonn" (BApK) 2000 in Leipzig formuliert wurden: Die Angehörigen wünschen sich eine Besserung des Versorgungssystems, vor allem im Hinblick auf bessere Kommunikation mit den Professionellen. Sie wollen mehr in die Entscheidungen des therapeutischen Prozesses einbezogen werden, insbesondere dann, wenn Patienten zwischen den Versorgungs-Settings wechseln. Angehörige psychisch Kranker erwarten darüber hinaus von den psychiatrischen Professionellen mehr Unterstützung bei der Zufriedenstellung eigener Bedürfnisse, um selbst ein annähernd „normales" Leben führen zu können.

2.18.2 Historische Entwicklung der Selbsthilfebewegung von Psychiatrie-Erfahrenen (Patienten) und Angehörigen

Will man Selbsthilfe von psychisch Kranken im engeren Sinne definieren, kommt man an den Anfängen traditioneller Familienpflege, wie sie bis heute in Belgien, den Niederlanden, den USA und in Kanada erhalten geblieben ist oder weiterentwickelt wurde, nicht vorbei. Selbsthilfe definiert Unterstützung und Versorgung von Betroffenen und Angehörigen – damit ist eine Form von Laienhilfe gemeint, wie sie in einer ganz spezifischen Weise in der traditionellen Familienpflege gewährleistet wurde. Unter psychiatrischer Familienpflege wird die Unterbringung und Betreuung von psychisch Kranken in Fremdfamilien verstanden (Schmidt-Michel 1984). Diese „Gastfamilien" werden zumeist professionell betreut und entsprechend finanziell unterstützt.

Es gibt verschiedene Formen traditioneller Familienpflege. Das älteste, seit dem Jahr 1200 existierende Dorf Geel in Belgien besteht bis heute als familiäres Versorgungssystem mit bis zu 1000 „Pfleglingen", wovon etwa ein Drittel an Psychosen erkrankt ist, ein weiteres Drittel aus intellektuell minderbegabten Menschen besteht und ein Drittel an sog. „Mischformen" psychiatrisch-neurologischer Erkrankungen leidet, wie etwa Epilepsien u. a. Es erfolgt eine regelmäßige ambulant organisierte ärztlich/nervenärztliche Versorgung, angepasst an die individuellen Bedürfnisse der Betroffenen. Diese Versorgungsstruktur wird von der Gesundheits- und Sozialbehörde Belgiens finanziert. Wilhelm Griesinger (1817–1868) fasste bereits vor über 100 Jahren zusammen:

> „Die familiäre Krankenpflege gewährt dem Kranken das, was die prachtvollste und bestgeleitete Anstalt der Welt niemals gewähren kann, nämlich die volle Existenz unter Gesunden, die Rückkehr aus einem künstlichen und monotonen in ein natürliches, soziales Medium." (vgl. Schmidt-Michel 1984)

Die Vorteile der traditionellen Familienpflege sind sicherlich ein individuellerer Zugang zu den Betroffenen, als es etwa in klassisch-psychiatrischen Institutionen möglich ist; ein persönlicher Freiraum scheint gewährleistet zu sein, der Umgang mit psychisch Gesunden fördert die Integration in das soziale Umfeld und trägt so u. U. zum Abbau von Diskriminierung und Ausgrenzung psychischer Andersartigkeit bei. Dennoch ist die Familienpflege psychisch Kranker nicht unumstritten. Vor allem in den 30er Jahren des 19. Jahrhundert führten heftige Auseinandersetzungen zwischen den damals führenden deutschen „Irrenärzten" überwiegend zur Ablehnung familienpflegerischer Projekte. Nach dem Vorbild Geel wurde jedoch in Deutschland erstmals 1882 von Wahrendorf in Ilten die Familienpflege eingeführt (Schmidt-Michel 1984). Darüber hinaus wurden bis zur Jahrhundertwende in vielen Heil- und Pflegeanstalten Versuche zur Realisierung von Familienpflege unternommen. Dabei war jedoch die treibende Kraft zumeist eine ökonomische. Die Interessen der psychisch

Kranken waren weniger bedeutsam – vielmehr galt es, die hoffnungslos überfüllten Asyle zu entlasten und dafür eine möglichst billige Alternative zu finden. Vor diesem Hintergrund entwickelte sich in Deutschland die Familienpflege als eine Art Nebenerwerbsquelle, die den „Gastfamilien“ einen sicheren Zuverdienst durch billige Arbeitskräfte garantierte. Während des Ersten Weltkriegs und in der Zeit danach ging die bis dahin gewachsene Familienpflege aufgrund vielschichtiger Probleme drastisch zurück und fiel schließlich der nazistischen Ideologie gänzlich zum Opfer. Die fachliche Diskussion um psychisch Langzeitkranke begann systematisch erst Jahre nach dem Ende des Zweiten Weltkriegs wieder, nachdem nämlich psychiatrische Großkrankenhäuser überfüllt waren und sich die Notwendigkeit einer Psychiatrie-Reform ergab. Familienpflege kann als alternative Versorgungsform auch perspektivisch vor allem für chronisch psychisch Kranke in Erwägung gezogen werden. Negative historische Erfahrungen, wie etwa überwiegend finanzielle Motivationsgründe der Gastfamilien oder große Entfernung zu ambulanten und stationären psychiatrischen Versorgungsstrukturen, müssten überwunden werden, um moderne Konzepte der Familienpflege zu realisieren.

Die traditionelle Familienpflege muss grundsätzlich von der Angehörigenarbeit bei psychisch Kranken abgegrenzt werden (s. Angermeyer u. Finzen 1984). Die Arbeit mit Angehörigen(-gruppen) erfordert die Auseinandersetzung mit intrafamiliären Konflikten aller Beteiligten und ist nicht mit den Problemen ausgewählter Laienbetreuer (Gastfamilien) zu vergleichen.

Die Stellung der psychisch Kranken und ihrer Angehörigen im therapeutischen Prozess hat sich in den letzten 30 Jahren entscheidend geändert. Die passive Rolle der Patienten gehört weitgehend der Vergangenheit an. Sie sind mehr und mehr zu aktiven Mitgestaltern ihres Lebens geworden – zum einen in der Bewältigung ihrer psychischen Erkrankung, zum anderen durch vermehrte Einflussnahme auf gesellschaftlicher und politischer Ebene. Auch die Angehörigen haben einen Wechsel in ihrer Position zu den psychiatrisch Professionellen vollzogen. Es ist ein mitunter komplizierter und anstrengender Dialog zwischen Angehörigen und Professionellen entstanden, in dem es gilt, einen partnerschaftlichen Umgang zu entwickeln und zu bewahren. Eine psychische Erkrankung beeinflusst die Beziehung des Betroffenen zu seinen Angehörigen in ganz spezifischer Weise – ein Spannungsfeld zwischen Autonomie und Abhängigkeit lässt sich zumeist nicht verhindern und sollte gemeinsam mit den in der Psychiatrie professionell Tätigen bewältigt werden.

Die weltweit entstandene Selbsthilfebewegung von Betroffenen und Angehörigen psychisch Kranker hat diesen Weg sozialpsychiatrischer Arbeitsweise erheblich vorangetrieben. Umgekehrt haben psychiatrische Reformideen den Prozess der Selbstbefähigung von Patienten und ihren Angehörigen gefördert.

Es soll im Folgenden über die Entstehung und die unterschiedlichen Formen der Selbsthilfe-Aktivitäten von Betroffenen und Angehörigen mit und ohne professioneller Mitarbeit berichtet werden.

Angehörigenbewegung – Selbsthilfe unter Angehörigen psychisch Kranker

Psychisch kranke Menschen haben Angehörige. Angehörige gehören zumeist zu der Familie, in der die Patienten leben. Im Rahmen des Familienalltags erleben sie die Auswirkungen der Krankheit, die sie jeweils auf verschiedene Art und Weise bewältigen müssen. Alle leiden in einer gewissen Form unter den Auswirkungen einer schizophrenen Psychose. Die psychiatrischen Professionellen haben diesen Umstand lange unterschätzt; nicht nur das, sie haben Angehörige als „Ungehörige" (Finzen 1979) diskriminiert und vom therapeutischen Prozess ausgegrenzt. Die Erforschung der Familien Schizophrener in den 50er und 60er Jahren hat sicher zum Verständnis familiärer Beziehungen beigetragen, hat aber zunächst die Angehörigen als Täter des zum Opfer einer schizophrenen Erkrankung gewordenen Patienten dargestellt. Ohne einen tieferen Blick auf die belastenden Beziehungs- und Systemveränderungen innerhalb einer Familie mit einem schizophren Erkrankten zu richten, wurden vorschnell „Problemfamilien" (z. B. Stierlin et al. 1977) definiert und damit Angehörige zu Schuldigen erklärt. Das Leid, das ohnehin mit dem erkrankten Familienmitglied getragen werden musste, vervielfachte sich durch einseitige, unkritische Schuldzuweisungen der Professionellen. Angermeyer hat 1981 im Ergebnis einer Krankenakten-Analyse von 171 schizophrenen Patienten, die zwischen 1967 und 1978 in der Psychiatrischen Klinik der Medizinischen Hochschule Hannover behandelt worden waren, die damalige Situation eindrucksvoll beschreiben können: Psychiatrische Ärzte fokussierten ihr Interesse fast ausschließlich auf die Familienpathologie, positiven Kräften und möglichen Ressourcen der Familien im Umgang mit der Erkrankung und den Betroffenen wurde faktisch keine Aufmerksamkeit geschenkt. Fazit der Untersuchung war, dass die behandelnden Ärzte aus ihrer Beurteilung der Familien heraus eine „Lösung vom Elternhaus als dringliche Maßnahme" sahen. Dies wurde etwa durch konsequente Besuchsverbote während der stationären Aufenthalte umgesetzt sowie durch eine Separierung der Patienten von ihren Angehörigen nach Entlassung durch Überführung in Übergangswohnheime (Döhner u. Angermeyer 1980). Simplifizierte Familientheorien beeinflussten in bedrückender Weise das Alltagshandeln der Psychiatrie und ließen die Angehörigen mit ihren Nöten, Ängsten und Sorgen allein.

Vor diesem Hintergrund ist es bemerkenswert, dass Angehörige psychisch Kranker die Kraft und den Mut hatten, sich zunächst unter ihresgleichen, später in der breiten Öffentlichkeit Gehör zu verschaffen und auf ihre Stellung aufmerksam zu machen. Entsprechend der unterschiedlichen gesellschaftlichen Bedingungen entstanden in Großbritannien, Frankreich, Italien, Österreich, den USA, Deutschland und anderen Ländern in den 70er und 80er Jahren z. T. große, einflussreiche Angehörigeninitiativen. Auf einige, historisch besonders wichtige Organisationen soll im Folgenden kurz eingegangen werden.

„National Schizophrenia Fellowship“ (NSF) in Großbritannien

In Großbritannien wurde 1959 das Konzept der gemeindenahen Versorgung in der Mental Health Act zum Reformziel erklärt. In der Folge wurden vermehrt Patienten aus den psychiatrischen Krankenhäusern entlassen und damit die Bettenzahl drastisch reduziert. Die ambulante Weiterbehandlung und -versorgung wurde vorausgesetzt. Dafür aber waren kaum adäquate komplementäre Einrichtungen vorhanden. Das Versagen der gemeindenahen Versorgung war ausschlaggebend für die Gründung der „National Schizophrenia Fellowship“. Die Angehörigen, und hier besonders die Familien der chronisch schizophrenen Patienten, fühlten sich mit der ihnen plötzlich übertragenen Verantwortung und Versorgung der Kranken überfordert. Ein mutiger Mann, John Pringle, veröffentlichte 1970 einen Artikel in der Times. Darin beschrieb er die Sorgen und Probleme seiner Familie, die im Zusammenleben mit dem schizophren erkrankten Sohn entstanden waren. Damit war der Öffentlichkeit erstmals ein Bild über die von Leid und Not gezeichnete Situation in Familien mit psychisch Kranken zugänglich. Die lebhafte Reaktion auf diesen Artikel führte zunächst zu einem Zusammenschluss weniger Angehöriger von schizophrenen Patienten, letztlich aber zur Gründung der Selbsthilfe-Organisation „National Schizophrenia Fellowship“ (NSF). Heute, 30 Jahre nach ihrer Gründung, stellt die NSF ein ausgedehntes Selbsthilfenetz dar, das in ca. 300 örtlichen Gruppen viele praktische Hilfsangebote für Betroffene und Angehörige anbietet. Darüber hinaus ist die Organisation auch auf politischer Ebene wirksam und engagiert sich im Rahmen ihrer internationalen Kontakte zu anderen Selbsthilfebewegungen gegen Stigmatisierung und Ausgrenzung psychisch Erkrankter.

„Union Nationale des Amis et Familles de Malades Mentaux“ (UNAFAM) in Frankreich

Die Angehörigenbewegung in Frankreich organisierte sich mit der Gründung der UNAFAM bereits 1963. Mütter von überwiegend schizophren Erkrankten fühlten sich durch die ablehnende, verweigernde Haltung der Psychiater ausgegrenzt und isoliert. Um ihrer Hilflosigkeit im Umgang mit den Betroffenen zu begegnen, trafen sich die von den Professionellen besonders Angeklagten: die Mütter der Patienten, die fast ausnahmslos beschuldigt wurden, für die Erkrankung ihrer Töchter und Söhne verantwortlich zu sein, und denen fast vollständig Gefühle wie Betroffenheit, Sorge und Angst abgesprochen wurden. Es dauerte fast 20 Jahre, bis die UNAFAM 1981 in ganz Frankreich via Öffentlichkeit als Organisation gehört und akzeptiert wurde. Heute ist die UNAFAM in 90 lokalen Gruppierungen vertreten und zählt etwa 8500 Mitglieder. Sie engagiert sich in Zusammenarbeit mit dem psychiatrischen Versorgungssystem und ist Mitglied der „European Federation of Family Associations of People with Mental Illness“ (EUFAMI).

„Hilfe für Angehörige psychisch Erkrankter" (HPE) in Österreich

HPE-Österreich ist der Dachverband der Angehörigenvereine in Österreich mit Mitgliedern in allen Bundesländern. Seit der Gründung 1978 zählt es zur spezifischen Eigenart dieses Verbandes, dass Angehörige und Professionelle eng zusammenarbeiten. Denn die Idee zur Gründung einer – zunächst Wiener – Angehörigenbewegung ging von dem Psychiatrieprofessor Heinz Katschnig persönlich aus. Während eines längeren Aufenthaltes in Großbritannien hatte er Anfang der 70er Jahre die „National Schizophrenia Fellowship" kennen gelernt und bei seiner Rückkehr nach Wien beeindruckende Erfahrungen mit dieser Selbsthilfe-Organisation mitgebracht (Angermeyer u. Finzen 1984). In dem Buch „Die andere Seite der Schizophrenie – Patienten zu Hause" (Katschnig 1977) wurden Schlussfolgerungen gezogen, welche die Arbeit mit den „neuen" Angehörigen wesentlich beeinflussen sollten. Die Hauptaufgaben der HPE waren von Beginn an die gegenseitige Unterstützung und das Eintreten für Reformen im psychiatrischen Bereich. Mittlerweile gibt es 40 HPE-Selbsthilfegruppen und eine zentrale Koordinationsstelle in Wien.

„Associazone per la Riforma dell'Assistenza Psichiatrica – A.R.A.P." in Italien

Die italienische Angehörigenbewegung steht in enger Verbindung mit den psychiatrischen Reformideen der 70er Jahre. Kein anderes Psychiatrie-Gesetz zuvor hat die Sorge und Hilfe für die schwächsten Mitglieder der Gesellschaft und die Einrichtung menschenwürdiger Behandlungsbedingungen für psychisch Kranke so in den Mittelpunkt gestellt wie das fast legendäre „Gesetz 180". Das 1978 erlassene Reformgesetz war jedoch von einer solchen Radikalität, dass eine heftige Gegenbewegung letztlich zu erwarten war. Zunächst fand sich ein breiter Konsens zwischen Betroffenen und Professionellen über die Abschaffung der zur Chronifizierung psychischer Erkrankung beitragenden geschlossenen Irrenhäusern. Die konsequente Rückführung der Betroffenen in ihr soziales Umfeld – und damit in die Familie – war das erklärte Ziel aller Bestrebungen. Dieses soziale Umfeld, insbesondere die Familien, waren in keiner Weise auf die in kürzester Zeit realisierten Veränderungen vorbereitet: Weder die ökonomischen Voraussetzungen für eine solche Verlagerung der Betreuung und Versorgung der Patienten waren gegeben noch gab es Möglichkeiten, die entstehenden emotionalen Belastungen der Familien abzufangen. Letztlich organisierte sich der Widerstand der Angehörigen nicht nur gegen das „Gesetz 180", sondern auch gegen die psychiatrischen Professionellen und leider auch gegen die Betroffenen. Die Möglichkeit zur Wiederaufnahme der Patienten in die Anstalten war ein Ziel der Angehörigenbewegung!

Nach gut 20 Jahren hat sich dieses Spannungsfeld entaktualisiert. Eine mächtige Angehörigeninitiative von insgesamt mehr als 20000 Mitgliedern engagiert sich auch im Rahmen ihrer Mitgliedschaft in der EUFAMI. Dennoch bleiben die Erfahrungen der 80er Jahre vor allem für Betroffene ein erschreckendes Beispiel dafür, wie ursprünglich progressive Ideen durch unüberlegtes, vorschnelles und absolutistisches Handeln verheerende Auswirkungen haben können.

„National Alliance for the Mentally Ill" (NAMI) in den USA

Die Anfänge der Angehörigenbewegung in den USA gehen auf erste bescheidene Versuche einzelner Familien zurück, die sich zunächst zum Gespräch und Austausch über ihre Lebenssituation mit einem psychisch erkrankten Familienmitglied trafen. Solche Gesprächskreise fanden in den verschiedenen Bundesstaaten gehäuft Ende der 70er Jahre statt, bis sich 1979 Vertreter solcher lokalen Gruppen in Madison, Wisconsin, zur „National Alliance for the Mentally Ill" zusammenschlossen. Mit großem Eifer und Engagement breitete sich die Vereinigung aus und zählt heute mehr als 200000 Mitglieder. Ihre Aufgaben sieht die Vereinigung vor allem in der praktischen Unterstützung der Familien, aber auch in Schulungs- und Aufklärungskampagnen in der Bevölkerung, die sich in jüngster Zeit insbesondere gegen Stigmatisierung und Diskriminierung psychisch Kranker richten.

„European Federation of Family Associations of People with Mental Illness" (EUFAMI)

EUFAMI ist die Europäische Förderation von Organisationen der Angehörigen psychisch Kranker und repräsentiert Familien- und Selbsthilfe-Organisationen in ganz Europa. EUFAMI wurde 1990 auf einem Kongress in Belgien gegründet, an dem Familien verschiedener Staaten Europas teilnahmen. Ein Hauptziel der Organisation ist es, die Stigmatisierung von psychisch Kranken zu beseitigen, indem Ignoranz und Unwissen in der Bevölkerung abgebaut werden sollen. EUFAMI versteht sich auch als eine politische Lobby für eine Verbesserung der rechtlichen Gleichstellung psychisch Kranker und ihrer Angehörigen.

„World Schizophrenia Fellowship" (WSF)

Der größte und einflussreichste Verband von Angehörigen schizophren Erkrankter ist die „World Schizophrenia Fellowship". Weltweit engagieren sich ihre Mitglieder mit umfangreichen Aktivitäten, insbesondere gegen Diskriminierung schizophren Erkrankter. Besonders aktiv ist diese Organisation in den Vereinigten Staaten und in Großbritannien. Sie wird von Parlamenten und Regierungen bei Entscheidungen über Gesetze und Versorgung psychisch Kranker gehört.

„Bundesverband der Angehörigen psychisch Kranker e.V. Bonn" (BApK) in Deutschland

Die Gründung des Bundesverbandes der Angehörigen psychisch Kranker in Deutschland liegt erst gut 15 Jahre zurück. „Familien helfen sich selbst" – unter diesem Motto gründeten Angehörige 1985 ihren Bundesverband, dem inzwischen bundesweit 500 Angehörigen-Selbsthilfegruppen und -initiativen angehören. Im Vergleich zu den

anderen erwähnten europäischen Verbänden hat sich die Angehörigenvereinigung in Deutschland zunächst relativ schwer getan, bis sie den heutigen Status erreichte.
Die Wiege der Angehörigenbewegung steht in Süddeutschland. Hier trafen sich 1970 erstmals Angehörige psychisch Kranker regelmäßig in kleinen Gesprächskreisen. Die erste Initiative geht auf Elisabeth Harmsen, einer damals 67 Jahre alten Frau, zurück, die bei der Geschäftsstelle des Diakonischen Werkes der EKD mit dem Aufbau eines gemeindepsychiatrischen Arbeitskreises begann. Zu der sich regelmäßig treffenden Gruppe kam noch im Jahre 1970 die Mutter eines psychisch kranken Sohnes, Frau Marjorie Wingler. Sie wird Erste Vorsitzende der 1975 formell gegründeten „Aktionsgemeinschaft Stuttgart der Angehörigen psychisch Kranker e.V." Wesentliche Impulse für die Gründung erster Angehörigeninitiativen in Stuttgart kamen von der Evangelischen Akademie in Bad Boll, die bereits Jahre zuvor Tagungen organisiert hatte, auf denen sich Angehörige psychisch Kranker informieren, aber auch Kontakte mit ebenfalls Betroffenen herstellen konnten. Elisabeth Harmsen und Marjorie Wingler können als die Nestorinnen der deutschen Angehörigenbewegung bezeichnet werden. Bemerkenswert ist, dass es Frau Marjorie Wingler war, die sich als erste Angehörige eines psychisch Kranken auf einer Psychiatrie-Tagung 1973 zu Wort meldete, um ihre persönliche Lebenssituation zu schildern. Die versammelten Größen der bundesdeutschen Psychiatrie waren zur Vorbereitung der Psychiatrie-Enquete zusammengekommen und wurden nun erstmals mit der durchaus leidgeprüften Realität von Angehörigen psychisch Kranker konfrontiert – sicher ein Meilenstein in der Geschichte der deutschen Angehörigenbewegung. Frau Marjorie Wingler wurde 1986 anlässlich ihres 80. Geburtstages mit dem Bundesverdienstkreuz geehrt.
Während sich in Stuttgart die Angehörigen-Selbsthilfebewegung organisierte, bemühten sich in Hamburg sozialpsychiatrisch denkende und handelnde Experten um eine bessere Zusammenarbeit mit den Angehörigen. In einer neu entstandenen Tagesklinik an der Psychiatrischen Universitätsklinik Hamburg-Eppendorf wurden von Dörner und Mitarbeitern 1970 erste expertengeleitete Angehörigengruppen in den therapeutischen Prozess integriert (Dörner u. Groth 1984). Damit waren zwei zunächst unabhängig voneinander arbeitende Strömungen auf dem Weg.
Die Weiterentwicklung der deutschen Angehörigenbewegung wurde wesentlich von dem 1976 gegründeten „Dachverband psychosozialer Hilfsvereinigungen e.V." mit bestimmt. Als Zusammenschluss von bundesweiten gemeindepsychiatrischen Bürgerinitiativen und Hilfsvereinen richtete er 1982 einen „Arbeitskreis Angehörige" ein, der als Forum für den gegenseitigen Informations- und Erfahrungsaustausch gelten sollte. Ebenfalls 1982 fand unter der Schirmherrschaft des „Dachverbandes psychosozialer Hilfsvereinigungen e.V." das 1. Bundestreffen der Angehörigen psychisch Kranker in Deutschland statt. Im gleichen Jahr erschien auch das von den professionellen Wegbereitern der Angehörigenszene Dörner, Egetmeyer und Koennig herausgegebene Buch „Freispruch der Familie" (Dörner et al. 1982). Erstmals Seite an Seite mit den psychiatrischen Professionellen, haben Angehörige das Wort und machen ihre Lebenssituation mit den psychisch Kranken öffentlich.
Schließlich, wie oben erwähnt, wurde am 8. Juni 1985 in Bonn der „Bundesverband der Angehörigen psychisch Kranker e.V. Bonn" gegründet. Die organisierte Angehörigenbewegung ist nicht zuletzt als Reaktion auf die deutsche Psychiatrie-Reform

zu sehen. Die Verlagerung von Versorgung und Betreuung psychisch Kranker in die Gemeinde hat den Familien auch Lasten aufgebürdet, hat die Bedürfnisse der Familien nicht berücksichtigt und musste deshalb mit deren Widerstand rechnen. Heute haben Angehörige psychisch Kranker ein neues Selbstverständnis entwickelt und räumen sich zu Recht einen Platz zur Mitsprache und Mitverantwortung im therapeutischen Prozess um ihre psychisch Kranken neben den Professionellen ein.

Betroffenenbewegung – Selbsthilfe unter psychisch Kranken

Selbsthilfe unter Betroffenen ist gekennzeichnet durch weitgehende Autonomie von Fremdhilfe, d.h. Betroffene finden sich in Gruppen zusammen, um in direkten, persönlichen Kontakt zu treten. Sie haben individuelle Erfahrungen mit der (psychischen) Erkrankung gesammelt, eigene Bewältigungsstrategien gefunden und auch negative Erlebnisse zu erzählen. Anders als im Umgang mit der Mehrzahl der Gesunden, der „Normalbevölkerung“, können Betroffene bei Kontakten untereinander Unsicherheit, Scham und Peinlichkeit überwinden. Das Verständnis für Krank- und Anderssein hat (naturgemäß) Grenzen – die Subjektivität eines Menschen ist nur bedingt für den anderen erfahrbar, und wenn, dann nahe am eigenen Erleben. Die Gleichartigkeit von Problemen verbindet Betroffene und lässt Selbsthilfepotenzial entstehen und wachsen.

Die Geburtsstunde der Betroffenen-Selbsthilfebewegung kann in das Jahr 1935 mit dem Zusammenschluss der Anonymen Alkoholiker (AA) in den Vereinigten Staaten datiert werden. Solche AA-Gruppen entstanden in Deutschland erst nach dem Zweiten Weltkrieg. Die Betroffenen-Selbsthilfebewegung nahm in den 80er Jahren insbesondere in den USA einen raschen Aufschwung (Moeller 1988). In Europa mussten ca. zehn Jahre vergehen, bis sich eine breite Selbsthilfeszene entwickeln konnte. Eine Vielzahl von Selbsthilfegruppen hat sich seitdem gebildet.

Ende der 70er Jahre entstanden mit Unterstützung der Psychosomatischen Universitätsklinik Gießen die ersten psychologisch-psychotherapeutischen Gesprächs-Selbsthilfegruppen (Moeller 1978; 1981). 1982 entwickelte sich aus diesen regelmäßigen Zusammenkünften die „Deutsche Arbeitsgemeinschaft Selbsthilfegruppen“ (DAG SHG), die 1984 ihr Projekt NAKOS (Nationale Kontakt- und Informationsstelle zur Anregung und Unterstützung von Selbsthilfegruppen) eröffnen konnte (Matzat 1990). Wichtige Impulse zum Aufbau von örtlichen Betroffenen-Selbsthilfegruppen gehen von dem 1992 gegründeten „Bundesverband Psychiatrie-Erfahrener e.V.“ (BPE) aus. Neben der Organisation auf Bundesebene gibt es mittlerweile in fast allen Bundesländern Landesverbände Psychiatrie-Erfahrener. Auf Bundesebene steht das „Weglaufhaus Berlin“ als „psychiatriefreies Asyl“ allen Psychiatrie-Betroffenen offen, das „Netzwerk Stimmenhören e.V.“ bietet ebenso wie das „Forum Anti-Psychiatrischer Initiativen e.V.“ Unterstützung für Psychiatrie-Betroffene an. Es gibt den europäischen Verband von Psychiatrie-Betroffenen-Organisationen „European Network of (ex)Users and Survivors of Psychiatry“, darüber hinaus hat sich mit dem „World Network of Users and Survivors of Psychiatry“ ein internationales Forum von Psychiatrie-Betroffenen entwickelt.

Für die Zusammenarbeit mit betroffenen Psychosekranken bieten sich die auf Landesebene ganz unterschiedlich entstandenen und arbeitenden lokalen Selbsthilfe-Initiativen an. Nicht zuletzt zeigen die mittlerweile in vielen Orten stattfindenden (zwar expertenunterstützten) Psychoseseminare die beeindruckenden „Hilfe-zur-Selbsthilfe"-Ressourcen schizophren Erkrankter. Sie stellen hilfreiche Versuche dar, das veränderte, ganz besondere Erleben der Kranken aufzugreifen und differenziert zu betrachten, auch seine positive Wertung anzugehen (Bock et al. 2000). Insgesamt sind die „neuen Rollen der Betroffenen" (Eikelmann 1997) mannigfaltig geworden: Als Patientenfürsprecher haben Betroffene ein neues Selbstverständnis erlangt. „Supported employments" (z. B. Wehmann u. Moon 1988) sind typische Modelle von Selbsthilfeformen, in denen Betroffene in Arbeitsplätze mit angemessener, relativ geringer Belastung vermittelt werden. In Deutschland gibt es vereinzelt solche Praktikumsprojekte innerhalb psychosozialer Kontakt- und Beratungsstellen (Reker et al. 1995). Mittlerweile konnten sich einzelne Integrationsbetriebe („Soziale Firmen", Selbsthilfefirmen) etablieren, die als rehabilitative Einrichtungen funktionieren und von Betroffenen selbst geleitet werden (Seyfried 1990). Insgesamt wird daran deutlich, dass die Betroffenen in den letzten Jahren zunehmend eigenständiger ihre eigenen rehabilitativen Möglichkeiten gestaltet haben.

2.18.3 Aktueller Stand – ein Spannungsfeld zwischen den unterschiedlichen Interessen der Selbsthilfegruppen und der Professionellen

Trotz umfangreicher Kooperationsbemühungen auf allen Seiten besteht ein konfliktträchtiges Spannungsfeld zwischen Betroffenen, Angehörigen und Professionellen.
Die Jahrestagung der Angehörigen im Oktober 2000 in Leipzig zeigte einmal mehr, welche Forderungen zumindest von den organisierten Angehörigen an die Professionellen nach wie vor gerichtet werden. Mehr Information, mehr aktive Einbeziehung in den therapeutischen Prozess und auch die verstärkte Trialog-Führung zwischen Psychose-Kranken, Angehörigen und Professionellen werden gefordert. Andererseits empfingen die Betroffenen manchmal eine gewisse Distanz zu den organisierten Angehörigen, wenn diese etwa erste gemeinsame Kooperationsprojekte zwischen dem „Bundesverband der Angehörigen psychisch Kranker" (BApK) und der Pharma-Industrie gegen die Stigmatisierung psychischer Krankheiten planen. Diese Kooperation wird von den Psychiatrie-Erfahrenen mit äußerster Skepsis gesehen oder gar konsequent abgelehnt. Auf der Tagung „Lebenswelten – 25 Jahre Psychiatriereform" im Juni 2000 meldete sich z.B. ein aktives Mitglied des Bundesverbandes der Psychiatrie-Erfahrenen (BPE) zu Wort: Neben den positiven Aspekten der Psychiatriereform, nämlich einer im allgemeinen menschenwürdigeren Psychiatrie, erleben Betroffene

immer noch Ausgrenzung, Willkür, auch Gewalt vonseiten der Professionellen (Seibt 2000). Angehörige erleben ihre aktuelle Situation vergleichsweise positiver: Vor allem mit Unterstützung von Sozialpsychiatern haben sie eine weitgehend selbstständige, selbstbewusste Position gegenüber den Professionellen, aber auch gegenüber gesellschaftlichen und politischen Gremien eingenommen (Schütt 2000). Das skizziert einen spannungsreichen Prozess, in dem es darauf ankommen wird, partnerschaftliche Veränderungen innerhalb der Psychiatrie durch Betroffene, Angehörige und Professionelle zu vollziehen. Es gilt, die unterschiedlichen Kompetenzen aller Beteiligten zu akzeptieren. Erfahrene und Nicht-Erfahrene auf unterschiedlichen Gebieten treffen aufeinander, haben aber gleiche Ziele, für die sie gemeinsam arbeiten sollten – so die Forderungen der Betroffenen (Seibt 2000).

Eine öffentliche Anhörung im Bundestag im Mai 2001 führte Betroffene, Angehörige und Professionelle zusammen: Der Ausschuss für Gesundheit des Bundestags hatte neben den Betroffenen und Angehörigen eine Vielzahl von Psychiatern (überwiegend von Universitäten und Kliniken) und Vertreter von Leistungsträgern eingeladen. Neben konkreten Forderungen im psychiatrischen Klinikalltag vonseiten des BPE waren sich vor allem die anwesenden Professionellen weitgehend einig, dass „wir in der Psychiatrie nur weiterkommen, (...) wenn Psychiatrie-Erfahrenen und Angehörigen Raum und Kompetenz als Partner und Ideenträger zugestanden wird" (Weise 2001).

Kooperationen aller Beteiligten gibt es aktuell vor allem im Kampf gegen Stigmatisierung und Diskriminierung psychischen Krankseins. So hat im September 2001 in Leipzig der 1. Internationale Kongress gegen Stigmatisierung der Schizophrenie („Together against stigma because of schizophrenia") stattgefunden. Gemeinschaftsprojekte von Betroffenen und Professionellen wurden vorgestellt, insbesondere wurde auf die Bedeutung des Stigma-Alarm-Netzwerkes (SANE) in Deutschland hingewiesen. Das in Anlehnung an amerikanische Vorbilder aufgebaute interaktive Forum zum Thema „Stigmatisierung psychisch Erkrankter" soll den Austausch von Informationen zwischen Betroffenen, aber auch einen schnellen Zugriff auf professionelle Helfersysteme ermöglichen (s. hierzu a. Kap. 2.17 in diesem Band).

2.18.4 Ausblick

Selbsthilfe-Unterstützung ist etwas ganz Spezifisches, das Betroffene untereinander leisten können. Der von Psychiatrie-Erfahrenen immer wieder schmerzhaft empfundene Gegensatz Norm versus Anderssein kann im Umgang mit anderen Betroffenen aufgefangen und gemeinsam bewältigt werden. Die notwendigen Informationen über die Erkrankung zu haben ist eine wichtige Voraussetzung, nicht zuletzt, um Krisensituationen zu erkennen und zu überwinden. Hier bietet sich eine faire Partnerschaft mit den Professionellen an – Wissen, vor allem Erfahrungswissen können Mitbetroffene am besten weitergeben; dennoch sind Professionelle eben durch ihre Profession prädisponiert, an der Wissensvermittlung und am Informationsaustausch professionell, wenn auch nichterfahren, mitzuwirken. Psychiatrie-Erfahrung bzw. Psychose-

Erfahrung ist etwas, das die gesellschaftliche Stellung des Einzelnen nicht stärkt, ganz im Gegenteil: Es fördert Ausgrenzung und Ablehnung. Diesen immer noch und immer wieder stattfindenden Prozess können Betroffene in der organisierten Gruppe besser abwehren, auch besser überwinden. Professionelle müssen hier eine klare unterstützende Position beziehen.
Letztlich sollen Selbsthilfe-Initiativen nicht in Konkurrenz zu den professionellen Angeboten stehen. Vielmehr bietet sich ein gemeinsames Konzept an, das u. a. mit psychoedukativen Gruppen für schizophren Erkrankte gefördert werden kann. Kooperation zwischen Betroffenen, Angehörigen und Professionellen kann hier mit dem Ziel der Krankheitsbewältigung gut abgestimmt werden – zur Verteilung von Kompetenzen in psychoedukativen Gruppen wurde am Anfang unseres Konsensuspapiers (s. Kap. 1) bereits Stellung bezogen. Die Aufgabe der Professionellen wird sein müssen, im Kontakt mit den Betroffenen auch bereit zu sein, einen Perspektivenwechsel vorzunehmen, um die „andere Welt" kennen zu lernen. Die Erfahrung der Autoren ist es, dass Betroffene ihrerseits bereit sind, Professionelle zu akzeptieren. Die meisten Betroffenen brauchen die Erfahrung der Selbsthilfe genauso wie die Kompetenz der Professionellen, z. B. sind Selbsthilfegruppen dankbar, wenn in Krisensituationen, wie etwa akuter Suizidalität, professionelle Hilfe schnell und unkompliziert geleistet werden kann. Die Zusammenarbeit der Hilfesysteme ist für die Psychiatrie-Betroffenen von unschätzbarem Wert.
„Empowerment" ist der moderne Begriff, mit dem die Selbstbefähigung und die Stärkung der Eigenmacht (Knuf u. Seibert 2001) von Psychiatrie-Erfahrenen gemeint wird. „Nutzer-Orientierung" ist dabei der zentrale Begriff in Bezug auf die Unterstützung der „Psychiatrie-Klienten" – neue Begriffe, die jedoch über die formale Definition hinaus auch eine neue Qualität der Psychiatrie-Patienten kennzeichnen. Es sind dies Begrifflichkeiten, die aus der klassischen Dienstleistungsgesellschaft stammen, längst aber auch das Gesundheitswesen erfasst haben. Hier stehen sie für „Kundenorientierung" der Psychiatrie – die Psychiatrie öffnet den gesellschaftlichen Strömungen ihre Türen. Diese Umorientierung auf das Selbstbestimmungsstreben der „Klienten" wird in entscheidendem Maße die Helfersysteme der professionellen Psychiatrie bestimmen – in den USA gibt es hierzu bereits jahrelange Erfahrung (Stastny 2001). Professionelle sind Anbieter ihres professionellen Könnens – Psychiatrie-Betroffene haben die Möglichkeit, dies zu nutzen oder eben auch nicht. Der „passiv Behandelte" weicht somit dem aktiv mitgestaltenden Betroffenen, die Verhandlungsebene ersetzt klassische Behandlungsnormen. Für Professionelle bedeutet dies nun, vermittelnde Positionen unter den Betroffenen einzunehmen und Selbsthilfe-Initiativen von Anfang an als Ziel der expertengeleiteten psychoedukativen Gruppenarbeit im Therapieprozess zu verstehen. Psychiatrie-Professionelle können den Selbsthilfeprozess aktiv unterstützen, sich als Berater, „Krisenmanager" und Begleiter anbieten – die Betroffenen sollten entsprechend konkrete Angebote erhalten.
Es wird in Zukunft sicherlich nicht unkomplizierter, was Psychiatrie-Erfahrene in der Selbsthilfe und die Professionellen in der unterstützenden Begleitung zu leisten haben. Aber die Entwicklung zeigt, dass es mehr und mehr möglich wird, die Anliegen der Betroffenen und ihrer mitbetroffenen Familien in das Versorgungssystem Psychiatrie einzubringen.

2.19 Rechtsfragen

Vertiefungskapitel zu 1.12 Rechtliche Aspekte

H.-J. Luderer

2.19.1 Einleitung

Im Abschnitt 1.12 des Konsensuspapiers (S. 28) wurden einzelne rechtliche Aspekte der Psychoedukation dargestellt. Dabei wurde zwischen Rechtsfragen als Inhalt der Psychoedukation und Rechtsfragen in Zusammenhang mit Organisation und Durchführung psychoedukativer Einzel- und Gruppentherapien unterschieden. Im Einzelnen wurden die praktischen Konsequenzen des Unterbringungs- und Betreuungsrechts, der Aufklärungs- und Schweigepflicht sowie das Problem der Fahrtauglichkeit Schizophreniekranker skizziert. Im folgenden Beitrag soll auf die juristischen Grundlagen der genannten Rechtsgebiete und auf therapeutische Detailfragen eingegangen werden.

2.19.2 Der rechtliche Rahmen der Behandlung

Der Behandlungsvertrag

Psychoedukation bewegt sich, wie ärztlich-therapeutisches Handeln insgesamt, in einem rechtlichen Rahmen. Mit jedem Arztbesuch und jeder Krankenhausbehandlung schließen Patient und Arzt oder Patient und Krankenhaus einen Dienstvertrag im Sinne der §§ 611 ff. BGB. Der Vertrag kommt in der Regel konkludent zustande. Ein formeller Vertragsabschluss ist nicht erforderlich (Rudolf u. Röttgers 2000).
Ein Behandlungsvertrag im Sinne der §§ 611 ff. BGB ist nur bei Geschäftsfähigkeit des Patienten möglich. Wenn ein Patient bewusstlos aufgefunden wird oder – was bei psychisch Kranken häufiger vorkommt – vorübergehend schwer in seinem Realitätsbezug gestört ist, können Arzt oder Krankenhaus davon ausgehen, dass die Behandlung im mutmaßlichen Interesse des Patienten erfolgt (Geschäftsführung ohne Auftrag, § 677 BGB[4]). In Notfällen – beispielsweise bei einem akuten Erregungs-

---

[4] § 677 BGB (Pflichten des Geschäftsführers): „Wer ein Geschäft für einen anderen besorgt, ohne von ihm beauftragt oder ihm gegenüber sonst dazu berechtigt zu sein, hat das Geschäft so zu führen, wie das Interesse des Geschäftsherrn mit Rücksicht auf dessen wirklichen oder mutmaßlichen Willen es erfordert."

zustand – kann sich der Arzt auf einen rechtfertigenden Notstand (§ 34 StGB[5]) berufen und auch gegen den Willen eines Patienten tätig werden.

Die Aufklärungspflicht

Juristische Grundlagen

In der Regel ist jedoch eine ärztliche Behandlung nur mit Einwilligung des Patienten möglich. Die Notwendigkeit der Einwilligung ergibt sich aus Art. 2, Abs. 2 des Grundgesetzes (GG): „Jeder hat das Recht auf Leben und körperliche Unversehrtheit. Die Freiheit der Person ist unverletzlich. In diese Rechte darf nur auf Grund eines Gesetzes eingegriffen werden."
Diese Entscheidungsfreiheit bezieht sich auch auf alle medizinische Maßnahmen. Ein ärztlicher Eingriff ohne Einverständnis des Patienten erfüllt – von Ausnahmen abgesehen – den Straftatbestand der Körperverletzung (BGH vom 22.06.1971, NJW 1971, S. 1887). Ein Patient kann aber nur dann sinnvoll sein Einverständnis geben, wenn er vorher ausreichend informiert wurde, wenn er also weiß, auf was er sich einlässt, und die Folgen der Durchführung oder der Unterlassung eines medizinischen Eingriffs abschätzen kann. Dieses Einverständnis nach Aufklärung wird in angelsächsischen Ländern als „informed consent" bezeichnet (Luderer 1989b; Rehborn 2000).
Ein wesentliches Kernstück des Aufklärungsrechts ist die Risikoaufklärung. Der Patient muss über die Risiken und Gefahren ärztlicher Maßnahmen in Kenntnis gesetzt werden. Dabei ist es völlig belanglos, ob es sich um eine Operation, einen diagnostischen Eingriff, eine Röntgenuntersuchung oder eine medikamentöse Behandlung handelt.
Darüber hinaus muss der Arzt den Patienten in vollem Umfang über dessen Krankheit informieren, wenn dieser es wünscht. Er darf also den Fragen des Patienten nicht ausweichen oder ihm gar bewusst die Unwahrheit sagen, um ihn zu schonen. Nur wenn ernste bleibende Gesundheitsschäden (BGH 15. 5. 1979, NJW 1979, S. 1933) oder eine übermäßige psychische Belastung des Patienten zu befürchten ist, kann die Krankheits- oder Befindlichkeitaufklärung eingeschränkt werden oder unterbleiben. Dieses „therapeutische Privileg" darf jedoch nicht zu weit ausgelegt werden. Eine vorübergehende psychische Beeinträchtigung des Patienten muss in Kauf genommen werden.

---

[5] § 34 StGB (Rechtfertigender Notstand): „Wer in einer gegenwärtigen, nicht anders abwendbaren Gefahr für Leben, Leib, Freiheit, Ehre, Eigentum oder ein anderes Rechtsgut eine Tat begeht, um die Gefahr von sich oder einem anderen abzuwenden, handelt nicht rechtswidrig, wenn bei Abwägung der widerstreitenden Interessen, namentlich der betroffenen Rechtsgüter und des Grades der der ihnen drohenden Gefahren, das geschützte Interesse das beeinträchtigte wesentlich überwiegt. Dies gilt jedoch nur, wenn die Tat ein angemessenes Mittel ist, die Gefahr abzuwenden."

Der Arzt haftet gegenüber dem Patienten für Schäden infolge unzureichender Aufklärung. Er ist allerdings nur dann schadensersatzpflichtig, wenn tatsächlich ein Schaden eingetreten ist und wenn dieser Schaden in ursächlichem Zusammenhang mit der unterlassenen Aufklärung steht.

Dokumentationspflicht

Die Aufklärung unterliegt – wie alle wesentlichen Inhalte der Untersuchung und Behandlung – der Dokumentationspflicht. Dies gilt insbesondere für die Risikoaufklärung über mögliche Nebenwirkungen somatischer Behandlungsverfahren. Als Dokumentationshilfe bieten sich Aufklärungsbögen an. Formulare, wie sie Patienten bei operativen Eingriffen in den meisten Krankenhäusern routinemäßig vorgelegt werden, liegen inzwischen für die gängigsten Psychopharmakagruppen und für die Elektrokrampftherapie vor (Luderer 1997–2001).

Aufklärungspflicht und Psychoedukation

Wenn man Psychoedukation als eine Gruppe von didaktisch-psychotherapeutischen Interventionen definiert (s. Kap. 1.1), kann der didaktische Aspekt der Psychoedukation als Erfüllung der ärztlichen Aufklärungspflicht verstanden werden. Die Patienten sollen durch psychoedukative Einzel- und Gruppentherapien in die Lage versetzt werden, sich selbstverantwortlich für oder gegen eine Behandlung entscheiden oder zwischen verschiedenen Behandlungsalternativen wählen zu können (s. Kap. 1.12). Dieses Ziel entspricht dem aus Art. 2 Abs. 2 GG abzuleitenden gesetzlichen Auftrag. Die ärztliche Aufklärungspflicht kann insofern als Anrecht der Patienten auf Psychoedukation interpretiert werden.

Die Schweigepflicht

Juristische Grundlagen

Die Schweigepflicht ist eine der wichtigsten ethischen Gebote des ärztlichen Standes. Im hippokratischen Eid heißt es hierzu: „Was immer ich sehe und höre bei der Behandlung und außerhalb der Behandlung, im Leben der Menschen, so werde ich von dem, was niemals nach außen ausgeplaudert werden soll, schweigen, indem ich alles Derartige als solches betrachte, das nicht ausgesprochen werden darf." (zit. nach Deichgräber 1983, S. 43ff)
Sie ist Bestandteil des Behandlungsvertrags, ein wesentlicher Bestandteil der Berufsordnung für die deutschen Ärzte und darüber hinaus durch den § 203 StGB festgelegt. Dieser untersagt die Weitergabe von Geheimnissen, die einem Arzt im Rahmen seiner beruflichen Tätigkeit anvertraut werden oder auf andere Weise zur Kenntnis gelangen.

Zwei Aspekte sind hierbei von Bedeutung: Zum einen sind es ausschließlich Geheimnisse, die von der Schweigepflicht geschützt sind und keine bekannten Tatsachen. Zum anderen spielt die mitteilende Person keine Rolle. Nicht nur Patientengeheimnisse, sondern alle Geheimnisse, die der Arzt in Ausübung seines Berufs erfährt, fallen unter die Schweigepflicht (Rehborn 2000).
Nach § 203 StGB unterliegen der Schweigepflicht darüber hinaus Apotheker, Diplom-Psychologen, Sozialpädagogen und andere Mitarbeiter staatlich anerkannter Beratungsstellen, Krankenpflegekräfte, Angehörige ärztlicher Assistenzberufe, Mitarbeiter von Krankenkassen, aber auch Anwälte, Notare, Steuerberater oder Wirtschaftsprüfer.
Sie gilt auch gegenüber anderen Schweigepflichtigen, beispielsweise Ärzten, die nicht unmittelbar an der Behandlung des Patienten beteiligt sind. Seit dem 01.01.2001 muss ein stationär behandelter Patient die ambulant behandelnden Ärzte, die über die Krankenhausbehandlung informiert werden sollen, ausdrücklich nennen. Die Übersendung eines Arztbriefs an andere als die genannten Ärzte bedarf einer gesonderten Entbindungserklärung.
Grundsätzlich kann sich die Entbindung von der Schweigepflicht nur auf Tatsachen beziehen, die dem Einwilligenden bekannt sind: Der Patient muss wissen, was der Arzt einer anderen Person sagen wird. Pauschale Entbindungserklärungen sind aus diesem Grund problematisch. Die Schweigepflicht gilt über den Tod des Patienten hinaus. Der Arzt als Geheimnisträger muss entscheiden, ob die Weitergabe des Geheimnisses dem mutmaßlichen Willen des Verstorbenen entspricht.

Umgang mit Angehörigen

Die Schweigepflicht gilt auch gegenüber den Angehörigen eines Patienten (s. Kap. 1.12). In der Regel bereitet es keine Probleme, die Zustimmung eines Patienten zu einem offenen Gespräch mit den Angehörigen zu erhalten. In besonders gelagerten Einzelfällen kann es jedoch vorkommen, dass die Patienten dies nicht wünschen. Dabei ist allerdings zu beachten, dass der § 203 StGB nur die Weitergabe von Geheimnissen verbietet, nicht aber die Kontaktaufnahme als solche oder ein Gespräch über Tatsachen, die den Angehörigen bereits bekannt sind (s. Kap. 1.12).
Die Kontaktaufnahme mit den Angehörigen vonseiten des behandelnden Arztes bedeutet nur dann eine Verletzung der Schweigepflicht, wenn die Angehörigen von der Tatsache der stationären Behandlung des Patienten nichts wissen und seinem Willen entsprechend auch nichts wissen sollen.
Wenn Angehörige um ein Gespräch in Abwesenheit des Patienten bitten, bedeutet es keinen Bruch der Schweigepflicht, diesem Wunsch nachzukommen. Auch ohne Zustimmung des Patienten ist es möglich, von den Angehörigen Informationen einzuholen oder mit ihnen über Tatsachen zu sprechen, die ihnen bekannt sind.
Ratsam ist es, in einem Gespräch, das ohne Einwilligung des Patienten stattfindet, zunächst die Angehörigen reden zu lassen und sie zu befragen. So kann in Erfahrung gebracht werden, was diese bereits wissen.

Wichtig ist dabei insbesondere die Frage, ob die Angehörigen die Diagnose des Patienten kennen. Die Mitteilung der Diagnose an Angehörige kann – insbesondere bei ersterkrankten Patienten – ein Geheimnis im Sinne des § 203 StGB sein. Wenn die Angehörigen jedoch den Namen der Krankheit bereits kennen, ist es auch ohne Zustimmung des Patienten möglich, ihnen grundsätzliche Informationen über die Krankheit des Patienten zu vermitteln. Ausgeklammert werden müssen dann lediglich patientenbezogene Aspekte der Krankheit oder der Behandlung, beispielsweise die erhobenen Befunde, die tatsächlich durchgeführte Therapie oder die individuelle Prognose.
Die Mitteilungen der Angehörigen unterliegen ebenfalls der Schweigepflicht, soweit sie als Geheimnisse anzusehen sind. Die Schweigepflicht gilt auch gegenüber dem Patienten.
Wegen der besonderen Beziehung zwischen Patienten und Angehörigen und wegen der Vorsicht, die sich viele Angehörige im Beisein der Patienten auferlegen, ist es grundsätzlich sinnvoll, das erste Gespräch mit den Angehörigen in Abwesenheit des Patienten zu führen und insbesondere Wünschen von Angehörigen nach einem Gespräch ohne den Patienten grundsätzlich nachzukommen. Es wäre beispielsweise denkbar, dass Angehörige von Suizidgedanken des Patienten berichten, die dieser dem behandelnden Arzt nicht mitgeteilt hat. Deshalb wurde das Recht der Angehörigen auf Gespräche in Abwesenheit des Patienten in die Leitlinien zur Aufklärung der Abteilung Psychiatrie und Psychotherapie des Zentrum für Psychiatrie (ZfP) Weinsberg aufgenommen.

Behandlung gegen den Willen des Patienten

Die rechtliche Grundlage einer ärztlichen Behandlung, die nach den §§ 611 ff. oder 677 BGB zustande kommt, ist den Vertragspartnern meist nicht unmittelbar bewusst. Offensichtlich werden Rechtsnormen allerdings bei der Krankenhausbehandlung gegen den Willen der Betroffenen. In der Bundesrepublik Deutschland gibt es zwei gesetzliche Möglichkeiten: die öffentlich-rechtliche Unterbringung nach den Unterbringungsgesetzen der Bundesländer und die bürgerlich-rechtliche Unterbringung nach dem Betreuungsrecht (Rudolf u. Röttgers 2000).

Öffentlich-rechtliche Unterbringung

Rechtliche Voraussetzungen

Maßnahmen nach einem Unterbringungsgesetz können dann ergriffen werden, wenn eine Person psychisch krank, geistig behindert oder suchtkrank ist und wenn im Rahmen der Krankheit die Gefahr besteht, dass sie sich selbst oder anderen Schaden zufügt. Dies kann beispielsweise der Fall sein, wenn ein akut kranker Patient gegen

andere Menschen aggressiv wird oder wenn er versucht, sich das Leben zu nehmen (Luderer 1998; Rudolf u. Röttgers 2000).
In solchen Fällen ist meist Eile geboten. Am wenigsten eingreifend ist es für alle Beteiligten, wenn Angehörige oder Freunde den Patienten selbst in das zuständige psychiatrische Krankenhaus bringen. Wenn der Patient sich jedoch weigert, hat es keinen Sinn, einen Krankenwagen zu rufen. Rettungssanitäter dürfen keinerlei körperliche Gewalt anwenden. Sie werden sich deshalb in der Regel weigern, Patienten gegen ihren Willen zu transportieren. Hierfür ist die Polizei zuständig.

Das Unterbringungsverfahren

Ein Arzt muss die Notwendigkeit der Einweisung bestätigen. Diese Bestätigung kann auch vom Gesundheitsamt ausgestellt werden. Die Polizei entscheidet unter Berücksichtigung des ärztlichen Zeugnisses, ob ein Transport mit Polizeibegleitung erforderlich ist. In manchen Bundesländern ist die Anfertigung eines Polizeiberichts vorgeschrieben. Dieser Bericht wird dem Krankenhaus und dem zuständigen Amtsgericht zugestellt.
In der psychiatrischen Klinik wird der Patient untersucht. Der Leiter der Einrichtung oder sein Vertreter, der Facharzt für Psychiatrie sein muss, fertigt ein ärztliches Gutachten an. Nach einer Frist von 24 bis 36 Stunden – dies ist in den einzelnen Bundesländern verschieden – muss der Amtsrichter den Patienten persönlich anhören, falls er sich nicht inzwischen zu einer Behandlung auf freiwilliger Basis entschlossen hat. Der Richter trifft aufgrund einer persönlichen Anhörung, aufgrund des ärztlichen Gutachtens und, falls vorhanden, aufgrund des Polizeiberichts eine Entscheidung über die Unterbringung. Falls der Richter die Auffassung vertritt, dass eine Unterbringung nicht erforderlich ist, muss der Patient entlassen werden.
Wenn das Gericht die Notwendigkeit der Unterbringung bestätigt, ist der Patient für eine bestimmte Frist untergebracht. Falls sich der Gesundheitszustand vor Ablauf dieser Frist entscheidend bessert, muss der Patient vorher aus der Unterbringung entlassen werden. Ist die Unterbringung nach Ablauf der Unterbringungsfrist weiterhin notwendig, muss der Richter dies nach einem ärztlichen Gutachten und nach persönlicher Anhörung des Betroffenen erneut entscheiden.
Jeder Patient hat während des gesamten Verfahrens das Recht, beim Gericht gegen seine Unterbringung Beschwerde einzulegen. Er kann sich dabei von einem Rechtsanwalt vertreten lassen, wenn er glaubt, zu Unrecht untergebracht zu sein. Unberechtigte Anträge auf Unterbringung werden allerdings nur selten gestellt. Die meisten Patienten erkennen die Notwendigkeit der Behandlung nach wenigen Tagen, und die Behandlung kann auf freiwilliger Basis weitergeführt werden.

Die Behandlung während der Unterbringung

Der Unterbringungsbeschluss besagt zunächst lediglich, dass die betroffene Person in einer psychiatrischen Klinik gegen ihren Willen festgehalten werden darf. Hin-

sichtlich der Behandlung sind die Regelungen unterschiedlich. Manche Länder erlauben nur Behandlungen, die zur Abwehr einer unmittelbaren Gefahr dienen, andere sehen eine Pflicht des Patienten zur Duldung von Behandlungsmaßnahmen vor. Diese Duldungspflicht bezieht sich jedoch nur auf die Akutbehandlung. Die Einleitung einer Rezidivprophylaxe gegen den Willen des Patienten ist nur möglich, wenn eine Betreuung vorliegt und wenn das Vormundschaftsgericht diese Maßnahme genehmigt hat.
Insofern dienen die Unterbringungsgesetze der Bundesländer lediglich zur Abwehr unmittelbarer Gefahren für den Patienten oder zur Erhaltung wesentlicher Rechte anderer Personen.

Betreuung

Unterscheidung von öffentlich-rechtlicher Unterbringung und Betreuung

Bei Betreuungsmaßnahmen geht es nicht, wie bei der öffentlich-rechtlichen Unterbringung, vorwiegend um die Sicherung der Rechte der Allgemeinheit, sondern ausschließlich um die Wahrung der Interessen hilfsbedürftiger Personen. Der Betreuer soll die Aufgaben übernehmen, die der Patient nicht oder nicht mehr erledigen kann (Rodolf u. Röttgers 2000; Rehborn 2000).

Bestellung eines Betreuers

Ein Betreuer kann nach § 1896 BGB bestellt werden, wenn eine volljährige Person wegen einer psychischen Krankheit, einer geistigen oder einer körperlichen Behinderung ihre Angelegenheiten nicht mehr erledigen kann und der Zweck der Betreuung nicht durch weniger eingreifende Maßnahmen erreicht werden kann.
Bei akut schizophreniekranken Patienten kann dies der Fall sein, wenn ein Patient beispielsweise in seiner Wohnung kostspielige Sicherungsanlagen einbauen lässt, um sich vor seinen vermeintlichen Verfolgern zu schützen, und sich nicht behandeln lässt. Dieser Patient trifft wichtige Entscheidungen unter dem Einfluss der Krankheit und nicht aufgrund vernünftiger Überlegungen.
Häufiger werden Betreuungen bei chronisch Schizophreniekranken eingerichtet. Manche dieser Patienten sind nicht in der Lage, ihre finanziellen Angelegenheiten zu regeln, die notwendige Kommunikation mit Behörden zu bewältigen, Verträge zu schließen oder sich selbst um die erforderliche medizinische Behandlung zu kümmern.
Die Bestellung eines Betreuers kann auf Antrag des Betroffenen oder auf Antrag einer anderen Person, beispielsweise eines behandelnden Arztes, erfolgen. In der Regel werden Angehörige oder Freunde die Bestellung eines Betreuers beantragen. Dies geschieht schriftlich beim zuständigen Vormundschaftsgericht am Amtsgericht, in

Württemberg bei den zuständigen Bezirksnotariaten. Sinnvoll ist es, den Angehörigen hierzu ein ärztliches Attest auszustellen, das die Diagnose und die Begründung der Betreuungsbedürftigkeit enthält.
Der Amtsrichter oder der Notar muss sich aufgrund der ihm vorliegenden Informationen und aufgrund einer persönlichen Anhörung des Betroffenen ein Urteil über die Notwendigkeit der Betreuung bilden. Vor der endgültigen Entscheidung über die Bestellung eines Betreuers holt der Richter ein Sachverständigengutachten ein.
Ein Betreuer darf nur für die Aufgabenkreise bestellt werden, für die eine Betreuung erforderlich ist, z. B. Vermögenssorge, Aufenthaltsbestimmung, Kündigung und Auflösung der Wohnung des Betreuten oder ärztliche Behandlung. Die Auswahl des Betreuers erfolgt durch den Vormundschaftsrichter bzw. – in Württemberg – durch den Bezirksnotar.

Die rechtliche Stellung des Patienten

Im Betreuungsverfahren ist der Patient nicht seinen Angehörigen, den Ärzten und den Richtern ausgeliefert. Er ist verfahrensfähig, kann also Anträge stellen, muss angehört werden, kann eine Rechtsanwalt beauftragen und kann die Einholung von Äußerungen Dritter beantragen, wenn er der Meinung ist, die Betreuung sei nicht erforderlich. Er muss von einem Sachverständigen begutachtet werden und kann gegen die Entscheidungen im Verfahren Rechtsmittel einlegen.

Beschleunigte Verfahren

Bei normalen Betreuungsverfahren kommt es erst frühestens nach 6 bis 8 Wochen zu einer Entscheidung. Manchmal ist es aber wünschenswert, eine Betreuung kurzfristig einzurichten, damit eine geeignete Person wichtige, nicht aufschiebbare Entscheidungen für einen Patienten treffen kann. In diesen Fällen sieht das Gesetz zwei Eilformen vor.
Die gewöhnliche einstweilige Anordnung kann dann angewandt werden, wenn die Bestellung eines Betreuers innerhalb von Tagen oder Wochen notwendig ist. Im Gegensatz zum Regelverfahren ist hierzu lediglich ein ärztliches Zeugnis erforderlich, das Gutachten wird zu einem späteren Zeitpunkt erstattet. Wie beim Regelverfahren müssen auch hier die Bestellung eines Verfahrenspflegers sowie die persönliche richterliche Anhörung des Betroffenen und des Verfahrenspflegers erfolgen.
Die eilige einstweilige Anordnung mit Bestellung eines vorläufigen Betreuers kann ein Vormundschaftsrichter sofort vornehmen. Hierbei erfolgt keine Anhörung des Betroffenen, ein Verfahrenspfleger wird nicht bestellt. Diese Form der Anordnung einer Betreuung kann bei akut schizophreniekranken Patienten dann zur Anwendung kommen, wenn sie zwar nicht ihr Leben oder die Sicherheit anderer gefährden, aber beispielsweise durch unvernünftige Geldausgaben ihre wirtschaftliche Existenz gefährden.

Unterbringung und unterbringungsähnliche Maßnahmen

Wenn die Behandlung auf einer geschlossenen psychiatrischen Station notwendig ist, muss zusätzlich zur Betreuung die Genehmigung zur geschlossenen Unterbringung nach § 1906 BGB beantragt werden. Diese erteilt auch in Württemberg der Amtsrichter.
Von unterbringungsähnlichen Maßnahmen (§ 1906 Abs. 4 BGB) spricht man dann, wenn der Betroffene in einem Krankenhaus oder einem Heim über mehr als zwei Tage oder regelmäßig, z. B. jede Nacht, durch mechanische Vorrichtungen, Medikamente oder auf sonstige Weise in seiner Freiheit eingeschränkt werden muss. Auch unterbringungsähnliche Maßnahmen unterliegen einer vormundschaftsgerichtlichen Genehmigung.

Aufgaben des Betreuers

Ein Betreuer ist nach § 1897 BGB zur persönlichen Betreuung verpflichtet und muss alle wichtigen Entscheidungen mit der betreuten Person erörtern (§ 1901 Abs. 2, Satz 3 BGB). Dabei sind die Wünsche des Betreuten zu berücksichtigen (§ 1901 Abs. 1, Satz 1 BGB). Er vertritt den Betreuten gerichtlich und außergerichtlich (§ 1902 BGB).

Behandlung betreuter Personen

Wenn der Betreute in der Lage ist, Sinn und Zweck einer medizinischen Maßnahme zu erfassen, kann er selbst dieser Maßnahme zustimmen. Wenn dies nicht der Fall ist, kann der Betreuer die Zustimmung erteilen, sofern die Betreuung den Bereich der Gesundheitsfürsorge umfasst.

Vormundschaftsgerichtliche Genehmigung

Der Betreuer kann allerdings nicht alles im Namen des Betreuten entscheiden. In bestimmten Fällen ist eine vormundschaftsgerichtliche Genehmigung erforderlich. Hierzu gehören wichtige Entscheidungen im Bereich der Gesundheitsfürsorge wie gefährliche ärztliche Eingriffe (§ 1904 BGB), freiheitsentziehende Maßnahmen (§ 1906 BGB), aber auch wichtige Entscheidungen des Alltagslebens wie Kündigung und Auflösung der Wohnung des Betroffenen (§ 1907 Abs. 1 BGB) und eingreifende Finanzangelegenheiten (§§ 1907, 1908, 1803, 1810, 1811, 1821, 1822 BGB). Eine Sterilisation Betreuter (§ 1905 BGB) ist auch mit Genehmigung des Vormundschaftsgerichts nur möglich, wenn die betroffene Person einwilligt und zwei unabhängige Gutachter den Eingriff befürworten.

Zu den „gefährlichen ärztlichen Eingriffen“ werden u.a. Langzeitbehandlungen mit Neuroleptika, insbesondere Clozapin, sowie die Elektrokrampftherapie gerechnet. Die Beurteilung der Gerichte weicht allerdings in Einzelfragen voneinander ab. Deshalb ist es sinnvoll, mit dem zuständigen Vormundschaftsgericht Kontakt aufzunehmen und das genaue Vorgehen abzusprechen.

Alternative zur Betreuung

Eine Alternative zur Betreuung ist die Erteilung einer Vollmacht nach § 167 BGB, die allerdings nur bei geschäftsfähigen Patienten möglich ist. Sie setzt darüber hinaus ein besonderes Vertrauensverhältnis voraus, da eine bevollmächtigte Person im Gegensatz zu einem Betreuer gegenüber dem Amtsgericht oder Notariat nicht rechenschaftspflichtig ist.

Die Behandlung gegen den Willen als Inhalt der Psychoedukation

Vermeidung von Unterbringung und Zwangsmaßnahmen

Schizophreniekranke werden im Vergleich zu anderen Patientengruppen überdurchschnittlich häufig gegen ihren Willen behandelt. Im Zentrum für Psychiatrie Weinsberg wurden beispielsweise im Jahr 1999 weniger als 3% aller Patienten, aber 8% der Schizophreniekranken nach dem baden-württembergischen Unterbringungsgesetz untergebracht.

Jede Unterbringung stellt einen schweren Eingriff in die Freiheit des jeweiligen Patienten dar. Das gilt besonders dann, wenn zu Beginn der Behandlung Zwangsmaßnahmen, wie z. B. mechanische Fixierungen, gegen den körperlichen Widerstand des jeweiligen Patienten erforderlich sind. Solche Zwangsfixierungen werden von Patienten als besonders bedrohlich und erniedrigend erlebt. Deshalb ist es wichtig, vor einer solchen Maßnahme nach Alternativen zu suchen und die Fixierung selbst, wenn sie nicht zu vermeiden ist, so wenig eingreifend und sicher wie möglich durchzuführen. Hilfreich sind in diesem Zusammenhang klinikinterne Leitlinien.

Schizophreniekranke Patienten, die gerichtlich untergebracht werden müssen, erleben sich in der Regel nicht als krank oder behandlungsbedürftig. Deshalb ist es zum Zeitpunkt der Unterbringung in der Regel nur eingeschränkt möglich, ihnen die Gründe für die Unterbringung oder gar die Zwangsmaßnahmen plausibel zu machen.

Trotzdem kann es hilfreich sein, dem jeweiligen Patienten die Funktion des Richters im Unterbringungsverfahren zu verdeutlichen, beispielsweise mit den Worten: „Offenbar können wir uns im Augenblick nicht einigen. Sie meinen, dass Sie gesund sind, Sie wollen sich nicht behandeln lassen. Wir meinen, dass Sie krank sind und dass es gefährlich wäre, Sie einfach gehen zu lassen. Wenn wir Sie trotzdem gehen lassen und Ihnen etwas passiert, kommt morgen der Staatsanwalt zu uns und macht uns Vorwürfe. Deshalb müssen wir den Richter rufen, damit der eine Entscheidung trifft. Der Richter ist so etwas wie ein Schiedsrichter im Sport. Wenn er sagt, was geschehen soll, müssen wir uns beide daran halten."

Umgang mit dem Thema „Unterbringung und Zwang" in der Psychoedukation

Trotz aller Bemühungen werden bei Unterbringung und Zwangsmaßnahmen immer Wunden aufseiten des Patienten zurückbleiben. Deshalb ist es wichtig, dieses Thema wieder aufzugreifen, wenn die Akutsymptomatik weitgehend abgeklungen ist. Psychoedukative Gruppen bilden ein geeignetes Forum, um die gesetzlichen Grundlagen der Behandlung gegen den Willen der Patienten darzulegen. Dabei ist es für die Teilnehmer hilfreich, wenn der Gruppenleiter die Patienten auffordert, ihre Erinnerungen an Unterbringung und Zwang in der Gruppe offen anzusprechen und gemeinsam zu überlegen, ob und – gegebenenfalls – wie diese Maßnahmen hätten verhindert werden können. Patienten, die sich nur sehr eingeschränkt an ihre psychische Verfassung in der Zeit der Zwangsmaßnahmen erinnern, nehmen oft das Angebot an, die entsprechenden Vorfälle anhand der Krankenblattaufzeichnungen im Einzelgespräch zu rekonstruieren.

Die Unterbringung aus Sicht der Angehörigen

Angehörige erleben Unterbringungsverfahren meist völlig anders. Vor der tatsächlichen Unterbringung haben sie in der Regel mehrfach Versuche unternommen, die Patienten durch Überzeugungsversuche zu einer Behandlung zu bewegen. Hilferufe an ambulant behandelnde Ärzte, Gesundheitsämter oder die Polizei waren oft erfolglos. Sie machten oft die Erfahrung, dass manche Situationen, die für die Angehörigen bereits unerträglich sind, aus der Sicht von Außenstehenden noch keine Zwangseinweisung rechtfertigen.

Ein weiteres, in Angehörigengruppen häufig angesprochenes Thema sind die Skrupel der Angehörigen, irgendetwas gegen den Willen der Patienten zu unternehmen. Eltern befürchten, die Beziehung zu ihrem Sohn oder ihrer Tochter zusätzlich zu belasten, wenn sie sich an das Gesundheitsamt oder gar an die Polizei wenden.

In den Gruppen wird immer wieder deutlich, dass die meisten Angehörigen über die rechtlichen Möglichkeiten einer Behandlung gegen den Willen der betroffenen Person nur unzureichend informiert sind. Die Möglichkeiten des Eingreifens bei akuten Notlagen werden häufig unterschätzt, die der langfristigen Behandlung gegen den Willen der Patienten werden in der Regel überschätzt. Angehörigengruppen können einen allgemeinen Beitrag zur Verbesserung des Wissensstandes leisten. Die Beratung im Einzelfall ist die Aufgabe von Einzelgesprächen.

Aus diesen Gründen verlaufen Gespräche über die Behandlung gegen den Willen der Patienten in Patienten- und Angehörigengruppen völlig unterschiedlich. Die typische Frage in Patientengruppen lautet: „War denn das überhaupt nötig?", während die Angehörigen in der Regel fragen: „Warum ist nicht schon viel früher etwas geschehen?"

2.19.3 Schizophrenie, Psychopharmaka und Fahrtauglichkeit

Gesetzliche Grundlagen

Fahrerlaubnisverordnung und Begutachtungsleitlinien zur Kraftfahrereignung

Die Leistungsfähigkeit eines Menschen kann generell durch Krankheiten und durch Medikamente, die zur Behandlung von Krankheiten dienen, beeinträchtigt werden. Aus dieser Erkenntnis heraus gab die Weltgesundheitsorganisation (WHO) bereits im Jahr 1956 erstmals „Richtlinien für die medizinische Untersuchung von Bewerbern um eine Kraftfahrerlaubnis" heraus. Diese Grundsätze wurden 1965 von der UN-Wirtschaftskommission für Europa überarbeitet. 1973 wurde im Auftrag des Bundesverkehrsministeriums erstmals von einer Expertenkommission das „Gutachten Krankheit und Kraftverkehr" veröffentlicht. Zum 01.01.1983 erließ der Bundesminister für Verkehr neue Richtlinien, die im „Gutachten Krankheit und Kraftverkehr" vom April 1985 niedergelegt sind und in den Jahren 1996 bzw. 2000 noch einmal überarbeitet wurden. In der letzten Ausgabe tragen sie die Bezeichnung „Begutachtungsleitlinien zur Kraftfahrereignung" (Rudolf u. Röttgers 2000; Bundesanstalt für Straßenwesen 2000; Friedel u. Lappe 2000).
Zusätzlich wurde 1999 mit der Fahrerlaubnisverordnung (FeV) die Frage der Eignung zum Führen von Kraftfahrzeugen neu geregelt. Mit dieser Verordnung wird die zentrale Rolle der „Begutachtungsstelle für Fahreignung" festgelegt, die weitgehend die Begutachtungen in Fragen der Fahrtauglichkeit durchführt. Neu ist außerdem die EG-konforme Einteilung der Kraftfahrzeuge. Für gutachterliche Fragen ist die Einteilung in zwei Gruppen bedeutsam. Die Gruppe 1 umfasst die Fahrzeuge des Individualverkehrs, die Gruppe 2 Lkw über 7,5 Tonnen sowie Fahrzeuge zur Personenbeförderung (Taxi, Bus).
Begutachtungsrichtlinien und Fahrerlaubnisverordnung beinhalten auch Richtlinien zur Fahrtauglichkeit bei psychischen Störungen.

Fahrtauglichkeit bei einer akuten Schizophrenie

Die Eignung zum Führen von allen Kraftfahrzeugen ist bei einer schweren akuten Schizophrenie oder schizoaffektiven Störung ausgeschlossen. Bei diesen Krankheiten ist die Beurteilung der Realität und damit auch die Einschätzung von Verkehrssituationen in der Regel erheblich beeinträchtigt. Der Kraftfahrer verhält sich u. U. in einer Art und Weise, die für die anderen Verkehrsteilnehmer unvorhersehbar ist. Auch durch Störungen der Konzentration und des Antriebs nach Abklingen der akuten Symptome ist die allgemeine Leistungsfähigkeit herabgesetzt.

Fahrtauglichkeit nach Abklingen der akuten Erkrankung

Nach Abklingen der akuten Krankheit können Patienten wieder Kraftfahrzeuge der Gruppe 1 führen. Hierzu ist es allerdings erforderlich, dass zu diesem Zeitpunkt keine schweren Symptome mehr bestehen. Das gilt nicht nur für Wahnsymptome und für Beeinträchtigungen der Selbstkritik, sondern auch für ausgeprägte Antriebs- und Konzentrationsstörungen.

Berufskraftfahrer

Wer einmal an einer schweren Schizophrenie erkrankt war, ist in der Regel zeitlebens ungeeignet zum Führen von Kraftfahrzeugen der Gruppe 2 (Lkw über 7,5 Tonnen, Taxi, Bus). Für einen Bus- oder Taxifahrer bedeutet dies, dass er seinen Beruf aufgeben muss. Auch Fernfahrer sind in aller Regel gezwungen, eine andere berufliche Tätigkeit aufzunehmen. Nur bei besonders günstigem Verlauf kann hiervon abgewichen werden.

Beeinträchtigen Psychopharmaka die Fahrtauglichkeit?

Bekanntlich können auch Psychopharmaka die Verkehrstauglichkeit beeinträchtigen. Im Gegensatz zur Meinung vieler Patienten spielt der negative Einfluss von Psychopharmaka auf die Fahrtauglichkeit bei der Begutachtung eine eher geringe Rolle. Eine Beeinträchtigung der Fahrtauglichkeit ist lediglich bei ausgeprägten extrapyramidalen Nebenwirkungen oder erkennbarer Sedierung anzunehmen. Nur der behandelnde Arzt kann entscheiden, ob der Patient durch die Medikamente so weit beeinträchtigt ist, dass er vorübergehend nicht Auto fahren sollte.
Das eigentliche Problem sind nicht die Psychopharmaka, sondern die psychischen Störungen. Eine Langzeitprophylaxe mit Neuroleptika ist bei Schizophreniekranken geradezu eine Voraussetzung für die positive Beurteilung der Fahrtauglichkeit.

Die Bedeutung der Fahrtauglichkeitsbeurteilung für die Psychoedukation

Patienten müssen durch den behandelnden Arzt über alle relevanten Fragen zur Fahrtauglichkeit aufgeklärt werden. Wenn ein Arzt dieser Aufgabe nicht nachkommt, kann er für die Folgen eines vom Patienten erlittenen oder verursachten Unfalls nach §§ 220, 230 StGB zur Verantwortung gezogen werden. Aus diesem Grund empfiehlt sich die Dokumentation der entsprechenden Aufklärung.

Viele Patienten reagieren beim ersten Aufklärungsgespräch über die Folgen ihrer Störung für die Fahrtauglichkeit mit Erschrecken. Ihnen erscheinen diese Richtlinien ausgesprochen streng, da Kraftfahrzeuge in unserer Gesellschaft eine große Bedeutung haben und mangelnde Fahrtauglichkeit geradezu als Makel gilt. Wichtig ist es in diesem Zusammenhang, ihnen vor Augen zu führen, dass die Allgemeinheit ein berechtigtes Interesse an der Verkehrssicherheit hat und der Gesetzgeber dieses Interesse höher bewerten muss als das Interesse des Einzelnen, mithilfe eines Kraftfahrzeugs mobil zu sein.

In Patientengruppen empfiehlt es sich, nach der Darstellung der gesetzlichen Rahmenbedingungen die Patienten aufzufordern, ihre eigene Fahrtauglichkeit einzuschätzen. Hier zeigt sich, dass manche Patienten in dieser Beziehung sehr realistisch denken und dadurch auf andere Einfluss nehmen können. Die Tatsache, dass sich die Langzeitprophylaxe mit Neuroleptika positiv auf die Beurteilung der Fahrtauglichkeit auswirkt, kann nicht oft genug betont werden.

Häufig wird in Patientengruppen die Frage aufgeworfen, ob es denn tatsächlich erforderlich ist, vorübergehend oder dauerhaft auf das Auto fahren zu verzichten, wenn die Verwaltungsbehörde nichts über die psychiatrische Behandlung weiß. In der Regel erfährt sie ja von einem Aufenthalt in einem psychiatrischen Krankenhaus nur dann etwas, wenn diese Behandlung gegen den Willen des Betroffenen durchgeführt wurde oder im Anschluss an einen schweren Verkehrsunfall erforderlich war.

Für jeden freiwillig behandelten Patienten ist die Versuchung in der Tat groß, Auto zu fahren, obwohl er nach den geltenden Richtlinien nicht fahrtauglich ist. Aufgabe des Gruppenleiters ist es in diesem Zusammenhang, darauf hinzuweisen, dass ein Patient, der sich so verhält, mit dem Feuer spielt. Wenn es tatsächlich zu einem Verkehrsunfall kommt und der Unfallgegner zufällig von einem erst kurze Zeit zurückliegenden Krankenhausaufenthalt erfahren hat, kann er dies bei einer etwaigen Gerichtsverhandlung geltend machen. Unter diesen Umständen droht nicht nur eine Geldstrafe, es ist auch damit zu rechnen, dass die Haftpflichtversicherung nicht für den Unfallschaden aufkommt.

Weitere Maßnahmen

Sinnvoll ist es zusätzlich, alle Patienten in Merkblättern darauf hinzuweisen, die Frage der Verkehrstauglichkeit von sich aus mit dem behandelnden Arzt zu bereden und ihn zu bitten, seine Einschätzung der Verkehrstauglichkeit zu dokumentieren.

Das Thema der Fahrtauglichkeit in Angehörigengruppen

In Angehörigengruppen stellt sich das Thema der Fahrtauglichkeit völlig anders dar als in Patientengruppen oder in ersten Einzelgesprächen mit Patienten. Während viele akut Schizophreniekranke ihre Fahrtauglichkeit, besonders zu Beginn ihrer Erkrankung, als völlig unbeeinträchtigt ansehen, berichten Eltern immer wieder über ihre Ängste, wenn sich ihr Sohn oder ihre Tochter während der akuten Krankheit ans Steuer setzt.
Aus diesem Grund ist es empfehlenswert, in Angehörigengruppen die Richtlinien zur Beurteilung der Fahrtauglichkeit zu erläutern und mit den Angehörigen Möglichkeiten zu erarbeiten, nicht fahrtaugliche Patienten vom Auto fahren abzuhalten.

2.19.4 Andere Rechtsfragen

Auch außerhalb des Rahmens psychoedukativer Gruppen stellen Patienten oder Angehörige immer wieder Rechtsfragen, deren Beantwortung durchaus zu den ärztlich-therapeutischen Aufgaben gehört. Auf den folgenden Seiten sollen besonders häufig angesprochene Themen kurz skizziert werden (Luderer 1998; Rudolf u. Röttgers 2000).

Unüberlegte Geldausgaben

Bei welchen Patienten kommt es zu unüberlegten Geldausgaben?

Im Rahmen einer akuten Schizophrenie und vor allem bei schizomanischen Episoden neigen manche Patienten zu unüberlegten Geldausgaben. Sie kaufen sich teure Kleidung, unternehmen kostspielige Reisen und leben auch ansonsten über ihre Verhältnisse. Manche Patienten kündigen ihren Arbeitsvertrag. Wenn die akute Krankheit vorüber ist, stellt sich die Frage, wie der Schaden behoben oder zumindest begrenzt werden kann.
Es besteht die Möglichkeit, Geschäfte und Verträge, die in der Zeit der akuten Krankheit abgeschlossen worden sind, rückgängig zu machen. Die gesetzliche Grundlage hierfür bilden §§ 104, 105 BGB (Diederichsen u. Dröge 2000).

Gesetzliche Grundlagen

§ 104 BGB besagt, dass die Willenserklärung einer Person, die sich in einem länger dauernden, die freie Willensbildung ausschließenden krankhaften Zustand befindet, nichtig ist (Geschäftsunfähigkeit). In § 105 BGB wird erläutert, dass dies auch für

kürzer dauernde Zustände psychischer Krankheit gilt (vorübergehende Geschäftsunfähigkeit). Patienten mit einer schweren akuten Schizophrenie oder einer schizomanischen Episode sind in der Regel vorübergehend geschäftsunfähig.
Wenn eine Person im Zustand der Geschäftsunfähigkeit oder der vorübergehenden Geschäftsunfähigkeit ein Geschäft getätigt hat, ist dieses Geschäft nicht rechtsgültig.

Wie kann man Geschäfte rückgängig machen?

Rückgängig machen kann man in der Regel nur Geschäfte, bei denen außer dem Abschluss eines Vertrags noch nichts geschehen ist. In diesem Fall ist es sinnvoll, ein Attest auszustellen, das zwei Feststellungen enthalten muss:

- Der Patient war zur Zeit des Rechtgeschäfts psychisch krank und als Folge der Krankheit vorübergehend geschäftsunfähig im Sinne des §105 BGB.
- Der Geschäftsabschluss ist als Symptom der Krankheit zu werten.

Wenn allerdings an dem verkauften Gegenstand ein Schaden entstanden oder eine Wertminderung eingetreten ist, muss der Patient den Schaden ersetzen. Ein Kfz-Händler, der einem Patienten mit einer akuten schizomanischen Episode ein Auto verkauft hat, das der Patient nicht benötigt, nicht benutzen oder nicht bezahlen kann, muss den Kaufvertrag rückgängig machen. Wenn der Patient das Auto allerdings gefahren hat, ist bereits eine Wertminderung eingetreten. Die Kosten einer bereits angetretenen teuren Reise können nicht zurückerstattet werden.
In Zweifelsfällen ist dem Betroffenen anzuraten, sich durch einen Rechtsanwalt vertreten und beraten zu lassen.

Arbeitsrecht

Probleme am Arbeitsplatz kommen bei Schizophreniekranken häufig vor und sind immer wieder Thema von Einzelgesprächen und psychoedukativen Gruppen. Der folgende Abschnitt behandelt die häufigsten Fragen (Luderer 1998; Rehborn 2000).

Arbeitsunfähigkeit

Patienten mit einer akuten Schizophrenie sind in aller Regel arbeitsunfähig. Die meisten können nach einer gewissen Zeit unter dem Schutz der Psychopharmaka ihrer gewohnten Tätigkeit nachgehen.
Der Arbeitgeber erfährt durch die Arbeitsunfähigkeitsbescheinigung nur von der voraussichtlichen Dauer der Arbeitsunfähigkeit, und nicht die Diagnose. Er kann allerdings auf eine psychische Krankheit schließen, wenn sie von einem Nervenarzt, von einem Psychiater oder von einer psychiatrischen Klinik ausgestellt ist.
Viele Patienten wissen nicht, ob sie Kollegen oder Vorgesetzten „reinen Wein“ einschenken sollen. Meist ist es nicht sinnvoll, einen direkten Rat zu geben, sondern zu

fragen, wie eng die Zusammenarbeit und wie gut das gegenseitige Vertrauensverhältnis ist. Wenn allerdings Krankheitssymptome am Arbeitsplatz offensichtlich geworden sind, müssen sich die Patienten damit auseinandersetzen, dass sich die Tatsache einer psychischen Krankheit meist nicht verbergen lässt. Unter diesen Umständen ist ihnen zu raten, offen über die eigene Krankheit zu reden und damit das Entstehen von Gerüchten zu verhindern.

Es kommt häufig vor, dass sich Arbeitgeber oder Vorgesetzte nach der voraussichtlichen Dauer der Arbeitsunfähigkeit erkundigen. In der Regel ist es für die Patienten ratsam, diese Frage zu beantworten und darauf zu verweisen, dass der Verlauf psychischer Krankheiten nicht so genau vorauszusehen ist wie beispielsweise bei einem gebrochenen Arm.

In der Regel sollte der Patient selbst den Arbeitgeber über Diagnose und Verlauf der Erkrankung unterrichten. Er kann dann entscheiden, wie viel er mitteilen und was er für sich behalten will. Besonders günstig ist es, wenn eine derartige Erläuterung in Form eines persönlichen Gesprächs zwischen Patient, Vorgesetzten und Arzt stattfindet.

Kündigung

Viele Arbeitnehmer glauben, dass sie nicht wegen einer Krankheit entlassen werden können. Leider ist das ein Irrtum. Betriebe können Arbeitsverträge aus wirtschaftlichen Gründen kündigen, da die lang dauernde Krankheit eines Mitarbeiters oder mehrerer Mitarbeiter gerade für kleinere Unternehmen eine schwere Belastung darstellen kann.

Eine länger dauernde Krankheit ist jedoch nicht immer ein hinreichender Kündigungsgrund. Bei einer drohenden Kündigung ist es für den betroffenen Arbeitnehmer in jedem Fall ratsam, sich vom Betriebsrat beraten zu lassen.

Arbeitssuche

Wer eine neue Arbeitsstelle antritt, wird vom zukünftigen Arbeitgeber in der Regel nach Krankheiten und Behinderungen gefragt. Viele Patienten wissen nicht, dass sie diese Fragen wahrheitsgemäß beantworten müssen und dass sie damit rechnen müssen, den Arbeitsplatz zu verlieren, wenn sie wieder krank werden.

Es gibt Patienten, die sich trotzdem dazu entscheiden, ihre Krankheit so lange wie möglich zu verheimlichen. Sie sagen sich: „Wenn ich offen rede, bekomme ich die Stelle ganz sicher nicht. Wenn ich nichts erzähle, kann ich zunächst darauf hoffen, dass die Krankheit nicht mehr auftreten wird. Aber selbst wenn ich wieder krank werden sollte, wird der Arbeitgeber nicht erfahren, an welcher Krankheit ich leide und ob diese Krankheit früher schon einmal aufgetreten ist."

Immer wieder ergibt sich in psychoedukativen Gruppen die Gelegenheit, mit den Teilnehmern über dieses Thema zu diskutieren und das Für und Wider der beiden Alternativen gegeneinander abzuwägen.

Private Krankenversicherungen und Lebensversicherungen

Gesetzliche Krankenkassen müssen alle krankenversicherungspflichtigen Personen aufnehmen. Private Krankenversicherungen und Lebensversicherungen sind dagegen nicht verpflichtet, jedermann zu versichern. Um ihr Risiko einzuschätzen, fragen sie vor dem Vertragsabschluss nach bestehenden oder früher abgelaufenen Krankheiten. Eventuell wird dann zusätzlich zu den üblichen Kosten der Versicherung ein Risikozuschlag erhoben.
Wenn der Versicherungsnehmer wichtige Tatsachen verschwiegen hat, muss die Versicherung keine Leistungen erbringen. Deshalb ist es für die Patienten ratsam, Fragen privater Versicherungen wahrheitsgemäß zu beantworten.

2.19.5 Schlussfolgerungen

Ärztliches Handeln bewegt sich in einem Rahmen von Rechtsvorschriften. Für die Psychoedukation besonders bedeutsam sind die Bestimmungen zur Aufklärungspflicht, zur Dokumentationspflicht und zur Schweigepflicht.
Darüber hinaus spielen Rechtsfragen im Alltag von Patienten und Angehörigen eine häufig unterschätzte Rolle. Patienten leiden subjektiv erheblich unter gerichtlich angeordneten Zwangsmaßnahmen, aber auch unter den Bestimmungen der Fahreignungsverordnung. Es erweist sich als hilfreich, diese und die weiteren in diesem Beitrag behandelten Rechtsfragen im Rahmen von Einzelgesprächen und psychoedukativen Gruppen anzusprechen.

3 Anhang

3.1 Wissenschaftliche Literatur

A

Abramowitz IA, Coursey RD (1989). Impact of an educational support group on family participants who take care of their schizophrenic relatives. J Cons Clin Psychol; 57: 232–6.

Amador XF, Strauss DH, Yale SA, Flaum MM, Endicott J, Gorman JM (1993). Assessment of insight in psychosis. Am J Psychiatry; 150: 873–9.

American Psychiatric Association (APA) (1987). Diagnostic and Statistical Manual of Mental Disorders. 3rd ed-rev. Washington, DC: American Psychiatric Press.

American Psychiatric Association (1997). Practice guideline for the treatment of patients with schizophrenia. Am J Psychiatry; 154, Suppl.

Anderson CM, Hogarty GE, Reiss DJ (1980). Family treatment of adult schizophrenic patients: A psychoeducational approach. Schizophr. Bull; 6: 490–515.

Anderson CM, Hogarty GE, Reiss DJ (1981) The psychoeducational family treatment of schizophrenia. In: Goldstein MJ (ed). New Developments in Interventions with Families of Schizophrenics. San Francisco: Jossey Bass; 79–94.

Anderson CM, Reiss DJ, Hogarty GE (1986). Schizophrenia and the Family: A practioner's guide to psychoeducation and management. New York: Guilford Press.

Andreasen NC (1989). Scale for the Assessment of Negative Symptoms (SANS). Br J Psychiatry; 155: 53–8.

Andres K, Schindler F, Brenner HD, Garst F, Donzel A, Schaub A (1998). Bewältigungsorientierte Gruppentherapie für Patienten mit schizophrenen oder schizoaffektiven Psychosen. Eine explorative Studie. Fortschr Neurol Psychiatrie; 66: 225–32.

Angermeyer MC, Finzen A (1984). Die Angehörigengruppe. Stuttgart: Enke.

Angermeyer MC, Matschinger H, Holzinger A (1997). Die Belastung der Angehörigen chronisch psychisch Kranker. Psychiat Prax; 24: 215–20.

Angermeyer MC, Kilian R, Matschinger H (2000). WHOQOL-100 und WHOQOL-BREF. Handbuch für die deutschsprachige Version der WHO-Instrumente zur Erfassung von Lebensqualität. Göttingen: Hogrefe.

Arbeitsgemeinschaft für Methodik und Dokumentation in der Psychiatrie AMDP (Hrsg) (1997). Manual zur Dokumentation psychiatrischer Befunde. 6. Aufl. Göttingen: Hogrefe.

Arieti S (1980). Psychotherapy of schizophrenia: New or revised procedures. Am J Psychother; 34: 464–76.

Aschoff-Pluta R, Bell V, Blumenthal S, Lungershausen E, Vogel R (1984). Familiäre Belastungen als Folge psychischer Erkrankung eines Angehörigen. Fortschr Med; 102(31–32): 785–90.

Asher-Svanum H, Lafuze JE, Barrickman PJ, van Dusen C, Fompa-Loy J (1997). Educational needs of families of mentally ill adults. Psychiatr Serv; 48: 1072–4.

Atkinson JM, Coia DA, Gilmour WH, Harper JP (1996). The impact of education groups for people with schizophrenia on social functioning and qualify of life. Br J Psychiatry; 168: 199–204.

Averbeck M, Leiberich P, Grote-Kusch MT, Olbrich E, Schröder A, Brieger M, Schumacher K (1997). Skalen zur Erfassung der Lebensqualität (SEL). Göttingen: Hogrefe.

B

Bach O (1995). Erwägungen zum Begriff Minussymptomatik. Schizophrenie, Beiträge zu Forschung, Therapie und psychosozialem Management. Mitteilungsorgan der gfts; 10: 29–34.

BApK (1999). Angehörige helfen sich selbst. Informationsbroschüre des Bundesverbandes der Angehörigen psychisch Kranker e.V. Bonn.

Barbato A, D'Avanzo B (2000). Family interventions in schizophrenia and related disorders: A critical review of clinical trials. Acta Psychiatr Scand; 102(2): 81–97.

Barrowclough C, Parle M (1997). Appraisal, psychological adjustment and expressed emotion in relatives of patients suffering from schizophrenia. Br J Psychiatry; 171: 26–30.

Barrowclough C, Tarrier N, Watts S, Vaughn C, Bamrah JS, Freeman HL (1987). Assessing the functional value of relatives' knowledge about schizophrenia: a preliminary report. Br J Psychiatry; 151: 1–8.

Barrowclough C, Tarrier N, Lewis S, Sellwood W, Mainwaring J, Quinn J, Hamlin C (1999). Randomised controlled effectiveness trial of a needs-based psychosocial intervention service for carers of people with schizophrenia. Br J Psychiatry; 174: 505–11.

Bastiaan P, Debus H, Haltenhoff H (1998). Zwangsmaßnahmen in der Psychiatrie. Psychiat Prax; 25: 231–4.

Bateson G, Jackson DD, Haley J, Weakland J (1956). Toward a theory of schizophrenia. Behav Sci; 1: 251–64.

Bäuml J (1994). Psychosen aus dem schizophrenen Formenkreis. Ein Ratgeber für Patienten und Angehörige. Berlin: Springer.

Bäuml J, Kissling W, Meurer C, Wais A, Lauter H (1991). Informationszentrierte Angehörigengruppen zur Complianceverbesserung bei schizophrenen Psychosen. Psychiat Prax; 18: 48–54.

Bäuml J, Kissling W, Pitschel-Walz G (1996a). Psychoedukative Gruppen für schizophrene Patienten: Einfluss auf Wissensstand und Compliance. Ergebnisse der Münchner PIP-Studie. Nervenheilkunde; 15(3): 145–50.

Bäuml J, Pitschel-Walz G, Kissling W (1996b). Psychoedukative Gruppen bei schizophrenen Psychosen für Patienten und Angehörige. In: Stark A (Hrsg). Verhaltenstherapeutische und psychoedukative Ansätze im Umgang mit schizophren Erkrankten. Tübingen: dgvt; 217–55.

Bäuml J, Pitschel-Walz G, Kissling W (Wissenschaftliche Autoren) (1996c). Psychoedukative Gruppen in der Schizophreniebehandlung, Film 1 – Organisation und Didaktik. Videofilm, Bayer AG Pharma Deutschland, 22 Min. München: videoplan.

Bäuml J, Pitschel-Walz G, Kissling W (Wissenschaftliche Autoren) (1996d). Psychoedukative Gruppen in der Schizophreniebehandlung, Film 2 – Informationsvermittlung und emotionale Entlastung. Videofilm, Bayer AG Pharma Deutschland, 90 Min. München: videoplan.

Bäuml J, Pitschel-Walz G, Kissling W (1997). Psychoedukative Gruppen bei schizophrenen Psychosen. Psycho; 23: 38–45.

Bäuml J, Pitschel-Walz G, Kissling W (1998). Psychoedukative Gruppen bei schizophrenen Psychosen: Spezifische Auswirkungen eines bifokalen Ansatzes auf Krankheitsbewältigung und Rezidivraten im 4-Jahreszeitraum. Ergebnisse der Münchner PIP-Studie. Schizophrenie, Beiträge zu Forschung, Therapie und psychosozialem Management. Mitteilungsorgan der gfts; 13: 25–38.

Bäuml J, Pitschel-Walz G, Basan A, Kissling W (1999). Psychoedukative Gruppen bei Angehörigen von schizophrenen Patienten: Erwartungen und Einstellungen von Angehörigen im Vergleich zu professionellen Helfern. Ergebnisse der Münchner PIP-Studie. In: Hartwig P (Hrsg).

Schizophrenien – Wege der Behandlung. Sternenfels: Verlag Wissenschaft und Praxis; 131–75.

Bäuml J, Pitschel-Walz G, Basan A, Kissling W, Förstl H (im Druck). Die Auswirkungen des protektiven Potentials von Angehörigen auf den Langzeitverlauf schizophrener Psychosen: Ergebnisse der 7-Jahreskatamnese der Münchner PIP-Studie. In: Binder W, Bender W (Hrsg). Die dritte Dimension in der Psychiatrie – Angehörige, Betroffene und Professionelle auf einem gemeinsamen Weg. Köln: Claus Richter Verlag.

Bebbington P, Kuipers L (1994). The predictive utility of expressed emotion in schizophrenia: an aggregate analysis. Psychol Med; 24: 707–18.

Bechter K (1993). Gestörte Krankheitsverarbeitung durch eigene Vorurteile bei Patienten mit schizophrenen Psychosen. Psychiat Prax; 20: 148–51.

Beck AT (1986). Kognitive Therapie der Depression. München: Psychologie Verlags Union.

Beck AT, Freemann A (1993). Kognitive Therapie der Persönlichkeitsstörungen. Weinheim: Beltz.

Behrendt B (2001a). Meine persönlichen Warnsignale. Ein psychoedukatives Therapieprogramm zur Rezidivprophylaxe bei schizophrener und schizoaffektiver Erkrankung. Manual für Gruppenleiter. Tübingen: dgvt.

Behrendt B (2001b). Meine persönlichen Warnsignale. Ein Therapieprogramm zur Vorbeugung von Rückfällen bei schizophrener oder schizoaffektiver Erkrankung. Arbeitsbuch für Gruppenteilnehmer. Tübingen: dgvt.

Behrendt B (2001c). Untersuchungen zur Wirksamkeit psychoedukativer Interventionen bei Patienten mit schizophrenen oder schizoaffektiven Psychosen unter Routineversorgungsbedingungen. Eine prospektive Effectiveness-Studie. Tübingen: dgvt.

Behrendt B, Schaub A (1997). Kann psychoedukatives Training die internalen/externalen Kontrollüberzeugungen von schizophren Erkrankten beeinflussen? Nervenheilkunde; 16, Suppl: 18–9.

Behrendt B, Holler H (2001). Psychoedukative Therapie in der Schizophreniebehandung. Unveröffentl. Manuskript.

Behrendt B, Hutschenreuter U, Schaub A (1998). Psychoeducational group therapy with schizophrenic outpatients: Implementation and field testing. VI. World Congress of the World Association for Psychosocial Rehabilitation (WAPR), Hamburg, 2.–5. May 1998. Book of Abstracts, 59.

Behrendt B, Sittinger H, Wobrock T (2001). Das Erarbeiten persönlicher Rückfallmuster als zentraler Bestandteil psychoedukativer Interventionen für schizophren Erkrankte. Vortrag „Psychoedukation in der Schizophreniebehandlung“, 13.–15.09.2001 an der Medizinischen Hochschule Hannover. Unveröffentl. Manuskript.

Benayat-Guggenbühler M, Haug HJ, Finzen A, Hoffmann-Richter U (1998). Zur lsolierungspraxis in einer psychiatrischen Klinik. Psychiat Prax; 25: 248–9.

Bender M, Brücher K (1996). Entwicklungsphasen und relevante Strukturelemente von Angehörigengruppen. 6. Symposium „Angehörigenarbeit in der Psychiatrie“. Mannheim: Zentralinstitut für Seelische Gesundheit, Abstractband.

Bender M, Prokop-Nolte I, Brücher K (1998). Auch Kinder sind Angehörige. In: Mattejat F, Lisofsky B (Hrsg). ... nicht von schlechten Eltern. Kinder psychisch Kranker. Bonn: Psychiatrie-Verlag; 79–86.

Benedetti G (1992). Psychotherapie als existentielle Herausforderung. Göttingen: Vandenhoeck & Ruprecht.

Berger H, Gunia H, Nürnberger K, Teschner A (1997). Psychoedukative Gruppen – Patienten gemeinsam mit Angehörigen – erste Erfahrungen. In: Dittmar V, Klein HE, Schön D (Hrsg). Die Behandlung schizophrener Menschen. Regensburg: Roderer.

Berkowitz R, Eberlein-Fries R, Kuipers L, Leff JP (1984). Educating relatives about schizophrenia. Schizophr Bull; 10(3): 418–29.
Berkowitz R, Shavit N, Leff JP (1990). Educating relatives of schizophrenic patients. Soc Psychiatry Psychiatr Epidemiol; 25: 216–20.
Bezzel A, Langsdorff C v (1998). Angehörigenarbeit in der Psychiatrie: Die Teilnahmebereitschaft von Angehörigen schizophrener Patienten an Angehörigengruppen – Entwicklung eines Fragebogens und korrelative Studie. Unveröffentlichte Zusammenfassung der Diplomarbeiten. Regensburg: Philosophische Fakultät II, Institut für Psychologie, Universität Regensburg.
Biermann-Ratjen EM, Eckert J, Schwartz HJ (1997). Gesprächspsychotherapie. 8., überarb. und erw. Aufl. Stuttgart: Kohlhammer.
Bindl W (2002). Einflußgrößen auf die Belastung von Angehörigen schizophren Erkrankter. München: Dissertation an der Technischen Universität München.
Binswanger L (1957). Schizophrenie. Pfullingen: Neske.
Birchwood M, Smith J, MacMillan F, Hogg B, Prasad R, Harvey C, Bering S (1989). Predicting relapse in schizophrenia: the development and implementation of an early signs monitoring system using patients and families as observers, a preliminary investigation. Psychol Med; 19: 649–56.
Birchwood MJ, Smith JV, Cochrane R (1992). Specific and non-specific effects of educational intervention for families living with schizophrenia. A comparison of three methods. Br J Psychiatry; 160: 80–14.
Blankenburg W (1999). Zur Psychopathologie und Therapie des Wahns unter besonderer Berücksichtigung des Realitätsbezugs. In: Hartwich P, Pflug B (Hrsg). Schizophrenien – Wege der Behandlung. Sternfels, Berlin: Verlag Wissenschaft und Praxis; 59–94.
Bleuler E (1911). Dementia praecox oder Gruppe der Schizophrenien. In: Aschaffenburg G (Hrsg). Handbuch der Psychiatrie. Leipzig: Deuticke.
Bock TH (2001). Ständiges Ringen um Verständnis. Psychoedukation ist nicht das Optimum an Therapie und wird maßlos überschätzt. Kerbe; 3: 23–5.
Bock TH, Junck A (1991). Die subjektive Wahrnehmung psychotischen Geschehens. Psychiat Prax; 18: 59–63.
Bock TH, Deranders JE, Esterer I (1992). Stimmenreich. Mitteilungen über den Wahnsinn. Bonn: Psychiatrie-Verlag.
Bock TH, Deranders JE, Esterer I (1994). Im Strom der Ideen. Bonn: Psychiatrie-Verlag.
Bock T, Buck D, Esterer I (2000). Es ist normal, verschieden zu sein. Psychose-Seminare – Hilfen zum Dialog. Psychosoziale Arbeitshilfe; 10.
Boczkowski JA, Zeichner A, DeSanto N (1985). Neuroleptic compliance among chronic schizophrenic outpatients: An intervention outcome report. J Cons Clin Psychology; 53: 666–71.
Böcker FM (1996). Einstellung psychisch Kranker zur psychiatrischen Klinikbehandlung. Regensburg: Roderer.
Böhmer N, Briese R, Trenckmann U (1993a). Frühsymptom-Training. Ein Trainingsprogramm für psychosekranke Menschen zur Vorbeugung von Rückfällen. Video-Film für Betroffene, ca. 22 Minuten. Dortmund: Video-Cooperative Ruhr.
Böhmer N, Briese R, Trenckmann U (1993b). Frühsymptom-Management. Rezidivprophylaxe bei schizophren gefährdeten Menschen. Video-Film für Professionelle, ca. 30 Minuten. Dortmund: Video-Cooperative Ruhr.
Böker W (1991). Die Entwicklung eines partnerschaftlichen Therapieverständnisses der Schizophrenie als Folge neuer Ätiologiekonzepte und Wandlungen des psychiatrischen Zeitgeistes. Psychiat Prax; 18: 189–95.

Böker W (1992). Möglichkeiten partnerschaftlicher Stabilisierungsarbeit mit Schizophrenen im Lichte der Bewältigungsforschung. In: Brenner HB, Böker W (Hrsg). Verlaufsprozesse schizophrener Erkrankungen. Bern, Göttingen, Toronto: Huber; 280–6.

Böker W (1999). Störungswahrnehmung und Krankheitseinsicht schizophrener Patienten. Fortschr Neurol Psychiatrie; 67: 237–48.

Böker W, Schaub A (1997). Bewältigungsversuche Schizophrener. In: Böker W, Brenner HD (Hrsg). Behandlung schizophrener Psychosen. Stuttgart: Enke; 165–85.

BPE-Jahrestagung 2000 in Kassel. Psychosoziale Umschau; 1.

Breier A, Strauss JS (1983). Self-control in psychotic disorders. Arch Gen Psychiatry; 40: 1141–5.

Brenner HD (1990). Therapieprogramm zum Umgang mit Symptomen (Symptom Management Module). Therapeuten-Handbuch und Patienten-Arbeitsbuch. Bern: Abteilung für Theoretische und Evaluative Psychiatrie an der Universitätsklinik Bern.

Brown GW, Rutter M (1966). The measurement of family activities and relationships: A methodology study. Human Relations; 19: 241–63.

Brown GW, Monck EM, Carstairs GM, Wing JK (1962). Influence of family life on the course of schizophrenic illness. Br J Prev Soc Med; 16: 55–68.

Brown GW, Birley JLT, Wing JK (1972). Influence of family life on the course of schizophrenic disorders: a replication. Br J Psychiatry; 121: 214–58.

Brücher K (1992). Ein individualisierendes psychoedukatives Therapiekonzept in der stationären Behandlung Schizophrener – Modelle und eigene Erfahrungen. Psychiat Prax; 19: 59–65.

Brücher K (1996). Die langfristige ambulante Therapie schizophren Erkrankter unter Einbeziehung ihrer Familien. In: Stark A (Hrsg). Verhaltenstherapeutische und psychoedukative Ansätze im Umgang mit schizophren Erkrankten. Tübingen: dgvt; 319–33.

Brundage BE (1983). First person accounts: What I wanted to know but was afraid to ask. Schizophr Bull; 9: 583–5.

Buchkremer G, Lewandowski L (1987). Therapeutische Angehörigenarbeit bei schizophrenen Patienten: Rationale, Konzept und praktische Anleitung. Psychiat Prax; 14: 73–7.

Buchkremer G, Hornung WP (1992). Patientenmitbestimmung in der Pharmakotherapie schizophrener Patienten. In: Andresen B, Stark FM, Gross J (Hrsg). Mensch Psychiatrie Umwelt. Perspektiven für die soziale Praxis. Bonn: Psychiatrie-Verlag; 297–306.

Buchkremer G, Schulze-Mönking H, Lewandowski L, Wittgen C (1986). Emotional atmosphere in families of schizophrenic outpatients – relevance of a practice-oriented assessment instrument. In: Goldstein MJ, Hand I, Hahlweg K (eds). Treatment of Schizophrenia: Family Assessment and Intervention. Berlin: Springer.

Buchkremer G, van der Ven M, Schulze-Mönking H (1988). Medikamentenmitbestimmung – ein psychotherapeutisches Ziel bei schizophrenen Patienten. In: Helmchen H, Hippius H, Tölle R (Hrsg). Therapie mit Neuroleptika Perazin. Stuttgart, New York: Thieme; 125–8.

Buchkremer G, Schulze-Mönking H, Holle R, Hornung WP (1995). The impact of therapeutic relatives' groups on the course of illness of schizophrenie patients. Eur Psychiatry; 10: 17–27.

Buchkremer G, Klingberg S, Holle R, Schulze-Mönking H, Hornung WP (1997). Psychoeducational psychotherapy for schizophrenic patients and their key relatives or care-givers: results of a 2-year follow-up. Acta Psychiatr Scand; 96: 483–91.

Budd RJ, Hughes ICT (1997). What do relatives of people with schizophrenia find helpful about family intervention? Schizophr Bull; 23(2): 341–7.

Bundesanstalt für Straßenwesen (Hrsg) (2000). Begutachtungsrichtlinien zur Kraftfahrereignung. Berichte der Bundesanstalt für Straßenwesen. Mensch und Sicherheit; M115.

Bustillo JR, Lauriello J, Horan WP, Keith SJ (2001). The psychosocial treatment of schizophrenia: an update. Am J Psychiatry; 158(2): 163–75.

Buttner P, Kissling W (1996). Psychoedukative Gruppen in psychiatrischen Kliniken: Ergebnisse einer Befragung zu Häufigkeit und Art der Anwendung. In: Stark A (Hrsg). Verhaltenstherapeutische und psychoedukative Ansätze im Umgang mit schizophren Erkrankten. Tübingen: dgvt.

Butzlaff RL, Hooley JM (1998). Expressed emotion and psychiatric relapse – a meta-analysis. Arch Gen Psychiatry; 55: 547–52.

C

Canive JM, Sanz-Fuentenebro J, Tuason VB, Vázquez C, Schrader RM, Alberdi J, Fuentenebro F (1993). Psychoeducation in Spain. Hosp Comm Psychiatry; 44: 679–81.

Carr V (1988). Patients' techniques for coping with schizophrenia. An exploratory study. Br J Med Psychology; 61: 339–52.

Cazzullo CL, Bertrando P, Clerici C, Bressi C, Da Ponte C, Albertini E (1989). The efficacy of an information group intervention on relatives of schizophrenics. Int J Soc Psychiatry; 35: 313–23.

Cerletti U, Bini L (1938). Un nuovo metodo di shocktherapie „L'elettro-shock". Bollettino Accademia Medica Roma; 64: 136–8.

Ciompi L (1986). Auf dem Weg zu einem kohärenten multidimensionalen Krankheits- und Therapieverständnis der Schizophrenie. In: Böker W, Brenner HD (Hrsg). Bewältigung der Schizophrenie. Bern: Huber.

Cohen CJ, Berk LA (1985). Personal coping styles of schizophrenic outpatients. Hosp Comm Psychiatry; 36: 407–10.

Collegium Internationale Psychiatriae Scalaraum (1996). Internationale Skalen für Psychiatrie. 4. Aufl. Weinheim: Beltz.

Cording C (1995). Basisdokumentation und Ergebnisqualität. In: Gaebel W (Hrsg). Qualitätssicherung im psychiatrischen Krankenhaus. Wien: Springer; 173–81.

Cording C, Gaspar M (1997). DGPPN-Empfehlungen zur psychiatrischen Basisdokumentation (BADO). Nervenarzt; 68: 930–1.

Cozolino LJ, Goldstein MJ, Nuechterlein KH, West LW, Snyder K (1988). The impact of education about schizophrenia on relatives' varying in expressed emotion. Schizophr Bull; 14(4): 675–87.

Creer C, Wing JK (1984). Der Alltag mit schizophrenen Patienten. In: Katschnig H (Hrsg). Die andere Seite der Schizophrenie – Patienten zu Hause. 2., erw. Aufl. München: Urban & Schwarzenberg.

Crotty P, Kulys R (1986). Are schizophrenics a burden to their families? Significant others' views. Health and Social Work; Summer: 173–88.

D

David AD (1990). Insight and psychosis. Br J Psychiatry; 156: 798–808.

David AD, van Os J, Jones P, Harvey 1, Foerster A, Fahy T (1995). Insight and psychotic illness. Cross-sectional and longitudinal associations. Br J Psychiatry; 167: 621–8.

Deger-Erlenmaier H (1990). Angehörige psychisch Kranker auf dem Weg zur Selbsthilfe. In: Thom A, Wulff E (Hrsg). Psychiatrie im Wandel. Erfahrungen und Perspektiven in Ost und West. Bonn: Psychiatrie-Verlag.

Deger-Erlenmaier H (Hrsg) (1995). Wenn nichts mehr ist, wie es war ... Angehörige psychisch Kranker bewältigen ihr Leben. München: dtv.

Deichgräber K (1983). Der hippokratische Eid. Stuttgart: Hippokrates.
Deusinger IM (1986). Die Frankfurter Selbstkonzeptskalen (FSKN). Göttingen: Hogrefe.
Deutsche Gesellschaft für Psychiatrie, Psychotherapie und Nervenheilkunde (1998). Behandlungsleitlinie Schizophrenie. Darmstadt: Steinkopff.
Diederichsen U, Dröge M (2000). Zivilrecht. In: Venzlaff U, Foerster K (Hrsg). Psychiatrische Begutachtung. Ein praktisches Handbuch für Ärzte und Juristen. 3. Aufl. München: Urban & Fischer.
Dittmann J, Schüttler R (1994). Autoprotektive Mechanismen bei Patienten mit schizophrenen Psychosen – Kompensation und Bewältigung. Fortschr Neur & Psychiatrie; 58: 473–83.
Dixon L, Lyles A, Scott J, Lehman A, Postrado L, Goldman H, McGlynn E (1999). Services to families of adults with schizophrenia: From treatment recommendations to dissemination. Psychiatr Serv; 50: 233–8.
Dixon LB, Adams C, Lucksted A (2000). Update on family psychoeducation for schizophrenia. Schizophr Bull; 26: 5–20.
Doane JA, Goldstein MJ, Miklowitz DJ (1986). The impact of individual and family treatment on the affective climate of families of schizophrenics. Br J Psychiatry; 148: 279–87.
Döhner O, Angermeyer MC (1980). Übergangswohnheime als Alternative zur Rückkehr des Patienten in die Familie. Psych Prax; 7: 232–6.
Döhner O, Angermeyer MC (1981). Gruppenarbeit mit Angehörigen psychisch Kranker (am Beispiel von Eltern schizophren erkrankter Jugendlicher). Psychother Med Psychol; 31: 70–3.
Doering S, Muller E, Kopcke W, Pietzcker A, Gaebel W, Linden M, Muller P, Muller SF, Tegeler J, Schussler G (1998). Predictors of relapse and rehospitalization in schizophrenia and schizoaffective disorder. Schizophr Bull; 24(1): 87–98.
Dörner K, Groth R (1984). Gruppentherapie für Angehörige. In: Katschnig H (Hrsg). Die andere Seite der Schizophrenie: Patienten zu Hause. München, Wien, Baltimore: Urban & Schwarzenberg; 197–205.
Dörner K, Egetmeyer A, Koennig K (1982). Freispruch der Familie. Bonn: Psychiatrie-Verlag.

E

Eckert J, Wuchner M (1994). Frequenz-Dauer-Setting in der Gesprächspsychotherapie heute. GWG-Zeitschrift; 95: 17–20.
Eikelmann B (1997). Sozialpsychiatrisches Basiswissen. Stuttgart: Enke.
Emmelkamp PMG, van Oppen P (2000). Zwangsstörungen. Göttingen: Hogrefe.
Endicott J, Spitzer RL, Fleiss JL, Cohen J (1976). The Global Assessment Scale. A procedure for measuring overall severity of psychiatric disturbance. Arch Gen Psychiatry; 33: 766–71.
Ertl-Gehrke M, Bondy B (1992). Vulnerabilität für psychiatrische Erkrankungen – Ergebnisse einer Familienstudie. In: Rifken A, Osterheider M (Hrsg). Schizophrenie – Aktuelle Trends und Behandlungsstrategien. Berlin: Springer; 39–55.

F

Fadden G, Bebbington P, Kuipers L (1987). The burden of care: The impact of functional psychiatric illness on the patient's family. Br J Psychiatry; 150: 285–92.
Falloon IRH, Talbot RE (1981). Persistent auditory halluzinations: coping mechanisms and implications for management. Psychol Med; 11: 329–39.
Falloon IRH, Boyd JL, McGill CW, Razani J, Moss HB, Gilderman AM (1982). Family management in the prevention of exacerbations of schizophrenia: a controlled study. N Engl J Med; 306: 1437–40.

Falloon IRH, Boyd JL, McGill CW (1984). Family Care of Schizophrenia. New York: The Guilford Press.

Falloon IRH, Boyd JL, McGill CW, Williamson M, Razani J, Moss HB, Gilderman AM, Simpson GM (1985). Family management in the prevention of morbidity of schizophrenia: clinical outcome of a two-year 1ongitudinal study. Arch Gen Psychiatry; 42: 887–96.

Feinstein E, Hahlweg K, Müller U, Dose M (1989). Fragebogenverfahren zur Erhebung des Expressed-Emotion-Maßes: Kurzverfahren zur Rückfallprognose bei psychiatrischen Patienten. In: Buchkremer G, Rath N (Hrsg). Therapeutische Arbeit mit Angehörigen schizophrener Patienten. Bern: Huber; 39–45.

Fiedler P (Hrsg) (1981). Psychotherapieziel Selbstbehandlung: Grundlagen kooperativer Psychotherapie. Weinheim, Dearfield Beach/Florida, Basel: Edition Psychologie.

Fiedler P (1996). Verhaltenstherapie in und mit Gruppen. Weinheim: Beltz.

Fiedler P (1998). Persönlichkeitsstörungen. 4. Aufl. Weinheim: Beltz.

Finke J (1994). Empathie und Interaktion. Thieme: Stuttgart.

Finzen A (1979). Familientherapie – Begegnung mit einer therapeutischen Mode? Psych Prax; 6: 100–6.

Freud S (1913). Psychoanalytische Bemerkungen über einen autobiographisch beschriebenen Fall von Paranoia (Dementia paranoides). GW VIII. Frankfurt a. M.: Fischer; 240–320.

Friedel B, Lappe E (2000). Fahreignung psychisch kranker Patienten. In: Venzlaff U, Foerster K (Hrsg). Psychiatrische Begutachtung. Ein praktisches Handbuch für Ärzte und Juristen. 3. Aufl. München: Urban & Fischer.

Friedrich J, Gunia H, Berger H (2001). Psychoedukative Familienintervention – Schizophrene Patienten gemeinsam mit Angehörigen. Vortrag beim 4. Psychotherapiekongress der Deutschen Gesellschaft für Psychiatrie, Psychotherapie und Nervenheilkunde (DGPPN), 4.–7. April 2001, Lübeck.

Fromm-Reichmann F (1948). Notes on the development of treatment of schizophrenics by psychoanalytic psychotherapy. Psychiatry; 11: 263–73.

G

Gaebel W, Schwarz M (1998). Qualitätssicherung in der Psychiatrie. In: Hell D, Bengel J, Kirsten-Krüger M (Hrsg). Qualitätssicherung in der psychiatrischen Versorgung. Basel: Karger; 53–71.

Gaebel W, Frick U, Kopcke W, Linden M, Müller P, Müller-Spahn F (1993). Early neuroleptic intervention in schizophrenia: are prodromal symptoms valid predictors of relapse? Br J Psychiatry, Suppl: 8–12.

Garety PA, Fowler D, Kuipers E (2000). Cognitive-behavioral therapy for medication-resistant symptoms. Schizophr Bull; 26: 73–86.

Gaskill D, Cooney H (1991). Coping with schizophrenia: what does the spouse need to know? Austr J Adv Nurs; 9(2): 105.

Gebührenordnung für Ärzte (GOÄ) (2001). UV-GOÄ. Gebührenordnung für Ärzte, Vertrag Ärzte/Unfallversicherungsträger, Gebührenverzeichnis für ärztliche Leistungen. Hess R (Bearb). Stand der Ausgabe: 01.05.2001. Köln: Deutscher Ärzte-Verlag.

Glick ID, Clarkin JF, Spencer JH Jr, Haas GL, Lewis AB, Peyser J, DeMane N, Good Ellis M, Harris E, Lestelle V (1985). A controlled evaluation of inpatient family intervention: 1. Preliminary results of the six-month follow-up. Arch Gen Psychiatry; 42: 882–6.

Glick ID, Spencer JH Jr, Clarkin JF (1990). A randomized clinical trial of inpatient family intervention: IV. Follow-up results for subjects with schizophrenia. Schizophr Res; 3: 187–200.

Goldman CR, Quinn FL (1988). Effects of a patient education program in the treatment of schizophrenia. Hosp Comm Psychiatry; 39(3): 282–6.

Goldstein A, Chambles D (1987). A reanalysis of agoraphobia. Behav Res Ther; 9: 47–59.

Goldstein MJ, Rodnick EH, Evans JR, May PRA, Steinberg MR (1978). Drug and family therapy in the aftercare treatment of acute schizophrenia. Arch Gen Psychiatry; 35: 169–77.

Gopinath PS, Chaturvedi SK (1992). Distressing behaviour of schizophrenics at home. Acta Psychiatr Scand; 86: 185–8.

Goulet J, Lalonde P, Lavoie G, Jodom F (1993). Effect of patient education on neuroleptic treatment of young psychotic patients. Can J Psychiatry; 38(8): 571–3.

Grahame-Smith DG (1975). Selfmedication with mood-changing drugs. J Med Ethics; 1: 132–7.

Grawe K, Donati R, Bernauer F (1994). Psychotherapie im Wandel: von der Konfession zur Profession. Göttingen: Hogrefe.

Greenberg LS, Elliott R, Litaer G (1994). Research on humanistic and experiential psychotherapies. In: Bergin AE, Garfield SL (eds). Handbook of Psychotherapy and Behavior Change. New York: Wiley; 509–9.

Greenfeld D, Strauss JF, Bovers MB, Mandelkern M (1989). Insight and interpretation of illness in recovery from psychosis. Schizophr Bull; 12: 245–52.

Gudermann H (1981). Erforschung differentieller Psychotherapie zur Rückfallprophylaxe schizophrener Patienten; hier: Medikamentenmitbestimmung und Einüben in selbständiges Problemlösen mit schizophrenen Patienten. Unveröffentl. Diplomarbeit. Münster: Psychologisches Institut der Universität Münster.

Guy W (1976). Assessment Manual for Psychopharmacology. In: US Department of Health, Education and Welfare (ed). Washington, DC: 534–7.

H

Häfner H (1988). Rehabilitation Schizophrener. Z Klin Psychol; 3: 187–209.

Häfner H (2000). Das Rätsel Schizophrenie. Eine Krankheit wird entschlüsselt. München: C. H. Beck.

Hahlweg K, Dose M (1998). Schizophrenie. Göttingen: Hogrefe.

Hahlweg K, Dürr H, Müller U (1995). Familienbetreuung schizophrener Patienten. Ein verhaltenstherapeutischer Ansatz zur Rückfallprophylaxe: Konzepte, Behandlungsanleitung und Materialien. Weinheim: Beltz.

Hansell N, Willis GL (1977). Outpatient treatment of schizophrenia. Am J Psychiatry; 134: 1082–6.

Hartwich P (1999). Die Parakonstruktion: eine Verstehensmöglichkeit schizophrener Symptome. In: Hartwich P, Pflug B (Hrsg). Schizophrenien – Wege der Behandlung. Sternfels, Berlin: Verlag Wissenschaft und Praxis; 19–28.

Hasenbring N (1990). Zum Stellenwert subjektiver Theorien im Coping-Konzept. In: Muthny FA (Hrsg). Krankheitsverarbeitung; Hintergrundtheorien, klinische Erfassung und empirische Ergebnisse. Berlin, Heidelberg: Springer; 79–87.

Hatfield AB (1978). Psychological costs of schizophrenia to the family. Social Work; 23: 355–9.

Hautzinger M (Hrsg) (1994). Kognitive Verhaltenstherapie bei psychischen Erkrankungen. Berlin: Quintessenz.

Hautzinger M (2000a). Depression. Göttingen: Hogrefe.

Hautzinger M (2000b). Kognitive Verhaltenstherapie bei Depressionen. 3. Aufl. München: Psychologie Verlags Union.

Hayes-Bautista DE (1976). Modifying the treatment: Patient compliance, patient control and medical care. Soc Sci Med; 10: 233–8.

Hecht H, Faltermaier A, Wittchen HU (1987). Social Interview Schedule (SIS). Regensburg: Roderer.

Heinrich K (1990). Leitlinien neuroleptischer Therapie. Heidelberg, Berlin: Springer.

Hell D (1987). Angehörigenarbeit in der Psychiatrie. Prax Psychother Psychosom; 32: 87–94.

Herz MI, Melville C (1980). Relapse in schizophrenia. Am J Psychiatry; 137: 801–5.

Herz MI, Szymanski HV, Simon JC (1982). Intermittant medication for stable schizophrenic outpatients: An alternative to maintenance medication. Am J Psychiatry; 139: 918–22.

Herz MI, Glazer W, Mirza M, Mostert M, Hafez H, Smith P, Trigoboff E, Miles D, Simon J, Finn J, Schohn M (1989). Die Behandlung prodromaler Episoden zur Prävention von Rückfällen in der Schizophrenie. In: Böker W, Brenner HD (Hrsg). Schizophrenie als systemische Störung. Bern: Huber; 270–82.

Herz MI, Glazer W, Mostert M (1991). Intermittent vs. maintenance medication in schizophrenia. Arch Gen Psychiatry; 48: 333–9.

Herz MI, Lamberti JS, Mintz J, Scott R, O'Dell SP, McCartan L, Nix G (2000). A program for relapse prevention in schizophrenia: a controlled study. Arch Gen Psychiatry; 57: 277–83.

Hietel-Weniger R, Brücher K (1996). Psychoedukative Therapie in der stationären Behandlung schizophrener Patienten. In: Stark A (Hrsg). Verhaltenstherapeutische und psychoedukative Ansätze im Umgang mit schizophren Erkrankten. Tübingen: dgvt.

Hoenig J, Hamilton MW (1966). The schizophrenic patient in the community and his effect on the household. Int J Soc Psychiatry; 12(3): 165–76.

Hofer E, Wancata J, Amering N (2001). „Ich bin ein unverstandenes Wesen auf Erden". Krankheitskonzepte von PatientInnen mit der Diagnose Schizophrenie vor und nach Psychoedukation. Psychiat Prax; 28: 187–291.

Hoffmann N (1993). Einstellungsänderung. In: Linden M, Hautzinger M (Hrsg). Verhaltenstherapie. Berlin, Heidelberg: Springer; 117–24.

Hogarty GE, Anderson CM (1986a). Eine kontrollierte Studie über Familientherapie, Training sozialer Fertigkeiten und unterstützende Chemotherapie in der Nachbehandlung Schizophrener: Vorläufige Effekte auf Rezidive und Expressed Emotion nach einem Jahr. In: Böker W, Brenner HD (Hrsg). Bewältigung der Schizophrenie. Bern: Huber; 72–86.

Hogarty GE, Anderson CM (1986b). Medication, family psychoeducation, and social skills training: first year relapse results of a controlled study. Psychopharmacology Bull; 22: 860–2.

Hogarty GE, Anderson CM, Reiss DJ, Kornblith SJ, Greenwald DP, Ulrich RF, Carter M (1991). Family psychoeducation, social skills training, and maintenance chemotherapy in the aftercare treatment of schizophrenia. II. Two-year effects of a controlled study on relapse and adjustment. Environmental-Personal Indicators in the Course of Schizophrenia (EPICS). Research Group. Arch Gen Psychiatry; 48: 340–7.

Hogarty GE, Kornblith SJ, Greenwald D, DiBarry AL, Cooley S, Flesher S, Reiss D, Carter M, Ulrich R (1995). Personal Therapy: A disorder-relevant psychotherapy for schizophrenia. Schizophr Bull; 21(3): 379–93.

Hogarty GE, Kornblith SJ, Greenwald D, DiBarry AL, Cooley S, Ulrich RF, Carter M, Flesher S (1997a). Three year trials of personal therapy among schizophrenic patients living with or independent of family, I: Description of study and effects on relapse rates. Am J Psychiatry; 154: 1504–13.

Hogarty GE, Kornblith SJ, Greenwald D, DiBarry AL, Cooley S, Flesher S, Reiss D, Carter M, Ulrich RF (1997b). Three year trials of personal therapy among schizophrenic patients

living with or independent of family, II: Effects on adjustment of patients. Am J Psychiatry; 154: 1514–24.
Hornung WP (1998). Psychoedukation und Psychopharmakotherapie. Zur Kooperation schizophrener Patienten. Stuttgart: Schattauer.
Hornung WP, Buchkremer G (1992). Psychoedukative Interventionen zur Rezidivprophylaxe schizophrener Psychosen. In: Rifkin A, Osterheider M (Hrsg). Schizophrenie – aktuelle Trends und Behandlungsstrategien. Berlin, Heidelberg, New York, London, Paris, Tokyo: Springer; 205–17.
Hornung WP, Buchkremer G (1995). Kombination von psychoedukativem Medikamententraining, kognitiver Psychotherapie und Bezugspersonenberatung zur Rezidivprophylaxe bei schizophrenen Patienten. Nervenarzt; 66: 828–34.
Hornung WP, Buchkremer G, Redbrake M (1990). Codetermination of medication as a step towards improved compliance: The patients' viewpoint. Schizophr Res; 3: 41.
Hornung WP, Buchkremer G, Redbrake M, Klingberg S (1993). Patientmodifizierte Medikation: Wie gehen schizophrene Patienten mit ihren Neuroleptika um? Nervenarzt; 64: 434–9.
Hornung WP, Holle R, Schulze-Mönking H, Klingberg S, Buchkremer G (1995). Psychoedukativ-psychotherapeutische Behandlung von schizophrenen Patienten und ihren Bezugspersonen. Ergebnisse einer 1-Jahres-Katamnese. Nervenarzt; 66: 828–34.
Hornung WP, Kieserg A, Feldmann R, Buchkremer G (1996). Psychoeducational training for schizophrenic patients: background, procedure and empirical findings. Patient Education and Counseling; 29: 257–68.
Hornung WP, Klingberg S, Feldmann R, Schulze-Mönking H (1998). Collaboration within drug treatment by schizophrenic patients with and without psychoeducational training: results of a 1-year follow-up. Acta Psychiatr Scand; 97: 213–9.
Hornung WP, Feldmann R, Klingberg S, Buchkremer G, Reker T (1999a). Long-term effects of a psychoeducational psychotherapeutic intervention for schizophrenic outpatients and their key-persons – results of a five-year follow-up. Eur Arch Psychiatry Clin Neurosci; 249: 162–7.
Hornung WP, Feldmann R, Schonauer K, Schäfer A, Schulze-Mönking H, Klingberg S, Buchkremer G (1999b). Psychoedukativ-psychotherapeutische Behandlung von schizophrenen Patienten und ihren Bezugspersonen. II – Ergänzende Befunde der 2-Jahres-Katamnese. Nervenarzt; 70: 444–9.
Hornung WP, Northoff-Helling U, Vogel-Helleberg P, Feldmann R (2000). Die stationäre Frührehabilitation schizophrener Patienten. Krankenhauspsychiatrie; 11: 44–8.
Huber G, Gross G, Schüttler R (1979). Schizophrenie – eine verlaufs- und sozialpsychiatrische Langzeitstudie. Berlin, Heidelberg: Springer.
Huxley NA, Rendall M, Sederer L (2000). Psychosocial treatments in schizophrenia: a review of the past 20 years. J Nerv Ment Dis; 188(4): 187–201.

J

Jakobi C, Thiel A, Paul T (1996). Kognitive Verhaltenstherapie bei Anorexia und Bulimia nervosa. Weinheim: Beltz.
Janke W, Erdmann G (1997). Stressverarbeitungsfragebogen (SVF 120). Göttingen: Hogrefe.
Jensen M (2002). Psychologische Modelle und Konzepte zur Anspannungsregulation. Unveröff. Manuskript.
Jones SL, Roth D, Jones PK (1995). Effect of demographic and behavioral variables on burden of caregivers of chronic mentally ill persons. Psychiatr Serv; 46: 141–5.

Jork K (1988). Selbstmedikation und Entscheidungsfindung des Patienten. Münch Med Wschr; 130: 431–4.

K

Kanfer FH, Reinecker H, Schmelzer D (1996). Selbstmanagement-Therapie. 2. Aufl. Berlin, Heidelberg: Springer.

Kansas N, Barr MA (1984). Self-control of psychotic productions in schizophrenia. Arch Gen Psychiatry; 41: 919–20.

Kastner-Wienberg M (1997). Produktive Störung – Psychoedukative Gruppenarbeit im tagesklinischen Kontext. In: Wienberg G (Hrsg). Schizophrenie zum Thema machen – Grundlagen und Praxis. 2. Aufl. Bonn: Psychiatrie-Verlag.

Katschnig H (Hrsg) (1977). Die andere Seite der Schizophrenie. Patienten zu Hause. München: Urban & Schwarzenberg.

Katschnig H (Hrsg) (1989). Die andere Seite der Schizophrenie. Patienten zu Hause. 3. Aufl. München: Psychologie Verlags Union.

Katschnig H, Konieczna T (1989). What works in work with relatives? – A hypothesis. Br J Psychiatry; 155, Suppl 5: 144–50.

Katschnig H, Simon MD, Kramer B (1997). Wie sie leben – wie sie leiden – was sie hoffen. Die Ergebnisse einer Umfrage bei Angehörigen von psychisch Kranken. Kontakt – Zeitschrift der HPE Österreich; 20 (Sonderausgabe).

Kavanagh DJ (1992). Recent developments in expressed emotion and schizophrenia. Br J Psychiatry; 160: 601–20.

Kay SR (1987). The Positive and Negative Syndromes Scale (PANSS) for schizophrenics: development and standardization. Schizophr Bull; 13: 261–7.

Kelly GR, Scott JE (1990). Medication compliance and health education among outpatients with chronic mental disorders. Med Care; 28: 1181–97.

Kernberg OF, Dulz B, Sachsse U (Hrsg) (2000). Handbuch der Borderline-Störungen. Stuttgart, New York: Schattauer.

Kickbusch I (1981). Die Bewältigung chronischer Erkrankung in der Familie: Einige forschungskritische-programmatische Bemerkungen. In: Badura B (Hrsg). Soziale Unterstützung und chronische Krankheit – zum Stand sozial-epidemiologischer Forschung. Frankfurt a. M.: Suhrkamp; 317–42.

Kieserg A, Hornung WP (1994). Psychoedukatives Training für schizophrene Patienten. Ein verhaltenstherapeutisches Behandlungsprogramm zur Rezidivprophylaxe. Tübingen: dgvt.

Kilian R, Holzinger A, Angermeyer MC (2001a). „Das ist zwar ein bisschen anstrengender manchmal, aber auch interessanter." Psychiaterinnen und Psychiater beurteilen die Wirkung von Psychoedukation auf die ambulante Schizophreniebehandlung. Psychiat Prax; 5: 209–13.

Kilian R, Lindenbach I, Angermeyer MC (2001b) „... manchmal zweifle ich an mir, wenn es mir nicht gut geht". Psychiat Prax; 28: 168–73.

Kissling W (1992). Könnte die Hälfte aller schizophrenen Rezidive vermieden werden? In: Brenner HD, Böker W (Hrsg). Verlaufsprozesse schizophrener Erkrankungen. Bern, Göttingen, Toronto: Huber.

Kissling W, Bäuml J, Engel R, Bender W (1993). Informationszentrierte Patienten- und Angehörigengruppen bei schizophrenen Patienten. Zwischenbericht beim BMFT-Arbeitskolloquium, München.

Kissling W, Bäuml J, Pitschel-Walz G, Buttner P, Boerner R, Engel R, Wagner M, Peuker I, Welschehold M, Bender W (in Vorb.). Psychoeducation and compliance in the treatment of schizophrenia: results of the Munich PIP-Study.

Klauer T, Filipp SH (1993). Trierer Skalen zur Krankheitsbewältigung (TSK). Göttingen: Hogrefe.

Klingberg S, Buchkremer G (1998). Zusammenarbeit mit Angehörigen schizophrener Patienten – Suche nach optimaler Unterstützung für den Betroffenen. In: Binder W, Bender W (Hrsg). Angehörigenarbeit in der Psychiatrie. Köln: Claus Richter Verlag; 23–46.

Klingberg S, Hornung WP, Buchkremer G (1996). Psychoedukative Verhaltenstherapie mit schizophrenen Patienten – Wie hängen Medikamentencompliance und Therapieerfolg zusammen? Nervenheilkunde; 15 (Sonderheft 3a): 25/S 12–27.

Klingberg S, Buchkremer G, Holle R, Schulze-Mönking H, Hornung WP (1999). Differential therapy-effects of cognitive-behavioral treatment for schizophrenic patients – results of a 2-year follow-up. Eur Arch Psychiatry Clin Neurosci; 249: 66–72.

Knuf A, Seibert U (2001). Selbstbefähigung fördern. Empowerment und psychiatrische Arbeit. Bonn: Psychiatrie-Verlag.

Konrad M, Schmidt-Michel PO (1987). Psychiatrische Familienpflege. Überblick über Projekte in der BRD und Stand der Forschung. Nervenheilkunde; 6: 265–73.

Krampen G (1987). Handlungstheoretische Persönlichkeitspsychologie. Göttingen: Hogrefe.

Krampen G (1991). Fragebogen zu Kompetenz- und Kontrollüberzeugungen. Göttingen: Hogrefe.

Kruckenberg P (1992). Plurale Verfassung und Integration psychiatrischer Systeme. Sozialpsychiatr Inform; 1: 54–5.

Kuipers L (1993). Family burden in schizophrenia: implications for services. Soc Psychiatry Psychiatr Epidemiol; 28(5): 207–10.

Kumar S, Thara R, Rajkumar S (1989). Coping with symptoms of relapse in schizophrenia. Eur Arch Psychiatry Neurol; 239: 213–5.

L

Landeen J, Whelton C, Dermer S, Cardamone J, Munroe-Blum H, Thornton J (1992). Needs of well siblings of persons with schizophrenia. Hosp Comm Psychiatry; 43(3): 266–9.

Lange HU (1981). Anpassungsstrategien, Bewältigungsreaktionen und Selbstheilversuche bei Schizophrenen. Fortschr Neurol Psychiatrie; 49: 275–85.

Längle G, Mayenberger M (2000). Die Rolle der Klinik im Verlauf schizophrener Erkrankungen. Gesundheitswesen; 62 (Sonderheft): 9–14.

Lazarus PS, Folkman S (1984). Stress, Appraisal and Coping. New York: Springer.

Leclerc C, Lesage MD, Ricard N, Lecomte T, Cyr M (2000). Assessment of a new rehabilitative coping skills module for persons with schizophrenia. Am J Orthopsychiatry; 70(3): 380–8.

Lecomte T, Cyr M, Lesage AD, Wilde J, Leclerc C, Ricard N (1999). Efficacy of a self-esteem module in the empowerment of individuals with schizophrenia. J Nerv Ment Dis; 187: 406–13.

Lee PWH, Lieh-Mak F, Yu KK, Spinks JA (1993). Coping strategies of schizophrenic patients and their relationship to outcome. Br J Psychiatry; 163: 177–82.

Leff J (1982). A controlled trial of social intervention in the families of schizophrenic patients. Br J Psychiatry; 141: 121–34.

Leff J, Vaughn C (1985). Expressed Emotion in Families: Its Significance for Mental Illness. New York, London: The Guilford Press.

Leff J, Berkowitz R, Shavit N, Strachan A, Glass I, Vaughn C (1989). A trial of family therapy vs. a relatives' group for schizophrenia. Br J Psychiatry; 154: 58–66.

Leff J, Berkowitz R, Shavit N, Strachan A, Glass I, Vaughn C (1990). A trial of family therapy versus a relatives' group for schizophrenia. Br J Psychiatry; 157: 571–7.

Leff J, Kuipers L, Lam D (1991). Engagement of relatives in intervention programmes. Br J Psychiatry; 158: 571–2.

Lehman AF (2000). Commentary: What happens to psychosocial treatments on the way to the clinic? Schizophr Bull; 26: 137–9.

Lehman AF, Steinwachs DM (1998). Patterns of usual care for schizophrenia: Initial results from the schizophrenia Patient Outcome Research Team (PORT). Client Survey. Schizophr Bull; 24: 11–20.

Liberman RP (1986). Coping and competence as protective factors in the vulnerability-stress modell of schizophrenia. In: Goldstein MJ, Hand I, Hahlweg K (eds). Treatment of Schizophrenia. Berlin: Springer; 201–15.

Liberman RP (1988). Social and Independent Living Skills. The Symptom Management Module. Trainer's manual and patient's handbook. Los Angeles: Clinical Research Center for Schizophrenia and Psychiatric Rehabilitation.

Liberman RP, Kopelowicz A (1995). Basic elements in biobehavioral treatment and rehabilitation of schizophrenia. Int Clin Psychopharmacol; 9, Suppl 5: 51–8.

Liberman RP, Jacobs HE, Bonne SE, Foy DW, Donahoe CP, Falloon IRH, Blackwell C, Wallace CJ (1986). Fertigkeitentraining zur Anpassung Schizophrener an die Gemeinschaft. In: Böker W, Brenner HD (Hrsg). Bewältigung der Schizophrenie. Bern: Huber; 96–112.

Lidz T, Cornelison AR, Fleck S, Terry D (1957). The intrafamilial environment of schizophrenic patients. II. Marital schism and marital skew. Am J Psychiatry; 114: 241–8.

Linden M (2000). Lerntheoretisch orientierte Psychotherapie: Theoretische und empirische Grundlagen sowie klinische Anwendungsprinzipien der kognitiven Verhaltenstherapie. In: Möller HJ, Laux G, Kapfhammer HP (Hrsg) (2000). Psychiatrie und Psychotherapie. Berlin: Springer; 656–85.

Linden, M, Seidel K (1998). Krankheitseinsicht und Krankheitskonzepte von Patienten in der Behandlung schizophrener Psychosen. In: Möller HJ, Müller N (Hrsg). Schizophrenie – Moderne Konzepte zu Diagnostik, Pathogenese und Therapie. Wien: Springer; 299–306.

Linden M, Nather J, Wilms HU (1988). Zur Definition, Bedeutung und Messung der Krankheitskonzepte von Patienten. Die Krankheitskonzeptskala (KK-Skala) für schizophrene Patienten. Fortschr Neurol Psychiatrie; 56: 35–43.

Lindenmeyer J (1998). Lieber schlau als blau. Entstehung und Behandlung von Alkohol- und Medikamentenabhängigkeit. München: Psychologie Verlags Union.

Lindenmeyer J (1999). Alkoholabhängigkeit. Göttingen: Hogrefe.

Linehan M (1996). Dialektisch-behaviorale Therapie der Borderline-Persönlichkeitsstörung. München: CIP-Medien.

Linszen D, Dingemans P, van der Does JW (1996). Treatment, expressed emotion and relapse in recent onset schizophrenic disorders. Psych & Med; 26: 333–42.

Lohaus A, Schmitt GM (1989). Fragebogen zur Erhebung von Kontrollüberzeugungen zu Krankheit und Gesundheit (KKG). Göttingen: Hogrefe.

Luderer HJ (1989a). Kenntnis von Diagnose und medikamentöser Behandlung bei psychisch Kranken. Nervenarzt; 60: 213–9.

Luderer HJ (1989b). Aufklärung und Information in der Psychiatrie. Fortschr Neurol Psychiatrie; 57: 305–18.

Luderer HJ (1989c). Schizophrenien. Ratgeber für Patienten und Angehörige. Stuttgart: TRIAS.

Luderer HJ (1995). Gibt es eine personenzentrierte Informationsvermittlung bei Patienten mit Schizophrenien und deren Angehörigen? GWG-Zeitung; 25: 21–6.

Luderer HJ (1997–2001). Dokumentierte Patientenaufklärung: Behandlung mit Neuroleptika, Behandlung mit Clozapin, Behandlung mit Antidepressiva, Behandlung mit trizyklischen Antidepressiva, Behandlung mit Lithium, Behandlung mit Carbamazepin, Behandlung mit Schlaf- und Beruhigungsmitteln. Elektrokrampftherapie. Erlangen: Perimed.

Luderer HJ (1998). Schizophrenie – mit der Krankheit umgehen lernen. Ein Ratgeber für Patienten und Angehörige. Stuttgart: TRIAS.

Luderer HJ, Loskarn W (1988). Die Einstellung der Ärzte zur Aufklärung psychisch Kranker. In: Böcker F, Weig W (Hrsg). Aktuelle Kernfragen in der Psychiatrie. Berlin, Heidelberg, New York: Springer.

Luderer HJ, Böcker FM (1993). Clinicians' information habits, patients' knowledge of diagnoses and etiological concepts in four different clinical samples. Acta Pychiatr Scand; 88: 266–72.

Luderer HJ, Böcker FM, Anders M, Wurzner P (1993). ERWIPA – ein standardisiertes Verfahren zur Erfassung des krankheitsbezogenen Wissens bei Patienten mit Schizophrenien. Psychiat Prax; 20: 227–30.

Lukoff D, Sneyder K, Ventura J, Nuechterlein KH (1984). Life events, familial stress and coping in the developmental course of schizophrenia. Schizophr Bull; 10: 258–92.

Lysacker PH, Bryson GJ, Bell MD (2002). Insight and work performance in schizophrenia. J Nerv Ment Dis; 190: 142–6.

M

Magana AB, Goldstein MJ, Karno M, Miklowitz DJ, Jenkins J, Falloon IRH (1986). A brief method for assessing expressed emotion in relatives of psychiatric patients. Psychiatry Res; 17: 203–12.

Main MC, Gerace LM, Camilleri D (1993). Information sharing concerning schizophrenia in a family member: adult siblings' perspectives. Arch Psychiatr Nurs; 7(3): 147–53.

Manz VW (1999). Aufklärung und videogestützte Psychoedukation bei Patienten mit Schizophrenie. Heidelberg: Dissertation Medizinische Fakultät der Universität Heidelberg (im Internet unter: www.ub.uni-heidelberg.de/archiv/262).

Margraf J (2000). Lehrbuch der Verhaltenstherapie. Bd. 1 und 2. 2. Aufl. Berlin, Heidelberg, New York: Springer.

Margraf J, Schneider S (1990). Panik, Angstanfälle und ihre Behandlung. Berlin, Heidelberg, New York: Springer.

Mari J, Streiner DL (1994). An overview of family interventions and relapse on schizophrenia: meta-analysis of research findings. Psychol Med; 24: 565–78.

Mari J, Streiner DL (1996). Family intervention for people with schizophrenia (Cochrane Review). In: The Cochrane Library, Issue 1. Oxford: Update Software.

Matzat J (1990). Selbsthilfe bei psychisch Kranken. In: Thom A, Wulff E (Hrsg). Psychiatrie im Wandel. Erfahrungen und Perspektiven in Ost und West. Bonn: Psychiatrie-Verlag; 393–409.

Marks KA, Fastenau PS, Lysacker PH, Bond CR (2000). Self-Appraisal of Illness Questionnaire (SAIQ): relationship to researcher-rated insight and neuropsychological function in schizophrenia. Schizophr Res; 45: 203–11.

Mayer-Gross W (1920). Über die Stellungnahme zur abgelaufenen Psychose. Zeitschrift für die gesamte Neurologie und Psychiatrie; 60: 160–212.

McCandless-Glimscher L, McKnight S, Hamera E, Smith BL, Peterson KA, Plumlee AA (1986). Use of symptoms by schizophrenics to monitor and regulate their illness. Hosp Comm Psychiatry; 37: 929–33.

McCreadie RG, Robinson ADT (1987). The Scottish first episode schizophrenia study. IV. Psychiatric and social impact on relatives. Br J Psychiatry; 150: 340–4.

McCreadie RG, Philips K, Harvey JA, Waldron G, Stewart M, Baird D (1991). The Nithsdale Schizophrenia Survey. VIII: Do relatives want family intervention – and does it help? Br J Psychiatry; 158: 110–3.

McDonald-Scott P, Machizawa S, Satoh H (1992). Diagnostic disclosure: a tale in two cultures. Psychol Med; 22: 147–57.

McEwen J (1979). Self-medication in the context of self-care: A review. In: Anderson JAD (ed). Self-Medication. Lancaster: MTP-Press; 95–111.

McFarlane WR, Dunne EJ, Lukens E, Newmark M, McLaughlin-Toran J, Deakins SA, Horen B (1993). From research to clinical practice: Dissemination of New York State's Family Psychoeducation Project. Hosp Comm Psychiatry; 44: 265–70.

McFarlane WR, Link B, Dushay R, Marchal J, Crilly J (1995a). Psychoeducational multiple family groups: four-year relapse outcome in schizophrenia. Family Process; 34:127–44.

McFarlane WR, Lukens E, Link B, Dushay R, Deakins SA, Newmark M, Dunne EJ, Horen B, Toran J (1995b). Multiple-family groups and psychoeducation in the treatment of schizophrenia. Arch Gen Psychiatry; 52: 679–87.

McGill C, Falloon IRH, Boyd JL, Wood-Siverio C (1983). Family educational intervention in the treatment of schizophrenia. Hosp Comm Psychiatry; 34: 934–8.

McGlashan TH, Levy ST, Carpenter WT (1975). Integration and sealing-over. Arch Gen Psychiatry; 32: 1269–72.

Meduna JL v (1937). Die Konvulsionstherapie der Schizophrenie. Halle: Marhold.

Meichenbaum D, Turk D (1987). Facilitating Treatment Adherence. New York: Plenum.

Mentzos S (Hrsg) (1992). Psychose und Konflikt. Göttingen: Vandenhoeck & Ruprecht.

Merinder LB (2000). Patient education in schizophrenia: a review. Acta Psychiatr Can; 102: 98–106.

Merinder LB, Viuff AG, Laugesen H (1999). Patient and relative education in community psychiatry: a randomized controlled trial regarding its effectiveness. Soc Psychiatry Psychiatr Epidemiol; 34: 287–94.

Middelboe T, Mortenson EL (1997). Coping strategies among the long-term mentally ill: categorization and clinical determinants. Acta Psychiatr Scand; 96: 188–94.

Mintz LI, Liberman RP, Miklowitz DJ, Mintz J (1987). Expressed emotion: A call for partnership among relatives, patients and professionals. Schizophr Bull; 13: 227–35.

Moeller ML (1978). Selbsthilfegruppen. Selbstbehandlung und Selbsterkenntnis in eigenverantwortlichen Kleingruppen. Reinbek: Rowohlt.

Moeller ML (1981). Anders helfen. Selbsthilfegruppen und Fachleute arbeiten zusammen. Stuttgart: Klett-Cotta.

Moeller ML (1988). Von der Subsidiarität zur Solidarität. In: Deutsche Arbeitsgemeinschaft Selbsthilfe e.V. (Hrsg). Selbsthilfe-Förderung. Gießen: Eigenverlag.

Möller HJ, Laux G, Kapfhammer HP (Hrsg) (2000). Psychiatrie und Psychotherapie. Berlin: Springer.

Möller P, Husby R (2000). The initial prodrome in schizophrenia: Searching for naturalistic core dimensions of experience and behavior. Schizophr Bull; 26(1): 217–32.

Mojtabai R, Nicholson RA, Neesmith DH (1997). Factors affecting relapse in patients discharged from a public hospital: results from survival analysis. Psychiatr Q; 68(2): 117–29.

Monowski P (2000). Wissen-über-Schizophrenie-Test. Ein standardisiertes Instrument in Paralleltestform zur Messung des Wissens über die Erkrankung Schizophrenie. Homburg/Saar: Dissertation Fachrichtung Psychiatrie der Universität des Saarlandes.

Montero I, Asencio AP, Ruiz I, Hernández I (1999). Family interventions in schizophrenia: an analysis of non-adherence. Acta Psychiatr Scand; 100: 136–41.

Motlova L (2000). Psychoeducation as an indispensable complement to pharmacotherapy in schizophrenia. Pharmacopsychiatry; 33, Suppl: 47–8.

Mueser KT, Bellack AS, Wade JH, Sayers SL, Rosenthal CK (1992). An assessment of the educational needs of chronic psychiatric patients and their relatives. Br J Psychiatry; 160: 674–80.

Müller C (1998). Die Behandlung schizophrener Psychosen im Rückblick. In: Müller C (Hrsg). Wer hat die Geisteskranken von den Ketten befreit? Bonn: Psychiatrie-Verlag; 184–206.

Müller M (1930). Über Heilungsmechanismen in der Schizophrenie. Berlin: Karger.

Müller M (1936). Die Insulinschocktherapie der Schizophrenie. Schweiz med Wschr; 66.

Müller N, Schaub A, Wolf B, Kaiser A, Gartenmaier A, Riedel M, Möller HJ (2001). Atypische Neuroleptika und bewältigungsorientierte Therapie in einem integrierten Schizophrenie-Behandlungskonzept. In: Bandelow B, Rüther E (Hrsg). Therapie mit Neuroleptika. Darmstadt: Steinkopff.

Müller P (1999). Therapie der Schizophrenie. Integrative Behandlung in Klinik, Praxis und Rehabilitation. Stuttgart: Thieme.

Murrmann C (1996). Krankheitsbezogenes Wissen bei Schizophreniekranken. Zur Weiterentwicklung des Fragebogens ERWIPA. Erlangen: Dissertation an der Universität Erlangen-Nürnberg.

Muthny FA (1989). Freiburger Fragebogen zur Krankheitsverarbeitung. Weinheim: Beltz.

N

Naber D (1995). A self-rating to measure subjective effects of neuroleptic drugs, relationship to objective psychopathology, compliance and other clinical variables. Int Clin Psychopharmacol; 10, Suppl 3: 133–8.

National Institute of Mental Health (1970). 12-CGI. Clinical Global Impressions. In: Guy W (ed). EDCEU Assessment in Psychopharmacology. Rockville: 217–22.

Norman RMG, Malla AK (1993). Stressful life events and schizophrenia. I: A review of the research. II: Conceptual and methodological issues. Br J Psychiatry; 162: 161–74.

Nuechterlein KH (1987). Vulnerability models for schizophrenia: State of the art. In: Häfner H, Gattaz WF, Janzarik W (eds). Search for the Causes of Schizophrenia. Berlin: Springer; 297–316.

Nuechterlein KH, Dawson ME (1984). A heuristic vulnerability/stress model of schizophrenic episodes. Schizophr Bull; 10: 300–12.

O

Oldridge ML, Hughes ICT (1992). Psychological well-being in families with a member suffering from schizophrenia. An investigation into longstanding problems. Br J Psychiatry; 161: 249–51.

Overall JE, Gorham DR (1962). The Brief Psychiatric Rating Scale. Psychol Rep; 10: 799–812.

P

Pakenham KI, Dadds MR (1987). Family care and schizophrenia: The effects of a supportive educational program on relatives' personal and social adjustment. Austr N Zeal J Psychiatry; 21: 580 –90.

Pearlin LT, Schooler C (1978). The structure of coping. J Health Soc Behav; 19: 2–21.

Penn DL, Mueser KT (1996). Research update on the psychosocial treatment of schizophrenia. Am J Psychiatry; 153(5): 607–17.

Pharoah FM, Mari JJ, Streiner DL (1999). Family intervention for schizophrenia (Cochrane Review). In: The Cochrane Library, Issue 4. Oxford: Update Software.

Phelan JC, Bromet EJ, Link BG (1998). Psychiatric illness and family stigma. Schizophr Bull; 24(1): 115–26.

Picca ED, Fischer R (2000). Psychoedukation während stationärer Behandlung. Psychiat Prax; 27: 351–3.

Pitschel-Walz G (1997). Die Einbeziehung der Angehörigen in die Behandlung schizophrener Patienten und ihr Einfluß auf den Krankheitsverlauf. Frankfurt a. M.: Lang.

Pitschel-Walz G, Engel R (1997). Psychoedukation in der Schizophreniebehandlung. Psycho; 23: 22–34.

Pitschel-Walz G, Boerner R, Mayer C, Engel R, Peuker I, Welschehold M, Bender W, Bäuml J, Büttner P, Kissling W (1995). Informationszentrierte Gruppen für schizophrene Patienten und deren Angehörige: Einfluß auf Wissen, Krankheitskonzept und Expressed Emotions (PIP-Studie). In: Bender W, Hubmann W, Mohr F (Hrsg). Neuere Entwicklungen in der Behandlung schizophrener Psychosen. München-Haar: VTS-Verlag; 295–309.

Pitschel-Walz G, Kissling W, Bäuml J (1998). Psychoeducation. In: The Workshop Manager. Evidence based medicine in schizophrenia. CD ROM. London: OCC Multimedia.

Pitschel-Walz G, Leucht S, Bäuml J, Kissing W, Engel R (2001). The effect of family interventions on relapse and rehospitalization in schizophrenia – a meta-analysis. Schizophr Bull; 27: 73–92.

Platt S (1985). Measuring the burden of psychiatric illness on the family: an evaluation of some rating scales. Psychol Med; 15: 383–93.

Priebe S (1998). Lancashire Quality of Life Profile – German Version. Berliner Lebensqualitätsprofil (BeLP). In: Salek MS (cd). Compendium of Quality of Life Instruments. Vol. 3. Chichester: Wiley & Sons; 2L, 14d–14e.

Provencher HL, Mueser KT (1997). Positive and negative symptom behaviors and caregiver burden in the relatives of persons with schizophrenia. Schizophr Res; 26: 71–80.

Puffe M, Lägel R (1998). Modellprojekt „Integrierte Schizophreniebehandlung“. Leipzig: Therapiezentrum Leipzig. Unveröffentl. Manuskript.

R

Randolph ET, Spencer E, Glynn SM (1994). Behavioural family management in schizophrenia. Outcome of a clinic-based intervention. Br J Psychiatry; 164: 501–6.

Reker TH, Eikelmann B, Hagenbrock M, Inhester ML, Soggeberg C, Spangenberg J, Wethkamp B (1995). Begleitende Hilfen im Arbeitsleben für psychisch Kranke und Behinderte. Abschlussbericht Münster.

Rehborn M (2000). Arzt – Patient – Krankenhaus. München: dtv.

Reinecker H (1994). Zwänge – Diagnose, Theorien und Behandlung. 2., überarb. Aufl. Bern: Huber.

Richter D (2002). Die (De-)Professionalisierung der Psychiatrie. Vortrag auf der 6. Sozialpsychiatrischen Tagung, Palma de Mallorca, 05.03.2002.

Roder V, Brenner HD, Kienzle N (1992). Integriertes psychologisches Therapieprogramm für schizophrene Patienten (IPT). 4., überarb. Aufl. Weinheim: Beltz.

Rogers CR (1957). The necessary and sufficient conditions of therapeutic personality change. J Consult Psychol; 21: 95–103.

Rogers CR (1959). A theory of therapy, personality, and interpersonal relationship as developed in the client-centered framework. In: Koch S (ed). Psychology: A study of a science. Vol. 3. New York: McGraw-Hill; 184–256.

Rogers CR (1975). Empathic: An unappreciated way of being. Couns Psychologist; 5: 2–10.

Rogers CR (1977). Eine neue Definition von Einfühlung. In: Jankowski P, Tscheulin D, Fietkau HJ, Mann F (Hrsg). Klientenzentrierte Psychotherapie heute. Göttingen: Hogrefe.

Rössler W, Salize HJ, Cucchiaro G, Reinhard E, Kernig C (1999). Does the place of treatment influence the quality of life of schizophrenics? Acta Psychiatr Scand; 100: 142–8.

Rudolf GAE, Röttgers HR (2000). Rechtsfragen in Psychiatrie und Neurologie. Wiesbaden: Deutscher Universitätsverlag.

S

Sachse R (1999). Lehrbuch der Gesprächspsychotherapie. Göttingen: Hogrefe.

Scafuca M, Kuipers E (1996). Links between expressed emotion and burden of care in relatives of patients with schizophrenia. Br J Psychiatry; 168: 580–7.

Schaefer D (1995). Bewältigungsorientierte Therapie schizophrener Erkrankungen. Münch Med Wschr; 137: 665–7.

Scharfetter C (1995). Schizophrene Menschen. Diagnostik, Psychopathologie, Forschungsansätze. München: Psychologie Verlags Union.

Scharfetter C (1999). Die Selbsterfahrung Schizophrener – Grundlage des Behandlungsangebotes. In: Hartwich P, Pflug B (Hrsg). Schizophrenien – Wege der Behandlung. Sternfels, Berlin: Verlag Wissenschaft und Praxis; 9–18.

Schaub A (1993). Formen der Auseinandersetzung bei schizophrener Erkrankung: Eine Längsschnittstudie. Frankfurt a. M.: Lang.

Schaub A (1994). Bewältigungsorientierte Therapie bei Patienten mit schizophrenen Psychosen. Bern: Unipress.

Schaub A (1995). Rückfallgefährdung und Bewältigungsstrategien bei schizophrenen Patienten. In: Bender W, Hubmann W, Mohr F (Hrsg). Neuere Entwicklungen in der Behandlung schizophrener Psychosen. München-Haar: VTS-Verlag; 278–93.

Schaub A (1997). Bewältigungsorientierte Gruppentherapie bei schizophren oder schizoaffektiv Erkrankten und ihren Angehörigen. In: Trenckmann U, Lasar M (Hrsg). Psychotherapeutische Strategien der Schizophreniebehandlung. Lengerich, Berlin: Pabst Science Publishers; 95–120.

Schaub A (1998). Cognitive-behavioural coping-orientated therapy: A new treatment model for clinical service and research. In: Perris C, McGorry P (eds). Cognitive Psychotherapy of Psychotic and Personality Disorders. Handbook of theory and practice. Chichester: Wiley & Sons; 91–109.

Schaub A (1999). Psychoedukative und bewältigungsorientierte kognitive Therapien bei schizophrenen und schizoaffektiven Störungen. Psychother Psychiatrie Psychother Med Klin Psychol; 4(1): 74–83.

Schaub A (2000). Spezialstationen in der Behandlung schizophrener Psychosen – historischer Hintergrund und aktuelle Situation in Deutschland. In: Möller HJ (Hrsg). Handbuch der Therapie psychiatrischer Erkrankungen. 2. Aufl. Stuttgart, New York: Thieme; 288–94.

Schaub A (2002). Illness self-management programs in schizophrenia and affective disorders. In: Schaub A (ed). New Family Interventions and Associated Research in Psychiatric Disorders. Gedenkschrift in Honor of Michael J. Goldstein. Wien: Springer; 229–47.

Schaub A (im Druck). Bewältigungsorientierte Gruppen bei schizophrenen Erkrankungen – Ergebnisse einer kontrollierten Studie zu Aspekten der Behandlungszufriedenheit. In: Binder W, Bender W (Hrsg). Die dritte Dimension in der Psychiatrie – Angehörige, Betroffene und Professionelle auf einem gemeinsamen Weg. Köln: Claus Richter Verlag.

Schaub A (in Vorb.). Bewältigungsorientierte Therapie bei schizophrenen Erkrankungen. Wien, New York: Springer.

Schaub A, Möller HJ (1990). Training kognitiver und sozialer Defizite bei schizophrenen Patienten. Zentralbl Neurol Psychiatrie; 255: 277.

Schaub A, Böker W (1997). Bewältigungsorientierte Therapieansätze. In: Böker W, Brenner HD (Hrsg). Behandlung schizophrener Psychosen. Stuttgart: Enke; 186–208.

Schaub A, Liberman RP (1999). Training patients with schizophrenia to manage their illnesses: Expcriences from Germany and Switzerland. Psychiatr Rehabilitation Skills; 3: 246–68.

Schaub A, Andres K, Brenner HD, Donzel G (1996a). Entwicklung einer bewältigungsorientierten Gruppentherapie für schizophrene Patienten. In: Böker W, Brenner HD (Hrsg). Integrative Therapie der Schizophrenie. Bern: Huber; 330–52.

Schaub A, Andres K, Schindler F (1996b). Psychoedukative und bewältigungsorientierte Gruppentherapien in der Schizophreniebehandlung. Psycho; 22: 713–21.

Schaub A, Andres K, Brenner HD, Donzel G, Schindler F (1997). Bewältigungsorientierte Therapie bei psychisch Erkrankten. Ein gruppentherapeutisches Konzept zum Umgang mit einer schizophrenen Psychose. In: Mundt C, Linden M, Barnett W (Hrsg). Psychotherapie in der Psychiatrie. Wien: Springer; 93–6.

Schaub A, Behrendt B, Brenner HD (1998a). A multi-hospital evaluation of the Medication and Symptom Management Module in Germany and Switzerland. Int Rev Psychiatry; 10: 42–6.

Schaub A, Behrendt B, Brenner HD, Mueser KT, Liberman RP (1998b). Training schizophrenic patients to manage their symptoms: Predictors of treatment response to the German Version of the Symptom Management Module. Schizophr Res; 31: 121–30.

Schaub A, Wolf B, Gartenmaier A, Chasypar M, Goldmann U (1999a). Evaluation von Therapieansätzen zur Krankheitsbewältigung bei schizophrenen und depressiven Störungen. Verhaltenstherapie; 9, Suppl 1: 68.

Schaub A, Luderer HJ, Sibum B, Hornung P, Pitschel-Walz G, Bäuml J (1999b). Psychoeducation: An important intervention in schizophrenia. Curr Opin Psychiatry; 12, Suppl 1: 440.

Schaub A, Wolf B, Gartenmaier A, Kaiser A, Müller N, Möller HJ (2000). Coping-orientated treatment and atypical neuroleptics in an integrated treatment approach for patients with schizophrenia. Eur Neuropharmacol; 10, Suppl 3: 327.

Schene AH, Tessler RC, Gamache GM (1994). Instruments measuring family or caregiver burden in severe mental illness. Soc Psychiatr Epidemiol; 29: 228–40.

Schene AH, van Wijngaarden B, Koeter MWJ (1998). Family caregiving in schizophrenia: Domains and distress. Schizophr Bull; 24(4): 609–18.

Scherrmann TE, Seizer HU, Rutow R, Vieten C (1992). Psychoedukative Angehörigengruppe zur Belastungsreduktion und Rückfallprophylaxe in Familien schizophrener Patienten. Psychiat Prax; 19: 66–71.

Schmidt-Michel PO (1984). Die psychiatrische Familienpflege als Alternative zur Hospitalisierung chronisch Kranker, Teil 1/2. notabene medici; 45.

Schmitt-Schäfer T (2001). Experten in eigener Sache. Belastungen der Angehörigen psychisch Kranker: Auswertung der Zukunftswerkstatt des Bundesverbandes der Angehörigen im Oktober 2000 in Leipzig. Psychosoziale Umschau; 3.

Schmitz-Niehues B, Erim Y (2000). Problemlösetraining für schizophrene Patienten. Tübingen: dgvt.

Schneider F, Leiber D, Heimann H (1991). Psychoedukative Angehörigengruppe bei psychiatrischen Patienten verschiedener Diagnosen. Schweiz Arch Neurol Psychiatrie; 142: 247–58.

Schneider S, Markgraf J (1998). Agoraphobie und Panikstörung. Göttingen: Hogrefe.

Schönell H (2001). Aufklärung und Transparenz sollen für Entlastung sorgen. Psychoedukation zielt auf die aktive Mitwirkung von Patienten. Kerbe; 3: 4–7.

Scholze C (2000). Die Einstellung zur Informationsvermittlung bei psychisch Kranken. Erlangen: Dissertation an der Medizinischen Fakultät der Universität Erlangen.

Schooler NR, Keith SJ, Severe JB, Matthews SM, Bellack AS, Glick ID, Hargreaves WA, Kane JM, Ninan PT, Frances A, Jacobs M, Lieberman JA, Mance R, Simpson GM, Woerner MG (1997). Relapse and rehospitalization during maintenance treatment of schizophrenia: The effects of dose reduction and family treatment. Arch Gen Psychiatry; 54: 453–63.

Schulze-Mönking H (1993). Ist hohes emotionales Engagement ein Synonym für problematisches Angehörigenverhalten? In: Mundt C, Kick H, Fiedler P (Hrsg). Angehörigenarbeit und psychosoziale Intervention in der Psychiatrie. Regensburg: Roderer; 61–71.

Schütt H (2000). Profis in eigener Sache. 25 Jahre Psychiatriereform aus der Sicht einer Angehörigen. Soziale Psychiatrie; 3: 14–6.

Seibt M (2000). Das System kann nur von den Menschen geändert werden, denen es nicht gefällt. 25 Jahre Psychiatriereform aus der Sicht eines Psychiatrie-Erfahrenen. Soziale Psychiatrie; 3:10–4.

Seltzer A, Roncari I, Garfinkel P (1980). Effect of patient education on medication compliance. Can J Psychiatry; 25: 638–45.

Seyfried E (1990). Neue Formen der Arbeit für psychisch Kranke. Psych Prax; 71–7.

Shephard G, Murray A, Muijen M (1995). Perspectives on schizophrenia: A survey of user, family carer and professional views regarding effective care. J Ment Health; 4: 403–22.

Siegrist J, Broer M, Junge A (1996). Profil der Lebensqualität chronisch Kranker (PLC). Göttingen: Hogrefe.

Simpson GM, Angus JWS (1970). A rating scale for extrapyramidal side effects. Acta Psychiatr Scand; 212, Suppl: 11–9.

Smith JV, Birchwood MJ (1990). Relatives and patients as partners in the management of schizophrenia. Br J Psychiatry; 156: 654–60.

Soskis DA, Bowers MB (1969). The schizophrenic experience – A follow-up study of attitude and posthospital adjustment. J Nerv Ment Dis; 149: 443–9.

Stark A (1996). Verhaltenstherapeutische und psychoedukative Ansätze im Umgang mit schizophren Erkrankten. Tübingen: dgvt.

Stark FM (1992). Strukturierte Informationen über Vulnerabilität und Belastungsmanagement für schizophrene Patienten. Verhaltenstherapie; 2: 40–7.

Stark FM (1998). Psychosen – Psychotische Störungen erkennen, behandeln und bewältigen. München: Mosaik Verlag.

Stark FM, Stolle R (1994). Schizophrenie: Subjektive Krankheitstheorien – Eine explorative Studie, Teil 1: Patienten. Psychiat Prax; 21: 74–8.

Stastny P (2001). Strukturelle Etablierung von Empowerment-Projekten. Chancen und Grenzen am Beispiel der USA. In: Knuf A, Seibert U (Hrsg). Selbstbefähigung fördern – Empowerment und psychiatrische Arbeit. 2. Aufl. Bonn: Psychiatrie-Verlag; 261–75.

Steinhart I, Terhorst B (1992). Wie beurteilen Patienten ein umfassendes, auf Kontinuität ausgerichtetes psychiatrisches Versorgungssystem? Sozialpsychiatr Inform; 2: 33–9.

Stengler-Wenzke K (1998). Durchführung von psychoedukativen Gruppen an der Psychiatrischen Universitätsklinik Leipzig. Leipzig: Klinik für Psychiatrie und Psychotherapie an der Uni Leipzig. Unveröffentl. Manuskript.

Stierlin H, Rücker-Embden-Jonasch I, Wetzel N, Wirschning M (1977). Das erste Familiengespräch. Stuttgart: Klett-Cotta.

Strauß H (1981). Psychotherapie zwischen Manipulation und engagiertem Dialog. Zum Problem der Einflußnahme des Psychotherapeuten auf die Zielorientierung des Patienten am Beispiel der Verhaltens- und Gruppenpsychotherapie. In: Fiedler PA (Hrsg). Psychotherapieziel Selbstbehandlung: Grundlagen kooperativer Psychotherapie. Weinheim, Dearfield Beach/Florida, Basel: Edition Psychologie; 11–24.

Strauss JS (1992). The person-key to understanding mental illness: Towards a new dynamic psychiatry. III. Br J Psychiatry; 16, Suppl 18: 19–26.

Strotzka VH (1975). Was ist Psychotherapie? In: Strotzka VB (Hrsg). Psychotherapie. Grundlagen, Verfahren, Indikationen. München: Urban & Schwarzenberg; 3–6.

Süllwold L (1991). Manual zum Frankfurter Beschwerde-Fragebogen (FBF). Berlin: Springer.

Süllwold L, Herrlich J (1987). Frankfurter Befindlichkeits-Skala (FBS) für schizophren Erkrankte. Berlin: Springer.

Süllwold L, Herrlich J (1998). Psychologische Behandlung schizophren Erkrankter. 2., überarb. Aufl. Stuttgart, Berlin: Kohlhammer.

T

Tarrier N (1987). An investigation of residual psychotic symptoms in discharged schizophrenic patients. Br J Clin Psychol; 26: 141–3.

Tarrier N (1991). Some aspects of family interventions in schizophrenia. Adherence to intervention programmes. Br J Psychiatry; 159: 475–80.

Tarrier N (1994). Management and modification of residual positive psychotic symptoms. In: Birchwood M, Tarrier N (eds). Psychological Management of Schizophrenia. Chichester: Wiley; 109–31.

Tarrier N, Barrowclough C, Vaughn C, Bamrah JS, Porceddu K, Watts S, Freeman H (1988). The community management of schizophrenia. A controlled trial of a behavioural intervention with families to reduce relapse. Br J Psychiatry; 153: 532–42.

Tarrier N, Barrowclough C, Vaughn C, Bamrah JS, Porceddu K, Watts S, Freeman H (1989). Community management of schizophrenia. A two-year follow-up of a behavioral intervention with families. Br J Psychiatry; 154: 625–8.

Tarrier N, Beckett R, Harwood S, Baker L, Yusupoff L, Ugarteburu I (1993a). A trial of two cognitive behavioral methods of treating drug-resistant residual psychotic symptoms in schizophrenic patients. I. Outcome. Br J Psychiatry; 162: 524–32.

Tarrier N, Sharpe L, Beckett R, Harwood S, Baker A, Yusopoff L (1993b). A trial of two cognitive behavioral methods of treating drug-resistant residual psychotic symptoms in schizophrenic patients. Soc Psychiatry Psychiatr Epidemiol; 28: 5–10.

Tausch R (1968). Gesprächspsychotherapie. Göttingen: Hogrefe.

Tausch R, Tausch AM (1990). Gesprächspsychotherapie. 9. Aufl. Göttingen: Hogrefe.

Telles C, Karno M, Mintz J (1995). Immigrant families coping with schizophrenia. Behavioural family intervention v. case management with a low-income Spanish-speaking population. Br J Psychiatry; 167: 473–9.

Thornley B, Adams C (1998). Content and quality of 2000 controlled trials in schizophrenia over 50 years. Br Med J; 317: 1181–4.
Thurm I, Häfner H (1987). Perceived vulnerability, relapse risk and coping in schizophrenia. Eur Arch Psychiatry Neurol Sci; 237: 46–53.
Thurm-Mussgay I, Galle K, Häfner H (1991). Krankheitsbewältigung Schizophrener: Ein theoretisches Konzept zu ihrer Erfassung und erste Erfahrungen mit einem neuen Meßinstrument. Verhaltenstherapie; 1: 292–300.
Titze E (1993). Was wünschen sich Angehörige von der psychiatrischen Klinik? Psychosoziale Umschau; 1: 13–7.

V

Van Putten T, Crumpton E, Yale C (1976). Drug refusal in schizophrenia and the wish to be crazy. Arch Gen Psychiatry; 33: 1442–6.
Vaughan K, Doyle M, McConaghy N, Blaszcynski A, Fox A, Tarrier N (1992). The Sydney intervention trial: a controlled trial of relatives' counselling to reduce schizophrenic relapse. Soc Psychiatry Psychiatr Epidemiol; 26: 16–21.
Vaughn CE, Leff JP (1976). The influence of family and social factors on the course of psychiatric illness: A comparison of schizophrenic and depressed neurotic patients. Br J Psychiatry; 129: 125–37.
Ventura J, Green M, Shaner A, Liberman RP (1993). Training and quality assurance with the Brief Psychiatric Rating Scale. Int J Methods Psychiatr Res; 3: 221–44.

W

Warschburger T (1998). Lebensqualität und Compliance – die Sichtweise des Patienten. In: Petermann F (Hrsg). Compliance und Selbstmanagement. Göttingen, Bern, Toronto, Seattle: Hogrefe; 103–38.
Wehmann P, Moon M (1988). Vocational Rehabilitation and Supported Employment. Baltimore: Brooks.
Weintraub M (1976). Intelligent noncompliance and capricious compliance. In: Lasagna L (ed). Patient Compliance. New York: Futura Publishing Co, Mt Kisco; 39–47.
Weise K (2001). 25 Jahre Psychiatrie-Enquete. In: Kreisel P (Hrsg). Öffentliche Anhörung im Bundestag am 9. Mai 2001. Psychosoziale Umschau; 3.
Weleminsky J (1991). Schizophrenia and the family – the customers' view. Int Rev Psychiatry; 3: 119–24.
Wetterling T, Tessmann G (2000). Aufklärung über die Diagnose. Psychiat Prax; 27: 6–10.
Wiedemann G (1995). Familientherapie – Ergebnisse einer Studie zum Einsatz des Programms nach I. Falloon. In: Bender W, Hubmann W, Mohr F (1995). Neuere Entwicklungen in der Behandlung schizophrener Psychosen. Köln: Claus Richter Verlag; 37–69.
Wiedemann G (2000). Therapie, Verlauf und Prädiktion der Schizophrenie – Rückfallprophylaxe durch Kombination von Familienbetreuung und unterschiedlicher Psychopharmakotherapie. Tübingen: Habilitationsschrift.
Wiedemann G, Buchkremer G (1996). Familientherapie und Angehörigenarbeit bei verschiedenen psychiatrischen Erkrankungen. Nervenarzt; 67: 524–64.
Wiedl KH (1991). Coping with symptoms related to schizophrenia. Schizophr Bull; 17(3): 525–38.
Wiedl KH (1994). Bewältigungsorientierte Therapie bei Schizophrenen. Z Klin Psychol Psychopathol; 42: 89–117.

Wiedl KH, Schöttner B (1989a). Die Bewältigung von Schizophrenie (1): Theoretische Perspektiven und empirische Befunde. Z Klin Psychol Psychopath; 37: 176–94.
Wiedl KH, Schöttner B (1989b). Die Bewältigung einer schizophrenen Erkrankung (11): Weiterführende Forschungsansätze. Z Klin Psychol Psychopath; 37: 317–40.
Wienberg G (1995). Schizophrenie zum Thema machen – Grundlagen und Praxis. Bonn: Psychiatrie-Verlag.
Wienberg G (1996a). Psychoedukative Gruppenarbeit mit schizophren und schizoaffektiv Erkrankten/PEGASUS. Fragebogen für ModeratorInnen. Bielefeld: Fotodruck.
Wienberg G (1996b). Psychoedukative Gruppenarbeit mit schizophren und schizoaffektiv Erkrankten/PEGASUS. Fragebogen für Gruppenteilnehmerlnnen. Bielefeld: Fotodruck.
Wienberg G (Hrsg) (1997). Schizophrenie zum Thema machen. Psychoedukative Gruppenarbeit mit schizophren und schizoaffektiv erkrankten Menschen. Grundlagen und Praxis. 2. Aufl. Bonn: Psychiatrie-Verlag.
Wienberg G (1998). Psychoedukative Gruppenarbeit mit schizophren und schizoaffektiv Erkrankten: Konzeption und erste Ergebnisse einer Nutzer- und Anwenderbefragung. Schizophrenie; 13: 39–53.
Wienberg G, Sibum B (1997). Psychoedukative Therapie schizophren Erkrankter – Einordnung und Überblick. In: Wienberg G (Hrsg). Schizophrenie zum Thema machen. Psychoedukative Gruppenarbeit mit schizophren und schizoaffektiv erkrankten Menschen. Grundlagen und Praxis. 2. Aufl. Bonn: Psychiatrie-Verlag.
Wienberg G, Schünemann-Wurmthaler S, Sibum B (1995). Schizophrenie zum Thema machen – psychoedukative Gruppenarbeit mit schizophrenen und schizoaffektiv erkrankten Menschen/PEGASUS. Manual und Materialien. Bonn: Psychiatrie-Verlag.
Wienberg G, Sibum B, Starck U (1997). Das Fortbildungskonzept der PEGASUS-Gruppe – Konzeption und praktische Erfahrungen. In: Wienberg G (Hrsg). Schizophrenie zum Thema machen. Psychoedukative Gruppenarbeit mit schizophren und schizoaffektiv erkrankten Menschen. Grundlagen und Praxis. 2. Aufl. Bonn: Psychiatrie-Verlag.
Wienberg G, Schünemann-Wurmthaler S, Sibum B (2002). Schizophrenie zum Thema machen – psychoedukative Gruppenarbeit mit schizophrenen und schizoaffektiv erkrankten Menschen/PEGASUS. Manual und Materialien. 4. Aufl. Bonn: Psychiatrie-Verlag.
Willi J (1962). Die Schizophrenie in ihrer Auswirkung auf die Eltern. Schweiz Arch Neurochir Psychiatrie; 89: 426–63.
Winefield HR, Harvey EJ (1993). Determinants of psychological distress in relatives of people with chronic schizophrenia. Schizophr Bull; 19(3): 619–25.
Winefield HR, Harvey EJ (1994). Needs of family caregivers in chronic schizophrenia. Schizophr Bull; 20(3): 557–66.
Winnicott DW (1958). Von der Kinderheilkunde zur Psychoanalyse. München: Kindler.
Wollschläger ME, Wollschläger G (1998). Der Schwan und die Spinne. Das konkrete Symbol in Diagnostik und Psychotherapie. Bern: Huber.
Wulff E (1993). Überlegungen zur Dialektik von Seinlassen und Verändern. Marburg: Vortrag auf dem Symposium „Intersubjektivität und Interpersonalität" am 18.06.1993 an der Klinik für Psychiatrie der Universität Marburg.
Wulff E (2000). Wahnsinnslogik. Von der Verstehbarkeit schizophrener Erfahrung. Bonn: Psychiatrie-Verlag.
Wunderlich U, Wiedemann G, Buchkremer G (1996). Sind psychosoziale Interventionen bei schizophrenen Patienten wirksam? Eine Metaanalyse. Verhaltensther psychosoz Prax; 6: 4–13.
Wynne LC, Ryckhoff IM, Day J, Hirsch ST (1958). Pseudomutuality in the family relations of schizophrenics. Psychiatry; 21: 205–20.

X

Xiong W, Phillips MR, Hu X, Wang R, Dai Q, Kleiman J, Kleiman A (1994). Family-based intervention for schizophrenic patients in China. A randomized controlled trial. Br J Psychiatry; 165, 239–47.

Z

Zastowny TR, Lehman AF, Cole RE, Kane C (1992). Family management of schizophrenia: A comparison of behavioral and supportive family treatment. Psychiatr Q; 62: 159–86.

Zaumseil N, Angermeyer MC (1997). Die (Wieder-)entdeckung von Kultur und subjektiver Bedeutung in der Untersuchung von psychischer Gesundheit und Krankheit. In: Verrückte Entwürfe, kulturelle und individuelle Verarbeitung psychischen Krankseins. Bonn: Psychiatrie-Verlag/Edition Narrenschiff; 9–27.

Zhang M, Yan H (1993). Effectiveness of psychoeducation of schizophrenic patients: A prospective cohort study in five cities of China. Int J Ment Health; 22: 47–59.

Zhang M, Wang M, Li J, Phillips MR (1994). Randomized control trial of family intervention for 78 first-episode male schizophrenic patients. An 18-month study in Suzhou, Jiangsu. Br J Psychiatry; 165: 96–102.

Zöllner HM, Döpp S (1979). Die Einstellung depressiver und schizophrener Kranker zu ihrer Diagnose. Nervenarzt; 50: 28–32.

Zubin J, Spring B (1977). Vulnerability – a new view of schizophrenia. J Abnorm Psychol; 86: 103–26.

3.2 Evaluationsinstrumente

3.2.1 Patienten-Fragebogen

(PIP-Arbeitsgruppe, TU München)

Patienten-Nummer:

Gruppen-Nummer: **Datum:**

1. **Alter:**

2. **Geschlecht:**
   1. männlich ☐
   2. weiblich ☐

3. **Schulbildung:**
   1. Sonderschule ☐
   2. Volksschule/Hauptschule ☐
   3. Realschule/Mittelschule ☐
   4. Gymnasium/Fachoberschule ☐

4. **Abgeschlossene Berufsausbildung:**
   1. Lehre ☐
   2. Fachschule ☐
   3. Hochschule ☐
   4. keine abgeschlossene Ausbildung ☐
   5. keine Ausbildung begonnen ☐

5. **Beruf:**
   1. ungelernte/r Arbeiter/in ☐
   2. gelernte/r Arbeiter/in oder Angestellte/r oder Meister/in ☐
   3. Beamte/r oder leitende/r Angestellte/r ☐
   4. Manager ☐
   5. Hausfrau/-mann ☐
   6. selbstständig oder Landwirt/in ☐

6. **Derzeitige berufliche Situation:**
   1. arbeitslos ☐
   2. in Ausbildung ☐
   3. vollzeitbeschäftigt auf freiem Arbeitsmarkt ☐
   4. teilzeitbeschäftigt auf freiem Arbeitsmarkt ☐
   5. Arbeit in beschützender Einrichtung/Tagesklinik ☐
   6. Hausfrau/-mann ☐
   7. Rentner/in ☐

7. **Patient wohnt:**
   1. mit Eltern und/oder Geschwistern ☐
   2. mit Ehe-/Lebenspartner und/oder Kindern ☐
   3. mit anderen Angehörigen ☐
   4. mit anderen (Freunden etc.) ☐
   5. in betreuter Einrichtung (therapeutische WG, REHA-Einrichtung etc.) ☐
   6. alleine ☐

8. **Beziehung zu den Angehörigen:**
   1. sehr gut ☐
   2. gut ☐
   3. mäßig ☐
   4. schlecht ☐

9. Dauer der Erkrankung seit Erstmanifestation:

10. Anzahl der bisherigen stationären Wiederaufnahmen:

11. Letzte stationäre Aufnahme:

12. SCV (Anzahl, wann?):

13. Diagnose (ICD-10):

14. Vorerfahrung mit psychosozialen Interventionen:

1. psychoedukative Patientengruppe ☐
2. Selbsthilfegruppe ☐
3. Einzel-Psychotherapie ☐
4. Gruppen-Psychotherapie ☐
5. Familientherapie ☐
6. andere Erfahrungen (Literatur/Ratgeberbücher etc.) ☐
7. keine ☐

15. Derzeitige Medikation (Name, Dosierung):

16. Compliance während der letzten 12 Monate:

1. sehr gut ☐
2. gut ☐
3. mäßig ☐
4. schlecht ☐

3.2.2 Angehörigen-Fragebogen

(PIP-Arbeitsgruppe, TU München)

Angehörigen-Nummer:

Gruppen-Nummer:

Datum:

1. **Alter:**

2. **Geschlecht:**
   1. männlich ☐
   2. weiblich ☐

3. **Schulbildung:**
   1. Volksschule/Hauptschule ☐
   2. Realschule/Mittelschule ☐
   3. Gymnasium/Fachoberschule ☐
   4. Sonderschule ☐

4. **Abgeschlossene Berufsausbildung:**
   1. Lehre ☐
   2. Fachschule ☐
   3. Hochschule ☐
   4. keine abgeschlossene Ausbildung ☐
   5. keine Ausbildung begonnen ☐

5. **Beruf:**
   1. ungelernte/r Arbeiter/in ☐
   2. gelernte/r Arbeiter/in oder Angestellte/r oder Meister/in ☐
   3. Beamte/r oder leitende/r Angestellte/r ☐
   4. Manager ☐
   5. Hausfrau/-mann ☐
   6. selbstständig oder Landwirt/in ☐

6. **Derzeitige berufliche Situation:**
   1. arbeitslos ☐
   2. in Ausbildung ☐
   3. vollzeitbeschäftigt ☐
   4. teilzeitbeschäftigt ☐
   5. Hausfrau/-mann ☐
   6. Rentner/in ☐

7. **Der/die erkrankte/r Angehörige/r ist:**
   1. mein Sohn/meine Tochter ☐
   2. meine Ehefrau/Lebenspartnerin mein Ehemann/Lebenspartner ☐
   3. meine Mutter/mein Vater ☐
   4. andere/r Angehörige/r ☐

8. **Beziehung zum/r erkrankten Angehörigen ist:**
   1. sehr gut ☐
   2. gut ☐
   3. mäßig ☐
   4. schlecht ☐

9. **Der/die erkrankte Anhörige lebt bei mir:**
   1. Ja ☐
   2. Nein ☐

10. **Vorerfahrung mit psychosozialen Interventionen:**
    1. Angehörigengruppe ☐
    2. Selbsthilfegruppe ☐
    3. Einzel-Psychotherapie ☐
    4. Gruppen-Psychotherapie ☐
    5. Familientherapie ☐
    6. andere Erfahrungen
       ....
       .... ☐
    7. keine ☐

3.2.3 ERWIPA (Erlanger Wissensfragebogen)

(Luderer et al. 1993)

ERWIPA-A

Erlanger Wissensfragebogen für Patienten – Form A

Fragebogen-Nr.:

Bitte beantworten Sie die nun folgenden Fragen, indem Sie entweder „stimmt" oder „stimmt nicht" ankreuzen. Wenn Sie einen in der Frage verwendeten Fachausdruck nicht kennen, unterstreichen Sie dieses Wort und kreuzen „Frage nicht verstanden" an.
Wenn bei den Fragen von „Ihrer Krankheit" die Rede ist, ist damit die Krankheit, an der Sie leiden, in einem allgemeinen Sinn gemeint. Es soll bei der Antwort keine Rolle spielen, ob es bei Ihnen tatsächlich so gewesen ist.

Vielen Dank für Ihre Mitarbeit!

1. Stimmt es, dass Gespräche dem Patienten helfen können, die Krankheit und ihre Folgen besser zu bewältigen?
   ☐ stimmt
   ☐ stimmt nicht
   ☐ Frage nicht verstanden

2. Stimmt es, dass sich Ihre Krankheit u. a. in dem Gefühl äußern kann, von anderen Personen beobachtet und verfolgt zu werden?
   ☐ stimmt
   ☐ stimmt nicht
   ☐ Frage nicht verstanden

3. Stimmt es, dass sich das akute Stadium Ihrer Krankheit beispielsweise in übermäßigem Schlafbedürfnis äußern kann?
   ☐ stimmt
   ☐ stimmt nicht
   ☐ Frage nicht verstanden

4. Stimmt es, dass nach Abklingen des akuten Stadiums der Krankheit alle Patienten wieder voll leistungsfähig sind?
   ☐ stimmt
   ☐ stimmt nicht
   ☐ Frage nicht verstanden

5. Stimmt es, dass nach Abklingen des akuten Stadiums vielen Patienten die gewohnten Tätigkeiten schwerer als früher fallen?
   ☐ stimmt
   ☐ stimmt nicht
   ☐ Frage nicht verstanden

6. Wenn beide Eltern an Ihrer Krankheit leiden, ist das Erkrankungsrisiko der Kinder besonders hoch. Stimmt das?
   ☐ stimmt
   ☐ stimmt nicht
   ☐ Frage nicht verstanden

7. Stimmt es, dass Diabetiker häufiger erkranken als der Durchschnitt der Bevölkerung?
   ☐ stimmt
   ☐ stimmt nicht
   ☐ Frage nicht verstanden

8. Stimmt es, dass Neuroleptika eine ordnende Wirkung auf Denken und Wahrnehmung haben?
   ☐ stimmt
   ☐ stimmt nicht
   ☐ Frage nicht verstanden

9. Stimmt es, dass Ihre Krankheit fast immer ungünstig verläuft?
   - ☐ stimmt
   - ☐ stimmt nicht
   - ☐ Frage nicht verstanden

10. Stimmt es, dass Neuroleptika nur über einen kurzen Zeitraum eingenommen werden müssen, da sie nach Abklingen der akuten Krankheit keine Wirkung mehr haben?
   - ☐ stimmt
   - ☐ stimmt nicht
   - ☐ Frage nicht verstanden

11. Stimmt es, dass Neuroleptika häufig zur Abhängigkeit führen?
   - ☐ stimmt
   - ☐ stimmt nicht
   - ☐ Frage nicht verstanden

12. Stimmt es, dass hochpotente Neuroleptika besonders gut gegen Sinnestäuschungen und Wahn wirken?
   - ☐ stimmt
   - ☐ stimmt nicht
   - ☐ Frage nicht verstanden

13. Stimmt es, dass niederpotente Neuroleptika besonders gut gegen Schlafstörungen und innere Unruhe wirken?
   - ☐ stimmt
   - ☐ stimmt nicht
   - ☐ Frage nicht verstanden

14. Stimmt es, dass Neuroleptika die Hormonregulation, beispielsweise den Zyklus der Frau und die Potenz des Mannes, beeinflussen können?
   - ☐ stimmt
   - ☐ stimmt nicht
   - ☐ Frage nicht verstanden

15. Stimmt es, dass Frühdyskinesien und medikamentös bedingtes Parkinson-Syndrom durch Biperiden (Akineton®) behandelt werden können?
   - ☐ stimmt
   - ☐ stimmt nicht
   - ☐ Frage nicht verstanden

16. Stimmt es, dass die Familienmitglieder den Patienten durch ständige Kritik auf seine Störungen hinweisen sollen?
   - ☐ stimmt
   - ☐ stimmt nicht
   - ☐ Frage nicht verstanden

17. Stimmt es, dass Frühdyskinesien, medikamentöses Parkinson-Syndrom und Akathisie besonders bei hochdosierter Behandlung mit hochpotenten Neuroleptika auftreten?
   - ☐ stimmt
   - ☐ stimmt nicht
   - ☐ Frage nicht verstanden

18. Stimmt es, dass Antidepressiva, Tranquilizer und Antiparkinsonmittel meist eine Behandlung mit Neuroleptika überflüssig machen?
   - ☐ stimmt
   - ☐ stimmt nicht
   - ☐ Frage nicht verstanden

19. Stimmt es, dass nach Abklingen der akuten Krankheit viele Patienten bei einer Reihe von Tätigkeiten auf Anregung von außen angewiesen sind?
   - ☐ stimmt
   - ☐ stimmt nicht
   - ☐ Frage nicht verstanden

20. Wer an Ihrer Krankheit leidet, muss seinen Führerschein grundsätzlich abgeben. Stimmt das?
   - ☐ stimmt
   - ☐ stimmt nicht
   - ☐ Frage nicht verstanden

ERWIPA-B

Erlanger Wissensfragebogen für Patienten – Form B

Fragebogen-Nr.:

Bitte beantworten Sie die nun folgenden Fragen, indem Sie entweder „stimmt" oder „stimmt nicht" ankreuzen. Wenn Sie einen in der Frage verwendeten Fachausdruck nicht kennen, unterstreichen Sie dieses Wort und kreuzen „nicht verstanden" an.
Wenn bei den Fragen von „Ihrer Krankheit" die Rede ist, ist damit die Krankheit, an der Sie leiden, in einem allgemeinen Sinn gemeint. Es soll bei der Antwort keine Rolle spielen, ob es bei Ihnen tatsächlich so gewesen ist.

1. Stimmt es, dass der Verlauf der Krankheit durch die Behandlung in keiner Weise beeinflusst werden kann?
☐ stimmt
☐ stimmt nicht
☐ Frage nicht verstanden

2. Stimmt es, dass Ihre Krankheit als Schizophrenie bezeichnet wird?
☐ stimmt
☐ stimmt nicht
☐ Frage nicht verstanden

3. Stimmt es, dass Ihre Krankheit häufig nach Familienstreitigkeiten auftritt?
☐ stimmt
☐ stimmt nicht
☐ Frage nicht verstanden

4. Stimmt es, dass es in der akuten Krankheit u.a. zu Sinnestäuschungen wie z. B. zum Hören von vermeintlichen Stimmen, Tönen oder Geräuschen kommen kann?
☐ stimmt
☐ stimmt nicht
☐ Frage nicht verstanden

5. Stimmt es, dass viele Patienten nach Abklingen des akuten Stadiums über vermehrtes Schlafbedürfnis klagen?
☐ stimmt
☐ stimmt nicht
☐ Frage nicht verstanden

6. Stimmt es, dass nahe Blutsverwandte von Patienten mit Ihrer Krankheit häufiger als der Durchschnitt der Bevölkerung an dieser Krankheit leiden?
☐ stimmt
☐ stimmt nicht
☐ Frage nicht verstanden

7. Stimmt es, dass nähere und entferntere Verwandte von Patienten etwa gleich häufig erkranken?
☐ stimmt
☐ stimmt nicht
☐ Frage nicht verstanden

8. Stimmt es, dass die Krankheit bei etwa 1/4 der Patienten vollständig ausheilt?
☐ stimmt
☐ stimmt nicht
☐ Frage nicht verstanden

9. Stimmt es, dass Neuroleptika zur Gruppe der Tranquilizer gehören?
☐ stimmt
☐ stimmt nicht
☐ Frage nicht verstanden

10. Stimmt es, dass Neuroleptika die Dauer der akuten Krankheit verkürzen?
☐ stimmt
☐ stimmt nicht
☐ Frage nicht verstanden

11. Stimmt es, dass hochpotente Neuroleptika eine höhere Dosierung als niederpotente Neuroleptika benötigen?
☐ stimmt
☐ stimmt nicht
☐ Frage nicht verstanden

12. Stimmt es, dass sich hoch- und niederpotente Neuroleptika in ihren Nebenwirkungen kaum voneinander unterscheiden?
☐ stimmt
☐ stimmt nicht
☐ Frage nicht verstanden

13. Stimmt es, dass man nach Abklingen der akuten Krankheit keine Neuroleptika mehr benötigt?
☐ stimmt
☐ stimmt nicht
☐ Frage nicht verstanden

14. Stimmt es, dass Spätdyskinesien bereits nach der ersten Einnahme von Neuroleptika auftreten können?
☐ stimmt
☐ stimmt nicht
☐ Frage nicht verstanden

15. Die Akathisie ist eine ausgesprochen quälende Unruhe, die meist in den Beinen empfunden wird. Stimmt das?
☐ stimmt
☐ stimmt nicht
☐ Frage nicht verstanden

16. Stimmt es, dass Antidepressiva eine stimmungsaufhellende Wirkung bei Erschöpfungszuständen nach der akuten Krankheit besitzen?
☐ stimmt
☐ stimmt nicht
☐ Frage nicht verstanden

17. Stimmt es, dass bei langfristiger Gabe von Tranquilizern die Gefahr der Abhängigkeitsentwicklung (Sucht) besteht?
☐ stimmt
☐ stimmt nicht
☐ Frage nicht verstanden

18. Stimmt es, dass nach Abklingen der akuten Krankheit die Gabe von Neuroleptika überflüssig wird, wenn die Patienten in der Arbeits- und Beschäftigungstherapie integriert sind?
☐ stimmt
☐ stimmt nicht
☐ Frage nicht verstanden

19. Stimmt es, dass es sich günstig auswirkt, wenn Familienmitglieder von Patienten nicht mehr und nicht weniger verlangen, als sie leisten können?
☐ stimmt
☐ stimmt nicht
☐ Frage nicht verstanden

20. Wer an Ihrer Krankheit leidet, darf ohne Einschränkungen als Berufskraftfahrer arbeiten. Stimmt das?
☐ stimmt
☐ stimmt nicht
☐ Frage nicht verstanden

ERWIPA – Erläuterungen

Die Untersuchungsinstrumente ERWIPA-A und ERWIPA-B bestehen aus jeweils 20 Fragen, die von den Probanden mit „ja", „nein" oder „Frage nicht verstanden" beantwortet werden sollen.
2-mal 13 Fragen haben sich in der ersten Untersuchung als hinreichend trennscharf erwiesen. Diese Fragen sind einschließlich der als richtig gewerteten Antwort der

nachfolgenden Tabelle aus der Publikation in der „Psychiatrischen Praxis" zu entnehmen[6]. Bei weiteren Befragungen blieben elf dieser Fragen trennscharf, zwei erreichten den erforderlichen Wert von .3 nicht, zwei bei der ersten Untersuchung nicht trennscharfe Items lagen nun über .3. Insofern stellten sich bisher wiederum 2-mal 13 Fragen als trennscharf heraus.
Insofern hat es sich im Nachhinein als sinnvoll erwiesen, zusätzlich noch sieben Fragen aufzunehmen. Die jeweils erste Frage wurde von allen Patienten der Validierungsstichprobe richtig beantwortet und dient als „Eisbrecher-Item". Die Schwierigkeit der beiden Parallelformen ist sowohl bei Berücksichtigung der 2-mal 13 trennscharfen als auch bei Wertung aller 2-mal 20 Items gleich. Dies hat sich bisher bestätigt.
Bei Verlaufsuntersuchungen ist es ratsam, bei der ersten Befragung nach dem Zufallsprinzip entweder die Parallelform A oder die Parallelform B einzusetzen. Bei der zweiten Befragung sollen beide Parallelformen eingesetzt werden. Es empfiehlt sich, die Antworten bei Rückgabe des Fragebogens auf Vollständigkeit zu überprüfen.

ERWIPA-A – Liste der Items

1. (r*)	2. (r)	3. (f*)	4. (f)	5. (r)	6. (r)	7. (f*)
8. (r)	9. (f*)	10. (f)	11. (f)	12. (r)	13. (r)	14. (r)
15. (r)	16. (f*)	17. (r)	18. (f)	19. (r*)	20. (f*)	

ERWIPA-B – Liste der Items

1. (r*)	2. (r)	3. (f*)	4. (r)	5. (r)	6. (r)	7. (f*)
8. (r)	9. (f*)	10. (r)	11. (f)	12. (f)	13. (f)	14. (f)
15. (r)	16. (r*)	17. (r)	18. (f)	19. (r*)	20. (f*)	

r: die Antwort „stimmt" ist richtig
f: die Antwort „stimmt nicht" ist richtig
* = Trennschärfe des Items unter .30

[6] Luderer HJ, Böcker FM, Anders M, Wurzner P (1993). ERWIPA – ein standardisiertes Verfahren zur Erfassung des krankheitsbezogenen Wissens bei Patienten mit Schizophrenien. Psychiat Prax; 20: 227–30.

3.2.4 Wissensfragebogen (WFB)

(PIP-Arbeitsgruppe, TU München)

Zeitpunkt: ☐ pre ☐ post

Instruktion: Kreuzen Sie bitte die richtigen Antwortmöglichkeiten an! Es können pro Frage auch mehrere oder alle Antworten richtig sein.

1. **Was trifft auf eine schizophrene Psychose zu?**
   A. Es bestehen beim erkrankten Menschen zwei Wahrnehmungswelten nebeneinander.
   B. Die Einnahme von Neuroleptika ist für den Behandlungserfolg entscheidend.
   C. Der daran erkrankte Mensch ist besonders gewalttätig.
   D. Einer von 100 Menschen ist davon betroffen.
   E. Die erkrankte Person erfährt die Wirklichkeit anders als andere Menschen.

2. **Welche der folgenden Symptome sind für die Akutphase einer schizophrenen Psychose charakteristisch?**
   A. Schwierigkeiten im Denken, Fühlen und Verhalten
   B. Höhenfurcht
   C. Wahnvorstellungen und Fehlannahmen
   D. Ohnmachtsanfälle
   E. Halluzinationen (wie z. B. Stimmen hören)

3. **Eine Person, die an einer Psychose erkrankt ist, hat fast immer**
   A. mehrere Persönlichkeiten nebeneinander
   B. Schwierigkeiten, mit auftretenden Lebensereignissen fertig zu werden
   C. Probleme im Kontakt zu anderen Menschen
   D. Schwierigkeiten, zwischen Wirklichem und Unwirklichem zu unterscheiden
   E. einen schwachen Willen

4. **Patienten, die an einer schizophrenen Psychose erkrankt sind, glauben häufig dass**
   A. sie verfolgt werden
   B. ihnen Gedanken von außen eingegeben werden
   C. Berichte im Fernsehen oder in der Zeitung speziell auf sie gemünzt sind
   D. ihre Gedanken von anderen Personen kontrolliert werden

5. **Welche Minussymptome können auftreten?**
   A. Niedergeschlagenheit
   B. Selbstunsicherheit
   C. Aggressivität
   D. Interesselosigkeit
   E. fehlende Lebensfreude

6. **Was trifft auf eine schizophrene Psychose zu?**
   A. Die Ursache liegt in einem Vitaminmangel.
   B. Das Risiko einer Erkrankung ist höher, wenn ein Eltern- oder Geschwisterteil diese Krankheit hatte.
   C. Die Betroffenen haben ein besonders „dünnes Nervenkostüm".
   D. Sie ist eine Nervenstoffwechselkrankheit, die bei starken Belastungen zum Ausbruch kommen kann.
   E. Sie ist ausschließlich auf eine falsche Erziehung zurückzuführen.

7. **Welche Bereiche können durch die schizophrene Psychose beeinträchtigt werden?**
   A. Beziehungen zu anderen Menschen
   B. Arbeit, Beruf, Schule
   C. Körperpflege
   D. Freizeitaktivitäten
   E. Schlaf und Appetit

8. **Was kann eine schizophrene Psychose verschlimmern oder den Ausbruch der Krankheit heraufbeschwören?**
   A. Belastende Ereignisse (wie z. B. Abbruch einer wichtigen Beziehung, Verlust der Arbeit)
   B. Spannungen im alltäglichen Leben
   C. Unregelmäßige Einnahme oder Absetzen der Medikamente
   D. Übermäßige Kritik und Nörgeln der Familienangehörigen
   E. Sport
   F. Drogen

9. **Folgende Verhaltensweisen der Familienmitglieder sind günstig für Patienten mit einer schizophrenen Psychose:**
   A. Die Familienmitglieder unterstützen sich gegenseitig darin, Schwierigkeiten im Leben zu bewältigen.
   B. Der Patient wird ermutigt und unterstützt, allmählich seine früheren Fertigkeiten wiederzugewinnen.
   C. Der Patient wird ständig unter Druck gesetzt, sich Arbeit zu suchen.
   D. Die Familienmitglieder kümmern sich grundsätzlich um alle Belange des Patienten.
   E. Der Patient wird unterstützt, wenn er alleine nicht mehr weiterkommt.

10. **Für den Verlauf einer schizophrenen Psychose trifft zu:**
   A. Eine Psychose kann zu jedem Zeitpunkt im Leben eines erwachsenen Menschen auftreten.
   B. Bei manchen Patienten heilt die Psychose vollständig aus.
   C. Bei manchen Patienten bleibt ein Teil der Schwierigkeiten auf Dauer bestehen, oder sie erleiden einen oder mehrere Rückfälle.
   D. Die Familie kann nichts tun, um die Gefahr eines Rückfalls zu verringern.

11. **Welche der aufgeführten Medikamente gehören zu den Neuroleptika?**
   A. Akineton
   B. Zyprexa
   C. Saroten
   D. Risperdal
   E. Valium
   F. Haldol
   G. Leponex
   H. Quilonum

12. **Für die Wirkungsweise der Neuroleptika gilt:**
   A. Sie verringern bzw. beseitigen die Symptome der akuten Krankheitsphase.
   B. Die Behandlung ist mit Nebenwirkungen verbunden.
   C. Sie wirken hauptsächlich auf den Nervenstoffwechsel im Gehirn ein.
   D. Sie machen süchtig.
   E. Sie beugen Rückfällen vor.

13. **Neben medikamentöser Behandlung haben sich noch folgende Maßnahmen in der Therapie von schizophrenen Psychosen bewährt:**
   A. Mega-Vitamintherapie
   B. Hypnose
   C. Intensive Psychoanalyse
   D. Frischzellenkur
   E. Verhaltenstherapie

14. **Die Rückfallrate innerhalb eines Jahres bei Patienten ohne Neuroleptikaeinnahme beträgt:**
   A. 5–10%
   B. 10–30%
   C. 60–80%
   D. 90–100%

15. **Bei der kontinuierlichen Durchführung einer neuroleptischen Rückfallschutzbehandlung beträgt die Rückfallrate innerhalb eines Jahres:**
   A. 5–10%
   B. 10–30%
   C. 60–80%
   D. 90–100%

16. Welche Nebenwirkungen können unter Neuroleptikabehandlung auftreten?
- A. Müdigkeit
- B. Steifheit der Muskulatur
- C. Ohrenschmerzen
- D. Verstopfung
- E. Zittrigkeit

17. Folgende Maßnahmen sind bei Nebenwirkungen zu empfehlen:
- A. Sportliche Aktivitäten wie Schwimmen, Joggen, Radfahren
- B. Dosisreduktion nach Absprache mit dem Arzt
- C. Tägliche Dosisänderungen
- D. Medikamentenwechsel nach Absprache mit dem Arzt
- E. Sofortiges Absetzen der Neuroleptika
- F. Einnahme von Medikamenten gegen Nebenwirkungen, wie z. B. Akineton

18. Häufige Warnzeichen, die einem Rückfall vorausgehen, sind:
- A. Lähmungserscheinungen
- B. Schlafstörungen
- C. Nervosität
- D. Gewichtszunahme
- E. Konzentrationsschwierigkeiten
- F. Veränderungen des üblichen Verhaltens

19. Wenn ein Patient unter Druck kommt oder wenn Warnzeichen erkennbar sind, sollte er
- A. sich am besten nichts anmerken lassen
- B. die Schwierigkeiten mit seinem Therapeuten besprechen
- C. die Schwierigkeiten mit Freunden und Angehörigen besprechen
- D. mit dem Arzt vereinbarte, zusätzliche Medikamente einnehmen
- E. sofort alle verfügbaren Medikamente einnehmen

20. Was sollten die Angehörigen bei Warnzeichen tun?
- A. Dem Patienten helfen, Stress zu reduzieren
- B. Den Patienten nicht sich selbst überlassen
- C. Mit dem Patienten z. B. in eine Disco gehen, damit er auf andere Gedanken kommt
- D. Den Patienten sachlich auf die Abmachungen im „Krisenplan" hinweisen
- E. Eine Woche abwarten und dann den Patienten zum behandelnden Nervenarzt schicken

21. Bei der Einnahme von Neuroleptika gilt:
- A. Eine Unterbrechung der Einnahme erhöht das Risiko eines Rückfalls.
- B. Durch Neuroleptika wird die Wirkung von Alkohol verstärkt.
- C. Andere Medikamente (wie z. B. Antibiotika, Blutdruckmittel etc.) können gefahrlos gleichzeitig eingenommen werden.
- D. Eine unregelmäßige Einnahme ändert nichts an der positiven Wirkung der Neuroleptika.
- E. Rückfälle während der Einnahme von Neuroleptika verlaufen wesentlich weniger schwer.

Vielen Dank für die Beantwortung der Fragen!

3.2.5 Wissen-über-Schizophrenie-Test

(Monowski 2000)

Anleitung zum Wissensfragebogen

Auf den nächsten Seiten finden Sie eine Reihe von Aussagen über die Krankheit „Schizophrenie".
Es handelt sich um einen Fragebogen, mit dem untersucht werden soll, wie viel Sie über diese Krankheit wissen.
Falls Sie einen Menschen persönlich kennen, der diese Krankheit hat, oder falls Sie selbst an dieser Krankheit leiden, beachten Sie bitte, dass es in diesem Fragebogen nicht um Ihre persönlichen Erfahrungen mit dieser Krankheit geht, sondern ganz allgemein darum, was Sie über diese Erkrankung wissen.
Jede Frage besteht aus fünf Aussagen.
Kreuzen Sie jeweils immer nur *eine* der Aussagen an.
Achten Sie bitte darauf, dass bei manchen Fragen die einzig *richtige* Aussage zu ermitteln ist, bei anderen dagegen die einzig *falsche* Aussage.
Auch wenn Sie unsicher sind, welche der Aussagen richtig ist, weil Sie z. B. auf Fachausdrücke stoßen, die Sie nicht kennen, kreuzen Sie trotzdem eine der möglichen Antworten an.

Name: **Datum:**

Kreuzen Sie bei den folgenden Fragen die jeweils *richtige* Aussage an:

1. **Welche Aussage ist *richtig*?**
   Wie viel Prozent der Bevölkerung erkranken im Laufe ihres Lebens an Schizophrenie?
   - ☐ ca. 0,01 %
   - ☐ ca. 0,02 %
   - ☐ ca. 0,5 %
   - ☐ ca. 1 %
   - ☐ ca. 2 %

2. **Welche Aussage ist *richtig*?**
   - ☐ Frauen sind dreimal so häufig betroffen.
   - ☐ Frauen sind doppelt so häufig betroffen.
   - ☐ Männer sind genauso häufig von dieser Krankheit betroffen wie Frauen.
   - ☐ Männer sind doppelt so häufig betroffen.
   - ☐ Männer sind dreimal so häufig betroffen.

3. **Welche Aussage ist *richtig*?**
   - ☐ Viel und heftige Kritik am Patienten wirkt sich auf das Rückfallrisiko nicht aus.
   - ☐ Wenn Angehörige einen Patienten ständig zu Leistungen anspornen, heilt die Krankheit schneller aus.
   - ☐ Wenn man sich dem Patienten gegenüber sehr feindselig verhält, kann das Rückfallrisiko steigen.
   - ☐ Wenn man den Patienten kritisiert, führt das fast immer zu einem Rückfall.
   - ☐ Kritik am Patienten sollte grundsätzlich vermieden werden.

4. Welche Aussage ist *richtig*?

- ☐ Mit großer Wahrscheinlichkeit gehen die Krankheitssymptome auf eine Funktionsstörung des Gehirns zurück.
- ☐ Die Krankheit kommt oft durch eine Entzündung des Gehirns zustande.
- ☐ Die Ursachen für die Schizophrenie sind hauptsächlich in der Umwelt, z. B. in „sozialem Stress" zu suchen.
- ☐ Die Ursachen für die Schizophrenie sind nur durch die Vererbung bedingt.
- ☐ Keine der Aussagen ist richtig.

5. Welche Aussage ist *richtig*?

Bei der Schizophrenie handelt es sich um

- ☐ eine Depression
- ☐ eine psychoreaktive Störung
- ☐ eine endogene Psychose
- ☐ eine abnorme Variation des seelischen Wesens
- ☐ eine Manie

6. Welche Aussage ist *richtig*?

- ☐ Die Krankheit behandelt man am besten hauptsächlich durch Gespräche.
- ☐ Die Krankheit kann durch Hypnose geheilt werden.
- ☐ Homöopathische Medikamente sind genauso gut wie Neuroleptika, manchmal sogar noch besser.
- ☐ Die Beschäftigungstherapie ist eine Möglichkeit, Wahnvorstellungen und Halluzinationen zu behandeln
- ☐ Keine der Aussagen ist richtig.

7. Welche Aussage ist *richtig*?

- ☐ Wenn ein Zwilling diese Krankheit hat, dann bekommt sie der andere mit über 90%iger Wahrscheinlichkeit auch.
- ☐ Wenn ein Patient diese Krankheit hat, dann werden auch etwa 50 % seiner Kinder diese Krankheit bekommen.
- ☐ Das Risiko, an Schizophrenie zu erkranken, ist erhöht, wenn beide Elternteile diese Krankheit haben.
- ☐ Die Vererbung spielt vor allem bei männlichen Nachkommen eine Rolle.
- ☐ Keine der Aussagen ist richtig.

8. Welche Aussage ist *richtig*?

- ☐ Neuroleptika können nicht mit anderen Medikamenten gleichzeitig gegeben werden.
- ☐ Akineton ist ein Medikament, das man zur Behandlung von Sinnestäuschungen und Wahnvorstellungen einsetzt.
- ☐ Durch die Einnahme von Neuroleptika werden in der Regel die Gedanken ganz verworren.
- ☐ Neuroleptika gibt es auch in Form einer Depot-Spritze, deren Wirkung 2 bis 4 Wochen anhalten kann.
- ☐ Hochpotente Neuroleptika haben in erster Linie eine beruhigende und schlaffördernde Wirkung.

9. **Welche Aussage ist *richtig*?**
   - ☐ Im günstigsten Fall verschwinden die Symptome der Krankheit ganz.
   - ☐ Das akute Krankheitsstadium dauert in der Regel mehrere Jahre an.
   - ☐ In den letzten Jahrzehnten hat die Häufigkeit der Schizophrenie zugenommen.
   - ☐ Etwa 90 % aller Patienten bleiben dauerhaft und deutlich krank.
   - ☐ Zu Beginn der Erkrankung kann man den weiteren Verlauf recht genau vorhersagen.

10. **Welche Aussage ist *richtig*?**
   - ☐ Die Krankheit bricht meist schon in den ersten 4 Lebensjahren aus.
   - ☐ Die Krankheit tritt typischerweise in der Pubertät zum ersten Mal auf.
   - ☐ Die Krankheit bricht meistens zuerst zwischen dem 20. und 30. Lebensjahr aus.
   - ☐ Die Krankheit tritt besonders häufig erst im höheren Lebensalter auf.
   - ☐ Die Schizophrenie tritt in jedem Lebensalter gleich häufig auf.

11. **Welche Aussage ist *richtig*?**
   - ☐ Die Schizophrenie kommt besonders häufig in Industrieländern vor.
   - ☐ Die Schizophrenie kommt besonders häufig in Entwicklungsländern vor.
   - ☐ Die Schizophrenie kommt in Japan besonders selten vor.
   - ☐ Die Schizophrenie kommt in Europa viel häufiger vor als in Amerika.
   - ☐ Keine der Aussagen ist richtig.

12. **Welche Aussage ist *richtig*?**
   - ☐ Als eine der wichtigsten Ursachen für die Schizophrenie wird eine Verwertungsstörung für die Vitamine B1 und B6 angenommen.
   - ☐ Die Krankheit wird meist durch eine unglückliche Kindheit ausgelöst.
   - ☐ Diese Krankheit entsteht oft, wenn man zu viel Alkohol trinkt.
   - ☐ Die Krankheit entsteht meist durch belastende Lebensereignisse in der Pubertät.
   - ☐ Keine der Aussagen ist richtig.

13. **Welche Aussage ist *richtig*?**
   - ☐ Der Verlauf der Krankheit wird ausschließlich dadurch beeinflusst, ob man Medikamente nimmt oder nicht.
   - ☐ Eine Neuroleptika-Therapie sollte zur Vorbeugung eines Rückfalls über mindestens 1–2 Jahre beibehalten werden.
   - ☐ Nach Abklingen der Krankheitssymptome besteht in der Regel keine Rückfallgefahr mehr und alle Medikamente werden abgesetzt.
   - ☐ Ein drohender Rückfall muss immer im Krankenhaus behandelt werden.
   - ☐ Keine der Aussagen ist richtig.

14. **Welche Aussage ist *richtig*?**
   - ☐ Die Diagnose einer Schizophrenie wird anhand von Kontrastmitteluntersuchungen des Gehirns gestellt.
   - ☐ Bei Hirntumoren, Vergiftungen und andere Erkrankungen können manchmal Symptome wie bei einer „echten Schizophrenie“ auftreten.
   - ☐ Schizophrenie als „Fehldiagnose“ kommt in der heutigen Zeit nicht mehr vor.
   - ☐ Die Diagnose „Schizophrenie“ wird gestellt beim Vorkommen bestimmter Zellen im Blut.
   - ☐ Keine der Aussagen ist richtig.

15. Welche Aussage ist *richtig*?

- ☐ Patienten mit dieser Krankheit sind besonders gewalttätig.
- ☐ Männer, die diese Krankheit haben, sollten sich vor geplanter Heirat sterilisieren lassen.
- ☐ Patienten mit dieser Krankheit können jederzeit selbst Auto oder Motorrad fahren.
- ☐ Diese Erkrankung ist meldepflichtig.
- ☐ Keine der Aussagen ist richtig.

Kreuzen Sie bei den folgenden Fragen die jeweils *falsche* Aussage an:

16. Welche Aussage ist *falsch*?

- ☐ Schizophrene Erkrankungen oder Rückfälle deuten sich oft Tage oder Wochen vorher durch „Warnsignale" an.
- ☐ Im Anfang der Krankheit kommt einem die Umwelt häufig verändert und „komisch" vor.
- ☐ Schizophrene Erkrankungen beginnen meistens ganz plötzlich, d. h. von einem Tag auf den anderen.
- ☐ Schizophrene Erkrankungen brechen manchmal nach körperlicher Erschöpfung oder Überforderung aus.
- ☐ Zu Beginn der Erkrankung klagen manche Patienten über Unruhe, leichte Reizbarkeit und Nachlassen der Leistungsfähigkeit.

17. Welche Aussage ist *falsch*?

- ☐ Wenn ein Familienmitglied psychisch krank wird, haben die Angehörigen häufig Schuldgefühle.
- ☐ Nahe Angehörige oder Freunde spielen eine wichtige Rolle für den Umgang mit der Krankheit, weil sie manchmal Symptome früher bemerken als der Patient selbst.
- ☐ Wenn sich Angehörige oder Betreuer zu sehr um den Patienten kümmern, kann das für den Verlauf der Krankheit Nachteile haben.
- ☐ Die Angehörigen schizophrener Patienten sollten sich aus der Behandlung heraushalten.
- ☐ Wenn ein Familienmitglied psychisch krank wird, kann den Angehörigen eine Angehörigengruppe helfen.

18. Welche Aussage ist *falsch*?

- ☐ Zu Rückfällen kommt es eher dann, wenn man selbständig seine Medikamente absetzt.
- ☐ Drogenkonsum kann den Ausbruch der Krankheit begünstigen.
- ☐ Die Gefahr eines Rückfalls lässt sich verringern durch das Erlernen von Fähigkeiten, mit Stress besser umzugehen.
- ☐ Regelmäßiger Alkoholgenuss kann die Rückfallgefahr erhöhen.
- ☐ Selbstbewusste Menschen haben seltener Rückfälle als welche mit mangelndem Selbstbewusstsein.

19. Welche Aussage ist *falsch*?

- ☐ Bei dieser Erkrankung kommt es zu einer Spaltung der Persönlichkeit, d. h. der Patient hat zwei oder mehrere Persönlichkeiten nebeneinander.
- ☐ Unter Halluzinationen versteht man eine Trugwahrnehmung, bei der man z. B. Stimmen hört, obwohl gar niemand da ist.
- ☐ Patienten die an Halluzinationen leiden, können oftmals zwischen Trugwahrnehmung und Realität nicht unterscheiden.
- ☐ Bei dieser Krankheit kann es zu Schlafstörungen kommen.
- ☐ Patienten mit dieser Krankheit leiden nicht immer unter Sinnestäuschungen.

20. Welche Aussage ist *falsch*?

Zu den möglichen Nebenwirkungen von Neuroleptika gehören:

- ☐ Gewichtszunahme
- ☐ Abhängigkeit
- ☐ Mundtrockenheit
- ☐ Akathisie
- ☐ Spätdyskinesien

21. Welche Aussage ist *falsch*?

- ☐ Wenn man aus der Klinik entlassen wird, ist es sinnvoll, weiterhin in ärztlicher Behandlung zu bleiben.
- ☐ Ob man Medikamente nimmt oder nicht, beeinflusst den Verlauf der Krankheit deutlich.
- ☐ Wenn einem Patienten nach Abklingen der akuten Symptome Dinge des alltäglichen Lebens schwer fallen, kann die Behandlung in einer Tages- oder Übergangsklinik sinnvoll sein.
- ☐ Wenn man aus der Klinik entlassen wird, ist eine intensive Psychoanalyse sinnvoll.
- ☐ Nach Abklingen der akuten Krankheit kann es zu einer postpsychotischen Depression kommen, d. h. der Patient ist erschöpft, mutlos, niedergeschlagen.

22. Welche Aussage ist *falsch*?

- ☐ Manchmal hat man bei dieser Krankheit starke Angst davor, dass einem andere Menschen etwas Böses wollen.
- ☐ Bei der Erkrankung klagen manche Patienten, dass andere Menschen ihnen ihre Gedanken wegnehmen.
- ☐ Manchmal werden bei dieser Krankheit die Gedanken ganz ungeordnet, und man kann keinen klaren Gedanken mehr fassen.
- ☐ Manche Patienten ziehen sich während der Erkrankung ganz zurück und wollen allein gelassen werden.
- ☐ Häufig klagen Patienten mit dieser Erkrankung über Übelkeit und Doppelbilder.

Vielen Dank für Ihre Mitarbeit!

3.2.6 Feedback-Fragebogen 1 (Patienten)

(Schaub, LMU München)

Liebe Frau ....

Lieber Herr ....

Wir hoffen, dass es Ihnen derzeit gesundheitlich gut geht.

Vor einiger Zeit waren Sie in unserem Haus stationär und haben an einer bewältigungsorientierten Gesprächsgruppe unter der Leitung von .... und .... auf Station .... teilgenommen. Um die Therapieangebote in unserem Haus besser auf die jeweiligen Bedürfnisse abstimmen zu können, sind wir sehr daran interessiert, zu erfahren, wie Sie rückblickend das Angebot dieser bewältigungsorientierten Gruppe beurteilen. Daher möchten wir Sie bitten, den folgenden Fragebogen auszufüllen und mit beiliegendem Rückumschlag bis zum .... an uns zurückzusenden. Ihre Angaben werden vertraulich behandelt und in anonymisierter Form ausgewertet. Die Teilnahme ist freiwillig.

Bitte kreuzen Sie nachfolgend die Aussagen an, die Sie spontan am zutreffendsten finden, oder formulieren Sie ggf. Ihre Antworten in Stichpunkten. Es gibt keine richtigen oder falschen Antworten. Ihre Meinung ist uns wichtig. Bitte kreuzen Sie daher die Antwortmöglichkeiten an, die Ihre Meinung am ehesten spiegeln.

Herzlichen Dank für Ihre Mithilfe.

1. Wie hilfreich haben Sie die bewältigungsorientierte Gruppe erlebt?

1	2	3	4
sehr hilfreich	hilfreich	wenig hilfreich	gar nicht hilfreich

2. Würden Sie die Gruppe anderen Betroffenen weiterempfehlen?

1	2	3	4
ganz bestimmt	vielleicht	nein	auf gar keinen Fall

3. Der Aufwand für die regelmäßige Teilnahme an der Gruppe war für Sie

1	2	3	4
sehr erheblich	erheblich	gering	völlig unerheblich

4. Wie häufig haben Sie an den Gruppengesprächen teilgenommen?

1	2	3	4
fast immer	2/3 der Gespräche	1/3 der Gespräche	sehr selten

5. Wie gut fühlten Sie sich zum Thema „Psychose" informiert?

1	2	3	4
sehr gut	gut	etwas	gar nicht

6. Konnten Sie Themen aus der Gruppe im Alltag umsetzen?

1	2	3	4
ja, ganz bestimmt	einige	nein	überhaupt nicht

Falls Sie 1 oder 2 angekreuzt haben, was hat sich für Sie im Alltag bewährt?

____

____

____

____

____

7. Wie interessant waren die folgenden Themen für Sie?

1	2	3	4
nicht interessant	wenig interessant	interessant	sehr interessant

a) Informationen über die Erkrankung und Behandlung

• Entstehungsbedingungen und Verlauf von Psychosen	1	2	3	4
• Symptome der Krankheit	1	2	3	4
• Behandlungsmöglichkeiten	1	2	3	4
• Nebenwirkungen und Gegenmaßnahmen	1	2	3	4
• Umgang mit Frühwarnzeichen	1	2	3	4
• Umgang mit Stress	1	2	3	4
• Rückfallverhütung	1	2	3	4

b) Inwiefern verbesserten sich Ihre Möglichkeiten mit Stress und krankheitsbedingten Belastungen effektiver umzugehen; insbesondere durch

1	2	3	4
gar nicht	etwas	stark	sehr stark

• Erkennen eigener Belastungssituationen	1	2	3	4
• Kennenlernen eigener Stress-Anzeichen	1	2	3	4
• Einsetzen von Entspannungsverfahren	1	2	3	4
• Lösungsmöglichkeiten zum Umgang mit schwierigen Situationen	1	2	3	4
• Rollenspiele	1	2	3	4
• angemessene Freizeitaktivitäten	1	2	3	4

8. Sind Sie jetzt zuversichtlicher, was Ihren Umgang mit der Krankheit anbelangt?

1	2	3	4
stimmt vollkommen	stimmt	nein	überhaupt nicht

9. Welche für Sie wichtigen Themen fehlten in den Stunden?

____

____

____

____

____

____

10. In dieser Frage haben Sie die Möglichkeit, einzustufen, wie Sie sich in der Gruppe gefühlt haben. Kreuzen Sie bitte pro Zeile das Kästchen an, das Ihrer Einschätzung am nächsten kommt.

In der Gruppe fühlte ich mich meistens ...

	sehr	etwas	weder noch	etwas	sehr	
müde	☐	☐	☐	☐	☐	wach
entspannt	☐	☐	☐	☐	☐	angespannt
ausgeglichen	☐	☐	☐	☐	☐	beunruhigt
abwesend	☐	☐	☐	☐	☐	aufmerksam
unterfordert	☐	☐	☐	☐	☐	angeregt
gefordert	☐	☐	☐	☐	☐	überfordert
unkonzentriert	☐	☐	☐	☐	☐	konzentriert
gehemmt	☐	☐	☐	☐	☐	offen
bestärkt	☐	☐	☐	☐	☐	verunsichert
beruhigt	☐	☐	☐	☐	☐	beunruhigt

11. Wie schätzen Sie das Verhalten der LeiterInnen der Gruppe ein?

1	2	3	4
sehr kompetent	kompetent	eher inkompetent	inkompetent

12. Was fanden Sie positiv an der Gruppe?

____

____

____

____

____

____

13. Was fanden Sie negativ an der Gruppe?

____

____

____

____

____

____

14. Hatten Ihre Angehörigen die Möglichkeit an einer Angehörigengruppe teilzunehmen?

ja ☐ nein ☐

Falls Sie ja angekreuzt haben, wie haben Ihre Angehörigen die Gespräche erlebt?

1	2	3	4	5
sehr hilfreich	hilfreich	wenig hilfreich	gar nicht hilfreich	unklar

Bemerkungen, Anregungen, Verbesserungsvorschläge

____

____

____

____

____

____

____

Nochmal herzlichen Dank für das Ausfüllen des Fragebogens! Eine Beurteilung dieser verhaltenstherapeutischen Gruppen aus Ihrer Sicht soll helfen, diese Angebote weiter auszubauen und zu verbessern.

Mit freundlichen Grüßen

3.2.7 Feedback-Fragebogen 2 (Patienten und Angehörige)

(Stengler-Wenzke, Universitätsklinik Leipzig)

Evaluation psychoedukativer Gruppen für schizophren Erkrankte und deren Angehörige

I. Relevanz und Vollständigkeit der Themen (Patienten/Angehörige)

	ja	nein	weiß nicht
1. Die Themen, die während der psychoedukativen Gruppenstunden behandelt wurden, waren für mich wichtig.	☐	☐	☐
2. Ich habe während der psychoedukativen Gruppenstunden viel Neues über meine Erkrankung und ihre Behandlungsmöglichkeiten gelernt.	☐	☐	☐
3. Die psychoedukative Gruppenstunde hat meine Erwartungen völlig erfüllt.	☐	☐	☐
4. Vieles, was ich erwartet hatte, wurde während der psychoedukativen Gruppenstunden nicht behandelt.	☐	☐	☐
5. Vieles von dem, was während der psychoedukativen Gruppenstunden behandelt wurde, wusste ich schon vorher.	☐	☐	☐

II. Allgemeine Atmosphäre (Patienten/Angehörige)

1. Die Atmosphäre während der psychoedukativen Gruppenstunden war freundlich und angenehm.	☐	☐	☐
2. Die Therapeuten waren sehr kompetent	☐	☐	☐
3. Ich habe mich während der psychoedukativen Gruppenstunden sehr wohl gefühlt.	☐	☐	☐
4. Während der psychoedukativen Gruppenstunden wurden Dinge besprochen, die mir unangenehm waren.	☐	☐	☐
5. Ich hatte während der psychoedukativen Gruppenstunden oft das Gefühl, dass mich die Therapeuten nicht verstehen.	☐	☐	☐
6. Ich hatte häufig Angst, etwas zu sagen.	☐	☐	☐

III. Wirksamkeit der psychoedukativen Gruppenarbeit (Patienten)

	ja	nein	weiß nicht
1. Durch die psychoedukative Gruppe werde ich allgemein mit meinen Problemen besser fertig.	☐	☐	☐
2. Durch die psychoedukative Gruppe fällt es mir leichter, mit anderen Menschen über meine Krankheit zu reden.	☐	☐	☐
3. Durch die psychoedukative Gruppe fällt es mir leichter, meine Erkrankung zu akzeptieren.	☐	☐	☐
4. Die psychoedukative Gruppe hat mir geholfen, meine Krankheit besser zu verstehen.	☐	☐	☐
5. Durch die psychoedukative Gruppe bin ich besser über die Wirkung meiner Medikamente informiert.	☐	☐	☐
6. Durch die psychoedukative Gruppe kann ich mit den Symptomen meiner Erkrankung besser umgehen.	☐	☐	☐
7. Durch die psychoedukative Gruppe habe ich erfahren, bei welchen Symptomen ich sofort zum Arzt gehen muss.	☐	☐	☐
8. Die psychoedukative Gruppe hat mir überhaupt nicht geholfen.	☐	☐	☐
9. Durch die psychoedukative Gruppe wurde ich verunsichert.	☐	☐	☐
10. Durch die psychoedukative Gruppe fühle ich mich sicherer im Umgang mit anderen.	☐	☐	☐
11. Durch die psychoedukative Gruppe leide ich noch mehr unter meiner Erkrankung.	☐	☐	☐
12. Durch das psychoedukative Training habe ich mehr Angst vor der Erkrankung.	☐	☐	☐
13. Durch die psychoedukative Gruppe habe ich wieder mehr Hoffnung auf eine Besserung meiner Erkrankung gewonnen.	☐	☐	☐
14. Durch die psychoedukative Gruppe komme ich in meinem alltäglichen Leben besser zurecht als vorher.	☐	☐	☐

IV. Wirksamkeit der psychoedukativen Gruppenarbeit (Angehörige)

	ja	nein	weiß nicht
1. Durch die psychoedukative Gruppe habe ich viel Neues über die Erkrankung meines Angehörigen gelernt.	☐	☐	☐
2. Durch die psychoedukative Gruppe verstehe ich meinen Angehörigen besser.	☐	☐	☐
3. Durch die psychoedukative Gruppe weiß ich besser, wie wir miteinander umgehen können.	☐	☐	☐
4. Durch die psychoedukative Gruppe ist das Zusammenleben mit meinem Angehörigen für mich leichter geworden.	☐	☐	☐
5. Durch die psychoedukative Gruppe habe ich weniger Angst vor der Erkrankung meines Angehörigen als vorher.	☐	☐	☐
6. Durch die psychoedukative Gruppe weiß ich in Krisensituationen besser, was ich tun muss.	☐	☐	☐
7. Die psychoedukative Gruppe war für mich sehr hilfreich.	☐	☐	☐
8. Durch die psychoedukative Gruppe kann ich die ärztliche Behandlung meines Angehörigen besser verstehen als vorher.	☐	☐	☐
9. Durch die psychoedukative Gruppe habe ich dem Patienten gegenüber weniger Schuldgefühle als vorher.	☐	☐	☐
10. Die psychoedukative Gruppe hat mich verunsichert.	☐	☐	☐
11. Durch die psychoedukative Gruppe habe ich das Gefühl, im Umgang mit meinem Angehörigen vieles falsch zu machen.	☐	☐	☐
12. Anderen Angehörigen von Patienten mit einer Psychose würde ich zur Teilnahme einer solchen Gruppe raten.	☐	☐	☐

3.2.8 Katamnesebogen für Teilnehmer der Warnsignal-Gruppen

(Behrendt, Universitätskliniken des Saarlandes, Homburg/Saar)

Name:

Warnsignal-Gruppe Nr.:

Ende der Gruppe (= t_0):

Adresse:

Telefon:

Katamnese durchgeführt:

☐ ja

☐ nein
☐ Katamnese nicht durchführbar, da Patient nicht erreichbar
☐ Patient lehnt ab (Gründe notieren)
☐ Patient verstorben

Katamnese durchgeführt:

☐ persönlich

☐ telefonisch

Katamnesedatum:

Durchgeführt von:

Wie bezeichnet der Patient seine Erkrankung, wegen der er seinerzeit behandelt worden ist?

Aktuelle Medikation:

Medikation im Verlauf

	Neuroleptika (Bezeichung, Dosis, Applikation)	Zusatzmedikation
t0		
t1		
t2		
t3		
t4		
t5		
t6		
t7		
t8		
t9		
t10		
t11		
t12		
t13		
t14		

Falls der Patient die Medikation abgesetzt hat:

Wie lange (wie viele Wochen/Monate) ist er in etwa symptomfrei gewesen?

Hat er *vor* dem Absetzen Symptome gehabt? ☐ ja ☐ nein

Welche?

Wie lange hat es gedauert, bis die ersten Warnsignale aufgetreten sind?

Welche waren das?

Gründe für Absetzen der Medikation:

z. B.:

Gewichtszunahme ☐ ja ☐ nein

Datum Ende der WS-Gruppe Monat/Jahr ⟶	t0	t1 (+6 Mon)	t2 (+12 Mon)	t3 (+18 Mon)	t4 (+24 Mon)	t5 (+30 Mon)	t6 (+36 Mon)	t7 (+42 Mon)	t8 (+48 Mon)	t9 (+54 Mon)	t10 (+60 Mon)
Wohnen[1] 1–6											
familiäre Situation 1–6											
berufliche Tätigkeit 1–11											
finanzielle Situation 1–7											
Tagesstruktur 1–3											
Unterstützung 1–6											
illegale Drogen 1–6											
Rückfall 0–x											
stationäre Behandlung von ... bis ...											
teilstat. Behandlung von ... bis ...											
Medikation abgesetzt 0–4											

[1] Kodierungen: vgl. S. 340

Kodierung (zu Tab. auf S. 339; Mehrfachnennungen möglich)

Wohnen	familiäre Situation	berufliche Tätigkeit	finanzielle Situation	Tagesstruktur	ambulante Unterstützung	illegale Drogen	Rückfall	stationäre Behandlung	teilstationäre Behandlung	Medikation abgesetzt
1 selbstständig 2 Primärfamilie 3 Betreutes Einzel-Wohnen 4 WG 5 Wohnheim 6 Sonstiges	1 Freund(in) 2 feste Beziehung 3 verheiratet 4 geschieden 5 ledig 6 Sonstiges	1 Arbeiter 2 Facharbeiter 3 Angestellter 4 selbstständig 5 Ausbildung 6 beschützt beschäftigt 7 ohne regelm. Tätigkeit 8 berentet 9 berentet + Zuverdienst 10 Hausfrau 11 REHA o. Ä.	1 eigenes Einkommen 2 Rente etc. 3 ALG, AlHi etc. 4 Sozialhilfe 5 Kranken-geld 6 durch Angehörige 7 Sonstiges	1 Tagesstätte 2 Arbeit 3 Sonstiges	0 keine 1 ambulante Dienste 2 Selbsthilfe-gruppen 3 Psychologe 4 Nervenarzt 5 Hausarzt 6 Sonstiges	0 nein 1 Ha-schisch 2 Heroin 3 Kokain 4 LSD 5 Politox 6 Sonsti-ges	0 kein Rückfall 1 erster Rückfall 2 zweiter Rückfall 3 dritter Rückfall 4 vierter Rückfall usw.	0 nein 1 wg. Psychose 2 sonstige Gründe bitte Aufnah-me- und Ent-lassungsda-tum eintra-gen	0 nein 1 wg. Psychose 2 sonstige Gründe bitte Aufnah-me- und Ent-lassungs-datum eintra-gen	0 nein 1 Nervenarzt 2 Hausarzt 3 sonst. Arzt 4 selbst

Psychotische Krise 1
Gab es eine psychotische Krise? ☐ ja ☐ nein

Zeitraum der 1. psychotischen Krise: von ________________ bis ________________

Wie sind Sie damit umgegangen? – Sind frühe persönliche Warnsignale aufgetreten? Bitte anhand der Liste der persönlichen Warnsignale diejenigen ankreuzen, die aufgetreten sind.

Belastungen vor der Krise? ☐ ja ☐ nein

Belastungen notieren.

Bewältigung?

Welche Unterstützung haben Sie in Anspruch genommen?

Psychotische Krise 2
Gab es eine 2. psychotische Krise? ☐ ja ☐ nein

Zeitraum der 2. psychotischen Krise: von ________________ bis ________________

Wie sind Sie damit umgegangen? – Sind frühe persönliche Warnsignale aufgetreten? Bitte anhand der Liste der persönlichen Warnsignale diejenigen ankreuzen, die aufgetreten sind.

Belastungen vor der Krise? ☐ ja ☐ nein

Belastungen notieren.

Bewältigung?

Welche Unterstützung haben Sie in Anspruch genommen?

Psychotische Krise 3

Gab es eine 3. psychotische Krise? ☐ ja ☐ nein

Zeitraum der 3. psychotischen Krise: von ________________ bis ________________

Wie sind Sie damit umgegangen? – Sind frühe persönliche Warnsignale aufgetreten? Bitte anhand der Liste der persönlichen Warnsignale diejenigen ankreuzen, die aufgetreten sind.

Belastungen vor der Krise? ☐ ja ☐ nein

Belastungen notieren.

Bewältigung?

Welche Unterstützung haben Sie in Anspruch genommen?

(Falls weitere psychotische Krisen aufgetreten sind, bitte nach obigem Muster auf einem Beiblatt notieren.)

Rückfall 1

Gab es einen Rückfall, der eine stationäre Behandlung erforderlich machte?

☐ ja ☐ nein

Zeitraum der 1. stationären Behandlung: von ______________ bis ______________

Sind frühe persönliche Warnsignale aufgetreten? ☐ ja ☐ nein

Bitte anhand der Liste der persönlichen Warnsignale diejenigen ankreuzen, die aufgetreten sind.

Wer hat die frühen Warnsignale noch bemerkt und wann war das in etwa?

Belastungen vor dem Rückfall? ☐ ja ☐ nein

Belastungen notieren.

Bewältigung?

Glauben Sie, dass Sie diesen Rückfall hätten vermeiden können? ☐ ja ☐ nein
Falls ja, wie?

Welche Unterstützung hätten Sie gebraucht?

Rückfall 2
Gab es einen weiteren Rückfall, der eine stationäre Behandlung erforderlich machte?
☐ ja ☐ nein

Zeitraum der 2. stationären Behandlung: von ______________ bis ______________

Sind frühe persönliche Warnsignale aufgetreten? ☐ ja ☐ nein
Wie viele Wochen vorher ? __________________ Wochen
Bitte anhand der Liste der persönlichen Warnsignale diejenigen ankreuzen, die aufgetreten sind.

Wer hat die frühen Warnsignale noch bemerkt und wann war das in etwa?

Belastungen vor dem Rückfall? ☐ ja ☐ nein

Belastungen notieren.

Bewältigung?

Glauben Sie, dass Sie diesen Rückfall hätten vermeiden können? ☐ ja ☐ nein
Falls ja, wie?

Welche Unterstützung hätten Sie gebraucht?

(Falls weitere stationäre psychotische Rückfälle aufgetreten sind, bitte auf einem gesonderten Blatt nach obigem Muster vermerken.)

Compliance-Rating

orale Medikation	Depot-Medikation
sehr regelmäßige Einnahme	erscheint immer pünktlich zur Injektion akzeptiert Injektion
Einnahme ziemlich regelmäßig	erscheint meist pünktlich, muss manchmal telefonisch erinnert werden, überzieht nicht länger als eine Woche
vergisst fast jeden 2. Tag die Einnahme	drängt auf eine nicht vertretbare Dosisreduktion, überzieht länger als eine Woche, sehr häufig telefonische Erinnerung
keine oder nur sehr sporadische Einnahme	erscheint trotz telefonischer Erinnerung nicht zum vereinbarten Termin
reduziert auf eine aus ärztlicher Sicht unvertretbar niedrige Dosis	lehnt Injektion ab

Zum Katamnesezeitpunkt: sehr gut ☐ gut ☐ mäßig ☐ schlecht ☐

Im Verlauf: stabil ☐ schwankend ☐ generell schlecht ☐

Bewertung der Warnsignal-Gruppe:

sehr wichtig ☐
wichtig ☐
weder noch ☐
eher unwichtig ☐
sehr unwichtig ☐

Teilnahme würde ich empfehlen ☐
unentschieden ☐
nicht empfehlen ☐

Haben Sie nach der Klinikbehandlung noch einmal im Arbeitsbuch für Gruppenteilnehmer gelesen? ja ☐ nein ☐

Bewertung des Arbeitsbuches:

sehr wichtig ☐
wichtig ☐
weder noch ☐
eher unwichtig ☐
sehr unwichtig ☐

Zum Schluss noch einige Fragen zu ihren **Angehörigen bzw. zur Angehörigengruppe**

Meine Angehörigen haben an der Angehörigengruppe
teilgenommen ☐ nicht teilgenommen ☐

Bewertung der Angehörigengruppe
(bitte auch bei Nichtteilnahme der Angehörigen einschätzen lassen):

sehr wichtig ☐
wichtig ☐
weder noch ☐
eher unwichtig ☐
sehr unwichtig ☐
weiß ich nicht ☐

Teilnahme würde ich empfehlen ☐
unentschieden ☐
nicht empfehlen ☐

3.2.9 Frühwarnzeichen-Inventar

(nach Herz u. Melville 1980; Herz et al. 1989)

Patient: **Datum:**

Bitte bestimmen Sie aus den nachfolgenden Symptomen diejenigen Symptome, die als patientenspezifische Symptome gelten.

	patientenspezifisch	
	ja	**nein**
1. angespannt und nervös		
2. weniger essen		
3. Konzentrationsschwierigkeiten		
4. schlafstörungen		
5. verminderte Lebensfreude		
6. Ruhelosigkeit		
7. Vergesslichkeit		
8. Depressionen		
9. ständig mit einem oder zwei Themen beschäftigt sein		
10. Freunde weniger sehen		
11. Gefühl, dass andere über mich lachen oder reden		
12. Interesse an Dingen verlieren		
13. verstärktes religiöses Denken		
14. sich ohne Grund schlecht fühlen		
15. sich übermäßig erregt fühlen		
16. Stimmen hören, Dinge sehen		
17. sich wertlos fühlen		
18. auf unverständliche Art sprechen		
19. sich von jemand anderem kontrolliert fühlen		
20. schlechte Träume		
21. zu aggressiv (aufdringlich)		
22. über kleine Begebenheiten wütend werden		
23. sich nicht um sein Aussehen kümmern		
24. schwierigkeiten mit Partner/in		
25. Gedanken, sich zu verletzen/umzubringen		
26. häufig Schmerzen, Kummer		
27. Angst, „verrückt“ zu werden		
28. Gedanken, andere zu verletzen/zu töten		
29. vermehrtes Trinken, Drogen einnehmen		

3.3 Arbeitshilfen für Gruppenleiter

3.3.1 Leitlinien zur Aufklärung (Stand: 05.04.2001)

(Luderer, Weinsberg)

Ein Arzt[7] darf einen Patienten in aller Regel nur dann behandeln, wenn der Patient mit der Behandlung einverstanden ist (Art. 2, Abs. 2 GG). Ein ärztlicher Eingriff ohne Einverständnis des Patienten erfüllt – von Ausnahmen abgesehen – den Straftatbestand der Körperverletzung (BGH vom 22.06.1971, NJW 1971, S. 1887). Ein Patient kann nur dann sinnvoll sein Einverständnis geben, wenn er vorher ausreichend informiert wurde.

Ein wesentliches Kernstück des Aufklärungsrechts ist die **Risikoaufklärung**. Der Patient muss über die Risiken und Gefahren ärztlicher Maßnahmen in Kenntnis gesetzt werden. Dabei ist es völlig belanglos, ob es sich um eine Operation, einen diagnostischen Eingriff, eine Röntgenuntersuchung oder eine medikamentöse Behandlung handelt.

Einen weiteren Bereich der Aufklärung bildet die **Krankheits- und Befindlichkeitsaufklärung**, die Information des Patienten über die erhobenen Befunde, die festgestellte Krankheit und deren Prognose. Ein Arzt darf den Fragen des Patienten nicht ausweichen oder ihm gar bewusst die Unwahrheit sagen, um ihn zu schonen. Nur wenn ernste bleibende Gesundheitsschäden (BGH 15.05.1979, NJW 1979, S. 1933) oder eine **übermäßige** psychische Belastung des Patienten zu befürchten ist, kann die Krankheits- oder Befindlichkeitsaufklärung eingeschränkt werden oder unterbleiben. Dieses „therapeutische Privileg" darf jedoch nach geltender Rechtsprechung nicht zu weit ausgelegt werden. Eine vorübergehende psychische Beeinträchtigung des Patienten muss in Kauf genommen werden.

Das bedeutet, dass wir Patienten über Folgendes aufklären müssen:

- über die Risiken der Behandlung
- über die bei uns gestellte Diagnose, den zu erwartenden Verlauf und die Aussichten der Therapie

Die Erfahrung zeigt, dass die offene Aufklärung über die gestellte Diagnose bei Patienten unserer Klinik nur sehr selten Probleme bereitet. Erschrecken über die Diagnose, ängstlich-unsichere, depressive oder gereizt-dysphorische Reaktionen auf die Diagnosemitteilung müssen vonseiten des aufklärenden Arztes akzeptiert und in wei-

[7] Aus Gründen der Kürze und Verständlichkeit wurde auf eine streng geschlechtsneutrale Formulierung verzichtet. Mit dem Wort „Arzt" sind selbstverständlich auch Ärztinnen, mit dem Wort „Patient" auch Patientinnen gemeint.

teren klärenden Gesprächen bearbeitet werden. Die **1. Leitlinie** lautet aus diesen Gründen:

Jeder Patient ist über die festgestellte Diagnose zu informieren. Dabei ist eine Bezeichnung in Anlehnung an die ICD-10 zu wählen.

Sinnvoll ist es, die Erklärungen an den Möglichkeiten des jeweiligen Patienten auszurichten, Informationen aufzunehmen, einzuordnen und zu verarbeiten. Vor allem ist ein geeigneter Zeitpunkt für das Informationsgespräch zu wählen.
Die Information über die therapeutischen Maßnahmen (Risikoaufklärung) ist zum einen aus juristischen, zum anderen aus therapeutischen Gesichtspunkten erforderlich. Gut informierte Patienten zeichnen sich durch eine höhere Compliance aus. Deshalb lautet die **2. Leitlinie**:

Jeder Patient ist über die bei ihm durchgeführte Therapie aufzuklären. Das gilt in erster Linie für die biologischen, aber auch für die psychotherapeutischen und sozialpsychiatrischen Maßnahmen.

Für die Therapie mit Neuroleptika, Clozapin, Antidepressiva, Carbamazepin, Lithium und für die EKT (Elektrokrampftherapie) stehen Informationsblätter aus dem Perimed-Verlag zur Verfügung. Diese Blätter sind den Patienten nach kurzer Vorinformation auszuhändigen und danach mit ihnen zu besprechen. Ein unterzeichnetes Exemplar ist für das Krankenblatt bestimmt, ein zweites für den Patienten.
Falls ein Patient keine Unterschrift leisten möchte, sich aber mit der Behandlung einverstanden erklärt, ist das auf dem Bogen zu vermerken.
Die Mobilität ist ein wichtiger Bestandteil der Lebensqualität. Auf der anderen Seite wird die Fahrtauglichkeit durch viele psychische Störungen vorübergehend oder dauerhaft eingeschränkt. Deshalb lautet die **3. Leitlinie**:

Jeder Patient ist über die Frage der Fahrtauglichkeit aufzuklären. Dabei ist auf die aktuelle Fassung der Begutachtungsleitlinien zur Kraftfahrereignung (früher: „Gutachten Krankheit und Kraftverkehr“) Bezug zu nehmen.

Die meisten Patienten sind nicht in der Lage, krankheitsbezogene Informationen sofort zu erfassen, sie vollständig im Gedächtnis zu behalten und entsprechende Konsequenzen zu ziehen. Aus diesem Grund lautet die **4. Leitlinie**:

Informationsvermittlung im Einzelgespräch ist kein einmaliger Vorgang, sondern ein kontinuierlicher Prozess.

Für eine Reihe von Störungen stehen Informationsbroschüren und Bücher zur Verfügung. Eine weitere Möglichkeit der Aufklärung besteht in der Teilnahme an psychoedukativen Gruppen für Patienten und Angehörige.
Angehörige bitten häufig um ein Gespräch mit uns, weil sie
- uns etwas mitteilen wollen,
- etwas von uns über den Patienten erfahren möchten.

In der Regel ist ein offenes Gespräch mit Angehörigen unproblematisch, da die meisten Patienten die Einbeziehung ihrer Familie wünschen. Das erste Gespräch mit Angehörigen sollte ohne Beisein des Patienten stattfinden. Die meisten Patienten akzeptieren die Begründung, die Patienten hätten jederzeit die Gelegenheit, mit uns ohne Beisein der Angehörigen zu reden, ohne Probleme.
Es ist zu beachten, dass die Weitergabe von Informationen über einen Patienten bei einem einwilligungsfähigen Patienten nur mit dessen Einverständnis möglich ist (§ 203 StGB). Ein Patient kann uns allerdings den Kontakt zu seinen Angehörigen nicht völlig untersagen. Angehörige haben grundsätzlich das Recht, mit uns zu sprechen, auch wenn Patienten das nicht wünschen. Die Mitteilungen von Angehörigen unterliegen dann – genauso wie Mitteilungen der Patienten – der Schweigepflicht nach § 203 StGB. Wenn Angehörige uns sprechen möchten, ohne dass der Patient davon erfährt, müssen wir uns an diesen Wunsch halten, da die Tatsache einer Kontaktaufnahme zu uns durch die Angehörigen ein Geheimnis im Sinne des § 203 StGB darstellt.
Die **5. Leitlinie** lautet:

Dem Wunsch von Angehörigen nach Gesprächen mit dem behandelnden Arzt oder Psychologen ist grundsätzlich im Rahmen der zeitlichen Möglichkeiten des jeweiligen Therapeuten nachzukommen, auch wenn Patienten dies ablehnen sollten. Dabei sind die Rechtsvorschriften der Schweigepflicht (§ 203 StGB) zu beachten.

Die Termine der Angehörigengruppen werden durch Aushang und Handzettel bekannt gegeben.
Die **6. Leitlinie** lautet:

Patienten und Angehörige sind auf Broschüren und Bücher über die Störung des Patienten hinzuweisen. Die Angehörigen sind zusätzlich über das Angebot von Angehörigengruppen zu informieren. Zusätzlich sind die Patienten so früh wie möglich in die bestehenden psychoedukativen Gruppen zu integrieren.

Bei der persönlichen Einladung der Angehörigen zu Angehörigengruppen ist darauf zu achten, dass die Diagnosemitteilung an Angehörige der Weitergabe eines Geheimnisses im Sinne des § 203 StGB entspricht und deshalb nur mit Einverständnis des Patienten möglich ist. Wenn die Angehörigen ohnehin schon die Diagnose des Patienten kennen, stellt diese kein Geheimnis im Sinne des § 203 StGB dar. Das Ein-

verständnis der Patienten mit der Teilnahme der Angehörigen ist zwar anzustreben, aber nicht aus juristischen Gründen erforderlich.
Insgesamt gilt: Bei der Information von Patienten und Angehörigen über die Krankheit und die Behandlung des Patienten sind juristische und therapeutische Aspekte zu berücksichtigen. In der täglichen Praxis soll der therapeutische Aspekt im Vordergrund stehen.

3.3.2 Durchführungsrichtlinien für Fixierungen

(Luderer, Weinsberg)

Vorbemerkung

Die Fixierung eines Patienten gegen dessen Willen ist ein schwerwiegender Eingriff in die Persönlichkeitsrechte. Sämtliche Möglichkeiten der individuellen Patientenbehandlung sind vor der Anordnung und Durchführung einer Fixierung auszuschöpfen. Dies betrifft insbesondere therapeutische Gespräche, pflegerische Einzelbetreuung und psychopharmakologische Maßnahmen.
Fixierungen können erforderlich sein:
- bei gefährlichen Selbstverletzungsversuchen oder akut bestehender Gefahr von schweren Selbstverletzungen
- bei zu erwartenden massiven Tätlichkeiten des Patienten gegenüber anderen Personen
- bei Patienten, bei denen wiederholt Zwangsmaßnahmen mit zahlreichen Personen notwendig waren (z. B. Zwangsmedikation) und die Fixierung deshalb als geringerer Eingriff in die Persönlichkeitsrechte des Patienten zu werten ist
- bei Patienten, die intensivmedizinische Maßnahmen, z. B. monitorgestützte Vitalüberwachung oder lebensnotwendige Infusionstherapie, erhalten, wenn andere Maßnahmen gescheitert sind

Allgemeine Durchführungsrichtlinien

- Fixierungen bedürfen grundsätzlich der ärztlichen Anordnung. (Ausnahme: Bei „Gefahr im Verzug" – das bedeutet: bei unmittelbarer Gefahr für Leib und Leben – können Fixierungen unverzüglich vom Pflegepersonal durchgeführt werden. Die ärztliche Anordnung muss dann jedoch zeitnah nachgeholt werden.)
- Fixierungen sind dem Betroffenen grundsätzlich anzukündigen und so weit wie möglich zu erläutern.
- Die Fixierung ist auf eine möglichst kurze Zeitdauer zu beschränken. Die Verantwortung für die Anordnung der Fixierung und deren Aufhebung trägt grundsätzlich der Arzt. Der zuständige Oberarzt oder Hintergrunddienst ist unverzüglich zu verständigen. Die verantwortliche Pflegekraft wird in der Regel die Entschei-

dung bzgl. der Aufhebung der Fixierung anregen und ist in die Entscheidung mit einzubeziehen. Für die sachgerechte Durchführung der Fixierung trägt das Pflegepersonal die Verantwortung.

Spezielle Durchführungsrichtlinien

Sicherheitsaspekte

- Vor der Fixierung muss der Patient auf gefährliche Gegenstände (z. B. Feuerzeug, Messer, Schnüre u. Ä.) durchsucht werden.
- Bei Patienten, die mit Polizeibegleitung in Handschließen auf die Station gebracht werden, soll in der Regel der Arzt nach Rücksprache mit dem Pflegepersonal entscheiden, ob die Handschließen sofort oder evtl. nach einer erforderlichen Maßnahme entfernt werden.
- Wenn eine Fixierung unumgänglich ist, sollte dies grundsätzlich durch mehrere Mitarbeiter vorgenommen werden. Die Vorgehensweise muss geklärt und ggf. Medikation bereitgestellt sein, damit unverzüglich und ohne Diskussionen gehandelt werden kann. Es sollte vorher geklärt sein, wer in der aktuellen Situation für die Durchführung verantwortlich ist. (Keine Diskussionen vor dem Patienten!)
- Eine Fixierung muss jeweils so vollständig sein, dass sie Verletzungen des Patienten ausschließt. In der Regel bedeutet dies eine 5-Punkt-Fixierung, evtl. eine Diagonal-Fixierung.
- Der Raum, in dem der Patient fixiert wird, muss nochmals nach gefährlichen Gegenständen durchsucht werden.
- Für eine angemessene Medikation, einschließlich Sedierung und Thromboseprophylaxe, ist Sorge zu tragen.
- Der Patient muss während der Fixierung in besonderem Maße ärztlich und pflegerisch betreut und beobachtet werden. Die erforderliche Sorgfalt beinhaltet einen kontinuierlichen Sicht- und Hörkontakt durch eine Krankenpflegekraft. Bei Vitalgefährdung ist eine regelmäßige Kontrolle der Körperfunktionen notwendig.
- In besonders gelagerten Fällen kann eine Einzelbetreuung erforderlich sein. Die verantwortliche Pflegekraft ist in die Entscheidung über eine Einzelbetreuung einzubeziehen.
- Die Entscheidung bzgl. des Überwachungszeitraumes obliegt dem behandelnden Arzt unter Rücksprache mit dem zuständigen Oberarzt. Diese Entscheidung muss täglich wenigstens 2-mal überprüft werden.

Menschenwürdige Gestaltung

- Bei Fixierungen ist eine engmaschige Kontaktaufnahme und Beziehungspflege zwingend erforderlich. Dem Patient sollte versichert werden, dass man sich um ihn kümmert. Dem Patient soll mitgeteilt werden, welche Maßnahmen im Folgenden geplant sind und was damit beabsichtigt wird. Die voraussichtliche Dauer und die Voraussetzungen für die Aufhebung der Fixierung sind mit dem Patient zu besprechen.

- Die Notwendigkeit medizinischer Routinemaßnahmen (z. B. Blutdruckkontrollen) muss gegenüber dem Ruhebedürfnis des Patienten abgewogen werden (schlafende Patienten sollten nicht unnötig geweckt werden).
- Auch fixierte Patienten dürfen Besuch bekommen, wenn es der Gesundheitszustand erlaubt und ein günstiger Einfluss durch den Besucher erwartet werden kann.
- Beim Essen und Trinken muss – orientiert am Befinden des Patienten (Absprachefähigkeit) – geprüft werden, ob der Patient nicht mit Einzelbetreuung im Zimmer oder im Speisesaal die Mahlzeit zu sich nehmen kann.
- Wenn ein fixierter Patient zur Toilette muss, wird er – je nach Befinden – vom Pflegepersonal begleitet oder erhält stattdessen eine Urinflasche oder Bettpfanne.

Dokumentation

Die Fixierung muss in der ärztlichen und pflegerischen Dokumentation umfassend festgehalten werden.

Nachbearbeitung

- Die Gründe für die erfolgte Fixierung, die Überlegungen auf therapeutischer Seite und die möglichen Alternativen sollten im Nachhinein mit allen Beteiligten besprochen werden.
- Ein wichtiger Aspekt dieser Nachbesprechung ist es, mit dem Patient eine Einigung über das Vorgehen im Falle künftiger ähnlicher Verhaltensweisen zu erzielen.

3.3.3 Patientengruppe: Teilnehmerliste

(PIP-Arbeitsgruppe, TU München)

Psychoedukative Gruppe für Patienten mit einer schizophrenen Psychose

Teilnehmerliste

Gruppennummer

Nr.	Name	Vorname	1. Treffen Datum	2. Treffen Datum	3. Treffen Datum	4. Treffen Datum	5. Treffen Datum	6. Treffen Datum	7. Treffen Datum	8. Treffen Datum

3.3.4 Patientengruppe: Stundenprotokoll

(PIP-Arbeitsgruppe, TU München)

Gruppennr.:

Treffennr.: **Datum:**

Gruppenleiter: **Dauer:**

Ko-Leiter **von.............. bis..............**

Hospitanten:

Zahl der Teilnehmer:

verhindert:

nicht entschuldigt:

Informationsvermittlung (Zeit in Minuten):

Emotionale Entlastung (Zeit in Minuten):

Besonderheiten:

Beurteilung:

Zu beachten beim Folgetreffen:

(Unterschrift Gruppenleiter)

3.3.5 Informationsplakat für Angehörigengruppen

(PIP-Arbeitsgruppe, TU München)

Angehörigengruppe

Für Angehörige von Patienten, die an einer Psychose aus dem **schizophrenen Formenkreis** oder an einer **Depression** erkrankt sind, finden in unserer Klinik regelmäßig Angehörigengruppen statt. Zum einen werden in diesen Gruppen wesentliche Informationen über die Erkrankungen selbst und die Behandlungsmöglichkeiten vermittelt. Zum anderen bieten diese Gruppen die Gelegenheit, persönliche Erfahrungen im Zusammenhang mit der Erkrankung mit anderen betroffenen Angehörigen auszutauschen.
Unserer Erfahrung nach wirken sich diese Gruppen positiv auf den Gesundungsprozess der Patienten aus und erleichtern das Zurechtkommen mit der Erkrankung.
Alle Patientinnen und Patienten, die sich eine Teilnahme ihrer Angehörigen an diesen Gruppen wünschen, möchten sich bitte an ihre behandelnden Ärzte wenden. Diese können ihnen dann genauere Informationen hierzu geben.

	Gruppe für Angehörige von Patienten mit einer *schizophrenen Psychose*	**Gruppe für Angehörige von Patienten mit einer *depressiven Erkrankung***
Zeitpunkt:	Montag, 17.30 bis 19.00 Uhr	Donnerstag, 17.30 bis 19.00 Uhr
Organisation der Gruppen	Herr Dr. Bäuml Frau Dr. Basan Herr Dr. Rentrop	Herr Dr. Kissling Frau Dr. Pitschel-Walz Frau Dr. Seemann
Ort:	Räume der Ergotherapie im Haus 7 (Kellergeschoss)	
Dauer:	8 Gruppenabende, 14-täglich	
Nächste Gruppe:	Genaues Datum von den behandelnden Ärzten erfragen	
Anmeldung:	Über die behandelnden Ärzte	
Leitung der Gruppen:	Ärzte, Psychologen, Sozialpädagogen, Pflegepersonal	
Inhalte der Gruppen:	Informationsvermittlung • Krankheitszeichen/Diagnose • Ursachen • Akutbehandlung • Rückfallschutzbehandlung • Hilfen im Umgang mit den Erkrankten Emotionale Entlastung • persönliche Aussprache der Teilnehmer • Erfahrungsaustausch untereinander • Herstellen von Kontakten untereinander • Hinweise über Entlastungsmöglichkeiten	

Mit freundlichen Grüßen

Prof. Dr. H. Förstl,
Direktor der Klinik

3.3.6 Angehörigengruppe: Teilnehmerliste

(PIP-Arbeitsgruppe, TU München)

Psychoedukative Gruppe für Angehörige von Patienten mit einer Psychose aus dem schizophrenen Formenkreis

Teilnehmerliste

Gruppennummer

Nr.	Name	Vorname	1. Treffen Datum	2. Treffen Datum	3. Treffen Datum	4. Treffen Datum	5. Treffen Datum	6. Treffen Datum	7. Treffen Datum	8. Treffen Datum

3.3.7 Angehörigengruppe: Terminplanung und Themenschwerpunkte

(PIP-Arbeitsgruppe, TU München)

Treffen	Datum	Leitung	Themen
1.			• Vorstellung der Teilnehmer • Organisatorisches • Aktuelle Probleme
2.			• Krankheitsbegriff und Symptomatik (Ist das überhaupt eine Psychose?)
3.			• Somatische Brücke (Wie kann man sich das Zustandekommen dieser Beschwerden erklären?)
4.			• Vulnerabilitäts-Stress-Modell (Woher kommt diese Erkrankung?)
5.			• Medikamente und Nebenwirkungen (Schaden diese Medikamente nicht mehr als sie nutzen?)
6.			• Frühwarnzeichen und Krisenplan (Was kann man bei drohenden Rückfällen machen?) • Psychotherapeutische Behandlungsmöglichkeiten (Kann man einen inneren Knackpunkt finden?)
7.			• Soziotherapeutische Einrichtungen (Wohnen, Arbeit, Freizeit, Geld, Unterstützungsmaßnahmen – wie und was kommt infrage?)
8.			• Angehörigen-Selbsthilfegruppen (Ohne Angehörige läuft nichts! Was können wir für uns selbst tun?)

3.3.8 Angehörigengruppe: Adressenliste

(PIP-Arbeitsgruppe, TU München)

Adressenliste
(Bitte eintragen, falls Sie mit der Weitergabe Ihrer Adresse an die anderen Teilnehmer einverstanden sind)

Name	Vorname	Patient(in) ist mein(e)	Adresse	Telefon

3.3.9 Angehörigengruppe: Stundenprotokoll

(PIP-Arbeitsgruppe, TU München)

Gruppennr.:

Treffennr.: **Datum:**

Gruppenleiter: **Dauer:**

Ko-Leiter: **von.............. bis..............**

Hospitanten:

Zahl der Teilnehmer:

verhindert:

nicht entschuldigt:

Informationsvermittlung (Zeit in Minuten):

Emotionale Entlastung (Zeit in Minuten):

Besonderheiten:

Beurteilung:

Zu beachten beim Folgetreffen:

(Unterschrift Gruppenleiter)

3.3.10 Checkliste für Gruppenleiter

(PIP-Arbeitsgruppe, TU München)

Checkliste: Allgemeines Hintergrundwissen, praktisches Handlungswissen und emotionale Themen in psychoedukativen Patienten- und Angehörigengruppen
(nach jeder Sitzung ausfüllen!)

Intensität: 0 = gar nicht erwähnt 1 = kurz erwähnt 2 = ausführlich besprochen 3 = bis ins Detail besprochen

Sitzung	1	2	3	4	5	6	7	8
Krankheitsbegriff								
Psychose: Störung des Denkens, Wollens, Fühlens und Handelns, aus eigener Kraft nicht zu bewältigen								
Schizophrenie-Begriff: Spaltung in zwei Wahrnehmungwelten, real und irreal								
Psychosen aus dem schizophrenen Formenkreis								
Vorurteile, Stigmatisierung								
Diagnosen-Management								
Unterformen der Erkrankung								
hebephrene Psychosen								
paranoid-halluzinatorische Psychosen								
Katatonien								
schizoaffektive Psychosen								
Schizophrenia simplex								
Residualsyndrom								
Paranoia								
epidemiologische Daten								
1% der Bevölkerung								
10–15% bei Familienmitgliedern der Erkrankten								
50% bei eineiigen Zwillingsgeschwistern								
Spektrumserkrankungen im Umfeld								
soziodemographische Daten								
Männer zu Frauen wie 1:1								

Intensität: 0 = gar nicht erwähnt 1 = kurz erwähnt 2 = ausführlich besprochen 3 = bis ins Detail besprochen

Sitzung	1	2	3	4	5	6	7	8
soziodemographische Daten								
< 40 Jahre: Männer zu Frauen 2:1								
> 40 Jahre: Männer zu Frauen 1:2								
Ersterkrankungsalter Männer: 18–23 Jahre								
Ersterkrankungsalter Frauen: 23–28 Jahre								
zweiter Erkrankungsgipfel bei Frauen: 45–50 Jahre								
Spätschizophrenien: 40–60 Jahre								
Altersschizophrenien: über 60 Jahre								
Schulbildung: der Normalbevölkerung entsprechend								
Familienstand: 2/3 ledig								
50–60 % wohnen bei den Angehörigen								
Symptomatik								
Plussymptome								
Minussymptome								
Plus- und Minussymptome gleichzeitig								
Postpsychotische Depression								
affektiver Mischzustand								
Verlaufsformen								
20 % einmalige Erkrankung								
50–60 % wiederholte Erkrankungen								
20–30 % chronisch-rezidivierender Erkrankungsverlauf								
positiver Knick nach 10–15 Jahren								
unerwartete Besserungen in jedem Krankheitsstadium möglich!								
Optimismus zu jedem Zeitpunkt berechtigt								
Ursachen								
genetische Faktoren (10–15 % bei Verwandten, 50 % bei eineiigen Zwillingen)								

Intensität: 0 = gar nicht erwähnt 1 = kurz erwähnt 2 = ausführlich besprochen 3 = bis ins Detail besprochen

Sitzung	1	2	3	4	5	6	7	8
Ursachen								
somatische Ursachen (Reifungsverzögerung des Gehirns)								
lebensgeschichtliche Faktoren								
Stresskumulierung								
Life-event-Häufung								
Vulnerabilitäts-Stress-Modell								
Kombination von Vulnerabilität und Stress-Faktoren								
besondere Feinfühligkeit, Sensibilität, Kreativität								
Häufung von künstlerischen Begabungen								
spezielle Form des „So-Seins"								
Waagemodell								
Schiffsmodell								
somatische Brücke								
Synapsenmodell								
Zusammenwirken von neurochemischer und elektrophysiologischer Reizleitung								
Dopamin-Überschuss								
mesolimbisches System								
frontolimbische Bahnen								
Synergismus von medikamentösen und psychologischen Behandlungsmöglichkeiten								
Diagnostik								
psychiatrisches Untersuchungsgespräch								
neuropsychologische Untersuchung								
Verhaltensbeobachtung								
Selbstzeugnisse								
Fremdanamnese								
Röntgen-Schädel								

Intensität: 0 = gar nicht erwähnt 1 = kurz erwähnt 2 = ausführlich besprochen 3 = bis ins Detail besprochen

Sitzung	**1**	**2**	**3**	**4**	**5**	**6**	**7**	**8**
Diagnostik								
CCT								
NMR/fMRT								
PET								
Lumbalpunktion								
Therapieansätze								
somatische Verfahren								
psychotherapeutische Behandlungsmöglichkeiten								
psychosoziale Verfahren								
somatische Therapieverfahren								
Medikation								
Schlafentzug								
Lichttherapie								
EKT (Elektrokrampftherapie)								
Neuroleptika								
klassische Neuroleptika								
atypische Neuroleptika								
chemische Wirkstoffklassen								
Einteilung nach neuroleptischer Potenz								
Stärkung der Filterfunktion, Schutz vor Dopamin-Überschuss, ordnungsstiftende Funktion bei Denkstörungen und Sinnestäuschungen								
Nebenwirkungen								
EPMS (Frühdyskinesien, Akathisie, Parkinsonoid, Spätdyskinesien)								
anticholinerge Nebenwirkungen (Mundtrockenheit, Akkomodationsstörungen, Obstipation, kognitive Verlangsamung)								
antihistaminerge Nebenwirkungen (Müdigkeit, Sedierung)								

Intensität: 0 = gar nicht erwähnt 1 = kurz erwähnt 2 = ausführlich besprochen 3 = bis ins Detail besprochen

Sitzung	1	2	3	4	5	6	7	8
Nebenwirkungen								
Alpha-1-, Alpha-2-Antagonismus: orthostatische Probleme								
Gewichtszunahme								
Blutbildschädigung (v. a. Clozapin)								
Leberwerterhöhungen								
Qc-Zeit-Verlängerungen (spezielle Substanzgruppen)								
Allergien, erhöhte Lichtempfindlichkeit								
verstärkter Milchfluss								
sexuelle Funktionsstörungen								
malignes neuroleptisches Syndrom								
Krampfanfälle								
Sonstiges								
Rezidivprophylaxe								
Einjahresrezidivrate ohne Medikation: 70–80 %								
Einjahresrezidivrate mit Medikation: ca. 20 %								
bei Ersterkrankungen: 1–2 Jahre Neuroleptika								
bei wiederholt Erkrankten: 3–5 Jahre Neuroleptika								
bei häufig rezidivierenden Erkrankungen: Rezidivprophylaxe 5 Jahre und länger								
kontinuierliche Medikation								
intermittierende Medikation								
Kriseninterventions-Medikation								
Antidepressiva und Mood-Stabilizer								
Trizyklika								
SSRI, MAO-Hemmer, Sonstige								
NW bei Antidepressiva								

Intensität: 0 = gar nicht erwähnt 1 = kurz erwähnt 2 = ausführlich besprochen 3 = bis ins Detail besprochen

Sitzung	1	2	3	4	5	6	7	8
Antidepressiva und Mood-Stabilizer								
Indikation (anhaltende depressive Verstimmung)								
Switch-Gefahr!								
Mood-Stabilizer								
Lithium								
Antiepileptika								
Langzeitprophylaxe bei schizoaffektiv Erkrankten								
psychotherapeutische Verfahren								
Supportive Psychotherapie								
Psychoedukation								
Verhaltenstherapie								
Social-Skills-Training								
Frühwarnzeichen-Training								
Gesprächspsychotherapie								
Logotherapie								
tiefenpsychologische Verfahren								
Kognitives Training								
Autogenes Training								
Progressive Relaxation								
Hypnose								
Meditation/Yoga								
Sonstiges								
Angehörigenbetreuung								
Schuldgefühle								
„schizophrenogene Mutter"								
Double-bind-Theorie								
EE-Konzept								

Intensität: 0 = gar nicht erwähnt 1 = kurz erwähnt 2 = ausführlich besprochen 3 = bis ins Detail besprochen

Sitzung	**1**	**2**	**3**	**4**	**5**	**6**	**7**	**8**
Angehörigenbetreuung								
EE und subklinische Verhaltensauffälligkeiten								
protektive Funktion der Angehörigen								
besserer Verlauf von krankheitsuneinsichtigen Patienten, die bei Angehörigen wohnen								
Stärkung des Selbsthilfepotenzials								
psychosoziale Therapieverfahren								
W – Wohnen								
A – Arbeit								
F – Finanzen								
F – Freizeit								
sozialtherapeutische Einrichtungen								
Arbeitsförderungsmaßnahmen								
berufliche Fördermaßnahmen								
Umschulung								
BFZ								
Berentung								
Sozialhilfe								
Familienpflege								
Angehörigenbetreuung								
Ergotherapie und andere Verfahren								
Kunsttherapie								
Beschäftigungstherapie								
Arbeitstherapie								
Musiktherapie								
Tanztherapie								
Kognitives Training								
EDV-Training								
Krankengymnastik/Physiotherapie								

Intensität: 0 = gar nicht erwähnt 1 = kurz erwähnt 2 = ausführlich besprochen 3 = bis ins Detail besprochen

Sitzung	1	2	3	4	5	6	7	8
Ergotherapie und andere Verfahren								
Jogging-Gruppen/Sportgruppen								
Freizeitgruppen								
komplementäre Einrichtungen								
Tagesklinik								
Tagesstätten								
Werkstätten für Behinderte								
geschützter Arbeitsplatz								
therapeutische Wohngemeinschaft								
Betreutes Einzelwohnen								
Wohnheim								
Ambulante Pflegedienste								
Ambulante Ergotherapie								
rechtliche Angelegenheiten								
Unterbringungsgesetz/psychisch-Kranken-Gesetz								
Betreuung								
Schweigepflicht								
Datenschutz								
Einwilligungsfähigkeit/Informed consent (Teilnahme bei Studien)								
Geschäftsfähigkeit								
strafrechtliche Delikte (Gesamtrate wie bei Durchschnittsbevölkerung)								
Gewalttaten relativ erhöht bei unbehandelten, akut erkrankten Patienten								
Führerschein, Fahrtauglichkeit								
Wahlrecht etc.								
spirituelle Bedürfnisse								
Sinnfrage								

Intensität: 0 = gar nicht erwähnt 1 = kurz erwähnt 2 = ausführlich besprochen 3 = bis ins Detail besprochen

Sitzung	1	2	3	4	5	6	7	8
spirituelle Bedürfnisse								
religiöses Leben								
Gebete, Meditation								
mentale Übungen								
fernöstliche Meditation etc.								
Doppeldiagnosen								
Suchterkrankungen								
Persönlichkeitsstörungen								
Borderline-Erkrankungen								
Ess-Störungen								
Angsterkrankungen, Panikattacken								
Zwangserkrankungen								
psychosomatische Erkrankungen/Überlagerung von zwei Problemkreisen								
Primat der Psychosebehandlung, dann erst fokussierte Behandlung der Begleitproblematik								
Wichtigkeit von Spezialstationen								
legale Suchtstoffe								
Alkohol								
Zigaretten								
Hypnotika/Sedativa								
illegale Suchtstoffe								
Cannabis								
Kokain/Crack								
Heroin								
LSD								
Amphetamine								
Ecstasy								
Schnüffelstoffe								

Intensität: 0 = gar nicht erwähnt 1 = kurz erwähnt 2 = ausführlich besprochen 3 = bis ins Detail besprochen

Sitzung	1	2	3	4	5	6	7	8
illegale Suchtstoffe								
auch hier: Primat der psychotischen Erkrankung, dann Konzentration auf die Suchterkrankung								
Ziel: Suchtmittelfreiheit								
Wichtigkeit von Spezialstationen								
Selbsthilfeansätze/Empowerment-Gedanke								
Betroffenenbewegung								
Angehörigenbewegung								
Psychoseseminare								
Trialog								
Empowerment-Gedanke								
Stärkung des Selbsthilfepotenzials								
Mitwirkungsmöglichkeiten								
Mitwirkungspflicht								
Krankheitseinsicht/fehlende Krankheitseinsicht								
Compliance								
Anti-Stigma-Bewegungen								
alternative Therapieansätze								
stets nur begleitend, nie ausschließlich								
praktisches Handlungswissen								
individuelle Frühwarnzeichen definieren								
individuelle Frühwarnzeichen erkennen								
Frühwarnzeichen-Coping								
Realitätskontrolle								
Krisenplan								
eiserne Ration								
Gedankenstopp-Techniken								
Reizabschirmung								
Schutz vor Überforderung								

Intensität: 0 = gar nicht erwähnt 1 = kurz erwähnt 2 = ausführlich besprochen 3 = bis ins Detail besprochen

Sitzung	1	2	3	4	5	6	7	8
praktisches Handlungswissen								
Sich-Grenzen-Setzen								
phasenorientierte Urlaubsplanung								
Vermeidung von Stresskumulation								
psychohygienische Prinzipien								
allgemeine Lebensplanung								
Aufbau eines individuell adaptierten sozialen Netzes								
Umgang mit chronischem Stimmenhören								
Umgang mit chronischer Suizidalität								
Selbstverstärkungstechniken								
Genusstraining								
Auffinden von Informationsquellen								
Literatur, Filme, TV, Internet etc.								
Sonstiges								
emotionale Themen								
Schuldgefühle								
Versagensgefühle								
Schamgefühle								
Hader mit dem Schicksal („Warum ich?")								
Angst vor Stigmatisierung								
Angst vor Chronifizierung								
Enttäuschung								
Wut, Ärger								
Hilflosigkeit								
Neidgefühle („Warum der nicht?")								
Resignation („Burn-out")								
keine Kraft mehr/Nicht-mehr-Wollen								

Intensität: 0 = gar nicht erwähnt 1 = kurz erwähnt 2 = ausführlich besprochen 3 = bis ins Detail besprochen

Sitzung	**1**	**2**	**3**	**4**	**5**	**6**	**7**	**8**
emotionale Themen								
Zweifel an der Krankheitswertigkeit der Beschwerden der Patienten („mad/bad“)								
Zweifel an der Krankheit selbst								
sexuelle Thematik								
Verzichten-Müssen								
Abänderung der eigenen Karriereplanung								
Abschied von den ursprünglich hohen Erwartungen								
Trauerarbeit								
Endlichkeit des eigenen Seins								
„Wie geht es weiter, wenn ich einmal nicht mehr bin?“ (Angehörige)								
langfristige Versorgungsaspekte der Patienten								
Verlust des Freundeskreises								
Vorwürfe von Verwandten								
Ambivalenz zwischen Mitleid und Bewunderung								
Trennungsphantasien von Partnern								
Stolz auf eigene Leistung								
Ko-Therapeuten-Rolle								
Sorge um die eigene psychische Gesundheit								
Sonstiges								

Sachregister

Psychiatrie, Psychosomatik und Psychotherapeutische Medizin

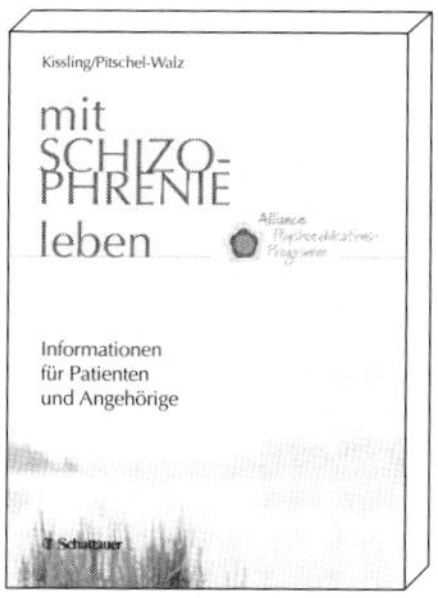

2003. 216 Seiten und 12 Patientenkarten, mit vielen Abbildungen und Tabellen, kart.
€ 14,95/CHF 23,90
ISBN 3-7945-2245-1

Kissling/Pitschel-Walz (Hrsg.)

Mit Schizophrenie leben

Informationen für Patienten und Angehörige
Alliance Psychoedukations-Programm

Die Schizophrenie gehört zu den schwerwiegendsten psychischen Störungen und stellt eines der größten medizinischen und sozialen Probleme unserer Zeit dar. Die Krankheit greift tief in die Psyche und damit sowohl in das Leben der Betroffenen als auch das ihrer Angehörigen ein. Patienten und ihr Umfeld wissen häufig nur schlecht mit dieser Krankheit umzugehen, selbst medizinisch Tätige sind oft überfordert.

Dieses Buch vermittelt Menschen, die an Schizophrenie erkrankt sind, und ihren Angehörigen wichtige Informationen über die Krankheit. Neben allgemeinen Hinweisen zur Schizophrenie werden praktische Übungen und Ratschläge für den Alltag und das Leben mit der Krankheit vermittelt. Weiterhin enthält es Vorschläge, wie Betroffene mit ihrer Familie und mit dem Behandlungsteam zusammenarbeiten können und wie die Behandlungspläne, die für den einzelnen Patienten zusammengestellt werden, bestmöglich umzusetzen sind. Im Vordergrund steht das Ziel, wieder eine hohe Lebensqualität zu erlangen. Betroffene und ihre Angehörigen erhalten wertvolles Wissen und praktische Ratschläge, die ihnen helfen, so weit wie möglich wieder zum gewohnten Leben zurückzukehren und alle Einflüsse zu vermeiden, die eine Verschlechterung der Erkrankung oder einen Rückfall hervorrufen könnten.

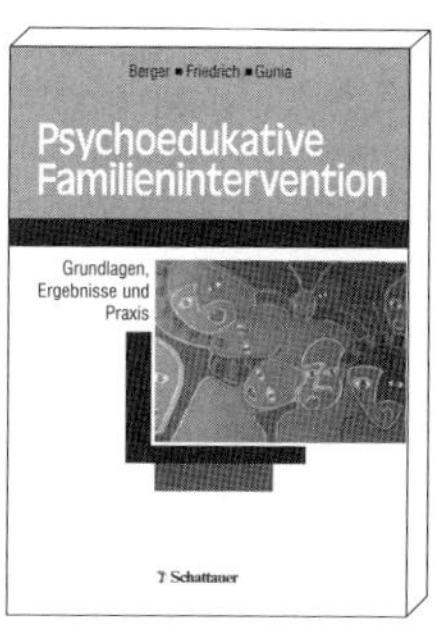

Mit einem Geleitwort von Josef Bäuml

2004. 152 Seiten, 11 Abbildungen, 4 Tabellen, kart.
€ 24,95/CHF 39,90
ISBN 3-7945-2270-2

Berger/Friedrich/Gunia

Psychoedukative Familienintervention

Manual zu Grundlagen und Praxis

Das von den Autoren entwickelte Konzept psychoedukativer Familienintervention (PEFI) stellt eine Version der verhaltenstherapeutisch orientierten Familienintervention dar, die an die speziellen Bedürfnisse schizophrener Patienten und ihrer Angehörigen angepasst wurde. Im Gegensatz zu anderen Programmen zeichnet sich dieses Konzept durch zwei Besonderheiten aus:

- Es setzt auf die multiple Familienintervention, bei der mehrere Familien zu einer Gruppe zusammengefasst werden, in der Patienten ebenso vertreten sind wie Angehörige.
- Es handelt sich um kein hierarchisch aufgebautes Programm, sondern um ein flexibles Modulsystem aus den vier Bausteinen Informationsvermittlung, Kommunikationstraining, soziales Kompetenztraining und Problemlösetraining.

Die Arbeit mit multiplen Familiengruppen zählt im amerikanischen Sprachraum zu den effizientesten Verfahren in der Behandlung von Psychosen. Die Zusammensetzung dieser Gruppen ermöglicht Interventionen, die in einer singulären Familientherapie oder einer bifokalen Therapie nicht möglich wären.

Das beschriebene Modulsystem bietet den Vorteil, dass bestimmte Teile des Programms unabhängig von anderen verwendet und so auf die spezifischen Bedürfnisse der verschiedenen Patienten- und Angehörigengruppen zugeschnitten werden können. Außerdem erlaubt das Modulsystem eine Durchführung des Programms in offenen Gruppen und gestattet die spätere Ergänzung durch weitere Module.

www.schattauer.de

Irrtum und Preisänderungen vorbehalten

Psychotherapie und Psychosomatische Medizin Kinder- und Jugendpsychiatrie/-psychotherapie

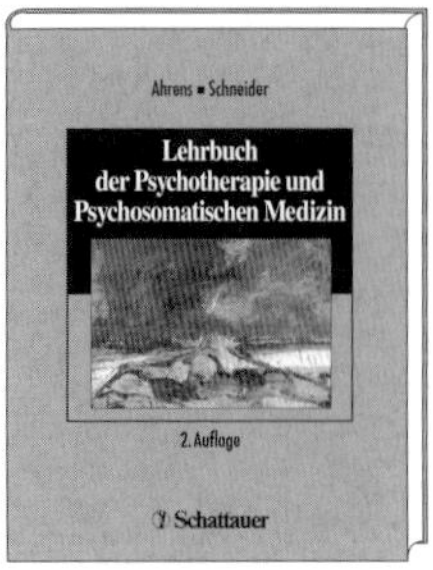

2., aktualisierte und erweiterte Auflage 2002.
704 Seiten, 37 Abbildungen, 44 Tabellen, geb.
€ 109,–/CHF 169,–
ISBN 3-7945-2070-X

Ahrens/Schneider (Hrsg.)

Lehrbuch der Psychotherapie und Psychosomatischen Medizin

Das ehemals durch „ideologisierte" Gräben zwischen den verschiedenen therapeutischen Ansätzen charakterisierte Bild der Psychotherapie und Psychosomatik hat sich nachhaltig verändert. Zwischen unterschiedlichen Psychotherapieschulen ist ein konstruktiver Diskurs entstanden, der zu einer sachorientierten Weiterentwicklung von diagnostischen und therapeutischen Konzepten und Methoden geführt hat.

In diesem Lehrbuch haben fachlich besonders ausgewiesene Autorinnen und Autoren aus unterschiedlichen therapeutischen Richtungen ihre Kompetenz eingebracht:

- Das Buch ist ein Standardwerk für die Weiterbildung zum Facharzt für Psychiatrie/Psychotherapie und für die Aus- und Weiterbildung zum ärztlichen und psychologischen Psychotherapeuten. Es bietet eine ausgezeichnete theoretische und praktische Grundlage für ein adäquates diagnostisches Verständnis und die anschließende Therapieplanung.
- Die differenzierte und umfassende Darstellung der Krankheitsbilder orientiert sich an psychodynamischen Konzepten und berücksichtigt die für die jeweilige Störung bedeutsamen empirischen Befunde. Die Integration wichtiger Ergebnisse der Psychotherapieforschung bildet die Basis, um die Fragen der differenziellen Indikationsstellung so aktuell als möglich zu beantworten.
- Ein ausführliches Sach- und Personenregister sowie ein Abkürzungsverzeichnis machen das Lehrbuch gleichzeitig zu einem umfassenden Nachschlagewerk.

Ein praxisorientiertes Buch aus einem Guss auf der sicheren Basis einer theoretisch wie empirisch gut fundierten psychotherapeutischen Behandlungspraxis.

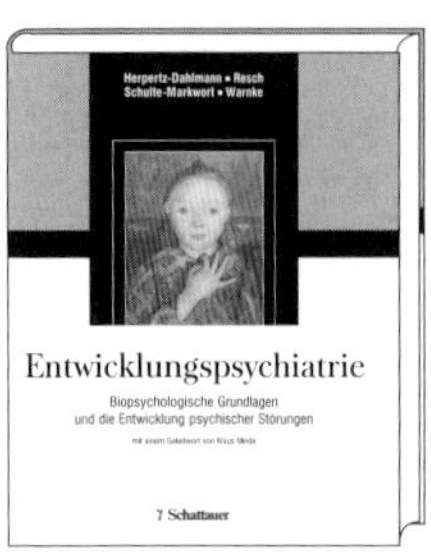

Geleitwort von Klaus Minde

2003. 854 Seiten, 145 Abbildungen, 196 Tabellen, geb.
€ 99,–/CHF 153,–
ISBN 3-7945-2086-6

www.schattauer.de

Herpertz-Dahlmann/Resch/Schulte-Markwort/Warnke (Hrsg.)

Entwicklungspsychiatrie

Biopsychologische Grundlagen und die Entwicklung psychischer Störungen

Das aktuelle Referenzwerk

Psychiatrische Störungen sind grundsätzlich aus einer dynamischen Entwicklungsperspektive zu betrachten. Ausgehend von dieser Tatsache ist ein Handbuch entstanden, das nicht nur ein Referenzwerk für alle Kinder- und Jugendpsychiater ist, sondern darüber hinaus einen unschätzbaren Fundus für jeden Psychiater, jeden Nervenarzt und jeden klinischen Psychologen enthält.

Erstmals werden die Grundlagen der psychischen Entwicklung und ihrer Pathologie aus einer umfassend multidisziplinären Perspektive betrachtet. Der Bogen spannt sich von den jüngsten Erkenntnissen von Genetik und Molekularbiologie, der Neurobiologie und der Entwicklungspsychologie bis hin zur klinischen Kinder- und Jugendpsychiatrie und Psychotherapie. Auf dieser Basis gibt das Buch einen fundierten Überblick über die klinischen Bezüge spezieller Krankheitsbilder wie Schizophrenie, Depression, Angst, Dissoziation, Zwang, Ess-Störung etc. Dabei wird eine empirisch fundierte integrative Darstellung einzelner Störungen und ihrer Behandlung gegeben.

Ein kompetentes und renommiertes Autorenteam aus Kinder- und Jugendpsychiatern, Ethologen, Psychiatern, Neurobiologen, klinischen Psychologen und Genetikern gewährleistet die hohe Aktualität des Handbuchs.

Irrtum und Preisänderungen vorbehalten